Cardiologie

Chez le même éditeur

Dans la même collection

Anatomie pathologique, par le Collège français des pathologistes (CoPath). 2013, 416 pages.

Chirurgie maxillo-faciale et stomatologie, par le Collège hospitalo-universitaire français de chirurgie maxillo-faciale et stomatologie. 3e édition, 2014, 384 pages.

Dermatologie, par le Collège des enseignants en dermatologie de France (CEDEF). 6e édition, 2014, 528 pages.

Gériatrie, par le Collège national des enseignants de gériatrie (CNEG). 3e édition, 2014, 272 pages.

Gynécologie – Obstétrique, par le CNGOF (Collège national des gynécologues et obstétriciens français). 3e édition, à paraître en 2015.

Handicap – Incapacité – Dépendance – Module 4, par le Collège français des enseignants universitaires de médecine physique et de réadaptation. 4e édition, 2012, 188 pages.

Hématologie, par la Société française d'hématologie. 2e édition, 2014, 384 pages.

Hépato-gastro-entérologie, par la Collégiale des universitaires en hépato-gastro-entérologie (CDU-HGE). 2012, 496 pages.

Neurologie, par le Collège français des enseignants en neurologie (CEN). 3e édition, 2012, 464 pages.

Ophtalmologie, par le Collège des ophtalmologistes universitaires de France (COUF). 2e édition, 2013, 304 pages.

ORL, par le Collège Français d'ORL et de chirurgie cervico-faciale. 3e édition, 2014, 392 pages.

Parasitoses et mycoses des régions tempérées et tropicales, par l'Association française des enseignants de parasitologie et mycologie (ANOFEL). 3e édition, 2013, 504 pages.

Pédiatrie, par le Collège national des professeurs de pédiatrie, A. Bourrillon, G. Benoist. 6e édition, 2014, 1064 pages.

Réanimation et urgences, par le Collège national des enseignants de réanimation (CNER). 4e édition, 2012, 676 pages.

Imagerie médicale – Radiologie et médecine nucléaire, par le Collège des enseignants de radiologie de France (CERF) et le Collège National des Enseignants de Biophysique et de Médecine Nucléaire (CNEBMN). 2e édition, à paraître.

Rhumatologie, par le Collège français des enseignants en rhumatologie (COFER). 5e édition, 2014, 560 pages.

Santé publique, par le Collège universitaire des enseignants de santé publique (CUESP). 2013, 336 pages.

Urologie, par le Collège universitaire de France (CFU). 2013, 408 pages.

Dans la collection Abrégés Connaissances et pratique

Endocrinologie, diabétologie et maladies métaboliques, par le Collège des enseignants d'endocrinologie, diabète et maladies métaboliques (CEEDMM). 2e édition, 2011, 544 pages

Nutrition, par le Collège des enseignants de nutrition. 2011, 304 pages.

Cardiologie

Sous l'égide du

Collège national des enseignants de cardiologie et de la Société française de cardiologie

coordonné par

Richard Isnard
Président du Collège national des enseignants de cardiologie (CNEC)
Dominique Lacroix
Professeur de cardiologie (Lille)

2e édition

ELSEVIER
MASSON

ISBN : 978-2-294-71550-1
e-ISBN : 978-2-294-73915-6

Elsevier Masson SAS, 62, rue Camille-Desmoulins, 92442 Issy-les-Moulineaux cedex
www.elsevier-masson.fr

Comité de rédaction / Liste des auteurs

Coordination :

Pr Richard Isnard (Paris)
Pr Dominique Lacroix (Lille)

Auteurs :

Pr Victor Aboyans (Limoges)
Pr Yvette Bernard (Besançon)
Pr Jean-Louis Bonnet (Marseille)
Pr Meyer Elbaz (Toulouse)
Dr Laura Ernande (Créteil)
Pr Emile Ferrari (Nice)
Pr Alain Furber (Angers)
Pr Bruno Hoen (Besançon)
Pr Karl Isaaz (Saint Etienne)
Pr Richard Isnard (Paris)
Pr Dominique Lacroix (Lille)
Pr Nicolas Lamblin (Lille)
Dr Maryline Levy (Paris)
Dr François Paillard (Rennes)
Dr Gabrielle Sarlon-Bartoli (Marseille)
Dr Audrey Stansal (Paris)
Pr Daniel Thomas (Paris)
Pr Patrice Virot (Limoges)

Remerciements pour leur aide :

Pr Frédéric Anselme (Rouen)
Pr Yves Cottin (Dijon)
Pr François Delahaye (Lyon)
Pr Erwan Donal (Rennes)
Pr Gérard Helft (Paris)
Dr Mathieu Kerneis (Paris)
Pr Jacques Machecourt (Grenoble)
Pr Emmanuel Messas (Paris)
Dr Alban Redheuil (Paris)
Pr Christophe Tribouilloy (Amiens)
Pr Jean-Noël Trochu (Nantes)

Préface

Après une 1re édition parue dans la collection Abrégés connaissances et pratique, voici, dans la collection les référentiels des Collèges, la 2e édition de l'ouvrage de *Pathologie cardio-vasculaire* rédigée par le Collège National des Enseignants de Cardiologie coordonné par les professeurs Richard Isnard (Paris VI) et Dominique Lacroix (Lille).

Elle s'enrichit de chapitres nouveaux (arrêt cardio-circulatoire, artériopathies oblitérantes des membres inférieurs, insuffisance veineuse, HTAP...) et couvre maintenant l'ensemble des maladies cardio-vasculaires. Le format et la présentation de la collection des référentiels des Collèges offrent plus de clarté de lecture et facilitent le travail de l'étudiant. L'iconographie a été entièrement revue et le contenu enrichi de compléments en ligne proposant 28 vidéos. Enfin, de nombreux exercices, cas cliniques et QCM permettent à l'étudiant de s'entraîner aux examens de 2e cycle.

Cet ouvrage doit être considéré comme la référence officielle pour la préparation aux ECN en pathologie cardio-vasculaire

Nous vous en souhaitons bonne lecture et, bon succès.

Pr Jean-Claude Daubert,

Président de la section « Cardiologie »
du Conseil National des Universités

Pr Richard Isnard,

Président du Collège National
des Enseignants de Cardiologie

Note au lecteur

Dans cet ouvrage, l'éditeur et les auteurs ont tenu compte de la réforme des études de médecine : afin que le lecteur puisse se situer dans les deux versions du programme, une table récapitulative permet d'établir, pour les items traités dans cet ouvrage, une correspondance détaillée entre les items du nouveau programme (DFASM, BO du 16 mai 2013) et ceux de l'ancien programme (DCEM2-DECEM4, BO du 7 juin 2007) avec pour chacun, son intitulé et ses objectifs.

Au sein de chaque chapitre, la numérotation des items du nouveau programme suivie de l'UE concernée a été en revanche retenue.

Compléments en ligne

Des compléments numériques sont associés à cet ouvrage. Ils sont indiqués dans la marge par des flashcodes. Ils proposent des contenus supplémentaires.

Vous pouvez accéder aux compléments numériques de cet ouvrage en vous connectant sur http://www.em-consulte.com/e-complement/ 471550 et suivre les instructions pour activer votre accès.

Par ailleurs, les flashcodes des compléments « Pour en savoir plus » renvoient vers les textes des recommandations et consensus.

Table des matières

V Maladies vasculaires

Table des compléments en ligne

Correspondance des numéros d'items traités dans cet ouvrage

Note : les encadrés tramés correspondent aux items de l'ancien programme.

Ancien programme (AP) → Nouveau programme (NP)

N° item AP	**80**	**105**	**198**	**128**	**129**	**129 bis**	**130**		**131**	**135**	**136**	**197**	**309**	**236**
N° item NP	149	150	199	218	219	220	221	222	223	224	225	228	229	230

N° item AP	**249**	**250**	**274**	**284**	**325**	**331**	**176**	**174**	**185**	**132**	**209**
N° item NP	231	232	233	234	235	236	264	326	327	334	337

Nouveau programme (NP) → Ancien programme (AP)

ITEM n° 149 – UE 6 / INTITULÉ Endocardite infectieuse / OBJECTIFS - Diagnostiquer une endocardite infectieuse. - Connaître les portes d'entrées et les agents infectieux les plus fréquemment en cause. - Connaître les grands principes du traitement médical et chirurgical. - Connaître la prévention des endocardites infectieuses.

ITEM n° 80 / INTITULÉ Endocardite infectieuse / OBJECTIFS - Diagnostiquer une endocardite infectieuse. - Argumenter l'attitude thérapeutique et planifier le suivi du patient.

ITEM n° 150 – UE 6 / INTITULÉ Surveillance des porteurs de valve et prothèses vasculaires / OBJECTIFS - Expliquer les risques infectieux ou non, inhérents aux valves, prothèses valvulaires et aux prothèses vasculaires et les mesures préventives correspondantes. - Réunir les arguments en faveur d'une infection sur valve, prothèse valvulaire ou vasculaire.

ITEM n° 105 / INTITULÉ Surveillance des porteurs de valve et de prothèse vasculaire / OBJECTIFS - Expliquer les risques inhérents aux valves artificielles et aux prothèses vasculaires et les mesures préventives correspondantes. - Diagnostiquer une complication liée au matériel prothétique ou au traitement associé.

ITEM n° 199 – UE 7 / INTITULÉ Dyspnée aiguë et chronique / OBJECTIFS - Diagnostiquer une dyspnée aiguë chez l'adulte et l'enfant. - Diagnostiquer une dyspnée chronique.

ITEM n° 198 / INTITULÉ Dyspnée aiguë et chronique / OBJECTIFS - Diagnostiquer une dyspnée aiguë et chronique. - Identifier les situations d'urgence et planifier leur prise en charge.

ITEM n° 218 – UE 8 / INTITULÉ Athérome : épidémiologie et physiopathologie. Le malade poly-athéromateux / OBJECTIFS - Expliquer l'épidémiologie et les principaux mécanismes de la maladie athéromateuse et les points d'impacts des thérapeutiques. - Préciser les localisations préférentielles et l'évolution naturelle de la maladie athéromateuse. - Décrire les principes de la prise en charge au long cours d'un malade poly-athéromateux.

ITEM n° 128 / INTITULÉ Athérome : épidémiologie et physiopathologie. Le malade poly-athéromateux / OBJECTIFS - Expliquer l'épidémiologie et les principaux mécanismes de la maladie athéromateuse et les points d'impacts des thérapeutiques. - Préciser les localisations préférentielles et l'évolution naturelle de la maladie athéromateuse. - Décrire les principes de la prise en charge au long cours d'un malade poly-athéromateux.

ITEM n° 219 – UE 8 / INTITULÉ Facteurs de risque cardio-vasculaire et prévention / OBJECTIFS - Expliquer les facteurs de risque cardio-vasculaire, leur impact pathologique et la notion de stratification du risque (coronarien par exemple). - Expliquer les modalités de la prévention primaire et secondaire des facteurs de risque cardiovasculaire et les stratégies individuelles et collectives.

ITEM n° 129 / INTITULÉ Facteurs de risque cardio-vasculaire et prévention / OBJECTIFS - Expliquer les facteurs de risque cardio-vasculaire et leur impact pathologique. - Expliquer les modalités de la prévention primaire et secondaire des facteurs de risque cardio-vasculaire et les stratégies individuelles et collectives.

ITEM n° 220 – UE 8 / INTITULÉ Dyslipidémies / OBJECTIFS - Diagnostiquer les principales dyslipidémies primitives et secondaires. - Connaître les recommandations pour la prise en charge des dyslipidémies (voir item 326).

ITEM n° 129 bis / INTITULÉ Dyslipidémies / OBJECTIFS - Diagnostiquer les principales dyslipidémies primitives et secondaires - Connaître les recommandations pour la prise en charge des dyslipidémies.

ITEM n° 221 – UE 8 / INTITULÉ Hypertension artérielle de l'adulte / OBJECTIFS - Expliquer l'épidémiologie, les principales causes et l'histoire naturelle de l'hypertension artérielle de l'adulte. - Réaliser le bilan initial d'une hypertension artérielle de l'adulte. - Argumenter l'attitude thérapeutique et planifier le suivi du patient (voir item 326). - Décrire les principes de la prise en charge au long cours.

ITEM n° 130 / INTITULÉ Hypertension artérielle de l'adulte / OBJECTIFS - Expliquer l'épidémiologie, les principales causes et l'histoire naturelle de l'hypertension artérielle de l'adulte. - Réaliser le bilan initial d'une hypertension artérielle de l'adulte. - Argumenter l'attitude thérapeutique et planifier le suivi du patient. - Décrire les principes de la prise en charge au long cours.

ITEM n° 222 – UE 8 / INTITULÉ Hypertension artérielle pulmonaire de l'enfant et de l'adulte / OBJECTIFS - Diagnostiquer une hypertension artérielle pulmonaire de l'enfant et de l'adulte.

PAS DE CORRESPONDANCE.

ITEM n° 223 – UE 8 / INTITULÉ Artériopathie oblitérante de l'aorte, des artères viscérales et des membres inférieurs ; anévrysmes / OBJECTIFS - Diagnostiquer une artériopathie oblitérante de l'aorte, des artères viscérales et des membres inférieurs. - Diagnostiquer un anévrysme de l'aorte et des artères périphériques. Pour ces localisations : - Identifier les situations d'urgence et planifier leur prise en charge. - Argumenter l'attitude thérapeutique et planifier le suivi du patient. - Décrire les principes de la prise en charge au long cours en abordant les problématiques techniques, relationnelles et éthiques en cas d'évolution défavorable.

ITEM n° 131 / INTITULÉ Artériopathie oblitérante de l'aorte et des membres inférieurs ; anévrysmes / OBJECTIFS - Diagnostiquer une artériopathie oblitérante de l'aorte et des membres inférieurs. - Diagnostiquer un anévrysme de l'aorte et des artères périphériques. - Identifier les situations d'urgence et planifier leur prise en charge. - Argumenter l'attitude thérapeutique et planifier le suivi du patient. - Décrire les principes de la prise en charge au long cours.

ITEM n° 224 – UE 8 / INTITULÉ Thrombose veineuse profonde et embolie pulmonaire (voir item 326) / OBJECTIFS - Diagnostiquer une thrombose veineuse profonde et/ou une embolie pulmonaire. - Identifier les situations d'urgence et planifier leur prise en charge. - Argumenter l'attitude thérapeutique et planifier le suivi du patient. - Connaître les indications et les limites d'un bilan de thrombophilie.

ITEM n° 135 / INTITULÉ Thrombose veineuse profonde et embolie pulmonaire / OBJECTIFS - Diagnostiquer une thrombose veineuse profonde et/ou une embolie pulmonaire. - Identifier les situations d'urgence et planifier leur prise en charge. - Argumenter l'attitude thérapeutique et planifier le suivi du patient.

ITEM n° 225 – UE 8 / INTITULÉ Insuffisance veineuse chronique. Varices / OBJECTIFS - Diagnostiquer une insuffisance veineuse chronique et/ou des varices. - Argumenter l'attitude thérapeutique et planifier le suivi du patient.

ITEM n° 136 / INTITULÉ Insuffisance veineuse chronique. Varices / OBJECTIFS - Diagnostiquer une insuffisance veineuse chronique et/ou des varices. - Argumenter l'attitude thérapeutique et planifier le suivi du patient.

ITEM n° 228 – UE 8 / INTITULÉ Douleur thoracique aiguë et chronique / OBJECTIFS - Diagnostiquer une douleur thoracique aiguë et chronique. - Identifier les situations d'urgence et planifier leur prise en charge.

ITEM n° 197 / INTITULÉ Douleur thoracique aiguë et chronique / OBJECTIFS - Diagnostiquer une douleur thoracique aiguë et chronique. - Identifier les situations d'urgence et planifier leur prise en charge.

ITEM n° 229 – UE 8 / INTITULÉ Électrocardiogramme : indications et interprétations / OBJECTIFS - Argumenter les principales indications de l'ECG et discuter l'interprétation des résultats.	
ITEM n° 309 / INTITULÉ Électrocardiogramme : indications et interprétations / OBJECTIFS - Argumenter les principales indications de l'ECG et discuter l'interprétation des résultats.	

ITEM n° 230 – UE 8 / INTITULÉ Fibrillation atriale / OBJECTIFS - Diagnostiquer une fibrillation atriale. - Identifier les situations d'urgence et planifier leur prise en charge. - Argumenter l'attitude thérapeutique et planifier le suivi du patient.	
ITEM n° 236 / INTITULÉ Fibrillation auriculaire / OBJECTIFS - Diagnostiquer une fibrillation auriculaire. - Identifier les situations d'urgence et planifier leur prise en charge. -Argumenter l'attitude thérapeutique et planifier le suivi du patient.	

ITEM n° 231 – UE 8 / INTITULÉ Valvulopathies / OBJECTIFS - Diagnostiquer une insuffisance mitrale, un rétrécissement aortique, une insuffisance aortique. - Argumenter l'attitude thérapeutique et planifier le suivi du patient. - Connaître les principes de suivi des patients avec prothèses valvulaires	
ITEM n° 249 / INTITULÉ Insuffisance aortique / OBJECTIFS - Diagnostiquer une insuffisance aortique. - Argumenter l'attitude thérapeutique et planifier le suivi du patient.	

ITEM n° 232 – UE 8 / INTITULÉ Insuffisance cardiaque de l'adulte / OBJECTIFS - Diagnostiquer une insuffisance cardiaque chez l'adulte. - Identifier les situations d'urgence et planifier leur prise en charge. - Argumenter l'attitude thérapeutique et planifier le suivi du patient.	
ITEM n° 250 / INTITULÉ Insuffisance cardiaque de l'adulte / OBJECTIFS - Diagnostiquer une insuffisance cardiaque chez l'adulte. - Identifier les situations d'urgence et planifier leur prise en charge. - Argumenter l'attitude thérapeutique et planifier le suivi du patient.	

ITEM n° 233 – UE 8 / INTITULÉ Péricardite aiguë / OBJECTIFS - Diagnostiquer une péricardite aiguë. - Identifier les situations d'urgence et planifier leur prise en charge.	
ITEM n° 274 / INTITULÉ Péricardite aiguë / OBJECTIFS - Diagnostiquer une péricardite aiguë. - Identifier les situations d'urgence et planifier leur prise en charge.	

ITEM n° 234 – UE 8 / INTITULÉ Troubles de la conduction intracardiaque / OBJECTIFS - - Diagnostiquer un trouble de la conduction intracardiaque. - Identifier les situations d'urgence et planifier leur prise en charge. - Argumenter l'attitude thérapeutique et planifier le suivi du patient.	
ITEM n° 284 / INTITULÉ Troubles de la conduction intracardiaque / OBJECTIFS - Diagnostiquer un trouble de la conduction intracardiaque. - Identifier les situations d'urgence et planifier leur prise en charge. - Argumenter l'attitude thérapeutique et planifier le suivi du patient.	

ITEM n° 235 – UE 8 / INTITULÉ Palpitations / OBJECTIFS - Chez un sujet se plaignant de palpitations, argumenter les principales hypothèses diagnostiques et justifier les examens complémentaires pertinents.	
ITEM n° 325 / INTITULÉ Palpitations / OBJECTIFS - Chez un sujet se plaignant de palpitations, argumenter les principales hypothèses diagnostiques et justifier les examens complémentaires pertinents.	

ITEM n° 236 – UE 8 / INTITULÉ Souffle cardiaque chez l'enfant / OBJECTIFS - Argumenter les principales hypothèses diagnostiques et justifier les examens complémentaires pertinents.	
ITEM n° 331 / INTITULÉ Souffle cardiaque chez l'enfant/ OBJECTIFS - Devant un souffle cardiaque chez l'enfant, argumenter principales les hypothèses diagnostiques et justifier les examens complémentaires pertinents.	

ITEM n° 264 – UE 8 / INTITULÉ Prescription et surveillance des diurétiques (voir item 326) / OBJECTIFS - Prescrire et surveiller un médicament appartenant aux principales classes de diurétiques.	
ITEM n° 176 / INTITULÉ Prescription et surveillance des diurétiques / OBJECTIFS Prescrire et surveiller un médicament appartenant aux principales classes de diurétiques.	

ITEM n° 326 – UE 10 / INTITULÉ Prescription et surveillance des classes de médicaments les plus courantes chez l'adulte et chez l'enfant. Connaître pour chacune les mécanismes d'action de classe et des produits individuels, les principes du bon usage, les critères de choix d'un médicament en première intention, les causes d'échec, les principaux effets indésirables et interactions / OBJECTIFS - Principales classes d'antibiotiques, d'antiviraux, d'antifongiques et d'antiparasitaires (voir item 173). - Anti-inflammatoires stéroïdiens et non stéroïdiens. - Antihypertenseurs (voir item 221). - Antithrombotiques (voir item 224). - Diurétiques (voir item 264). - Psychotropes (voir item 72). - Hypolipémiants et médicaments du diabète (voir items 220, 245). - Antalgiques (voir item 132). - Contraceptifs, traitement de la ménopause et des dysfonctions sexuelles (voir items 35, 120, 122). - Anticancéreux (voir item 291).

ITEM n° 174 / INTITULÉ Prescription et surveillance des antiinflammatoires stéroïdiens et non stéroïdiens / OBJECTIFS - Prescrire et surveiller un traitement par les anti-inflammatoires stéroïdiens et non stéroïdiens, par voie générale et par voie locale (P).

ITEM n° 327 – UE 11 / INTITULÉ Arrêt cardio-circulatoire / OBJECTIFS - Connaître l'épidémiologie de la mort subite de l'adulte, l'importance de la chaine de survie dans le pronostic. - Diagnostiquer un arrêt cardio-circulatoire. - Prise en charge immédiate pré-hospitalière et hospitalière (posologies). - Connaître l'épidémiologie de l'arrêt cardio-respiratoire chez l'enfant et les spécificités de sa prise en charge.

ITEM n° 185 / INTITULÉ Arrêt cardio-circulatoire / OBJECTIFS - Diagnostiquer un arrêt cardio-circulatoire. - Prise en charge immédiate (P).

ITEM n° 334 – UE 11 / INTITULÉ Syndromes coronariens aigus / OBJECTIFS - Diagnostiquer un syndrome coronarien aigu, une angine de poitrine et un infarctus du myocarde. - Identifier les situations d'urgence et planifier leur prise en charge pré-hospitalière et hospitalière. - Argumenter l'attitude thérapeutique et planifier le suivi du patient. - Décrire les principes de la prise en charge au long cours.

ITEM n° 132 / INTITULÉ Angine de poitrine et infarctus myocardique / OBJECTIFS - Diagnostiquer une angine de poitrine et un infarctus du myocarde. - Identifier les situations d'urgence et planifier leur prise en charge. - Argumenter l'attitude thérapeutique et planifier le suivi du patient. - Décrire les principes de la prise en charge au long cours.

ITEM n° 337 – UE 11 / INTITULÉ Malaise, perte de connaissance, crise comitiale chez l'adulte / OBJECTIFS - Diagnostiquer un malaise, une perte de connaissance, une crise comitiale chez l'adulte. - Identifier les situations d'urgence et planifier leur prise en charge pré-hospitalière et hospitalière (posologies).

ITEM n° 209 / INTITULÉ Malaise, perte de connaissance, crise comitiale chez l'adulte / OBJECTIFS - Diagnostiquer un malaise, une perte de connaissance, une crise comitiale chez l'adulte. - Identifier les situations d'urgence et planifier leur prise en charge.

Abréviations

AAA	anévrisme de l'aorte abdominale
AAP	antiagrégants plaquettaires
AC	arrêt cardiaque
ACC	arrêt cardiocirculatoire
ACR	arrêts cardiorespiratoires
ADP	adénosine diphosphate
AGMI	apport en graisses mono-insaturées
AGPI	apport en graisses poly-insaturées
AGS	apport en graisses saturées
AI	angor instable
ANSM	Agence nationale de sécurité du médicament
AOMI	artériopathie oblitérante des membres inférieurs
AP	anévrisme poplité
ARA	antagoniste des récepteurs de l'angiotensine
ARM	angiographie par résonance magnétique
ATU	autorisation temporaire d'utilisation
AVC	accident vasculaire cérébral
AVK	antivitamine K
BAV	bloc auriculoventriculaire
BBD	bloc de branche droite
BBG	bloc de branche gauche
BGN	bacilles Gram négatif
BK	*Mycobacterium tuberculosis*
BNP	*brain natriuretic peptide*
BPCO	bronchopneumopathie chronique obstructive
BSA	bloc sino-atrial
CC	choc cardiogénique
CCS	Canadian Cardiovascular Society
CEAP	clinique, étiologique, anatomique, physiopathologique
CEC	circulation extracorporelle
CEE	choc électrique externe
CIA	communication interauriculaire
CIV	communication interventriculaire
CIVD	coagulation intravasculaire disséminée
CMD	cardiomyopathie dilatée
CMH	cardiomyopathie hypertrophique
CPAP	*continuous positive airway pressure*
CPBIA	contre-pulsion par ballon intra-aortique
CPIA	contre-pulsion intra-aortique
CPK	créatine phosphokinase
CPK-MB (CK-MB)	créatine kinase isoforme MB
CRP	C-réactive protéine
CRUSADE	*can rapid risk stratification of unstable angina patients suppress adverse outcomes with early implementation*
CT	cholestérol total
CV	cardiovasculaire
DAI	défibrillateur automatique implantable

DC	débit cardiaque
DS	dysfonction sinusale
DSA	défibrillateur semi-automatique
EAL	exploration d'une anomalie lipidique
ECBU	examen cytobactériologique des urines
ECG	électrocardiogramme
ECMO	*extracorporeal membrane oxygenation*
EEP	étude électrophysiologique
EI	endocardite infectieuse
EP	embolie pulmonaire
ESV	extrasystole ventriculaire
FA	fibrillation atriale
FC	fréquence cardiaque
FDR	facteur de risque d'athérome
FE	fraction d'éjection
FEVG	fraction d'éjection ventriculaire gauche
FFR	*fractional flow reserve*
FID	Fédération internationale du diabète
FIV	fibrinolyse intraveineuse
FMT	fréquence maximale théorique
FR	fraction régurgitante
FV	fibrillation ventriculaire
GRACE	Global Registry of Acute Coronary Events
HBPM	héparine de bas poids moléculaire
HCH	hypercholestérolémie
HGPO	hyperglycémie provoquée par voie orale
HLM	hyperlipidémie mixte
HNF	héparine non fractionnée
HTA	hypertension artérielle
HTAP	hypertension artérielle pulmonaire
HTG	hypertriglycéridémie
HTP	hypertension pulmonaire
HVG	hypertrophie ventriculaire gauche
IA	insuffisance aortique
IC	index cardiaque
ICP	intervention coronaire percutanée
ICT	index cardiothoracique
IDM	infarctus du myocarde
IEC	inhibiteur de l'enzyme de conversion
IM	insuffisance mitrale
INR	*international normalized ratio*
IP	insuffisance pulmonaire
IPS	indice de pression systolique
IRM	imagerie par résonance magnétique
IVA	artère interventriculaire antérieure
IVC	insuffisance veineuse chronique
IVG	insuffisance cardiaque gauche
IVP	artère interventriculaire postérieure
LDH	lactate déshydrogénase
LDL	*low density lipoprotein*
MAPA	mesure ambulatoire de la pression artérielle

MCE	massage cardiaque externe
MEI	moniteur ECG implantable
MTEV	maladie veineuse thromboembolique
MVO_2	myocardial oxygen consumption
NACO	nouveaux anticoagulants oraux
NO	monoxyde d'azote
NS	nœud sinusal
NSTEMI	*non ST segment elevation myocardial infarction*
NYHA	New York Heart Association
OAP	œdème aigu du poumon
OCA	occlusion coronaire aiguë
PA	pression artérielle
PAo	pression aortique
PAPO	pression artérielle pulmonaire d'occlusion
PAS	pression artérielle systolique
PCM	premier contact médical
PISA	*proximal isovelocity surface area*
PP	pression pulsée
PTDVG	pression télédiastolique du ventricule gauche
PVG	pression ventriculaire gauche
PVM	prolapsus valvulaire mitra
RA	rétrécissement aortique
RAA	rhumatisme articulaire aigu
RAA	rénine-angiotensine-aldostérone
RCP	réanimation cardiopulmonaire
RIVA	rythme idioventriculaire accéléré
RM	rétrécissement mitral
RO	réocclusion
RPCA	résistance à la protéine C activée
RVA	remplacement valvulaire aortique
SAM	*systolic anterior motion*
SAS	syndrome d'apnée du sommeil
SCA	syndrome coronaire aigu
SCN	staphylocoque à coagulase négative
SDRA	syndrome de détresse respiratoire aiguë
SGOT	sérum glutamo-oxaloacétate-transférase
SIV	septum interventriculaire
SOR	surface de l'orifice régurgitant
SPT	syndrome post-thrombotique
STEMI	*ST elevation myocardial infarction*
TA	tension artérielle
TAVI	*transcatheter aortic valve implantation*
TCA	temps de céphaline activé
TCG	tronc coronaire gauche
$TcPO_2$	mesure transcutanée de la pression sanguine en oxygène
TG	triglycéride
TIH	thrombopénie induite par l'héparine
TIH	thrombopénie immuno-allergique à l'héparine
TSHus	*thyroid stimulating hormone (ultra-sensitive)*
TV	tachycardie ventriculaire
TVP	thrombose veineuse profonde

TVS	thrombose veineuse superficielle
USIC	unité de soins intensifs coronaires
VD	ventricule droit
VES	volume d'éjection systolique
VG	ventricule gauche
VLDL	*very low density lipoprotein*
VR	volume régurgité
VTD	volume télédiastolique
VTS	volume télésystolique

I

Athérome, facteurs de risques cardio-vasculaires, maladie coronaire, artériopathie

CHAPITRE

1

Item 218 – UE 8 – Athérome : épidémiologie et physiopathologie. Le malade polyathéromateux

Objectifs pédagogiques

Nationaux

- Expliquer l'épidémiologie et les principaux mécanismes de la maladie athéromateuse et les points d'impact des thérapeutiques.
- Préciser les localisations préférentielles et l'évolution naturelle de la maladie athéromateuse.
- Décrire les principes de la prise en charge au long cours d'un malade polyathéromateux.

CNEC

- Épidémiologie : première cause mondiale de mortalité, variation géographique de la mortalité et de l'incidence des maladies cardiovasculaires.
- Connaître les mécanismes de l'athérosclérose : formation de la plaque d'athérome; évolution des plaques; rupture, progression, régression. Évolution des sténoses artérielles; remodelage, anévrisme.
- Connaître les localisations préférentielles, les caractéristiques locales, rhéologiques du développement de l'athérome, l'atteinte des grosses et moyennes artères, souvent diffuse. Savoir citer les correspondances entre le siège des lésions et les complications cardiovasculaires.
- Connaître l'évolution naturelle de l'athérome, dès l'enfance, par étapes progressives avec des complications intermittentes et une évolution dépendant des facteurs de risque et du vieillissement.
- Points d'impact des thérapeutiques de l'athérosclérose à connaître : prévenir l'athérome, prévenir ou limiter les thromboses lors de rupture de plaques. Prendre en charge le retentissement des sténoses et spécifiquement les complications cardiovasculaires.
- Le malade polyathéromateux : connaître la définition, savoir évaluer le risque global et faire le bilan d'extension des lésions athéromateuses. Connaître les traitements communs à tous les patients polyathéromateux (prise en charge des facteurs de risque, traitements médicaux de l'athérome et éducation thérapeutique). Connaître les prises en charge spécifiques de certaines localisations athéromateuses.

I. Épidémiologie

Les études épidémiologiques recensent surtout les complications provoquées.

A. Mortalité des maladies cardiovasculaires

- Première cause de mortalité dans le monde.
- La mortalité cardiovasculaire (CV) a récemment régressé à la deuxième place en France suite à une importante baisse depuis 30 ans.
- Variation géographique : taux de mortalité cardiovasculaire plus élevé dans les pays du nord et de l'est de l'Europe, intermédiaire en Amérique du Nord, plus faible en Europe du Sud, en Chine et au Japon. Transition épidémiologique en cours dans les pays en voie de développement, avec augmentation de la prévalence et incidence des maladies athéromateuses.
- Ces variations sont plus liées à la diversité des facteurs environnementaux et des habitudes alimentaires qu'à des différences génétiques.

B. Incidence des maladies cardiovasculaires

L'incidence est 5 fois plus fréquente chez l'homme que chez la femme, mais l'incidence des syndromes coronaires aigus est **en augmentation chez les femmes**, notamment les plus jeunes du fait de **l'augmentation du tabagisme**. Cette différence d'incidence, entre les sexes, diminue avec l'âge.

C. Prévalence des maladies cardiovasculaires

Elle augmente avec l'âge de la population.

D. Pour l'avenir

- Tendance à la baisse de la mortalité CV (progrès dans la prise en charge et la prévention).
- Augmentation cependant de la prévalence des maladies CV, liée au vieillissement des populations.
- Suspicion d'un fort accroissement de l'incidence des maladies CV dans le monde par augmentation de certains facteurs de risque (transition épidémiologique) : habitudes alimentaires, sédentarité, obésité et diabète.

II. Mécanismes de l'athérosclérose

A. Définition

Association variable de remaniements de l'intima des artères de gros et moyen calibre, consistant en une accumulation focale de lipides, de glucides complexes, de sang et de produits sanguins, de tissu fibreux et de dépôts calcaires, le tout s'accompagnant de modifications de la média.

B. Formation d'une plaque d'athérome (fig. 1.1)

- Accumulation des lipoprotéines de basse densité (*low density lipoprotein*, LDL) dans l'intima. Oxydation des LDL par les radicaux libres.
- Expression des molécules d'adhésion. Attraction et transfert des monocytes transformés en macrophages et cellules spumeuses.
- Rôle des récepteurs « scavengers » (éboueurs) pour capter les LDL oxydées.
- Dysfonction de l'endothélium, favorisé par le tabagisme et les LDL oxydées : diminution des capacités vasodilatatrices et antithrombotiques.
- Réaction inflammatoire auto-entretenue aggravant la dysfonction endothéliale et sécrétant des métalloprotéases destructrices de la matrice extracellulaire.
- Migration des cellules musculaires lisses, de la média vers l'endothélium.
- Sécrétion des facteurs de croissance, de collagène et de la matrice extracellulaire.
- Centre lipidique : organisation dans l'intima des cellules spumeuses (stries lipidiques) au sein d'un tissu inflammatoire.
- Tardivement, chape fibreuse qui agit comme couverture du centre lipidique.
- Séquence chronologique comportant les stries lipidiques que l'on peut trouver dès le jeune âge (lors d'autopsies), puis constitution d'une véritable plaque d'athérome avec son centre lipidique et sa chape fibreuse.

C. Évolution des plaques d'athérome

- Rupture de plaque :
  - complication brutale, à l'origine des accidents cliniques aigus ;
  - par érosion ou déchirure de la chape fibreuse recouvrant la plaque d'athérome ;

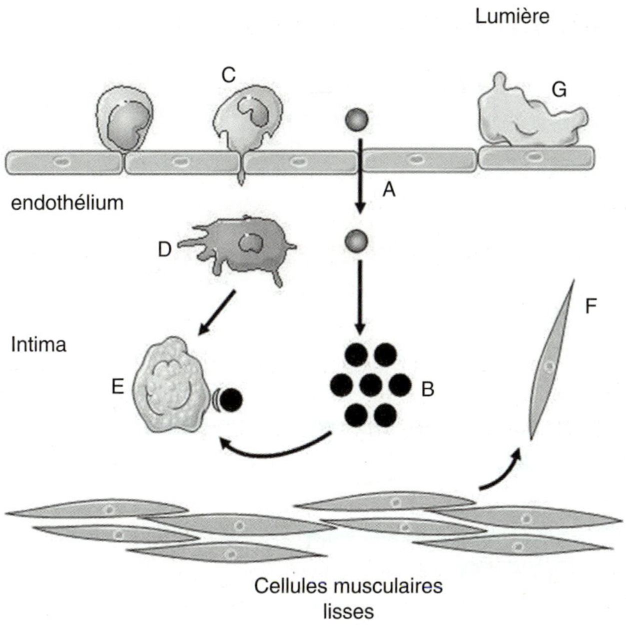

Fig. 1.1. Physiopathologie succincte de l'athéromatose.

A. Transcytose et fixation sous-intimale ; B. Oxydation des LDL ; C. Adhésion des monocytes et diapédèse ; D. Transformation des monocytes en macrophages ; E. Accumulation des LDL oxydées dans le macrophage qui se transforme en cellules spumeuses ; F. Recrutement des cellules musculaires lisses, migration et dédifférenciation ; G. Dysfonction endothéliale et adhésion plaquettaire.

- formation immédiate d'un thrombus entraînant des accidents aigus par réduction ou obstruction de la lumière de l'artère ;
- le thrombus peut se fragmenter et créer des embolies ;
- la rupture est d'autant plus probable que la plaque est « jeune », très lipidique et très inflammatoire ; elle concerne donc souvent des plaques d'athérome peu *sténosantes* (+++) ;
- de nombreuses ruptures de plaques restent asymptomatiques.

- Progression de la plaque athéromateuse :
  - réduction de la lumière du vaisseau due à l'augmentation de volume de la plaque ;
  - augmentation du volume de la plaque (composante lipidique et matrice) ;
  - augmentation progressive possible, mais surtout par poussées, lors d'accidents aigus de rupture de plaque, en incorporant du matériel thrombotique ;
  - évolution lente vers un tissu fibreux et calcifié.
- Hémorragie intraplaque : entraîne une augmentation brusque du volume de la plaque et peut rompre la chape fibreuse.
- Régression des plaques observée expérimentalement chez des animaux, mais difficilement démontrable chez l'homme.

D. Évolution des sténoses artérielles (remodelage)

L'augmentation de l'épaisseur de la paroi, par augmentation du volume des plaques, s'associe à une modification du diamètre du vaisseau :

- le remodelage compensateur élargit le diamètre pour préserver la lumière artérielle ;
- le remodelage constrictif réduit le diamètre du vaisseau et majore la sténose vasculaire en regard de la lésion athéromateuse.

E. Développement des anévrismes

L'athérome peut aussi altérer la structure pariétale du vaisseau et détruire la matrice extracellulaire. Cela provoque les dilatations anévrismales.

III. Points d'impact des thérapeutiques

- **Prévenir le développement de l'athérome** :
  - diminuer la lésion endothéliale : suppression ou traitement de tous les facteurs de risque modifiables ;
  - diminuer l'accumulation des LDL : régime alimentaire, statines et autres hypolipémiants ;
  - stabiliser les plaques pour diminuer le risque de rupture : il s'agit de l'une des propriétés des statines ;
  - faire régresser le volume des plaques : statines à fortes doses (hors recommandations) ;
  - diminuer l'inflammation : aspirine, statines ;
  - diminuer les contraintes mécaniques : traitement antihypertenseur.
- **Diminuer les extensions de thromboses lors de la rupture de plaques** : antiplaquettaires et héparines en urgence.
- **Prendre en charge le retentissement des sténoses** : traitement de l'insuffisance coronaire stable, de l'ischémie, des sténoses serrées des carotides (segment extracrânien), des artères rénales (hypertension artérielle [HTA], insuffisance rénale), de l'artériopathie oblitérante des membres inférieurs…

- **Prendre en charge les complications cardiovasculaires** : traitement des syndromes coronaires aigus, des accidents vasculaires cérébraux (AVC), des dissections de l'aorte, des ischémies aiguës des membres inférieurs…
- **Traiter les lésions athéromateuses les plus menaçantes** : angioplastie ou pontages coronaires, chirurgie ou angioplastie carotidienne, cure chirurgicale des anévrismes (ou endoprothèses), angioplastie ou pontage des artères des membres inférieurs.

IV. Localisations préférentielles des lésions d'athérosclérose

L'athérome se développe surtout à proximité de flux artériels turbulents : ostium, bifurcation, zone de contrainte mécanique.

L'athérome atteint les artères de gros et moyen calibre : l'aorte et ses branches.

Son extension à plusieurs territoires artériels est habituelle.

Localisations principales par leur fréquence et conséquences pathologiques :

- plaques carotides à l'origine des AVC ;
- plaques coronaires responsables des cardiopathies ischémiques ;
- plaques de la crosse de l'aorte pouvant entraîner des AVC. Par ailleurs, les plaques et lésions sténosantes de l'aorte terminale peuvent favoriser la survenue d'anévrismes de l'aorte abdominale ;
- sténoses des artères rénales responsables d'HTA et d'insuffisance rénale ;
- sténoses des artères digestives à l'origine d'ischémie mésentérique ;
- sténoses des artères des membres inférieurs provoquant l'artériopathie oblitérante ;
- lésions de plusieurs territoires artériels : habituelles, définissant une atteinte polyvasculaire ou un patient polyathéromateux (*cf. infra* « Malade polyathéromateux »).

V. Évolution naturelle de la maladie athéromateuse

A. Évolution et complications

Le début de l'athérome est très précoce, dès l'enfance, puis la vitesse de progression est fonction des *facteurs de risque* (+++) et des *processus de vieillissement* (+++).

La tendance évolutive naturelle de l'athérome est l'aggravation par étapes silencieuses, dépendant du développement intermittent des plaques.

- Les réductions successives des lumières artérielles provoquent des tableaux d'ischémie chronique stable : angor d'effort, claudication intermittente (membres inférieurs +++), claudication digestive (douleurs postprandiales)…
- Les ruptures de plaques provoquent des complications aiguës cliniques, dépendant du territoire artériel en cause (syndrome coronaire aigu, AVC ischémique, ischémie aiguë d'un membre inférieur…).

La gravité de ces accidents aigus n'est **pas toujours proportionnelle à l'ancienneté ou à l'étendue de l'athérome** : la rupture d'une plaque athéromateuse coronaire, jeune, peut être responsable d'un infarctus ou d'une mort subite.

Cependant, la probabilité de survenue d'une complication de la maladie athéromateuse ou d'une récidive est **très dépendante du nombre des facteurs de risque présents**.

B. Facteurs de risque d'athérome (FDR)

- FDR principaux : tabagisme, HTA, dyslipidémies et diabète.
- FDR non modifiables : âge, sexe masculin, antécédents familiaux.
- Facteurs prédisposants : obésité, sédentarité, stress et conditions psychosociales.
- Marqueurs de risque : il s'agit d'éléments associés à une augmentation du risque cardio-vasculaire, mais sans lien de causalité établie, par exemple : marqueurs inflammatoires (fibrinogène ou C-réactive protéine [CRP] élevés).

Les facteurs de risque influencent le développement de l'athérome, la fréquence de survenue des complications cardiovasculaires et de leurs récidives.

Ils nécessitent donc leur prise en charge en prévention primaire et en prévention secondaire.

VI. Le malade polyathéromateux

A. Définition

Atteinte athéromateuse d'au moins deux territoires artériels différents. L'atteinte peut être symptomatique ou non.

Ces fréquentes associations imposent de dépister les lésions des autres territoires artériels, chaque fois qu'une lésion athéromateuse est découverte, mais également tout au long de la prise en charge et du suivi du patient.

B. Prévalence de l'atteinte polyartérielle

Cette prévalence varie selon le siège de la première lésion qui est devenue symptomatique :

- chez un coronarien, l'examen systématique découvre une artériopathie des membres inférieurs dans 20 % des cas, une sténose carotide dans 20 % des cas, et une sténose des artères rénales dans 20 % des cas ;
- chez un patient ayant une artériopathie des membres inférieurs, ainsi que chez un patient avec une sténose carotide ou un patient ayant un anévrisme de l'aorte abdominale, *l'atteinte coronaire est présente dans 40–50 % des cas* (+++).

C. Prise en charge de tout malade polyathéromateux

1. Évaluation des facteurs de risque

- Prise en charge des facteurs de risque.
- Commune à tous les territoires artériels atteints.
- Calcul du risque CV global.

2. Bilan d'extension des lésions

- Bilan clinique systématique de tous les territoires.
- Électrocardiogramme (ECG) systématique.
- Mesure de l'IPS (indice de pression systolique) aux membres inférieurs.
- Sélection des explorations complémentaires spécifiques d'après :
  - le bilan clinique ;
  - le niveau du risque cardiovasculaire global (+++) ;

– la prévalence d'atteinte d'un autre territoire ;
– la nécessité ou non d'un geste invasif.

D. Thérapeutiques admises pour l'ensemble des patients polyvasculaires

1. Prise en charge intensive de tous les facteurs de risque modifiables

- Arrêt de tabac +++.
- Diététique et éducation thérapeutique (*cf. infra*).
- Prescription d'activité physique régulière et fréquente.

2. Médicaments ayant prouvé leur efficacité pour diminuer la morbi-mortalité

- Aspirine (entre 75 et 325 mg/j) systématique, les contre-indications sont rares (intolérance gastrique, allergie…).
- Clopidogrel (Plavix®) lors d'intolérance à l'aspirine ou pour les atteintes polyvasculaires compliquées.
- Statines systématiques en prévention secondaire. À discuter, selon le risque cardiovasculaire global, en prévention primaire (patients polyvasculaires asymptomatiques).
- Inhibiteurs de l'enzyme de conversion (IEC) ou antagonistes des récepteurs de l'angiotensine II (ARA II) recommandés chez les polyvasculaires pour diminuer le risque d'infarctus, d'AVC et freiner l'altération de la fonction rénale.
- Bêtabloquants dont l'efficacité est prouvée uniquement après un infarctus du myocarde. Leur efficacité n'est pas prouvée en cas de maladie coronaire stable ou chez le malade polyvasculaire.

E. Prise en charge spécifique de certaines localisations asymptomatiques

Il a été établi des seuils, plus ou moins précis, pour recommander un geste thérapeutique invasif, lorsque le risque d'une complication grave devient élevé :

- chirurgie d'un anévrisme de l'aorte abdominale si le diamètre atteint 5,5 cm ou s'il augmente de 0,5 cm en un an ;
- endartériectomie d'une sténose carotide asymptomatique si sténose > 60 % (le plus souvent si > 80 %) ;
- revascularisation myocardique (par angioplastie ou chirurgie) indiquée après tout syndrome coronaire aigu si des sténoses coronaires sont significatives (> 70 %). Elle est plus rarement indiquée lors d'ischémie silencieuse ou d'angor stable, à moins d'un(e) :
  – faible seuil d'ischémie d'après un test d'effort,
  – territoire d'ischémie étendue d'après une scintigraphie ou une échocardiographie de stress,
  – nécessité de chirurgie à haut risque (de l'aorte abdominale par exemple),
  – fonction ventriculaire gauche altérée ;
- les indications chirurgicales des lésions athéromateuses de plusieurs territoires demandent une évaluation du risque et une recherche d'une lésion cliniquement instable. En dehors d'un caractère d'urgence, l'ordre de réparation chirurgicale des lésions est : carotides, coronaires, aorte abdominale puis membres inférieurs.

F. Éducation thérapeutique – compréhension de la maladie

- Connaissance des signes d'appel.
- Apprentissage de l'observance, de l'efficacité et de la tolérance des divers traitements et des mesures hygiénodiététiques indispensables.
- Apprentissage de l'intensité et de la régularité de l'activité physique.
- Évaluation régulière du respect des objectifs définis de prévention secondaire.

G. Bilan clinique annuel d'évaluation des lésions athéromateuses

Examen clinique de tous les territoires artériels et choix des explorations complémentaires nécessaires.

Points clés

- Athérome : principal responsable des maladies cardiovasculaire et première cause de mortalité dans le monde.
- Nette tendance à la baisse de la mortalité cardiovasculaire en France, mais augmentation de la prévalence (vieillissement) et de l'incidence (accroissement du diabète et de l'obésité). Augmentation de l'incidence chez les femmes jeunes (tabac +++).
- Plaque d'athérome stable : centre lipidique, cellules spumeuses, musculaires et inflammatoires, recouvertes d'une chape fibreuse.
- Plaque instable : plaque très lipidique et inflammatoire, très vulnérable à la rupture.
- Rupture de plaque : rupture de la capsule ou simple érosion, déclenchant une thrombose et souvent une complication aiguë. L'hémorragie intraplaque aggrave le degré de la sténose.
- Prévenir le développement de l'athérome en diminuant la lésion endothéliale, en évitant l'accumulation des LDL et en stabilisant les plaques.
- Suppression et traitement de tous les facteurs de risque modifiables : diététique équilibrée, statines, antidiabétiques, antihypertenseurs.
- Diminution de l'inflammation par aspirine et statines.
- Diminution des contraintes mécaniques sur les plaques par les antihypertenseurs.
- Diminution des risques de thrombose lors de rupture de plaque par aspirine, clopidogrel, héparine en situation d'urgence.
- Traitements spécifiques des complications aiguës et traitement des lésions athéromateuses les plus menaçantes par angioplastie ou chirurgie.
- Localisations préférentielles des lésions d'athérosclérose mais tous les territoires artériels de gros et moyen calibre peuvent être touchés. Les principales localisations par leur fréquence et leur gravité clinique sont les coronaires, les carotides, les artères des membres inférieurs et les anévrismes de l'aorte.
- Prise en charge au long cours d'un patient polyathéromateux par l'évaluation régulière des facteurs de risque, le calcul du risque cardiovasculaire global et le bilan annuel d'extension des lésions.
- Médicaments ayant prouvé leur efficacité pour diminuer la morbi-mortalité en prévention secondaire : aspirine ou clopidogrel, statines, IEC (ou ARA II).

Pour en savoir plus

Collège des enseignants de médecine vasculaire : http://cemv.vascular-e-learning.net/poly/index.htm.

Société française de cardiologie. Cardiologie et maladies vasculaires. Masson ; 2007.

The ESC textbook of cardiovascular medicine. Ed. Blackwell Publishing ; 2006.

CHAPITRE
2

Item 219 – UE 8 – Facteurs de risque cardiovasculaire et prévention

Objectifs pédagogiques

Nationaux

- Expliquer les facteurs de risque cardiovasculaire, leur impact pathologique et la notion de stratification du risque (coronarien par exemple).
- Expliquer les modalités de la prévention primaire et secondaire des facteurs de risque cardiovasculaire et les stratégies individuelles et collectives.

CNEC

- Connaître les définitions de : facteur de risque, marqueur de risque, prévention primaire, prévention secondaire et prévention collective.
- Connaître les facteurs de risque non modifiables liés à l'âge et à l'hérédité.
- Savoir l'impact des quatre grands facteurs de risque modifiables que sont le tabagisme, les dyslipidémies, l'HTA et le diabète ainsi que leurs définitions.
- Connaître les principaux marqueurs de risque psychosocial et environnemental, toxique et biologique.
- Connaître la notion de risque cardiovasculaire global, comment l'estimer et comment le mesurer par une équation de risque.
- Connaître les principes de prévention individuelle et les grands axes de la prévention collective.
- Connaître les objectifs de la prévention secondaire, notamment les cibles thérapeutiques concernant les chiffres de PA, le diabète et le LDL-cholestérol.
- Savoir les principes d'aide au sevrage tabagique.
- Avoir connaissance des difficultés à appliquer une prévention sur le long terme.

I. Introduction

Un **facteur de risque** est un élément clinique ou biologique associé à une augmentation du risque de développer une maladie avec une **relation de causalité** entre le facteur et la maladie. Il faut :

- que le facteur précède la maladie ;
- une relation dose-effet ;
- un caractère universel ;

- une plausibilité physiopathologique ;
- une liaison forte et indépendante.

Un **marqueur de risque** n'a pas de responsabilité causale démontrée dans la survenue de la maladie et de ses complications. Son taux augmente en même temps que s'aggrave la maladie, mais sans influencer son évolution. C'est un simple témoin de la maladie.

La suppression ou la diminution d'un facteur de risque entraîne une baisse de l'incidence de la maladie ou de ses complications, alors que la diminution d'un marqueur de risque ne modifie pas l'évolution d'une maladie.

La **prévention cardiovasculaire** consiste à supprimer ou à baisser le plus possible l'ensemble des facteurs de risque afin de diminuer le risque de survenue d'événements cardiovasculaires.

Elle peut s'appliquer spécifiquement à chaque individu (prévention individuelle) mais également à l'ensemble de la population (prévention collective).

En prévention individuelle, l'effet d'un programme de prévention est d'autant plus important que le risque de la maladie est élevé. Cet effet dépend donc pour chaque patient de son « risque cardiovasculaire global » qui doit être calculé à partir de l'évaluation de l'ensemble des facteurs de risque.

En prévention collective, des mesures de prévention communautaires simples, ayant des effets modérés individuellement, peuvent avoir un impact important sur l'ensemble de la population compte tenu du grand nombre d'individus bénéficiaires.

II. Facteurs de risque cardiovasculaire

Ces facteurs sont multiples, ce qui fait de l'athérosclérose une **maladie plurifactorielle**.
Ils sont classés en facteurs non modifiables et facteurs modifiables.

A. Facteurs de risque non modifiables

1. Âge et sexe

Le nombre absolu de décès cardiovasculaires est plus important chez les femmes (54 %) que chez les hommes, mais avant 65 ans la mortalité cardiovasculaire des hommes est 3 à 4 fois supérieure à celle des femmes. En pratique, les accidents cardiovasculaires surviennent en moyenne dix ans plus tôt chez l'homme que chez la femme.

2. Hérédité

Son évaluation repose sur la notion d'événements précoces chez les parents ou dans la fratrie. Ceux-ci peuvent être liés à la transmission génétique de facteurs de risque modifiables (hypercholestérolémie familiale, HTA, diabète…). Mais, c'est souvent la seule présence de facteurs environnementaux familiaux défavorables (tabagisme, alimentation déséquilibrée, sédentarité…) qui explique les accidents sur plusieurs générations.

B. Facteurs de risque modifiables

L'étude **Interheart**, étude cas-témoins d'infarctus du myocarde (IDM), incluant toutes les régions du monde, confirme que **9 facteurs expliquent 90 % des cas d'IDM**, ceci dans toutes les classes d'âge et dans les deux sexes, avec :

- 6 facteurs de risque :
  - le tabagisme,
  - l'hypercholestérolémie,
  - l'hypertension artérielle,
  - le diabète,
  - l'obésité abdominale,
  - et des facteurs psychosociaux ;
- 3 facteurs « protecteurs » :
  - la consommation de fruits et légumes,
  - l'activité physique,
  - et une consommation modérée d'alcool.

1. Tabagisme

Première cause de mortalité évitable, le tabagisme reste un problème mondial majeur de santé publique, avec un nombre de décès annuels estimé à environ 5 millions, soit 13 500 décès par jour. Il est responsable de 1 décès sur 5 chez les hommes et de 1 décès sur 20 chez les femmes.

En France, on lui attribue **73 000 décès par an** (plus de 10 % de la totalité des décès), avec environ 2 000 décès par tabagisme passif. **Un quart de ces décès sont des décès cardiovasculaires**.

Le tabagisme est à l'origine :

- d'un **abaissement du taux de HDL-cholestérol**, participant au développement des lésions athéroscléreuses ;
- d'un risque de thrombose lié à l'augmentation de l'**agrégation plaquettaire**, du **taux de fibrinogène** et de la viscosité sanguine (augmentation des éléments figurés du sang) ;
- d'une **altération de la vasomotricité artérielle endothélium dépendante** expliquant la fréquence des manifestations de spasme coronaire ;
- d'une concentration importante de **CO circulant**, nuisant au transport normal de l'oxygène par l'hémoglobine.

La **nicotine** n'a pas de rôle spécifique dans les complications cardiovasculaires du tabagisme. Elle est essentiellement **responsable de la dépendance**. Ses effets hémodynamiques se limitent à des modifications mineures de la fréquence cardiaque et de la pression artérielle systolique par stimulation adrénergique. Présents pour les taux de nicotinémie induits par la combustion d'une cigarette, ces effets sont totalement absents pour les taux obtenus avec les substituts nicotiniques quelles que soient la dose et la voie d'administration.

Dans l'étude Interheart, le tabagisme est le deuxième facteur de risque d'IDM, juste derrière les dyslipidémies. Celle-ci confirme que :

- le risque d'infarctus du myocarde est proportionnel à la consommation, mais il n'y a **pas de seuil de consommation au-dessous duquel le tabagisme est dénué de risque**. Les mécanismes en cause sont sensibles à des niveaux très faibles d'exposition avec un effet-dose non linéaire ;
- le risque est le même **quel que soit le type de tabagisme** (cigarettes avec ou sans filtre, pipe, cigare, narguilé, tabac à mâcher...) ;
- la part attribuable au tabagisme dans la survenue d'un IDM est d'autant plus importante que les sujets sont jeunes. C'est le **facteur essentiel et souvent isolé** des accidents coronaires aigus des **sujets jeunes** ;
- le risque d'IDM concerne également le **tabagisme passif**, avec une augmentation de 24 % du risque pour une exposition de 1 à 7 heures par semaine et de 62 % pour une exposition de plus de 22 heures par semaine.

Par ailleurs, à côté des complications coronaires, le tabagisme joue un rôle majeur dans la survenue et l'évolution de **l'artériopathie oblitérante des membres inférieurs** : 90 % des patients ayant cette localisation d'athérosclérose sont fumeurs. Le risque de développer un **anévrisme de l'aorte abdominale** est significativement augmenté chez les fumeurs. Enfin, les études épidémiologiques montrent une corrélation entre la consommation de tabac et le risque d'**accident vasculaire cérébral** aussi bien chez l'homme que chez la femme.

2. Hypercholestérolémie

C'est le facteur de risque le plus important pour la maladie coronaire.

La cholestérolémie totale est corrélée positivement et de façon exponentielle avec le risque coronaire.

Au niveau individuel, le facteur déterminant du risque est un **niveau élevé de LDL-cholestérol** (cholestérol transporté par les lipoprotéines de basse densité). De façon indépendante, un **niveau bas de HDL-cholestérol** (cholestérol transporté par les lipoprotéines de haute densité) est un facteur de risque de maladie coronaire, et un **niveau élevé de HDL-cholestérol est au contraire protecteur**. D'où les termes communément utilisés de « mauvais » (LDL-C) et de « bon » cholestérol (HDL-C).

Pour évaluer correctement le risque cardiovasculaire, il faut prescrire une **exploration d'une anomalie lipidique (EAL) réalisée à jeun**. Celle-ci comprend les dosages du cholestérol total (CT), du HDL-cholestérol (HDL), et des triglycérides (TG). Le taux de LDL-cholestérol est calculé à partir de ces éléments à l'aide de la formule de Friedewald : LDL-cholestérol (g/L) = CT (g/L) – HDL (g/L) – TG (g/L)/5.

Pour la majorité des hypercholestérolémies, les **facteurs** en cause sont **alimentaires** et liés à des apports trop importants en acides gras saturés. Mais certaines hypercholestérolémies sont dépendantes de **facteurs génétiques** :

- **hypercholestérolémie familiale hétérozygote** (1 individu sur 500) : identifiable cliniquement par l'existence de dépôts de cholestérol au niveau du pourtour de l'iris (arc cornéen), sur les paupières (xanthélasma) ou les tendons (xanthome : extenseurs des membres supérieurs et tendon d'Achille). En l'absence de traitement institué précocement, les complications coronaires surviennent à partir de la quarantaine, voire plus tôt en cas d'association avec d'autres facteurs de risque ;
- **hypercholestérolémie familiale homozygote** (1 individu sur 1 000 000). Cette forme comporte en plus des dépôts cutanés importants dès le plus jeune âge, et les complications coronaires peuvent survenir avant l'âge de 20 ans.

3. Hypertension artérielle

Elle concerne 10 à 15 % de la population française.

L'hypertension artérielle (HTA) est définie par des **chiffres tensionnels supérieurs à 140/90 mmHg**.

Plus la pression artérielle augmente, plus le risque cardiovasculaire est important. Même dans les niveaux inférieurs de pression, le risque est proportionnel au niveau tensionnel. Aussi, la classification individualise plusieurs stades, tant dans les niveaux normaux que pour l'HTA (tableau 2.1).

L'HTA est le plus souvent **silencieuse**, avec peu ou pas de symptômes. Elle retentit principalement sur trois organes : le **cœur** (insuffisance coronaire et insuffisance cardiaque), le **cerveau** (accident vasculaire cérébral [AVC]) et les **reins** (insuffisance rénale).

Dans la majorité des cas, **il n'existe pas de cause connue à l'HTA**, qui est dépendante de facteurs génétiques (HTA essentielle). Dans seulement 5 % des cas, elle est secondaire à une maladie rénale ou à une cause hormonale, en particulier surrénale.

Tableau 2.1. Classification des niveaux de pression artérielle.

Catégorie	Systolique (mmHg)	Diastolique (mmHg)
Optimale	< 120	< 80
Normale	120–129	80–84
Normale haute	130–139	85–89
HTA stade 1	140–159	90–99
HTA stade 2	160–179	100–109
HTA stade 3	≥ 180	≥ 110
HTA systolique isolée	≥ 140	< 90

La pression artérielle augmente avec l'âge : **il y a plus de 50 % d'hypertendus après 65 ans.** Elle est potentialisée par la prise de **poids**, la consommation d'**alcool** et la **consommation excessive de sel**.

Étant donné la grande variabilité physiologique de la pression artérielle, **le diagnostic d'HTA ne doit pas être fait sur une seule mesure**. Il faut au moins trois mesures réalisées sur au moins deux consultations, espacées d'au moins une semaine. La mesure ambulatoire de la pression artérielle (MAPA) permet de documenter le profil tensionnel sur 24 heures Elle permet d'éliminer un effet « blouse blanche » lié à la présence du médecin. Il en est de même de l'**automesure tensionnelle** qui est également de plus en plus utilisée pour préciser le diagnostic d'HTA et vérifier l'efficacité du traitement.

4. Diabète

Il y a en France environ 2 000 000 de sujets diabétiques, soit **3,5 % de la population**.

Le diabète de type 1, insulinodépendant (10 à 15 % des diabétiques), qui débute le plus souvent avant l'âge de 20 ans, augmente beaucoup le risque cardiovasculaire. Mais c'est surtout le **diabète de type 2, non insulinodépendant** (85 à 90 % des diabétiques), qui du fait de sa prévalence importante et croissante est dominant dans le risque cardiovasculaire.

Définitions

- On parle de diabète lorsque la **glycémie à jeun est supérieure à 1,26 g/L (7 mmol/L) à deux reprises**, ou la glycémie supérieure à 2 g/L (11,1 mmol/L) à n'importe quel moment de la journée.
- On parle d'**hyperglycémie à jeun** non diabétique lorsque la glycémie est comprise **entre 1,10 et 1,26 g/L**.
- On parle d'**intolérance aux hydrates de carbone** lorsque la glycémie à jeun étant inférieure à 1,26 g/L, la glycémie à la deuxième heure de l'hyperglycémie provoquée par voie orale (HGPO) (après absorption de 75 g de glucose) est comprise entre 1,40 et 2 g/L avec une valeur intermédiaire (30, 60, 90 minutes) supérieure ou égale à 2 g/L.

Le diagnostic est fait le plus souvent lors d'un **examen systématique**, chez un sujet de la quarantaine, sédentaire, en surcharge pondérale, asymptomatique. Il existe volontiers une **hérédité familiale** de diabète. Il s'intègre volontiers dans un tableau de « syndrome métabolique » (*cf. infra*).

Le diabète est à l'origine de **complications microvasculaires** (rétinopathie, néphropathie, neuropathie) et **macrovasculaires** (maladie coronaire, AVC, artériopathie oblitérante des membres inférieurs [AOMI]).

5. Sédentarité, surpoids et obésité : syndrome métabolique

Le mode de vie occidental sédentaire est à l'origine d'un **déséquilibre énergétique entre les apports et les dépenses caloriques**. Environ 20 millions de Français sont en surpoids, dont 6 millions obèses. Ce phénomène touche également les enfants et les adolescents. Cette sédentarité et ce surpoids ont une influence majeure sur la précocité et l'ampleur des perturbations métaboliques apparaissant chez les adultes jeunes et d'âge moyen (diabète, HTA, hypercholestérolémie…) et le risque d'événements cardiovasculaires.

Selon la FID (Fédération internationale du diabète), l'évaluation de la surcharge pondérale est exprimée par :

- **l'indice de masse corporelle** (IMC) = poids P (exprimé en kg) divisé par le carré de la taille T (exprimée en m) : **IMC = P (kg)/T (m)^2**. Un IMC normal est situé entre 18,5 et 25. On parle de maigreur pour un IMC < 18,5 ; de **surpoids pour un IMC entre 25 et 29,9** ; d'**obésité pour un IMC ≥ 30** ;
- la mesure du **périmètre abdominal**, qui rend compte de la graisse viscérale et est mieux corrélée avec le risque cardiovasculaire. C'est un des éléments de diagnostic du **syndrome métabolique** dont la définition est : une **obésité centrale** (avec périmètre abdominal **≥ 94 cm** pour un homme, **≥ 80 cm** pour femme) + **au moins deux des facteurs suivants** :
  - triglycérides > 1,50 g/L,
  - HDL-cholestérol < 0,40 g/L pour un homme, < 0,50 g/L pour une femme,
  - hypertension artérielle ≥ 130/85 mmHg,
  - hyperglycémie > 1 g/L ou diabète de type 2.

III. Évaluation du risque cardiovasculaire

L'évaluation du risque cardiovasculaire permet l'identification des sujets les plus à même de bénéficier de la prévention.

A. Risque cardiovasculaire global : « équations et scores de risque »

Le **cumul des facteurs de risque** entraîne une **multiplication des risques** propres à chacun de ces facteurs. Le **risque cardiovasculaire global** est défini comme la probabilité, pour un individu, de développer une maladie cardiovasculaire dans un temps donné (habituellement dix ans), en fonction de **l'ensemble de ses facteurs de risque**.

Des « équations de risque » ont été développées à partir de données épidémiologiques prospectives, comme celles de la ville de Framingham aux États-Unis. En Europe, **deux modèles d'évaluation du risque (grilles SCORE)**, l'un pour les pays du Nord à « haut risque », l'autre pour les pays du Sud à « faible risque » (dont la France), ont été proposés. Mais, plutôt que d'utiliser ces équations, les **recommandations françaises** utilisent un score fondé sur le **nombre de facteurs de risque**, chaque facteur ayant le même poids. Plus simple, cette méthode « additionne les points » correspondant aux facteurs suivants :

- **tabagisme** actuel ou arrêt depuis moins de trois ans ;
- **hypercholestérolémie** LDL-cholestérol > 1,6 g/L ;
- **hypertension** ≥ 140/90 traitée ou non ;
- **diabète** traité ou non ;
- **HDL-cholestérol bas** < 0,40 g/L ;

- **âge** (homme ≥ 50 ans, femme ≥ 60 ans);
- **antécédents coronaires familiaux**, c'est-à-dire :
  - avant 55 ans chez le père ou un sujet masculin parent au premier degré,
  - avant 65 ans chez la mère ou un sujet féminin parent au premier degré.

On tient compte également d'un éventuel facteur protecteur : HDL-cholestérol élevé ≥ 0,60 g/L. Dans ce cas, on « soustrait 1 point » au « score de risque ».

B. Autres éléments utiles pour évaluer le risque cardiovasculaire

1. Antécédents personnels d'accidents vasculaires +++

C'est le cadre de la prévention secondaire, situation à « très haut risque ».

2. Anomalies d'imagerie sur des organes cibles

- Épaisseur intima-média artérielle évaluée au doppler.
- Score calcique évalué par scanner coronaire.
- Hypertrophie ventriculaire gauche (HVG) dans HTA évaluée en échographie.

Elles ne sont pas en pratique actuellement utilisées dans les recommandations.

3. Certains « marqueurs biologiques »

- La microalbuminurie, utilisée dans les recommandations **chez les diabétiques**.
- Autres « marqueurs de risque » : facteurs de thrombose, facteurs inflammatoires (CRP ultrasensible), ou hyperhomocystéinémie. Mais ils n'ont pas actuellement fait la preuve d'une valeur ajoutée suffisante pour être utilisés en pratique dans l'évaluation du risque en population.

4. Facteurs psychosociaux

Pourtant documentés comme étant significativement corrélés au risque cardiovasculaire (étude Interheart), les difficultés concernant leur évaluation et leur gestion font qu'ils ne sont pas en pratique pris en compte dans l'évaluation du risque et les recommandations de prévention.

IV. Prévention cardiovasculaire

Élément déterminant de réduction de la morbidité et de la mortalité cardiovasculaires au cours de ces dernières décennies, elle s'appuie à présent sur des études scientifiques rigoureuses, à l'origine de recommandations pertinentes et gages d'une réelle efficacité.

Les **recommandations** de la Haute Autorité de santé (**HAS**) et de l'Agence française de sécurité sanitaire des produits de santé (**AFSSAPS**), devenue l'Agence nationale de sécurité du médicament (**ANSM**), sont régulièrement mises à jour et consultables en ligne (www.has-sante.fr; www.ansm.sante.fr). Elles concernent les quatre grands facteurs de risque : dyslipidémies, HTA, diabète, tabagisme.

On distingue schématiquement :

- **la prévention secondaire** qui est engagée « dans les suites d'un accident vasculaire » ou « en présence de lésions vasculaires documentées », afin de réduire le risque de récidives et de ralentir la progression des lésions;

- **la prévention primaire** qui vise à réduire l'incidence de la maladie, en dépistant et contrôlant les facteurs de risque « en amont de tout accident vasculaire ».

Cette distinction est un peu théorique, un patient en prévention primaire pouvant, en raison du cumul des facteurs, être à très haut risque et relever des mesures de prévention secondaire.

A. Prévention secondaire

Elle doit être :

- **systématique** : pour tout sujet ayant présenté un accident vasculaire ou ayant une atteinte artérielle athéroscléreuse, même asymptomatique ;
- **multirisque** : tous les facteurs de risque doivent être pris en compte ;
- **intensive** : optimale pour chacun des facteurs ;
- **médicalisée** : l'utilisation de médicaments est la règle avec un suivi médicalisé régulier.

Les mesures à prendre après un IDM peuvent être mémorisées sous l'acronyme « BASIC » :

- B pour bêtabloquant ;
- A pour antiagrégants ;
- S pour statine ;
- I pour inhibiteur de l'enzyme de conversion (IEC) ;
- C pour **contrôle optimal des facteurs de risque** : arrêt du tabagisme, contrôle de la pression artérielle, contrôle de la glycémie, lutte contre la sédentarité.

Chacune des quatre classes de médicaments (bêtabloquant, antiagrégants, statine et IEC) a démontré qu'elle était capable de diminuer la mortalité totale de l'ordre de 30 % dans les suites d'un IDM.

1. Traitement hypocholestérolémiant

Les études en prévention secondaire ont montré une **réduction de la mortalité totale** et **de la morbi-mortalité coronaire**, quels que soient l'âge, le sexe, les facteurs de risque associés, les traitements associés et le niveau initial de la cholestérolémie. Aussi, **la prescription d'une statine** est devenue systématique dans ce contexte de prévention secondaire. **La cible thérapeutique est un LDL-cholestérol inférieur à 1 g/L** (0,7g/L recommandations européennes de 2012).

2. Sevrage tabagique

L'arrêt du tabac **diminue de 36 % le risque de décès et de 32 % le risque de récidive d'IDM** dans les années suivant un accident coronaire. Le bénéfice est également important après pontage coronaire ou angioplastie. Du fait de la forte dépendance et de la brutalité avec laquelle il est demandé à ces patients de modifier leur comportement, les rechutes sont fréquentes et souvent précoces. Cela implique donc une **aide médicalisée** et un suivi avec **utilisation de la substitution nicotinique** dont la sécurité d'utilisation est démontrée : « les substituts nicotiniques sont recommandés chez les patients coronariens fumeurs et peuvent être prescrits dès la sortie de l'unité de soins intensifs au décours immédiat d'un infarctus du myocarde » (recommandations AFSSAPS 2003). Peuvent aussi être utilisées des thérapies comportementales et cognitives. Il convient également d'éviter toute exposition au tabagisme passif.

3. Contrôle de la pression artérielle

L'objectif préconisé dans les recommandations est d'obtenir une pression artérielle inférieure ou égale à 140/90 mmHg, en **privilégiant les mesures hygiénodiététiques** (contrôle du poids, activité physique, diminution des apports en alcool et en sodium) et d'associer un traitement médicamenteux chez les patients ayant d'emblée une pression artérielle supérieure à 160 mmHg pour la pression artérielle systolique et 100 mmHg pour la pression artérielle diastolique, ou ayant, après trois mois de mesures hygiénodiététiques, une pression artérielle supérieure à 140/90 mmHg.

4. Contrôle glycémique

Le diabète multiplie par 2 à 3 le risque d'événements cardiaques graves dans les suites d'un infarctus du myocarde. Si le bénéfice d'un équilibre glycémique au long cours sur la morbi-mortalité coronaire après un infarctus du myocarde n'a pas été formellement démontré, la présence d'un diabète chez un patient coronarien est par contre un argument supplémentaire pour **corriger de façon agressive les autres facteurs de risque**.

5. Lutte contre la sédentarité

La pratique d'une activité physique régulière a été démontrée comme bénéfique chez les patients coronariens. Ses **effets physiologiques** favorables sont multiples : effet antiagrégant plaquettaire, effet anti-inflammatoire, augmentation de la VO_2 max et de la capacité fonctionnelle à l'effort, action favorable sur la fonction endothéliale, recul du seuil ischémique chez le coronarien, effet antiarythmique avec amélioration de la variabilité sinusale. Elle améliore les performances physiques, limite le retentissement psychologique (anxiété ou dépression) et facilite la réinsertion professionnelle. Il a été démontré, dans une méta-analyse, qu'elle **réduisait la mortalité totale et la mortalité coronaire de l'ordre de 20 à 25 %**, mais sans modification significative du risque de récidive d'infarctus non mortel.

6. Engager une enquête familiale

Devant tout patient coronarien, en particulier s'il est relativement jeune (moins de 55 ans pour un homme et de 65 ans pour une femme), il faut engager une enquête familiale. Elle consiste à **dépister la présence de facteurs de risque chez les collatéraux** ainsi que chez les **enfants** afin de pouvoir **assurer le plus tôt possible une prise en charge adaptée de prévention primaire** de chaque individu selon son niveau de risque cardiovasculaire.

B. Prévention primaire

Toute consultation doit être une opportunité pour aborder le sujet de la prévention. Le recueil des principaux **facteurs de risque cliniques** doit figurer dans tout dossier médical (tabagisme, pression artérielle, poids, taille et périmètre abdominal, antécédents familiaux). Une analyse du mode d'alimentation et de l'activité physique permet d'apprécier le **mode de vie**. Un **bilan biologique** de référence (avec glycémie et bilan lipidique complet à jeun) permet de détecter les anomalies métaboliques.

À partir de ces données, il faut :

- **évaluer le risque cardiovasculaire** (*cf. supra*) ;
- **adapter les conseils et le traitement au niveau de risque**.

En pratique :

- les sujets ayant un **profil de risque favorable** doivent être incités à poursuivre les comportements protecteurs qu'ils ont adoptés ;
- ceux ayant un **risque faible ou modéré** doivent recevoir les conseils correspondant à une stratégie de **« prévention collective »** ;
- les sujets estimés comme **à haut risque** doivent bénéficier d'une prise en charge médicalisée spécifique de prévention primaire.

Les **recommandations** officielles de prévention sont consultables en ligne sur les sites de l'HAS et de l'ANSM (www.has-sante.fr et www.ansm.sante.fr).

Beaucoup de démarches de prévention sont fondées sur des modifications de comportements, qu'il s'agisse de l'arrêt du tabac, du régime alimentaire ou de l'activité physique. La réussite de la négociation dépend de la qualité du dialogue établi entre le sujet et son médecin. Il s'agit de convaincre sans contraindre, de conjuguer les objectifs médicaux avec les désirs exprimés par le patient. Seule une décision personnelle motivée, prise à la suite d'un échange libre et positif, a des chances de produire des effets durables.

1. Pression artérielle

L'évaluation du risque prend en compte à la fois le **niveau de pression artérielle** et le **nombre de facteurs** de risque associés.

L'attitude à adopter vis-à-vis de la pression artérielle, les mesures hygiénodiététiques et le traitement médicamenteux seront déterminés par le niveau de risque (tableau 2.2 et tableau 2.3).

Tableau 2.2. Évaluation du risque selon la pression artérielle mesurée et le nombre de facteurs de risque associés.

<table>
<tr><th></th><th>Pression artérielle 140–159/90–99</th><th>Pression artérielle 160–179/100–109</th><th>Pression artérielle ≥ 180–110</th></tr>
<tr><td>0 facteur de risque associé</td><td>Risque faible</td><td rowspan="2">Risque moyen</td><td rowspan="4">Risque élevé</td></tr>
<tr><td>1 à 2 facteurs de risque associés</td><td>Risque moyen</td></tr>
<tr><td>≥ 3 facteurs de risque et/ou atteinte des organes cibles et/ou diabète</td><td rowspan="2">Risque élevé</td><td rowspan="2">Risque élevé</td></tr>
<tr><td>Maladie cardiovasculaire (prévention secondaire) et rénale</td></tr>
</table>

Tableau 2.3. Mesures hygiénodiététiques et traitement médicamenteux selon la pression artérielle mesurée et le nombre de facteurs de risque associés.

<table>
<tr><th></th><th>Pression artérielle 140–159/90–99</th><th>Pression artérielle 160–179/100–109</th><th>Pression artérielle ≥ 180–110</th></tr>
<tr><td>0 facteur de risque associé</td><td>6 mois de mesures hygiénodiététiques</td><td rowspan="2">1 à 6 mois de mesures hygiénodiététiques, puis médicaments si PA non contrôlée</td><td rowspan="4">Mesures hygiénodiététiques + traitement médicamenteux sans délai</td></tr>
<tr><td>1 à 2 facteurs de risque associés</td><td>1 à 6 mois de mesures hygiénodiététiques, puis médicaments si PA non contrôlée</td></tr>
<tr><td>≥ 3 facteurs de risque et/ou atteinte des organes cibles et/ou diabète</td><td rowspan="2">Mesures hygiénodiététiques + traitement médicamenteux sans délai</td><td rowspan="2">Mesures hygiénodiététiques + traitement médicamenteux sans délai</td></tr>
<tr><td>Maladie cardiovasculaire (prévention secondaire) et rénale</td></tr>
</table>

2. Cholestérolémie

L'objectif d'abaissement du LDL-cholestérol est déterminé par le nombre de facteurs de risque associés.

Les recommandations laissent également la possibilité d'utiliser la notion de pourcentage de risque, calculé à partir des équations de risque (par exemple calcul de risque SCORE proposé par la Société européenne de cardiologie, qui donne le risque de décès CV à 10 ans). En l'occurrence, un risque de survenue d'un événement coronaire dans les 10 ans ≥ 20 % est une indication à cibler un LDL-cholestérol à < 1g/L, comme en prévention secondaire (fig. 2.1, recommandations HAS, voir p. 29).

Les recommandations récentes (2012) de la Société européenne de cardiologie, qui seront probablement prochainement prises en compte par les différentes agences sanitaires de France, ont changé les seuils et la stratification du risque (terrain, antécédent, calcul SCORE qui donne le risque de décès CV à 10 ans).

Stratification du risque et cible de LDL :

1. Très haut risque : LDL < 0,7 g/L ou baisse de plus de 50 % si la cible n'est pas atteinte :
   - atteinte cardio-vasculaire documentée par un examen invasif ou non invasif (coronarographie, test de recherche d'ischémie myocardique, plaque carotide), antécédent d'IDM, de SCA, de revascularisation coronaire ou périphérique, AVC ischémique, AOMI ;
   - diabète de type 1 ou 2 avec au moins un autre FDR ou une atteinte d'organe cible (ex. : micro-albuminurie 30–300 mg/24 H) ;
   - insuffisance rénale sévère (DFG < 30 ml/min/m2) ;
   - SCORE calculé ≥ 10 %.
2. Haut risque : LDL < 1 g/L :
   - un seul FDR mais particulièrement élevé (ex : hypercholestérolémie familiale, HTA sévère) ;
   - diabète de type 1 ou 2 sans FDR associé ou d'atteinte d'organe cible ;
   - insuffisance rénale modérée (DFG 30–59 ml/min/m2) ;
   - SCORE calculé ≥ 5 et < 10 %.
3. Risque modéré (SCORE calculé ≥ 1 % et < 5 %) et risque faible (SCORE calculé < 1 %) : CT < 1,9 g/L et LDL < 1,15 g/L.

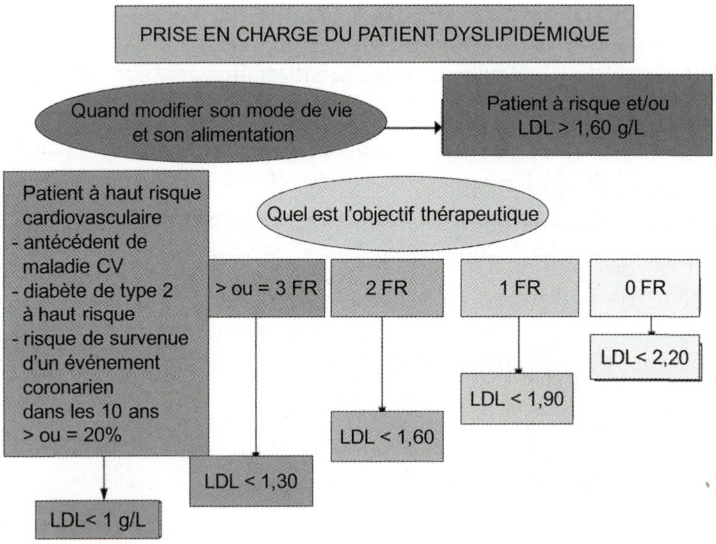

Fig. 2.1. Prise en charge du patient dyslipidémique.

3. Tabagisme

L'**objectif est l'arrêt total et définitif** de la consommation de tabac le plus tôt possible.

Les médecins doivent connaître et utiliser les méthodes modernes de sevrage tabagique.

La décision d'arrêter de fumer est le fruit d'un lent processus de maturation. La motivation, qui est faible chez les fumeurs « heureux », peut être renforcée de façon importante par l'attitude des médecins. Le fait d'aborder systématiquement, même de façon brève, la question du tabagisme (« **conseil minimum** »), peut doubler le taux de sevrage dans un délai d'un an. Il faut évaluer le **niveau de motivation** et le niveau de **dépendance** physique (test de Fagerström), prendre en compte l'existence d'autres dépendances (alcool, cannabis, anxiolytiques...) et **proposer une aide au sevrage et un suivi**.

Si beaucoup de fumeurs sont capables d'arrêter d'eux-mêmes sans aucun traitement spécifique et sans intervention médicale, la majorité doit être aidée avec :

- un renforcement répété de leur motivation ;
- le recours à des moyens thérapeutiques spécifiques, qu'il faut apprendre à prescrire et suivre :
  - les **substituts nicotiniques** qui évitent le syndrome de sevrage et doublent les chances de sevrage. Associer les timbres et les formes orales (gommes, comprimés sublinguaux ou inhaleurs). Ajuster la dose utile de façon individuelle et diminuer progressivement sur une durée non inférieure à trois mois et possiblement plus prolongée,
  - le **bupropion** et la **varénicline** peuvent également être utilisés,
  - une **prise en charge de l'anxiété et/ou de la dépression** est parfois nécessaire,
  - enfin, les **thérapies comportementales et cognitives**, fondées sur l'apprentissage de l'autocontrôle, la gestion du stress, et sur des technsiques d'affirmation de soi qui ont démontré leur efficacité dans des études contrôlées. Les **consultations spécialisées de tabacologie** sont destinées à la prise en charge des formes sévères de dépendance tabagique et à l'accompagnement des sujets ayant déjà rechuté ou avec dépendances multiples.

L'impact, en particulier cardiovasculaire, du **tabagisme passif** explique les **mesures législatives** d'interdiction de fumer dans les lieux publics. Cette mesure de santé publique a été démontrée comme ayant un effet significatif et rapide sur l'incidence des IDM.

4. Alimentation et activité physique

Le **Programme national nutrition santé (PNNS)** (www.mangerbouger.fr/pnns), plan d'information et d'action d'envergure vis-à-vis de la nutrition, associé à une promotion de l'activité physique a été lancé en France en 2001. Les quatre messages essentiels sont :

- la promotion de la consommation de fruits et légumes ;
- la promotion de la consommation de féculents ;
- la limitation de consommation des produits sucrés ;
- la promotion de l'activité physique.

Ces **recommandations** sont fondamentales dans ce contexte de prévention primaire.

En pratique, c'est dès l'enfance et l'adolescence que doivent être adoptés l'ensemble de ces « comportements de prévention collective », si difficiles à obtenir ensuite chez les adultes. Choisir de ne pas fumer, bien s'alimenter et combattre la sédentarité sont des comportements qui auront d'autant plus de chances d'être maintenus à l'âge adulte qu'ils auront été acquis précocement.

Points clés

Facteurs de risque : un « facteur de risque » est un élément clinique ou biologique associé à une augmentation du risque de développer une maladie avec une relation de causalité entre le facteur et la maladie.

Il existe des facteurs non modifiables (âge, sexe et hérédité) et des facteurs modifiables. Ceux-ci sont multiples, ce qui fait de l'athérosclérose une maladie plurifactorielle.

- Le tabagisme est responsable en France de 73 000 décès par an (plus de 10 % de la totalité des décès). Un quart de ces décès sont des décès cardiovasculaires.
- Un niveau élevé de LDL-cholestérol est le facteur déterminant pour les lipides; un niveau bas de HDL-cholestérol est un facteur de risque et un niveau élevé de HDL-cholestérol est protecteur.
- Plus la pression artérielle augmente, plus le risque cardiovasculaire est important. Même dans les niveaux inférieurs de pression artérielle, le risque est proportionnel au niveau tensionnel.
- Le diabète de type 2, non insulinodépendant (85 à 90 % des diabétiques), du fait de sa prévalence importante et croissante, devient dominant dans le risque cardiovasculaire.
- Sédentarité et surpoids ont une influence majeure sur la précocité et l'ampleur des perturbations métaboliques (hypercholestérolémie, diabète, HTA, etc.) et le risque d'événements cardiovasculaires.

Évaluation du risque cardiovasculaire : elle permet l'identification des sujets les plus à même de bénéficier de la prévention.

Le « risque cardiovasculaire global » est la probabilité de développer une maladie cardiovasculaire dans un temps donné en fonction de l'ensemble des facteurs de risque.

Les recommandations françaises évaluent le risque à partir d'un « score » fondé sur le nombre de facteurs de risque, chaque facteur ayant le même poids. Ces facteurs sont :

- tabagisme actuel ou arrêt depuis moins de trois ans;
- hypercholestérolémie LDL-cholestérol > 1,6 g/L;
- hypertension ≥ 140/90 traitée ou non;
- diabète traité ou non;
- HDL-cholestérol bas < 0,40 g/L;
- âge (homme > 50 ans, femme > 60 ans);
- antécédents coronaires familiaux, c'est-à-dire :
  - avant 55 ans chez le père ou un sujet masculin parent au premier degré,
  - avant 65 ans chez la mère ou un sujet féminin parent au premier degré.

On tient compte également d'un éventuel facteur protecteur : HDL-cholestérol élevé ≥ 0,60 g/L. Dans ce cas on « soustrait 1 point » au « score de risque ».

Prévention cardiovasculaire : elle consiste à supprimer ou à baisser le plus possible l'ensemble des facteurs de risque afin de diminuer le risque de survenue d'événements cardiovasculaires.

Les recommandations françaises sont consultables en ligne (www.has-sante.fr; www.ansm.sante.fr). Elles concernent les quatre grands facteurs de risque : dyslipidémies, HTA, diabète, tabagisme.

La prévention secondaire est engagée « dans les suites d'un accident vasculaire » ou « en présence de lésions vasculaires documentées », afin de réduire le risque de récidives et de ralentir la progression des lésions. Elle doit être systématique, concerner tous les facteurs de risque, être intensive et optimale pour chacun des facteurs et médicalisée :

- traitement hypocholestérolémiant avec prescription d'une statine, avec une cible thérapeutique d'un LDL-cholestérol inférieur à 1 g/L;
- sevrage tabagique avec une aide médicalisée, un suivi et l'utilisation d'une substitution nicotinique dont la sécurité d'utilisation est démontrée chez le coronarien;
- pression artérielle inférieure ou égale à 140/90 mmHg, en privilégiant les mesures hygiénodiététiques (contrôle du poids, activité physique, diminution des apports en alcool et en sodium);
- présence d'un diabète chez un patient coronarien (argument majeur pour corriger de façon agressive les autres facteurs de risque);
- lutte contre la sédentarité, avec pratique d'une activité physique régulière, démontrée comme bénéfique chez les patients coronariens;
- dépister la présence de facteurs de risque chez les collatéraux ainsi que chez les enfants afin de pouvoir assurer le plus tôt possible une prise en charge adaptée de prévention primaire de chaque individu.

La prévention primaire vise à réduire l'incidence de la maladie, en dépistant et contrôlant les facteurs de risque « en amont de tout accident vasculaire ».
Toute consultation doit être une opportunité pour aborder le sujet de la prévention. Il faut évaluer le risque cardiovasculaire et adapter les conseils et le traitement au niveau de risque.
Seule une décision personnelle motivée, prise à la suite d'un échange libre et positif, a des chances de produire des effets durables.

- Attitude à adopter vis-à-vis de la pression artérielle, mesures hygiénodiététiques et traitement médicamenteux déterminés par le niveau de risque.
- Objectif d'abaissement du LDL-cholestérol déterminé par le nombre de facteurs de risque associés.
- Arrêt total et définitif de la consommation de tabac le plus tôt possible. Aborder systématiquement, même de façon brève, la question du tabagisme (« conseil minimum »). Évaluer le niveau de motivation et le niveau de dépendance physique. Renforcer de façon répétée la motivation et recourir aux médicaments d'aide au sevrage, qu'il faut apprendre à prescrire et suivre. Assurer un suivi prolongé.
- Programme national nutrition santé (PNNS) (www.mangerbouger.fr/pnns) précisant les conseils concernant la nutrition et l'activité physique.

Toutes ces recommandations font également partie de la prévention à adopter par l'ensemble de la population, et c'est dès l'enfance et l'adolescence que doivent être conseillés ces « comportements de prévention collective ». Choisir de ne pas fumer, bien s'alimenter et combattre la sédentarité sont des comportements qui auront d'autant plus de chance d'être maintenus à l'âge adulte qu'ils auront été adoptés précocement.

CHAPITRE

3

Item 220 – UE 8 – Dyslipidémies

Objectifs pédagogiques

Nationaux

- Diagnostiquer les principales dyslipidémies primitives et secondaires.
- Connaître les recommandations pour la prise en charge des dyslipidémies.

CNEC

- Connaître les définitions des trois grands types d'hyperlipidémies et savoir explorer une anomalie lipidique (EAL).
- Savoir identifier une hyperlipidémie secondaire.
- Connaître succinctement les principaux types d'hyperlipidémies primitives.
- Connaître la notion de risque cardiovasculaire global, comment l'estimer et comment intégrer le phénotype lipidique à cette estimation.
- Connaître les cibles thérapeutiques concernant le LDL-cholestérol en fonction du niveau de risque.
- Savoir prescrire un régime alimentaire hypolipémiant.
- Connaître les règles de prescription et de surveillance des principaux médicaments hypolipémiants et notamment les statines.

Les risques médicaux associés aux dyslipidémies sont essentiellement le *risque de maladie cardiovasculaire athéromateuse* quelle que soit la localisation. Il est associé :

- positivement et de façon graduelle, à la concentration de LDL-cholestérol ;
- négativement et de façon graduelle, à la concentration de HDL-cholestérol ;
- à l'hypertriglycéridémie à (HTG) qui est en grande partie « dépendant » des autres marqueurs ou facteurs de risque, généralement associés à l'hypertriglycéridémie. Ces facteurs sont habituellement le surpoids, le diabète et le HDL-cholestérol bas.

Les *autres risques sont beaucoup plus rares* à envisager : surtout le risque de pancréatite aiguë en cas d'hypertriglycéridémie supérieure à 10 g/L.

I. Diagnostic phénotypique

Le bilan lipidique (phénotype) d'un sujet à un moment donné représente une situation instantanée, qui peut varier notamment en fonction des facteurs environnementaux (principalement l'alimentation et le statut pondéral). Le phénotype ne préjuge pas nécessairement du génotype, ni du mécanisme physiopathologique sous-jacent. Un génotype donné peut parfois s'exprimer chez un même sujet sous forme de plusieurs phénotypes en fonction des circonstances et notamment l'alimentation.

Le *bilan lipidique usuel* consiste en l'*exploration d'une anomalie lipidique* (EAL) comportant les dosages du cholestérol total (CT), du HDL-cholestérol et des triglycérides (TG), à partir desquels la concentration de LDL-cholestérol est calculée par la formule de Friedewald soit : LDL-C = CT – HDL-C – TG/5 (en g/L) ou TG/2,2 (en mmol/L). Cette formule n'est valable que pour des TG inférieurs à 4 g/L.

Bien que le risque associé au LDL-C et au HDL-C soit graduel, les recommandations AFSSAPS (2005) considèrent que le bilan lipidique est normal si les valeurs suivantes sont présentes simultanément :

- LDL-C < 1,6 g/L ;
- HDL-C > 0,4 g/L ;
- TG < 1,5 g/L.

La classification ancienne de Fredrickson (types I, IIa, IIb, III, IV, V) est une classification biochimique qui est de moins en moins utilisée dans la pratique clinique, au profit d'une classification pragmatique en trois types :

- hypercholestérolémie pure (HCH) (ex : type IIa) : LDL-C > 1,60 g/L ;
- hypertriglycéridémie pure (HTG) (essentiellement type IV : TG > 1,5 g/L) ;
- hyperlipidémie mixte (HLM) : association d'une hypercholestérolémie et d'une hypertriglycéridémie (essentiellement type IIb ; rarement type III).

L'hypoHDLémie (< 0,40 g/L chez l'homme ; 0,50 g/L chez la femme) peut être associée à l'une ou l'autre des catégories précédentes.

Remarque

Les coefficients de conversion entre g/L et mmol/L sont :
– cholestérol : g/L × 2,58 = mmol/L ; mmol/L × 0,387 = g/L ;
– triglycérides : g/L × 1,14 = mmol/L ; mmol/L × 0,875 = g/L.

II. Éliminer une cause d'hyperlipidémie secondaire

Le tableau 3.1 résume les principales étiologies d'hyperlipidémies secondaires, l'outil diagnostique usuel pour les rechercher et le type d'hyperlipidémie le plus souvent associé à ces étiologies.

Tableau 3.1. Hyperlipidémies secondaires.

Étiologies	Moyen diagnostique	Type d'hyperlipidémie [a]
Hypothyroïdie	TSH	HCH/HLM
Cholestase	Bilirubine, phosphatase alcaline	HCH
Syndrome néphrotique	Protéinurie, œdème	HLM
Insuffisance rénale chronique	Créatinine	HTG/HLM
Alcoolisme	Interrogatoire	HTG
Diabète	Glycémie, HbA1C	HTG
Hyperlipidémie iatrogène	Interrogatoire	
Estrogènes	"	HTG
Corticoïdes	"	HLM/HTG
Rétinoïdes	"	HTG
Antirétroviraux	"	HTG
Ciclosporine	"	HCH/HLM
Diurétiques, bêtabloquants	"	HTG modérée

[a] HCH : hypercholestérolémie ; HLM : hyperlipidémie mixte ; HTG : hypertriglycéridémie.

III. Diagnostic des hyperlipidémies primitives

Pour des raisons didactiques, on présente ici une classification génotypique des dyslipidémies primitives. Dans la pratique, les modalités d'expression phénotypique (bilan lipidique) présentent d'importantes zones de chevauchement entre divers types de dyslipidémies génétiques. Aussi le diagnostic génotypique n'est-il pas toujours facile à poser avec certitude en dehors d'investigations génétiques (qui ne sont pas souvent nécessaires pour la prise en charge thérapeutique).

A. Hypercholestérolémies familiales monogéniques

1. Par mutation du gène du LDL-récepteur

- Forme hétérozygote :
  - 50 % des récepteurs aux LDL sont touchés, 50 % sont fonctionnels ;
  - fréquente (1/500 dans la population) ;
  - avec une élévation importante du LDL-C entre 2 et 5 g/L ;
  - parfois, dépôts lipidiques caractéristiques : xanthomes tendineux, arc cornéen prématuré ;
  - risque cardiovasculaire élevé.
- Forme homozygote :
  - exceptionnelle (1/1 000 000 dans la population) ;
  - élévation majeure du LDL-C > 5 g/L ;
  - dépôts lipidiques xanthomateux présents dès l'enfance ;
  - complications athéromateuses (y compris rétrécissement aortique) pouvant survenir dès la première décennie.

2. Liée à une mutation de l'apolipoprotéine B (apoB)

- Mutation de l'apoB entraînant une gêne à la reconnaissance du récepteur au LDL.
- Fréquence de l'ordre de 1/600 dans la population.
- Expression de l'hypercholestérolémie plus modérée avec LDL-C classiquement entre 2 et 3 g/L.
- Xanthomes rares.

B. Hypercholestérolémies polygéniques

- Hyperlipidémie très fréquente avec LDL-C entre 1,3 et 2,5 g/L le plus souvent ; parfois HTG associée.
- Prédisposition familiale polygénique.
- Physiopathologie faisant probablement intervenir plusieurs mécanismes.
- Souvent assez sensible à l'alimentation.
- Risque cardiovasculaire modulé par le niveau de l'hypercholestérolémie et la présence des autres facteurs de risque.

C. Hyperlipidémie familiale combinée

- Fréquente : 1 à 2 % de la population.
- Peut s'exprimer avec des phénotypes lipidiques variables dans la famille, et parfois chez un même individu (en fonction du poids et de l'alimentation) : hyperlipidémie mixte, hypercholestérolémie ou hypertriglycéridémie pures.

- Dans l'expression la plus fréquente (hyperlipidémie mixte modérée), le cholestérol total varie typiquement entre 2,5 et 3,5 g/L (LDL-C entre 1,6 à 2,5 g/L) et les triglycérides entre 1,5 et 5 g/L.
- Risque cardiovasculaire dépendant du niveau de l'hyperlipidémie et des autres facteurs de risque associés.

D. Dysbêtalipoprotéinémie (ex : type III)

- Rare, environ 1/5 000 à 1/10 000.
- Deux conditions pour l'expression d'une dysbêtalipoprotéinémie :
  - prédisposition génétique nécessaire : isoforme E2 de l'apoliprotéine E à l'état homozygote E2/E2 ;
  - + un autre facteur : surpoids, diabète, hypothyroïdie, certains traitements.
- Cholestérol 3–6 g/L et triglycérides 4–10 g/L ; intérêt du lipidogramme et du typage de l'apoE.
- Xanthomes plans palmaires et xanthomes tubéreux jaune orangé caractéristiques mais rares.
- Risque cardiovasculaire élevé.
- Traitement : diététique ; fibrates plus efficaces que les statines dans cette forme.

E. Hypertriglycéridémie familiale (ex : type IV)

- Rare.
- Hypertriglycéridémie pure (type IV) chez le sujet et les apparentés atteints (le diagnostic différentiel est l'hyperlipidémie familiale combinée s'exprimant parfois sous forme d'une HTG).
- Grande variabilité du niveau de TG, dépendant du surpoids, de l'alcool et des sucres.
- Chylomicronémie pouvant être associée (type V) en cas de poussée majeure d'HTG.
- Risque athérogène incertain.

F. Hyperchylomicronémies primitives (ex : types I et V)

- Très rares.
- HTG majeure > 10 g/L pouvant aller jusqu'à 100 g/L.
- Type I en cas d'hyperchylomicronémie pure (enfant), type V en cas d'élévation associée des VLDL (*very low density lipoprotein*).
- Mutation génétique sous-jacente.
- Risque majeur de pancréatite aiguë.

IV. Évaluation du risque cardiovasculaire global

Selon les recommandations de l'AFSSAPS (2005), la prise en compte des principaux facteurs de risque (tableau 3.2) reste adaptée à la pratique.

Trois niveaux de risque sont ainsi définis :

- risque faible : zéro facteur de risque associé à la dyslipidémie ;
- risque intermédiaire : au moins un facteur de risque associé à la dyslipidémie ;
- haut risque vasculaire : antécédents de maladie cardiovasculaire avérés ou risque considéré comme équivalent (tableau 3.3).

Des recommandations européennes de 2012 ont modifié la stratification du risque (*cf.* chapitre 2 p. 21).

Tableau 3.2. Facteurs de risque cardiovasculaire à prendre en considération dans l'évaluation du risque cardiovasculaire d'un sujet dyslipidémique.

Facteurs de risque	Âge	Homme de 50 ans ou plus Femme de 60 ans ou ménopausée
	Antécédents familiaux de maladie coronaire précoce	IDM ou mort subite avant 55 ans chez le père ou chez un parent de premier degré de sexe masculin IDM ou mort subite avant 65 ans chez la mère ou chez un parent de premier degré de sexe féminin
	Tabagisme	Actuel ou arrêté depuis moins de 3 ans
	HTA permanente	Traitée ou non
	Diabète de type 2	Traitée ou non
	HDL-cholestérol < 0,40 g/L	Quel que soit le sexe
Facteur protecteur	HDL-cholestérol > 0,60 g/L	Soustraire alors un facteur de risque

HTA : hypertension artérielle ; IDM : infarctus du myocarde.

Tableau 3.3. Les trois catégories de patients à haut risque cardiovasculaire pour lesquels le LDL-cholestérol doit être inférieur à 1 g/L.

Patients ayant des antécédents de :	Maladie coronaire avérée : angor stable et instable, revascularisation, IDM, IDM silencieux documenté
	Maladie vasculaire avérée : accident vasculaire cérébral ischémique, artériopathie périphérique à partir du stade II
Patients ayant un diabète de type 2, sans antécédent vasculaire mais ayant un haut risque cardiovasculaire défini par :	Atteinte rénale [a]
	OU au moins deux des facteurs de risque suivants : – âge : • homme de 50 ans ou plus • Femme de plus de 60 ans ou ménopausée – antécédents familiaux de maladie coronaire précoce : • IDM ou mort subite avant 55 ans chez le père ou un parent du 1er degré de sexe masculin • IDM ou mort subite avant 65 ans chez la mère ou chez un parent du premier degré de sexe féminin – tabagisme actuel ou arrêté depuis moins de 3 ans – hypertension artérielle permanente traitée ou non (se reporter aux recommandations spécifiques) – HDL-cholestérol < 0,40 g/L (1,0 mmol/L) quel que soit le sexe – micro-albuminurie (> 30 mg/24 h)
Patients ayant un risque > 20 % de faire un événement coronarien dans les 10 ans (risque calculé à partir d'une équation de risque) [b]	

a Protéinurie > 300 mg/24 h ou clairance de la créatinine estimée par la formule de Cockcroft-Gault < 60 mL/min. Formule de Cockcroft-Gault : clairance de la créatinine = K × [(140–âge) × Poids]/créatininémie ; créatininémie en µmol/L, poids en kg, K = 1,23 chez l'homme et 1,04 chez la femme.

b *Cf.* HAS : recommandations sur les méthodes d'évaluation du risque cardiovasculaire global.

V. Prise en charge thérapeutique des dyslipidémies

Elle reste fondée en France, en 2014, sur les recommandations de l'AFSSAPS émises en 2005, en 2012 par l'HAS.

Des recommandations européennes ont modifié les cibles à atteindre (*cf.* chapitre 2 p. 21).

A. Objectifs thérapeutiques

Le LDL-C demeure actuellement le principal objectif thérapeutique, car les preuves de bénéfice cardiovasculaire reposent sur son abaissement. Cinq objectifs thérapeutiques sont proposés pour le LDL-C en fonction du nombre de facteurs de risque présents (tableau 3.4).

Ces objectifs thérapeutiques ne s'appliquent pas à l'hypercholestérolémie familiale dont le risque cardiovasculaire est élevé et qui peut ainsi justifier un traitement plus précoce ou plus actif.

B. Traitement diététique

Il est indiqué en présence de toute anomalie lipidique et de tout facteur de risque.

En prévention primaire, il doit être initié seul pendant au moins trois mois. En prévention secondaire, le traitement médicamenteux peut être instauré plus précocement. Dans tous les cas, le traitement diététique est poursuivi au long cours.

Les mesures diététiques générales sont les suivantes :

- apport lipidique global < 35–40 % de l'apport énergétique total ;
- réduction des graisses saturées (AGS) < 12 % ;
- privilégier l'apport des graisses mono-insaturées (AGMI) et poly-insaturées (AGPI) en particulier AGPI n-3 à longue chaîne ou « oméga-3 » (d'origine marine) ;
- limiter l'apport de cholestérol alimentaire < 300 mg/j ;
- apport de cinq fruits ou légumes par jour ;
- modérer l'apport sodé < 6 g/j ;
- en cas d'excès pondéral, favoriser la réduction pondérale.

Les mesures diététiques spécifiques aux hypertriglycéridémies sont les suivantes :

- pour toutes les hypertriglycéridémies modérées sans hyperchylomicronémie, les trois facteurs importants à considérer sont :
  - réduction pondérale en cas d'excès (notamment excès d'adiposité abdominale),
  - réduction de l'alcool,
  - réduction des sucres simples.

Tableau 3.4. Objectifs thérapeutiques pour le LDL-C (recommandations pour la prise en charge du patient dyslipidémique, AFSSAPS, 2005).

Niveaux de risque cardiovasculaire	Objectif pour le LDL-C (g/L)
0 facteur de risque	< 2,20
1 facteur de risque	< 1,90
2 facteurs de risque	< 1,60
> 2 facteurs de risque	< 1,30
Prévention secondaire cardiovasculaire ou risque équivalent*	< 1,00

* En prévention secondaire, certaines sociétés savantes ont proposé des seuils plus bas (0,7 g/L) (voir p. 21).

Ces mesures nutritionnelles constituent l'essentiel du traitement des hypertriglycéridémies modérées, les traitements médicamenteux n'ayant qu'un impact marginal dans ce cadre ;

- les hypertriglycéridémies majeures (>10 g/L) avec hyperchylomicronémie constituent des cas particuliers :
  - avis spécialisé nécessaire pour affirmer le diagnostic et les orientations thérapeutiques notamment au plan nutritionnel,
  - dans ces cas particuliers, réduction nécessaire de l'apport lipidique < 30 g/j.

C. Traitement médicamenteux

1. Principes généraux

- En prévention primaire, l'introduction du traitement ne se fait qu'après au moins trois mois de traitement diététique bien suivi et contrôlé. Les posologies initiales sont faibles et l'adaptation posologique peut se faire progressivement pour atteindre l'objectif thérapeutique (*cf.* tableau 3.4).
- En prévention secondaire, le traitement médicamenteux est en général indiqué d'emblée, en association au traitement diététique.
- Les associations de traitements hypolipémiants sont rarement indiquées et justifient un avis spécialisé préalable. L'association statine + fibrate est classiquement à risque et vivement déconseillée.
- Les statines sont contre-indiquées en cas de grossesse.

2. Hypercholestérolémies pures et hyperlipidémies mixtes

- Premier choix : une statine (bénéfice cardiovasculaire le mieux démontré). Les molécules les plus anciennes sont la simvastatine (Zocor®, Lodalès®) et la pravastatine (Elisor®, Vasten®) ; les plus récentes sont la rosuvastatine (Crestor®) et l'atorvastatine (Tahor®).
- Second choix (intolérance aux statines) : ézétimibe (Ezetrol®) et/ou cholestyramine (Questran®) et/ou fibrates et/ou acide nicotinique.

3. Hypertriglycéridémies pures

- TG 1,5 à 4 g/L : traitement diététique seul.
- TG > 4 g/L malgré une diététique bien suivie : parallèlement au traitement diététique, un traitement médicamenteux peut être instauré par fibrate, éventuellement associé à des AGPI n-3 à forte posologie.

D. Surveillance du traitement hypolipémiant

- Efficacité jugée sur un bilan lipidique 2 à 3 mois après la mise en route du traitement.
- Tolérance jugée sur :
  - la clinique : en particulier les myalgies, notamment sous statines ;
  - la biologie : transaminases à 3 mois ; le dosage des créatines phosphokinases (CPK) n'est pas systématique et n'est indiqué qu'en cas de symptômes musculaires ou de situation à risque (âge > 70 ans, alcool, insuffisance rénale, hypothyroïdie, antécédent musculaire personnel ou familial, certaines associations médicamenteuses).

Points clés

- Le risque de maladie cardiovasculaire athéromateuse, quelle que soit la localisation, est associé positivement au taux de LDL-cholestérol et négativement au taux de HDL-cholestérol. Le risque associé à l'HTG est en grande partie dépendant des autres marqueurs ou facteurs de risque associés.
- Risque de pancréatite aiguë en cas d'HTG > 10 g/L.
- L'EAL doit comporter les mesures du CT, du HDL-C, des TG. La formule de Friedewald est : LDL-C = CT – HDL-C – TG/5 (en g/L).
- Le bilan lipidique est normal si les valeurs suivantes sont présentes simultanément : LDL-C < 1,6 g/L; HDL-C > 0,4 g/L; et TG < 1,5 g/L.
- Les principales causes d'hyperlipidémie secondaire sont : hypothyroïdie, cholestase hépatique, syndrome néphrotique, insuffisance rénale chronique, diabète, alcoolisme, causes iatrogènes (corticoïdes, rétinoïdes, estrogènes, ciclosporine, antirétroviraux, diurétiques, bêtabloquants).
- Les hypercholestérolémies familiales monogéniques incluent les formes homozygotes et hétérozygotes de mutation du récepteur aux LDL et les formes liées à la mutation de l'apoB.
- Les hypercholestérolémies familiales polygéniques font intervenir plusieurs mécanismes, elles sont sensibles à l'alimentation, le LDL-C est souvent compris entre 1,3 et 2,5 g/L.
- Les hyperlipidémies familiales combinées sont fréquentes, l'expression usuelle est une hyperlipidémie mixte modérée : CT typiquement entre 2,5 et 3,5 g/L, LDL-C entre 1,6 à 2,5 g/L, triglycérides entre 1,5 et 5 g/L.
- La dysbêtalipoprotéinémie associée à l'isoforme E2 de l'apoE, l'hypertriglycéridémie familiale et l'hyperchylomicronémie primitive, qui expose au risque de pancréatite, sont rares.
- Évaluation du risque cardiovasculaire global par :
  - l'âge (> 50 ans chez l'homme, 60 ans ou ménopause chez la femme);
  - les antécédents familiaux de maladie coronaire précoce (< 55 ans chez le père, < 65 ans chez la mère);
  - le tabagisme actuel ou sevré depuis moins de 3 ans;
  - l'HTA traitée ou non;
  - le diabète traité ou non;
  - le HDL-C < 0,4 g/L. Soustraire un facteur de risque si HDL-C > 0,6 g/L.
- Trois niveaux de risque sont ainsi définis :
  - faible si aucun facteur de risque n'est associé à la dyslipidémie;
  - intermédiaire si 1 facteur de risque associé;
  - haut risque vasculaire si antécédents de maladie cardiovasculaire avérés ou risque équivalent.
- Trois catégories de patients à haut risque cardiovasculaire pour lesquels il faut LDL-C < 1 g/L (ou 0,7 g/L) :
  - maladie coronaire avérée ou maladie vasculaire avérée (AVC, artérite...);
  - diabète de type 2 avec atteinte rénale ou deux autres facteurs de risque associés incluant la micro-albuminurie;
  - autres situations où la probabilité est > 20 % de faire un événement coronarien dans les 10 ans (calculé à partir d'une équation de risque).
- Objectifs thérapeutiques du LDL-C : < 2,2 g/L si aucun facteur, < 1,9 g/L si 1 facteur, < 1,6 g/L si 2 facteurs, < 1,3 g/L si plus 2 facteurs de risque associés. En prévention secondaire ou haut risque cardiovasculaire, alors la cible est < 1 g/L.
- Traitement diététique : indiqué en présence de toute anomalie lipidique et de tout facteur de risque. En prévention primaire, initié seul pendant plus de 3 mois, mais associé au traitement médicamenteux dans les autres cas.
- Mesures diététiques générales : apport lipidique global < 35–40 % de l'apport énergétique total, réduction des graisses saturées < 12 %, apport des graisses mono-insaturées et poly-insaturées en particulier oméga-3, apport de cholestérol alimentaire < 300 mg/j, 5 fruits ou légumes/j, apport sodé < 6 g/j, réduction pondérale.
- Pour les hypertriglycéridémies : réduction pondérale, réduction de l'alcool, réduction des sucres simples.
- Traitement médicamenteux : n'est débuté qu'après au moins 3 mois de traitement diététique bien suivi et contrôlé en situation de prévention primaire. Les posologies initiales sont faibles et l'adaptation posologique peut se faire progressivement pour atteindre l'objectif thérapeutique. En prévention secondaire, il est indiqué d'emblée en association au traitement diététique.

- Hypercholestérolémies pures et hyperlipidémies mixtes : premier choix statine, deuxième choix (intolérance aux statines) : ézétimibe (Ezetrol®) et/ou cholestyramine (Questran®) et/ou fibrates et/ou acide nicotinique.
- Hypertriglycéridémies pures : traitement diététique seul si TG de 1,5 à 4 g/L, fibrate si TG > 4 g/L malgré une diététique bien suivie.
- Surveillance du traitement hypolipémiant : efficacité jugée sur un bilan lipidique 2 à 3 mois après la mise en route, tolérance jugée sur les myalgies sous statine, transaminases à 3 mois, dosage des CPK uniquement en cas de symptômes musculaires ou de situation à risque.

Pour en savoir plus

Bruckert E. Stratégie de la prise en charge des dyslipidémies athérogènes. In : Cardiologie et maladies vasculaires. Société française de cardiologie, Masson ; 2007. p. 287–91.

	http://www.escardio.org/guidelines-surveys/esc-guidelines/Pages/cvd-prevention.aspx
	http://www.has-sante.fr/portail/upload/docs/application/pdf/2012-02/statine_-_fiche_bum.pdf

CHAPITRE

4

Item 334 – UE 11 – Syndromes coronariens aigus

Objectifs pédagogiques

Nationaux

- Diagnostiquer un syndrome coronarien aigu, une angine de poitrine et un infarctus du myocarde.
- Identifier les situations d'urgence et planifier leur prise en charge préhospitalière et hospitalière.
- Argumenter l'attitude thérapeutique et planifier le suivi du patient.
- Décrire les principes de la prise en charge au long cours.

CNEC

- Connaître la physiopathologie succincte de l'angor et des syndromes coronaires aigus.
- Connaître la classification CCS de sévérité de l'angor.
- Savoir définir et identifier l'ischémie myocardique dite silencieuse.
- Connaître les différents examens paracliniques, leurs avantages et inconvénients ainsi que leurs effets indésirables pour la mise en évidence d'une ischémie myocardique ou pour la mise en évidence de lésions coronaires.
- Identifier les facteurs de mauvais pronostic chez un patient souffrant d'angor stable.
- Connaître la place de l'aspirine et des autres antiagrégants plaquettaires dans l'angor et savoir les prescrire.
- Connaître les principales classes d'agents antiangineux utilisés en cas de crise et en traitement de fond de l'angor.
- Connaître les indications principales, les modalités et la stratégie de recours aux différentes méthodes de revascularisation myocardique (percutanées et chirurgicales) dans l'angor stable.
- Savoir classer et définir correctement un syndrome coronaire aigu en fonction de la triade symptômes – ECG – troponinémie.
- Savoir identifier un syndrome coronaire aigu sans sus-décalage de ST (SCA non ST) sur les bases cliniques et électrocardiographiques.
- Savoir reconnaître les anomalies ECG observées dans les SCA non ST.
- Savoir prescrire et interpréter les taux de troponinémie dans une suspicion de SCA non ST.
- Connaître les situations à très haut risque en cas de SCA non ST conduisant à la coronarographie en urgence.

- Savoir prescrire (posologies incluses) les antiagrégants et les anticoagulants dans le SCA non ST, savoir prescrire les anti-ischémiques.
- Connaître la définition du SCA avec sus-décalage de ST (SCA avec ST) et celle différente de l'infarctus du myocarde.
- Savoir poser le diagnostic de SCA avec ST devant des symptômes typiques ou atypiques associés à des anomalies ECG évocatrices, bloc de branche gauche compris.
- Savoir prescrire et interpréter les cinétiques de troponinémie dans le SCA avec ST et connaître l'apport des autres marqueurs biologiques.
- Connaître l'évolution clinique en faveur d'une reperfusion et l'évolution ECG dans le SCA avec ST.
- Connaître les complications rythmiques, mécaniques, péricardiques, thromboemboliques et hémodynamiques des SCA avec ST, savoir identifier et connaître la gravité du choc cardiogénique.
- Connaître les facteurs de mauvais pronostic immédiat et à distance dans le SCA avec ST.
- Connaître les modalités de prise en charge préhospitalière et hospitalière des SCA avec ST et les éléments décisifs pour le choix de la stratégie de reperfusion.
- Savoir prescrire (posologies incluses) les antiagrégants et les anticoagulants dans le SCA avec ST, savoir prescrire les anti-ischémiques.
- Connaître les indications des interventions coronaires percutanées dites primaires et celles dites de sauvetage.
- Savoir quand et comment prescrire une fibrinolyse (thrombolyse) par voie intraveineuse dans le SCA avec ST, savoir identifier l'échec de cette thérapeutique.
- Connaître succinctement les principes thérapeutiques des différentes complications du SCA avec ST.

I. Introduction (fig. 4.1, *cf.* cahier couleur)

La maladie coronaire est, dans la majorité des cas, la conséquence de la formation de plaques athéromateuses dans la paroi artérielle.

Ces lésions sont constituées de lipides et de cellules inflammatoires.

Elles peuvent faire l'objet de phénomènes de rupture, fissuration, érosion, qui favorisent la formation de thrombi endoluminaux. Un thrombus peut rester non occlusif, se fragmenter et migrer, à l'origine d'occlusions capillaires, ou être totalement occlusif d'emblée ou secondairement.

L'accumulation progressive de dépôts lipidiques ou, plus fréquemment, la cicatrisation imparfaite de lésions rompues sont responsables de la constitution de lésions fibro-athéromateuses.

Les plaques athéromateuses sont le plus souvent asymptomatiques lorsqu'elles restent localisées dans la paroi artérielle.

Les lésions athérothrombotiques aiguës se traduisent en clinique par un syndrome coronaire aigu (SCA).

Les lésions fibro-athéromateuses, lorsqu'elles induisent un rétrécissement de la lumière coronaire, sont à l'origine d'un angor stable survenant à l'effort.

L'occlusion coronaire aiguë est responsable d'une nécrose myocardique. Une occlusion prolongée d'un tronc épicardique peut être responsable d'une nécrose étendue et d'une altération de la fonction ventriculaire. Une occlusion capillaire (embolique) n'induit qu'une nécrose rudimentaire, dont la traduction n'est que biologique : élévation de la troponinémie.

II. Angine de poitrine (angor) stable

A. Physiopathologie, généralités

1. Inadéquation besoin en oxygène/apport en oxygène

L'angine de poitrine (angor) résulte toujours d'une inadéquation entre les besoins en oxygène du myocarde et les apports par la circulation coronarienne.

La douleur de l'angine de poitrine est donc la conséquence d'une ischémie myocardique.

Cette inadéquation est secondaire :

- généralement (95 % des cas) à des sténoses athéromateuses coronariennes serrées, réduisant l'adaptation du débit à l'effort (se traduisant alors par un angor d'effort);
- parfois à une réduction « primaire » du débit coronaire par un spasme coronaire, rarement isolé, plutôt surimposé à une sténose athéromateuse (angor de repos, angor de Prinzmetal);
- plus rarement à une augmentation des besoins en oxygène du myocarde (insuffisance coronarienne « fonctionnelle » du rétrécissement aortique de l'anémie, de l'hyperthyroïdie, de certains troubles du rythme comme la fibrillation auriculaire à réponse ventriculaire rapide). Le plus souvent ces facteurs extracoronariens ne déclenchent un angor qu'en présence de sténoses coronaires associées;
- exceptionnellement, il peut s'agir d'« angor à coronaires saines », entité peu précise, mais de bon pronostic.

2. Apports sanguins au myocarde

Ils sont assurés par la circulation coronaire. Du fait de l'écrasement systolique des artères intramyocardiques, la perfusion coronaire se fait quasi exclusivement en diastole. Le seul mécanisme d'adaptation du débit coronaire à la variabilité des besoins en oxygène du myocarde est la vasodilatation des sphincters précapillaires, obéissant à la loi de Poiseuille.

Elle doit réguler, uniquement par vasodilatation, un débit coronaire susceptible d'être multiplié brutalement par cinq entre le repos et l'effort par la mise en œuvre conjointe de plusieurs puissants systèmes vasodilatateurs :

- monoxyde d'azote (NO) sécrété par les cellules endothéliales normales;
- vasodilatation bêta-2-adrénergique;
- prostaglandine vasodilatatrice (prostacycline);
- et vasodilatation d'origine métabolique (adénosine).

L'existence d'une maladie coronaire athéromateuse modifie profondément la physiologie de la circulation coronaire :

- réduction globale des capacités vasodilatatrices essentiellement par altération des capacités de synthèse par les cellules endothéliales des artères athéromateuses du monoxyde d'azote (NO) vasodilatateur, pouvant évoluer jusqu'au spasme coronaire inapproprié;
- en aval des sténoses coronaires, amputation de la réserve de dilatation coronaire à partir de 50 à 70 % de réduction du diamètre luminal responsable d'une ischémie intermittente généralement d'effort. Au-delà de 90 % de réduction, le débit sanguin coronaire de repos peut être altéré, responsable alors d'une ischémie permanente.

3. Besoins en oxygène myocardique (MVO_2)

Ils dépendent de trois paramètres majeurs :

- la fréquence cardiaque;
- la contractilité myocardique;

- la tension pariétale du ventricule gauche dépendant elle-même de la dimension du ventricule gauche (diamètre de la cavité, épaisseur pariétale), de la précharge que l'on peut assimiler à la pression télédiastolique du ventricule gauche (PTDVG) et de la postcharge que l'on peut assimiler à la pression artérielle systolique.

La cause la plus fréquente de l'apparition d'une ischémie intermittente est l'augmentation des besoins en oxygène, notamment lors de l'effort (augmentation simultanée de la fréquence de la contractilité et de la pression artérielle systolique).

La réduction des besoins en oxygène est le mécanisme principal de l'action des antiangineux.

4. Conséquences de l'ischémie myocardique

Elles sont à la base des tests fonctionnels du diagnostic de l'ischémie myocardique ; c'est « la cascade ischémique », avec classiquement par ordre chronologique :

- une diminution de la perfusion myocardique (visualisée sur la scintigraphie myocardique) ;
- une altération de la contractilité du segment myocardique concerné (échographie de stress) ;
- des modifications de l'électrogenèse cellulaire responsable des signes ECG de l'ischémie, permettant le diagnostic sur l'ECG d'effort, mais pouvant également se manifester par des troubles du rythme gravissime (fibrillation ventriculaire) ;
- la douleur angineuse ne survient que quelques dizaines de secondes à quelques minutes après le début de l'ischémie ; elle peut être totalement absente : ainsi, l'ischémie est totalement indolore chez environ 20 % des coronariens et jusqu'à 40 % des coronariens diabétiques.

5. Formes anatomocliniques de l'athérome coronarien

De nombreuses plaques coronariennes « stables » n'entraînent ni angor, ni même de l'ischémie myocardique (sténoses inférieures à 50 % de réduction du diamètre).

Le principal risque évolutif est la fracture de plaque, où la mise à nu de l'endothélium transforme une plaque stable en une plaque instable. Les phénomènes d'agrégation plaquettaire qui en résultent exposent à la thrombose coronarienne, avec ses trois conséquences possibles pour le patient :

- mort subite ;
- infarctus du myocarde ;
- dans les cas plus heureux, où la thrombose coronaire reste incomplète, angor instable.

B. Diagnostic

1. Signes fonctionnels

Douleur angineuse typique

Elle est caractérisée par : son siège, ses irradiations, sa qualité, son intensité, son évolution, ses facteurs aggravants ou atténuants.

Elle est de siège rétrosternal en barre d'un pectoral à l'autre (le patient montre sa poitrine du plat de la main), parfois verticale, plus rarement précordiale.

Elle irradie dans les deux épaules, les avant-bras, les poignets et les mâchoires, parfois dans le dos.

Elle est constrictive (sensation « de poitrine serrée dans un étau »), angoissante (angor).

Son intensité est variable : de la simple gêne thoracique à la douleur insoutenable, syncopale.

Elle survient exclusivement à l'effort (ou équivalent), surtout la marche (mais aussi la défécation, les rapports sexuels…), en côte, par temps froid et contre le vent.

Elle cède en quelques secondes (maximum 1 min) à la prise de trinitrine sublinguale.

La douleur d'angor d'effort typique ne pose guère de problème de diagnostic différentiel.

Douleur angineuse atypique

La douleur peut être atypique par son siège épigastrique ou limitée aux irradiations.

La blockpnée d'effort, impossibilité de vider l'air lors de l'expiration, est un équivalent à différencier de la dyspnée.

Les palpitations d'effort peuvent traduire l'existence d'un trouble du rythme d'origine ischémique.

Les manifestations d'insuffisance ventriculaire gauche peuvent être observées si l'ischémie est étendue.

Dans tous les cas, la survenue des *signes à l'effort qui disparaissent à l'arrêt de l'effort* a une grande valeur diagnostique (+++).

Ischémie silencieuse d'effort

L'ischémie silencieuse d'effort est habituellement détectée par une épreuve d'effort (conventionnelle sur bicyclette ou tapis roulant, associée à une scintigraphie ou une échocardiographie) chez un patient dont les facteurs de risque (diabète, hérédité…), l'âge (>45 ans) ou l'activité physique justifient sa recherche.

Elle pose avant tout un problème de diagnostic (une épreuve d'effort peut être positive électriquement chez un sujet indemne de toute coronaropathie : faux positif).

Lorsqu'elle est confirmée (en règle par deux examens concordant, épreuve d'effort et scintigraphie d'effort ou épreuve d'effort et coronarographie), les modalités de sa prise en charge sont comparables à celles de l'angor stable (tableau 4.1).

2. Examen clinique

Bien que souvent négatif, l'examen cardiovasculaire est systématique recherchant en particulier :

- un souffle aortique faisant évoquer une sténose aortique qui peut être responsable d'un angor en l'absence de lésion coronaire ;
- un souffle vasculaire (carotides, fémorales…) qui témoigne d'une autre localisation de la maladie athéroscléreuse ;
- une hypertension artérielle (HTA) qui constitue un facteur de risque majeur.

Plus généralement, l'interrogatoire et l'examen permettent d'évaluer la prévalence de la maladie qui survient plus volontiers en présence de facteurs de risque de l'athérosclérose :

Tableau 4.1. Classification de l'angor en fonction de sa sévérité (classification canadienne : Canadian Cardiovascular Society – CCS).

Classe 1	Les activités quotidiennes ne sont pas limitées. L'angor survient lors d'efforts soutenus, abrupts ou prolongés.
Classe 2	Limitation discrète lors des activités quotidiennes. L'angor survient à la marche rapide ou en côte (lors de la montée rapide d'escaliers), en montagne, après le repas, par temps froid, lors d'émotions, au réveil.
Classe 3	Limitation importante de l'activité physique. L'angor survient au moindre effort (marche à plat sur une courte distance, 100 à 200 m, ou lors de l'ascension à pas lent de quelques escaliers).
Classe 4	Impossibilité de mener la moindre activité physique sans douleur.

- hérédité ;
- tabagisme ;
- dyslipidémie (LDL) ;
- diabète ;
- HTA ;
- excès pondéral, stress, ménopause.

3. Examens paracliniques de la maladie coronaire

Parmi les examens paracliniques, on distingue :

- les examens dits « fonctionnels », destinés à démontrer objectivement la présence d'une ischémie myocardique, éventuellement en la provoquant par un test dynamique (effort, administration de dobutamine ou de vasodilatateur) : ECG, ECG d'effort, tomoscintigraphie isotopique d'effort, échocardiographie de stress (effort ou dobutamine), IRM de stress ;
- les examens morphologiques qui permettent d'évaluer l'anatomie des artères coronaires et l'existence d'éventuelles sténoses pouvant expliquer l'ischémie (coronarographie, coroscanner).

Électrocardiogramme

L'ECG intercritique est le plus souvent normal (sauf si antécédents d'infarctus ou hypertrophie ventriculaire gauche chez un patient hypertendu). Il peut parfois montrer des signes d'ischémie (ondes T négatives), qui ont d'autant plus de valeur qu'il s'agit de modification par rapport à un tracé de référence.

L'ECG percritique (au cours de la douleur) montre des anomalies qui régressent après disparition de la douleur spontanée ou secondaire à l'administration de trinitrine sublinguale : sus-décalage de ST (ischémie transmurale par occlusion ou spasme), sous-décalage de ST supérieur à 1 mm (traduit une ischémie non transmurale), ondes T négatives et symétriques, ondes T amples, positives et symétriques. Des troubles du rythme ventriculaire peuvent également être dépistés.

Électrocardiogramme d'effort (fig. 4.2) :

C'est l'examen de première intention du fait de son rapport coût/bénéfice.

Le principe de l'examen consiste à enregistrer l'ECG 12 dérivations en permanence, au cours d'un effort réalisé sur tapis roulant ou bicyclette ergométrique, afin de dépister l'apparition d'une douleur évocatrice d'angor et surtout d'éventuelles modifications de la repolarisation (sous-décalage du segment ST) traduisant l'apparition d'une ischémie myocardique. On enregistre parallèlement la fréquence cardiaque et le profil tensionnel d'effort ainsi que la survenue de troubles du rythme.

L'épreuve d'effort est dite positive si apparition d'une douleur thoracique et/ou d'un sous-décalage du segment ST horizontal ou descendant supérieur à 1 mm. En l'absence de douleur ou de modification ECG, elle est dite négative. Elle est parfois ininterprétable (fréquence maximale théorique non atteinte, anomalie ECG de base gênant l'interprétation, par exemple : bloc de branche gauche [BBG], stimulation par un pacemaker).

Elle permet d'évaluer la tolérance de l'ischémie (profil tensionnel, extrasystolie ventriculaire), son seuil d'apparition et la charge atteinte (en watts) : ainsi, l'apparition d'une ischémie pour un faible niveau d'effort (seuil ischémique bas) ou une chute tensionnelle sont évocateurs d'ischémie étendue (atteinte pluritronculaire ou sténose du tronc commun).

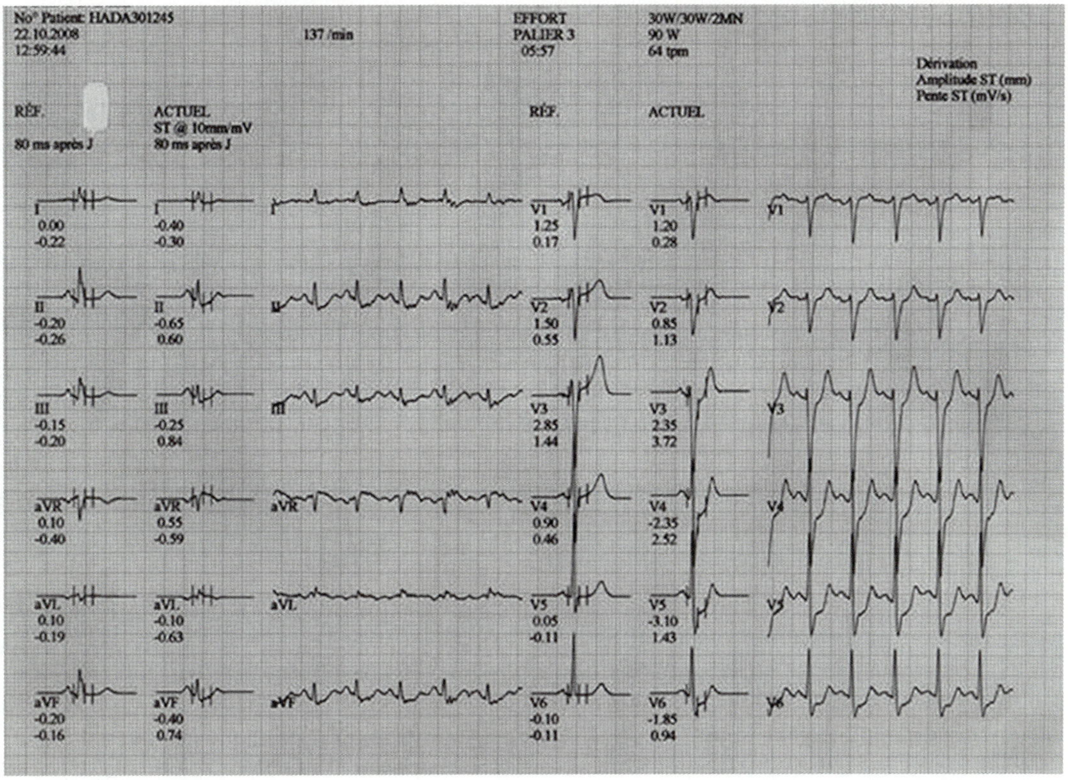

Fig. 4.2. Mise en évidence d'une ischémie myocardique par l'électrocardiogramme d'effort (sur bicyclette ou tapis roulant).

Dans cet exemple, noter le sous-décalage de ST en V5 qui atteint 3,1 mm avec une pente faiblement positive de 1,43 mV/s. Ce test est considéré comme positif.

Théorie ou théorème de Bayes

Il est important de souligner que la sensibilité et la spécificité de l'épreuve d'effort sont imparfaites : une épreuve d'effort électriquement positive n'est pas synonyme de maladie coronaire et la fréquence de tests « faux positifs » est d'autant plus élevée que le patient a une probabilité *a priori* basse de maladie coronaire (par exemple les femmes avant la cinquantaine). De la même façon, un test « négatif » chez un patient à probabilité clinique élevée (par exemple un homme de la cinquantaine ayant des facteurs de risque décrivant un angor typique) n'écarte pas le diagnostic de maladie coronarienne.

Le test doit donc être interprété en fonction de la probabilité clinique *a priori* du malade : la probabilité de la maladie augmente d'environ 20 à 30 % par rapport à la probabilité clinique lorsque l'ECG d'effort est positif, et diminue de 20 à 30 % après test négatif. Cette probabilité clinique *a priori* est estimée à partir de données simples de l'interrogatoire du patient (âge, sexe, caractères plus ou moins typiques de l'angor, présence des facteurs de risque cardiovasculaires). Cette théorie s'applique aussi aux autres tests de dépistage.

Tomoscintigraphie myocardique de perfusion d'effort ou équivalent (fig. 4.3, *cf.* cahier couleur)

Le principe de cet examen consiste à étudier la perfusion myocardique à l'aide d'un traceur isotopique injecté par voie intraveineuse au maximum de l'effort et en récupération. Ce traceur (thallium ou technétium) a la propriété de se fixer au niveau du myocarde vivant plus ou moins rapidement, selon que la vascularisation est normale ou diminuée par une sténose coronaire. Une diminution de la captation du traceur au niveau d'un territoire myocardique au cours de l'effort traduit une baisse de la perfusion révélée par l'effort dans ce territoire, et lorsqu'elle se normalise au cours de la récupération, cela traduit une ischémie et fait suspecter une sténose de l'artère coronaire irrigant ce territoire. L'effort peut être couplé ou remplacé par l'injection d'un vasodilatateur (dipyridamole) respectivement lorsque le test d'effort est sous-maximal ou lorsque l'effort n'est pas possible.

Résultats

Une gamma-caméra permet l'acquisition d'images représentant différentes coupes du ventricule gauche (VG) (coupe longitudinale, transversale, sagittale). Une première série d'images est enregistrée à l'effort et une seconde série après quatre heures de récupération. La comparaison des deux séries d'images permet d'identifier :

- les segments normaux (fixation normale à l'effort et en récupération);
- les segments ischémiques (diminution de la fixation à l'effort, normalisation en récupération);
- et les zones nécrotiques (absence de captation à l'effort et en récupération).

Indications

La scintigraphie au thallium est nécessaire lorsque l'électrocardiogramme d'effort est impossible, n'est pas interprétable, ou encore lorsque sa valeur prédictive est insuffisante (par exemple ECG d'effort « positif » chez un patient à probabilité clinique de la maladie basse, ou « négatif » chez un patient à probabilité clinique élevée). Ainsi, la plupart des patients avec probabilité clinique « intermédiaire » au décours de l'interrogatoire (probabilité clinique estimée entre 20 et 80 %) nécessitent une scintigraphie myocardique couplée à l'ECG d'effort (*cf.* fig. 4.3). Cette scintigraphie a une sensibilité et spécificité meilleure que l'épreuve d'effort conventionnelle, une valeur localisatrice de l'ischémie supérieure et une valeur pronostique très supérieure : une scintigraphie normale est rassurante et évite de réaliser des coronarographies alors inutiles. Par contre, cette technique est coûteuse et ses indications doivent être discutées cas par cas.

Limites

Classiquement, l'existence d'un BBG rend l'interprétation de la scintigraphie d'effort aléatoire.

Échocardiographie d'effort ou après dobutamine (appelée aussi échocardiographie de stress) (vidéo 4.1)

Le principe de l'examen consiste à enregistrer l'échocardiographie au cours d'un effort réalisé sur une table ergométrique adaptée afin de dépister d'éventuelles anomalies de contraction au niveau segmentaire induites par l'effort, traduisant l'apparition d'une ischémie dans ce territoire. Lorsqu'il n'est pas possible, l'effort peut être remplacé par l'administration intraveineuse de dobutamine (inotrope positif qui augmente la fréquence cardiaque et la contractilité du cœur). L'examen est réalisé sous contrôle continu de l'ECG et de l'échocardiographie. Différentes coupes sont enregistrées au repos, lors de l'effort sous-maximal, au maximum de l'effort, puis en récupération.

Résultats

L'analyse consiste ensuite à visualiser simultanément les coupes identiques aux différents paliers, de façon à dépister une éventuelle anomalie de contraction (épaississement et mouvement) dans un des territoires. Ainsi, comme pour la scintigraphie, on aura la localisation de la zone ischémique et son étendue.

De manière générale, les indications de l'échographie de stress sont voisines de celles de la scintigraphie myocardique, et le choix dépend de l'habitude du centre; la sensibilité de l'échocardiographie d'effort est légèrement inférieure à celle de la tomoscintigraphie, mais sa spécificité est légèrement supérieure.

IRM de stress

Cet examen est utilisé plus récemment et beaucoup plus rarement dans la détection de l'ischémie myocardique en raison de la faible disponibilité des appareils. Le principe est d'évaluer l'apparition de trouble de cinétique segmentaire après administration de dobutamine (comme pour l'échocardiographie) ou l'apparition d'anomalie de perfusion après injection d'adénosine (vidéo 4.2 et vidéo 4.3).

Précautions et contre-indications des épreuves de stress

Les épreuves de stress doivent être réalisées en présence d'au moins un médecin et une infirmière, avec un matériel de réanimation disponible (défibrillateur...).

Critères d'arrêt

- Hypotension artérielle.
- HTA sévère > 220 mmHg.
- Critères de positivité atteints.
- Fréquence maximale théorique (FMT = 220 – âge) atteinte.
- Troubles du rythme ventriculaire graves.

Contre-indications générales des examens de stress

- Patients présentant un angor instable.
- Troubles du rythme ventriculaire graves.
- Fibrillation auriculaire rapide.
- HTA sévère au repos (> 220/120 mmHg).

Contre-indications spécifiques

- Scintigraphie, IRM : contre-indication au dipyridamole (Persantine®) ou adénosine (ex : asthme).
- IRM : contre-indication classique de l'IRM (stimulateurs cardiaques, claustrophobie, allergie au gadolinium...).

Risques généraux : globalement très faibles

- Troubles du rythme supraventriculaire ou ventriculaire.
- Infarctus du myocarde.
- Décès (exceptionnel).

Coronarographie (fig. 4.4, vidéo 4.4, vidéo 4.5, vidéo 4.6, vidéo 4.7)

Principe et techniques

Cet examen consiste à monter une sonde par voie artérielle rétrograde jusqu'à l'ostia des artères coronaires en passant par une artère périphérique, et à injecter sélectivement dans chaque ostium, avant et après dérivés nitrés, un produit de contraste iodé afin de visualiser l'anatomie des artères coronaires. Plusieurs acquisitions sont enregistrées dans différentes incidences afin de visualiser l'ensemble des segments coronaires. La voie d'abord de plus en plus en plus utilisée est l'artère radiale, qui a pris l'avantage sur l'artère fémorale en permettant de diminuer la fréquence des hématomes. Parfois, on réalise dans le même temps une ventriculographie précédée de la mesure de la pression du VG.

Résultats

Description de l'anatomie coronaire

La coronaire gauche, définie par le tronc coronaire gauche (TCG), se divise en artère interventriculaire antérieure (IVA) qui parcourt le sillon interventriculaire antérieur et contourne l'apex cardiaque, et artère circonflexe (Cx) qui parcourt le sillon auriculoventriculaire gauche.

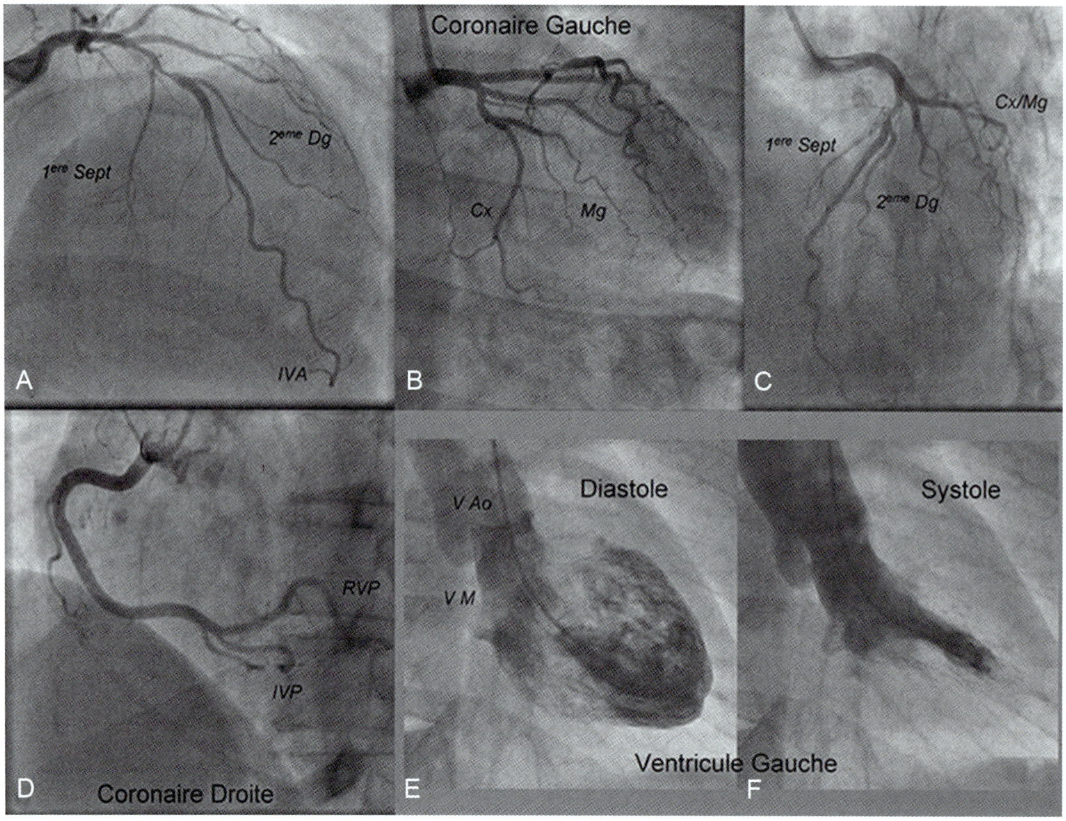

Fig. 4.4. Exemple de coronarographie : opacification du réseau coronaire gauche (A, B, C); injection de la coronaire droite (D); ventriculographie gauche : diastole (E) et systole (F).

Cx : artère circonflexe; Dg : artère diagonale; IVA : artère interventriculaire antérieure; IVP : artère interventriculaire postérieure; Mg : artère marginale; RVP : artère rétroventriculaire; Sept : artère septale; VA : valve aortique; VM : valve mitrale.

L'IVA donne naissance à des branches septales qui perforent le septum interventriculaire, et des branches diagonales (Dg) qui parcourent la face antérolatérale du ventricule gauche.

La Cx donne naissance aux artères marginales (Mg) qui parcourent la partie latérale du VG. La Cx est dite dominante lorsqu'elle se termine par l'artère interventriculaire postérieure (IVP) qui parcourt le sillon interventriculaire postérieur. Elle est hypoplasique lorsqu'elle ne donne qu'une artère marginale. Le système est équilibré lorsque l'IVP naît de la coronaire droite (CD) et la Cx se termine par une artère marginale en position rétroventriculaire gauche.

La CD contourne le sillon inter-auriculoventriculaire droit, et lorsqu'elle est équilibrée ou dominante, se termine dans le sillon interventriculaire postérieur par l'artère IVP. Dominante, elle donne une branche rétroventriculaire de même distribution que la postérolatérale dans le cas d'une dominance gauche.

Description des lésions coronaires

L'examen permet de mettre en évidence d'éventuelles sténoses et leurs caractéristiques (nombre, localisation, longueur, sévérité, caractère excentré, calcifié). On considère qu'une sténose est significative lorsqu'elle est supérieure à 70 % de la lumière (> 50 % au niveau du tronc commun), et sa sévérité est d'autant plus importante qu'elle est proximale et située sur une artère coronaire principale. Ainsi, une sténose du tronc commun ou de l'IVA proximale est considérée comme de mauvais pronostic.

Description de la ventriculographie

L'acquisition en incidence oblique antérieure droite (grand axe du cœur) permet d'identifier six segments : trois segments antérieurs (de la base vers l'apex, antérobasal, antérolatéral, apical supérieur) et trois inférieurs (postérobasal, diaphragmatique, apical inférieur). L'acquisition en incidence oblique gauche (petit axe du cœur) permet d'identifier les segments septaux et latéraux.

Un segment dont la contraction est normale est dit normokinétique. Il peut être hypokinétique, akinétique (absence de contraction) ou dyskinétique (extension paradoxale en systole).

Une hypokinésie peut être diffuse ou segmentaire. L'akinésie et la dyskinésie ne peuvent être que segmentaires. La fraction d'éjection globale du ventricule gauche est calculée. La valeur normale est supérieure à 55 %.

Risques

C'est un examen invasif, mais les complications sont rares :

- complications locales au point de ponction (hématome, fistule artérioveineuse…);
- AVC;
- troubles du rythme;
- dissection ou thrombose coronaire, infarctus du myocarde;
- insuffisance rénale liée à l'injection de produit de contraste néphrotoxique. Attention en cas d'insuffisance rénale préexistante ou de diabète;
- réaction allergique aux produits iodés.

Indications

La coronarographie est le plus souvent réalisée à la suite de manifestations suspectes d'angor et d'un examen de recherche d'ischémie myocardique positif ou chez un patient asymptomatique ayant une ischémie documentée sur les tests réalisés en raison d'un terrain à risque (on parle alors d'ischémie silencieuse). Elle est plus rarement utilisée directement à visée diagnostique et dans ce cas dans les indications limitées suivantes :

- angor d'effort classe 3 résistant au traitement (sans évaluation non invasive préalable);
- arythmie ventriculaire grave;
- en cas de récidive angineuse précoce, invalidante après revascularisation (pontage, intervention coronaire percutanée [ICP]), *a fortiori* s'il s'agit d'un tronc principal;
- examens fonctionnels non contributifs ou discordants et probabilité de maladie coronaire suffisante.

Examens complémentaires additionnels pouvant parfois être réalisés au cours d'une coronarographie

Test au Méthergin®

L'injection intraveineuse de méthylergométrine (test au Méthergin®) peut induire une vasoconstriction anormale (spasme) dans l'angor à composante spastique (douleur angineuse de repos), lorsque la coronarographie est normale.

***Fractional flow reserve* (FFR)**

Dans certains cas, lorsqu'on doute du caractère « fonctionnel » d'une sténose, c'est-à-dire du fait que cette sténose entraîne une ischémie (en l'absence d'examens de dépistage de l'ischémie ou lorsque les résultats sont discordants), on peut étudier la réserve coronaire (FFR) à l'aide d'une sonde munie d'un capteur doppler : on injecte localement un vasodilatateur (adénosine), qui doit entraîner une augmentation du flux dans l'artère coronaire au-delà d'un certain seuil. Si cela n'est pas le cas (FFR < 0,75), cela signifie que la sténose entraîne un barrage significatif à l'augmentation du flux et confirme le retentissement fonctionnel de la sténose qui peut alors être dilatée.

Échographie endocoronaire (fig. 4.5, *cf.* cahier couleur)

Cet examen n'est pas de pratique courante. C'est un procédé invasif qui permet l'analyse de la paroi coronaire (pariétographie). Après réalisation d'une coronarographie, une sonde ultrasonique est introduite dans une artère. Le retrait automatique du capteur permet le recueil d'images en coupe du vaisseau qu'il est ensuite possible de reconstruire par des procédés informatiques en trois dimensions. Elle permet de caractériser les lésions (inflammatoires ou lipidiques hypoéchogènes, fibreuses ou calcifiées hyperéchogènes, cellulaires intermédiaires) et de mesurer la surface artérielle au niveau des zones pathologiques.

Scanner coronaire ou coroscanner (fig. 4.6)

Le scanner coronaire permet la visualisation de l'arbre coronaire. Il est obtenu après une seule injection d'un bolus de produit de contraste iodé dans une veine périphérique.

L'acquisition simultanée de plusieurs coupes de la masse cardiaque permet secondairement la reconstruction informatique des structures cardiaques.

La lumière des artères coronaires et leurs parois peuvent être analysées.

L'avantage du scanner est son caractère peu invasif (pas de nécessité de ponction artérielle ou de cathétérisme). Cependant l'étude est limitée lorsque les artères sont calcifiées ou si le rythme cardiaque est trop rapide ou irrégulier.

Il impose une irradiation trop importante pour pouvoir envisager sans risque sa répétition régulière. Alors qu'un examen normal est rassurant, sa valeur prédictive positive faible expose à la réalisation de nombreuses coronarographies normales ; il n'est actuellement pas recommandé dans le diagnostic de la maladie coronaire stable.

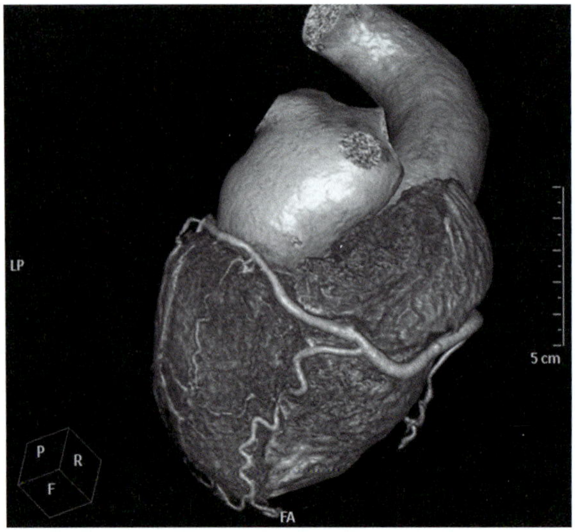

Fig. 4.6. Scanner coronaire 3D.

C. Pronostic

Les facteurs de mauvais pronostic (risque vital ou de complications) sont de nature :

- clinique : angor de classes 3 ou 4 ;
- ergométrique : seuil ischémique bas obtenu pour une charge faible (fonction de l'âge du patient) ou une fréquence cardiaque basse (< 130/min), avec retour tardif du segment ST à la ligne isoélectrique après l'arrêt de l'effort ; baisse de la pression artérielle au cours de l'effort ;
- isotopique ou échographique d'effort :
  - plusieurs segments ischémiques,
  - altération de la fonction ventriculaire gauche (fraction d'éjection [FE] < 40 %) ;
- coronarographique : la coronarographie est indiquée pour préciser le pronostic lorsque les tests fonctionnels sont en faveur d'un haut risque (quels que soient les symptômes) ou si l'angor est sévère, en particulier résistant au traitement, ou avant chirurgie extracardiaque si les tests fonctionnels sont positifs. Elle identifie des anomalies de mauvais pronostic :
  - lésions pluritronculaires, du tronc coronaire gauche ou de l'IVA proximale,
  - altération de la fonction ventriculaire gauche (FE < 40 %).

D. Traitement

1. Généralités sur le traitement médical

Traitement de la crise

Il repose sur l'arrêt de l'effort et sur la prise de dérivés nitrés par voie sublinguale (une dragée à croquer et à laisser sous la langue ou un spray). Ils agissent en quelques secondes et peuvent être pris avant un effort important à titre préventif. Leurs seuls effets secondaires sont une céphalée et un risque d'hypotension si le sujet est debout au moment de la prise.

Correction des facteurs de risque

- Arrêt définitif de l'intoxication tabagique.
- Régime hypolipémiant et hypocalorique, activité physique.
- Traitement de l'hypertension artérielle (valeur seuil < 140/90 mmHg).
- Équilibration du diabète.
- Statine et inhibiteur de l'enzyme de conversion :
  - statine : objectif LDL < 1 g/L ou 0,7 g/L suivant les recommandations ;
  - IEC : ramipril ou périndopril 10 mg/j par exemple.

2. Médicaments anti-ischémiques en traitement de fond

Sauf cas particulier (facteurs de mauvais pronostic), les médicaments anti-ischémiques sont proposés en première intention. Les bêtabloquants sont habituellement proposés, sauf contre-indication en première intention. Les anticalciques et l'ivabradine sont indiqués en cas d'intolérance des bêtabloquants ou en association. Les autres classes thérapeutiques sont prescrites comme adjuvants en cas d'efficacité insuffisante des bêtabloquants.

Bêtabloquants

- Ils agissent en diminuant la consommation d'oxygène du myocarde par diminution de la fréquence cardiaque, de l'inotropisme et de la postcharge (pression artérielle).

- Ils sont contre-indiqués dans l'asthme, la bronchopneumopathie chronique obstructive (BPCO) très sévère (bronchoconstricteurs), en cas de bradycardie sévère (<45–50/min), de bloc auriculo-ventriculaire du 2e ou 3e degré (contre-indication relative : phénomène de Raynaud, angor de Prinzmetal car ils ont un effet vasoconstricteur).
- La posologie optimale ramène à 60 bpm la fréquence cardiaque de repos et 130 bpm la fréquence à l'effort.
- Exemple : aténolol 100 mg, 1 cp/jour.

Inhibiteurs calciques

- Ils agissent en diminuant la postcharge (pression artérielle) et l'inotropisme.
- Leur action vasodilatatrice justifie leur prescription en première intention si une composante vasospastique est suspectée.
- Le principal effet secondaire des inhibiteurs calciques est l'œdème des membres inférieurs, surtout avec les dihydropyridines.
- Les inhibiteurs non bradycardisants (dihydropyridines : amlodipine, nifédipine) peuvent être associés aux bêtabloquants. Les autres (diltiazem, vérapamil) sont bradycardisants et ne doivent pas être prescrits en association aux bêtabloquants.
- Ex : diltiazem 120 mg, 1 cp matin et soir.

Ivabradine

- Inhibiteur des canaux If, c'est un médicament purement bradycardisant par effet direct sur le nœud sinusal.
- Il peut être associé aux bêtabloquants.
- Posologie : 5 ou 7,5 mg, 2 fois/jour.
- Effets secondaires : phosphènes, bradycardie.

N.B : une étude récente vient de montrer un possible effet négatif de l'ivabradine chez les patients angineux et il est donc possible que cette indication soit remise en cause très prochainement.

Dérivés nitrés à libération prolongée

- Ils restaurent la fonction endothéliale et favorisent la sécrétion de monoxyde d'azote, substance vasodilatatrice veineuse et à un moindre degré artérielle. Ils agissent en diminuant le travail cardiaque par baisse de la précharge et de la post-charge et par effet coronaro-dilatateur.
- Ils sont prescrits *per os* ou sous forme de timbre transdermique posé 18 heures par jour dans les formes cliniques invalidantes.
- Effets secondaires possibles : céphalées, échappement thérapeutique.

Molsidomine

- Son mode d'action est celui des dérivés nitrés. L'intérêt principal est l'absence d'échappement permettant le maintien d'une efficacité au long cours.
- Posologie : 2 à 4 mg, 3 fois/jour.

Nicorandil

- Activateur des canaux potassiques ATP-dépendants.
- Vasodilatateur qui aurait de plus un effet protecteur sur le myocarde vis-à-vis de l'ischémie (préconditionnement).
- Posologie : 10 mg, 2 fois/jour.
- Effets secondaires rares : ulcérations cutanées ou muqueuses graves.

3. Médicaments antiagrégants plaquettaires (posologies à connaître)

Aspirine

- Inhibiteur de l'activation plaquettaire passant par la voie du thromboxane A2.
- L'indication est systématique chez tout coronarien en l'absence de contre-indication (allergie, ulcère gastro-duodénal).
- Posologie : 75 mg par jour.

Clopidogrel

- Inhibiteur de l'activation plaquettaire passant par la voie de l'ADP.
- Il est indiqué en cas de contre-indication à l'aspirine.
- Il peut être prescrit en première intention en cas d'atteinte plurivasculaire (artériopathie carotide ou périphérique) ou en association à l'aspirine au décours de l'implantation d'une endoprothèse (4 semaines après stent nu, classiquement un an après stent actif).
- Posologie : 75 mg, soit 1 cp/jour.

4. Revascularisation myocardique

La revascularisation myocardique peut être proposée à visée fonctionnelle lorsque les symptômes persistent malgré un traitement anti-ischémique optimal, ou à visée pronostique lorsque les lésions menacent un territoire myocardique étendu.

Technique

On oppose les techniques de revascularisation non chirurgicales regroupées sous la dénomination intervention coronaire percutanée (ICP) à la chirurgie coronaire.

L'ICP est habituellement une angioplastie coronaire par ballonnet complétée par l'implantation d'une prothèse endocoronaire (stent) (vidéo 4.8).

Elle consiste à introduire dans l'artère coronaire sténosée un cathéter à ballonnet et, après l'avoir positionné au contact de la sténose, à le gonfler pour dilater cette dernière. Le stent serti autour d'un ballonnet spécifique est ensuite implanté lors de son inflation.

La cicatrisation de l'artère provoque chez certains patients une prolifération de tissu artériel qui conduit à la réapparition de l'obstacle endoluminal (resténose).

Pour lutter contre ce phénomène, des stents recouverts de produits antimitotiques (stents « actifs ») ont été proposés. Ils justifient un traitement antiplaquettaire prolongé sur plusieurs mois (un an) du fait d'un risque de thrombose de stent tardive.

Certaines lésions doivent être traitées par des méthodes plus complexes et anecdotiques, comme l'athérectomie rotative (Rotablator®) ou le « cutting ballon ». Des stents résorbables sont à l'étude.

Les pontages coronaires réalisent un court-circuit entre l'aorte et l'artère coronaire en aval de la sténose.

Ils sont pratiqués avec ou sans (pontage à cœur battant) utilisation d'une circulation extracorporelle (arrêt cardiaque, dérivation transitoire du flux sanguin vers un cœur artificiel). Les greffons utilisés sont de préférence artériels (surtout artères mammaires internes – plus rarement artères gastro-épiploïque ou radiale) mais parfois veineux (veine saphène). Le pontage par l'artère mammaire interne consiste à dériver cette artère pour l'implanter sur un ou plusieurs (pontages séquentiels) troncs coronaires. Les pontages veineux consistent à prélever un greffon veineux saphène au niveau de la jambe et de l'aboucher en amont sur l'aorte et en aval sur un tronc coronaire.

Stratégie thérapeutique

En l'absence de facteurs de risque particulier, le traitement médical est prescrit en première intention.

La revascularisation est proposée en cas d'échec de l'effet antiangineux du traitement médicamenteux (persistance des symptômes), si :

- l'ischémie myocardique est étendue (tests fonctionnels);
- la procédure proposée est à risque acceptable et la chance de succès suffisante;
- le patient « informé » souhaite l'intervention.

La revascularisation chirurgicale peut être proposée pour améliorer le pronostic vital (+++). Cela concerne les patients qui présentent :

- une sténose du tronc coronaire gauche;
- une sténose tritronculaire proximale et une fonction VG altérée ou une ischémie étendue ou un diabète;
- une sténose IVA proximale et ischémie antérieure;
- une sténose et une altération de la fonction VG « potentiellement réversible » (viabilité).

Dans les autres cas, la revascularisation chirurgicale ou ICP est proposée pour améliorer le pronostic fonctionnel.

C'est le cas devant des sténoses mono- ou pluritronculaires symptomatiques (après échec du traitement médical ou d'emblée si le patient en accepte le risque) et si le risque opératoire du patient est acceptable. Le choix de la méthode est fonction des possibilités techniques (pontage ou ICP).

Forme clinique particulière d'angor : l'angor de Prinzmetal

L'angor vasospastique se distingue des formes habituelles d'angine de poitrine par sa physiopathologie, son pronostic et son traitement.

Physiopathologie

Il s'agit d'une réduction brutale de calibre d'une ou de plusieurs artères coronaires consécutive à une vasoconstriction importante, entraînant une ischémie myocardique transitoire particulièrement sévère souvent transmurale :

- soit le spasme se surajoute à une sténose athéromateuse de sévérité intermédiaire (30 à 60 %); cette forme clinique survient sur le même terrain que la maladie coronaire classique;
- soit le spasme concerne une ou plusieurs artères coronaires d'aspect normal à la coronarographie; cette forme clinique concerne volontiers des sujets plus jeunes; les patients sont volontiers porteurs d'autres symptômes vasospastiques (syndrome de Raynaud). Le tabac joue un rôle massivement aggravant;
- soit le spasme survient dans un processus athérothrombotique plaquettaire à l'occasion d'un syndrome coronarien aigu.

Clinique

Les douleurs surviennent principalement au repos, à prédominance nocturne en deuxième partie de nuit, à la récupération d'un effort physique important; c'est le cas de l'angor de Prinzmetal.

Mais parfois elles se déclenchent lors d'efforts particuliers : efforts statiques, exposition au froid, acte sexuel, stress... c'est le cas de l'angor spastique surimposé à une sténose.

Les épisodes douloureux sont intenses, volontiers prolongés au-delà d'une dizaine de minutes, accompagnés de sueurs, et restent généralement sensibles à la trinitrine sublinguale.

L'électrocardiogramme percritique objective typiquement un sus-décalage transitoire du segment ST, s'accompagnant souvent d'une hyperexcitabilité ventriculaire (extrasystoles, salves de tachycardie ventriculaire) ou d'un bloc auriculoventriculaire. Ces troubles rythmiques et conductifs disparaissent, sans aucun traitement spécifique, parallèlement à la régression de l'ischémie qui les a provoqués.

Ces épisodes sont parfois enregistrés sur un enregistrement Holter de longue durée.

La coronarographie est indispensable pour déterminer s'il s'agit d'un spasme sur coronaires saines ou athéromateuses. Si les coronaires sont indemnes de sténoses significatives et s'il n'a pas été possible de documenter électrocardiographiquement l'ischémie, un test de provocation du spasme devient nécessaire au diagnostic (injection intraveineuse d'un vasoconstricteur méthylergométrine : Méthergin®) qui déclenche un rétrécissement et le plus souvent une occlusion artérielle visible à la coronarographie et reproduit la douleur et les signes électrocardiographiques. Ce test doit être effectué pendant la coronarographie, ce qui permet de lever le spasme par administration intracoronaire de trinitrine ou d'un dérivé nitré.

Le traitement de l'angor vasospastique repose sur l'administration d'inhibiteurs calciques, généralement à fortes doses, en associant deux molécules (nifédipine + vérapamil), ou nifédipine et un agoniste potassique, le nicorandil. Classiquement, les bêtabloquants, surtout les « non sélectifs » sont contre-indiqués car pouvant potentiellement favoriser le spasme. Cette contre-indication n'est absolue que dans l'angor de Prinzmetal. L'efficacité du traitement se juge sur la réponse clinique, l'enregistrement Holter et, dans certains cas, la négativation du test au Méthergin®. Correctement traité, le pronostic de l'angor spastique est bon ; par contre s'il est méconnu, le risque de constitution d'un infarctus du myocarde ou d'une mort subite est conséquent.

III. Syndromes coronaires aigus sans sus-décalage du segment ST (SCA ST-) : angor instable et infarctus du myocarde sans sus-décalage du segment ST (IDM ST-)

A. Généralités

1. Définition – terminologie (fig. 4.7)

Les syndromes coronaires aigus (SCA) sans sus-décalage (ou élévation) du segment ST (SCA non ST ou ST-) regroupent l'angor instable (AI) et l'infarctus du myocarde (IDM) sans sus-décalage persistant du segment ST (IDM non ST ou ST- ou NSTEMI [*non ST segment elevation myocardial infarction*]).

La différence entre l'AI et l'IDM non ST réside dans la mise en évidence d'une élévation de la troponine dans le second cas, alors que les présentations cliniques initiales sont similaires. La dénomination angor instable troponine positive (AI tropo+) pourrait être la plus explicite.

L'IDM non ST étant en règle de taille très limitée, l'électrocardiogramme réalisé à distance n'identifie pas d'onde Q dans la majorité des cas, mais l'ancienne dénomination IDM non Q ou IDM sous-endocardique est actuellement abandonnée.

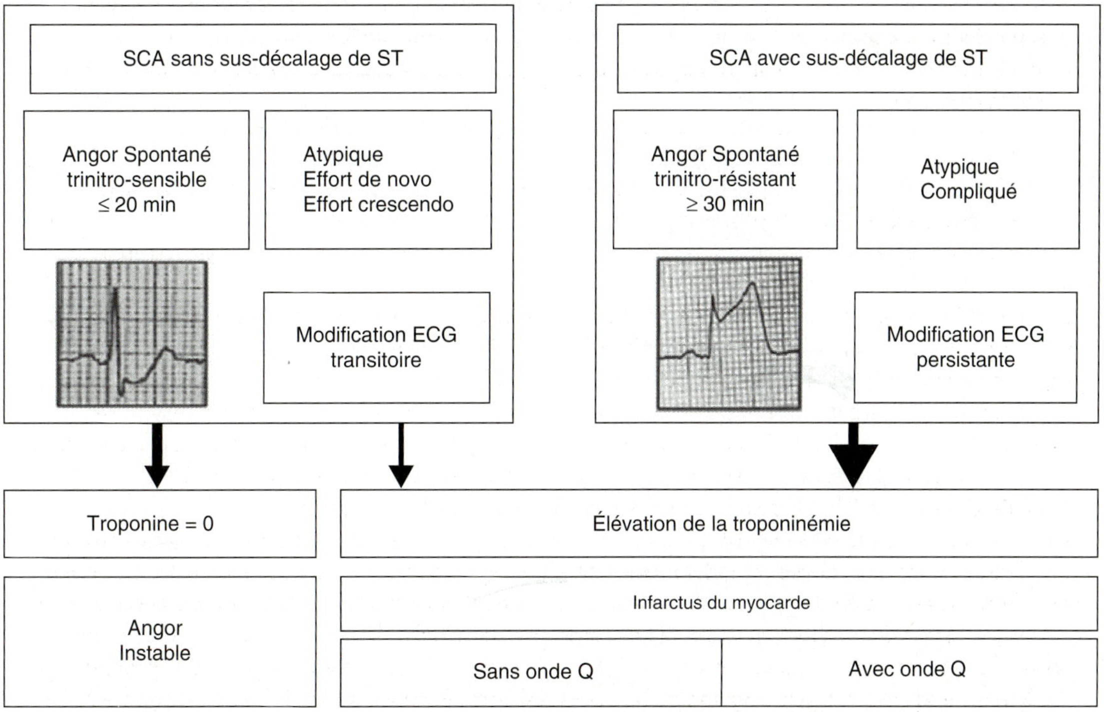

Fig. 4.7. Classification des syndromes coronaires.

La prise en charge du SCA non ST est très différente de celle de l'angor stable, car l'instabilité clinique traduit la survenue d'une lésion coronaire athérothrombotique non occlusive qui peut rapidement se compliquer d'une occlusion aiguë par extension du thrombus. Il s'agit d'une urgence qui justifie l'administration rapide d'un traitement antiagrégant et anticoagulant en unité de soins intensifs cardiologiques.

Elle est aussi très différente de celle de l'IDM avec sus-décalage persistant du segment ST (IDM ST + ou STEMI [*ST elevation myocardial infarction*]) dont l'origine est une occlusion coronaire aiguë et dont la complication principale est la nécrose du myocarde en l'absence d'une désobstruction rapide.

Comparée à celle de l'IDM ST+, la fréquence des SCA non ST est plus élevée, les patients sont plus âgés et présentent plus de comorbidités, la mortalité initiale est plus faible mais le pronostic est identique à six mois et plus péjoratif ultérieurement.

2. Physiopathologie (cf. fig. 4.1, cahier couleur)

La physiopathologie repose sur la notion que la rupture ou l'érosion d'une plaque athéromateuse (vulnérable car inflammatoire) induit une réaction thrombotique locale (initialement liée à une activation des plaquettes).

Le thrombus plaquettaire favorise la vasoconstriction coronaire paroxystique (sécrétion de substances vasoconstrictrices par les plaquettes), expliquant le caractère souvent spontané de l'angor (alors que l'effort s'accompagne d'une vasodilatation coronaire).

Le thrombus peut éventuellement se fragmenter et les fragments vont alors migrer dans la distalité de l'artère coronaire concernée (embolies capillaires), à l'origine de la constitution de foyers de micronécrose, actuellement détectés par l'apparition dans la circulation sanguine d'un marqueur spécifique : la troponine (elle s'élève lorsque la masse nécrosée excède 1 gramme de tissu myocardique). La nécrose reste limitée et dans la majorité des cas n'est pas détectée par les techniques d'imagerie cardiaque conventionnelle comme l'échocardiographie. Elle n'altère pas de manière significative la fonction ventriculaire gauche.

B. Diagnostic d'un SCA non ST

1. Interrogatoire

Les caractéristiques de la douleur angineuse (ou de ses équivalents) sont les mêmes que dans l'angor stable. En revanche, les circonstances de survenue sont différentes.

Le diagnostic peut être d'emblée évoqué devant des situations évocatrices :

- angor spontané prolongé (> 20 min), régressif spontanément ou après absorption de trinitrine sublinguale (en particulier nocturne) ;
- angor d'effort, inaugural et apparu récemment. Classe 2 ou 3 de la CCS (angor de novo) ;
- aggravation récente d'un angor jusque-là stable, angor d'effort ancien mais qui survient depuis peu pour des efforts moins importants ou qui cède plus lentement à l'arrêt de l'effort ou après prise de trinitrine sublinguale (angor crescendo) ;
- angor apparaissant dans le mois suivant la constitution d'un infarctus du myocarde.

E. Braunwald a proposé une classification de l'angor instable tenant compte de l'expression clinique (angor spontané ou d'effort, *de novo* ou aggravé), des circonstances de survenue (dans les suites d'un infarctus du myocarde ou indépendamment), et de l'existence éventuelle de modifications environnementales favorisantes (hyperthermie, anémie, tachycardie…) ou, à l'opposé, absence de toute modification. Cette classification tend à être abandonnée mais insiste sur la gravité d'une forme clinique particulière qui est l'angor spontané prolongé, survenu moins de 24 heures avant le premier contact médical et indépendamment de toute modification environnementale. Cette forme clinique correspond à l'ancienne dénomination « syndrome de menace d'infarctus du myocarde », rappelant son risque évolutif en l'absence de traitement.

Les formes atypiques sont cependant fréquentes :

- la douleur peut être épigastrique de repos, thoracique en coup de couteau, pseudo-pleurétique ;
- elle n'est pas influencée par la mobilisation des muscles de la région douloureuse, ni par la respiration profonde et n'est pas provoquée par une mauvaise position ;
- elle survient chez un patient qui présente des facteurs de risque de l'athérosclérose (âge, sexe, diabète, dyslipidémie, HTA, tabagisme, surcharge pondérale, sédentarité insuffisance rénale) ou des antécédents vasculaires (artériopathie, coronaropathie).

Dans le doute, il est toujours préférable d'envisager une hospitalisation de 24 heures en milieu cardiologique spécialisé (unité de soins intensifs coronaires [USIC], unités douleurs précordiales ou *chest pain units*) qui permettra de confirmer ou infirmer le diagnostic.

2. Examen clinique

- Il est habituellement normal mais doit être réalisé.
- Il permet d'éliminer d'autres causes cardiaques (péricardite…) ou non cardiaques (pneumothorax…) de douleurs précordiales.
- Il peut identifier d'autres localisations de l'athérome (souffle vasculaire) et comprend la prise tensionnelle aux deux bras.
- Il recherche des signes d'instabilité hémodynamique (râles crépitants, galop) et peut exceptionnellement mettre en évidence un souffle systolique précordial transitoire (insuffisance mitrale transitoire par ischémie d'un pilier de la valve mitrale).

3. Électrocardiogramme

L'ECG 12 dérivations est l'examen de première intention qu'il faut pratiquer dès que le diagnostic est suspecté. Il doit être obtenu moins de dix minutes après le premier contact médical lorsque le patient se présente à un service d'urgence. Il est enregistré habituellement dans les suites d'une crise douloureuse et doit être renouvelé. Le tracé sera comparé éventuellement à un tracé enregistré antérieurement disponible et toujours à un second tracé enregistré ultérieurement six heures plus tard ou lors d'une récidive douloureuse. La mise en évidence d'une modification de la repolarisation (segment ST et onde T) permet de confirmer l'origine ischémique des symptômes.

Il est important de souligner que la notion de modification dynamique du tracé est plus utile que celle d'anomalie fixe, et cela permet d'insister sur le fait que la stratégie diagnostique est « rapidement progressive », fondée sur l'accumulation d'une succession d'arguments recueillis durant quelques heures de surveillance.

Modifications de l'ECG percritique (pendant la douleur)

Le sous-décalage de ST horizontal ou descendant, en particulier supérieur ou égal à 1 mm dans deux dérivations contiguës, représente l'anomalie la plus caractéristique.

Le sus-décalage de ST horizontal ou convexe vers le haut est rarement observé. Il régresse après l'administration de trinitrine permettant le diagnostic différentiel avec le SCA avec sus-décalage persistant de ST. *Ce syndrome était antérieurement dénommé angor de Prinzmetal et mis sur le compte de spasmes coronaires. En réalité, le sus-décalage traduit bien une occlusion coronaire brutale mais lorsqu'elle est observée chez un patient qui présente un angor récent, elle doit être considérée comme étant la conséquence d'une hyperactivité plaquettaire et d'une fracture de plaque. L'angor de Prinzmetal peut parfois être associé à un spasme coronaire sur dysfonction endothéliale, sans hyperactivité plaquettaire et fracture de plaque ; il s'agit alors d'une forme clinique de l'angor stable (cf. paragraphe II).*

L'inversion transitoire de l'onde T n'a une valeur diagnostique que lorsque la variation dépasse 1 mm : soit apparition de grandes ondes T négatives, soit au contraire repositivation (« pseudo-normalisation ») d'une onde T préalablement négative.

Un ECG percritique normal rend le diagnostic d'insuffisance coronaire peu probable.

Anomalies de l'ECG postcritique (après disparition de la douleur)

Les anomalies ECG postcritiques doivent être interprétées avec prudence car elles peuvent traduire une pathologie cardiaque associée (surcharge ventriculaire gauche, séquelle d'un IDM). Elles peuvent aussi être absentes (ECG normal) sans permettre d'exclure le diagnostic. En pratique, la répétition des ECG est nécessaire pour confirmer le diagnostic d'ischémie myocardique en mettant en évidence une modification secondaire du tracé :

- le sous-décalage de ST supérieur à 1 mm dans plusieurs dérivations est en faveur du diagnostic après avoir éliminé les facteurs confondants précités (utilité de l'échocardiographie dans le diagnostic différentiel);
- la constatation d'une onde T négative profonde et symétrique dans les dérivations antérieures traduit habituellement une sténose sévère de l'artère interventriculaire antérieure.

4. Dosage de la troponine

Les troponines T et I sont des marqueurs spécifiques de la nécrose myocardique. L'élévation de la troponinémie dans les suites d'un accident coronaire non occlusif (en pratique une crise angineuse transitoire) traduit une occlusion capillaire d'origine embolique (*l'origine de l'embole étant le thrombus formé au contact de la plaque athéromateuse rompue*).

La troponine est dosable dans la circulation 3–4 heures après le début de l'épisode ischémique. Le dosage doit être effectué dès le premier contact médical et le résultat rapidement obtenu (< 60 min après admission), et renouvelé 6 heures plus tard et 3–6 heures après une éventuelle récidive douloureuse. *Le retour à la normale est rapide en 2–3 jours.*

Cependant, la troponine ne doit être dosée que lorsque le diagnostic est suspecté, car la liste des affections associées à une élévation de ce marqueur est longue, limitant son intérêt dans un contexte non approprié (dissection aortique, valvulopathie aortique; myocardites; tachycardie jonctionelle ou supraventiculaire, bradyarythmie sévère; insuffisance cardiaque aiguë; embolie pulmonaire; insuffisance rénale; accident vasculaire cérébral et hémorragie méningée; toute défaillance viscérale sévère et en particulier sepsis; etc.).

Important

Les derniers dosages ultrasensibles de la troponinémie (troponine US) pourraient permettre de récuser le diagnostic en cas de normalité, car leur cinétique d'apparition est plus précoce, et tend à se généraliser (2 dosages espacés de 3 heures).

5. Échocardiographie

Elle est recommandée pour éliminer les diagnostics différentiels, en particulier lorsque l'ECG est anormal : syndrome aortique aigu, péricardite ou myocardite notamment.

C. Pronostic d'un SCA sans sus-décalage persistant de ST

1. Situations à très haut risque

Les situations à très haut risque sont facilement identifiées. Elles justifient une prise en charge similaire, proche de celle du STEMI, c'est-à-dire une coronarographie en urgence dans un délai inférieur à 120 min par rapport au premier contact médical, éventuellement précédée de l'administration d'un inhibiteur des récepteurs glycoprotéiques IIb/IIIa (anti-GPIIb/IIIa) :

- angor réfractaire ;
- récidive angineuse documentée (sous-décalage de ST ou T < 0 profondes) sous traitement médical optimal ;
- insuffisance cardiaque gauche (IVG), c'est-à-dire œdème aigu du poumon (OAP) ou état de choc ;
- troubles du rythme ventriculaire dangereux (tachycardie ou fibrillation).

2. Patients à haut risque

Les patients à haut risque justifient une coronarographie rapide. Le niveau de risque est évalué de manière objective par un score de risque, le score GRACE (Global Registry of Acute Coronary Events) étant recommandé en Europe. Il prend en compte l'âge du patient, la fréquence cardiaque, la pression artérielle systolique, la créatininémie (si elle est connue), les signes d'IVG, la survenue d'un arrêt cardiaque, le sous-décalage du segment ST et l'élévation de la troponinémie. Le score est calculé par l'ordinateur (application Internet). Il prédit le risque de décès ou d'IDM hospitalier et ultérieur.

- Indication de coronarographie inférieure à 24 heures :
  - score > 140 ; ou
  - élévation significative la troponine ; ou
  - modifications (*dynamiques*) de ST ou de T sur l'ECG percritique.
- Indication de coronarographie inférieure à 72 heures :
  - score GRACE intermédiaire (109 < score < 140) ;
  - diabète ;
  - insuffisance rénale ;
  - fraction d'éjection ventriculaire gauche < 40 % (échocardiographie) ;
  - angor postinfarctus récent (< 1 mois) ;
  - angioplastie coronaire récente (< 6 mois) ;
  - antécédent de pontage.

3. Patients à bas risque

Chez les patients à bas risque, l'indication de coronarographie ou d'une autre investigation est à discuter :

- score GRACE < 109 ;
- pas de récidive douloureuse ;
- pas de manifestations d'insuffisance cardiaque ;
- pas d'anomalie ECG à l'admission ni de modification dans les 6–9 heures ;
- pas d'élévation de la troponinémie à l'admission ou 6–9 heures plus tard.

La coronarographie est essentiellement indiquée lorsqu'un test fonctionnel révèle une ischémie inductible.

D. Traitement

Dès que le diagnostic est posé ou suspecté, le patient sera hospitalisé en USIC ou UDP (*chest pain unit*) permettant un monitorage de son ECG et un dosage de la troponine, ainsi que de la créatinine, de la glycémie, et une évaluation de la numération-formule sanguine. Le traitement est initié dès que le diagnostic est confirmé ou considéré comme très probable. Il sera ensuite adapté en fonction de l'évolution et de l'évaluation du niveau de risque.

1. Moyens thérapeutiques

Antiagrégant plaquettaires

- Aspirine : 160 à 325 mg en intraveineuse directe (i.v.d.) puis 75 mg/j per os au long cours. Elle est associée à un inhibiteur de la pompe à protons (oméprazole).
- Inhibiteurs des récepteurs plaquettaires P2Y12 : ils sont associés à l'aspirine et contre-indiqués en cas d'antécédent d'accident vasculaire cérébral hémorragique. Ils sont prescrits en dose de charge suivie d'une dose d'entretien durant 12 mois. On a le choix entre les trois médicaments suivants :
  - clopidogrel (Plavix®) : 600 mg *per os* puis 75 mg/j ;
  - prasugrel (Efient®) : 60 mg *per os* puis 10 mg/j. Il est contre-indiqué chez les patients dont l'âge est > 75 ans, le poids < 60 kg ou qui présentent des antécédents d'accident vasculaire cérébral ;
  - ticagrelor (Brilique®) : 180 mg *per os* puis 90 mg deux fois/jour.
- Inhibiteurs des récepteurs des glycoprotéines IIb/IIIa (anti-GPIIb/IIIa) : ils sont administrés par voie veineuse en bolus suivi d'une perfusion (abciximab, eptifibatide, tirofiban).

Anticoagulant

- Héparine non fractionnée (HNF) : 60–70 UI/kg i.v.d. (≤ 5 000 UI) puis 12–15 UI/kg/h (≤ 1 000 UI/h) i.v.d. avec un objectif de TCA de 1,5 à 2,5 fois la normale.
- ou Héparine de bas poids moléculaire (HBPM) : énoxaparine (Lovenox®) : 1 mg/kg s.c × 2/j.
- ou Bivalirudine (Angiox®) : 0,1 mg/kg bolus i.v.d. puis 0,25 mg/kg/h i.v.
- ou Fondaparinux (Arixtra®) : 2,5 mg/j s.c.

Anti-ischémiques

- Bêtabloquants, en particulier en présence d'une tachycardie non associée à une insuffisance cardiaque ou d'une hypertension associée. Exemple : aténolol (Ténormine®) 100 mg *per os*.
- Dérivés nitrés par voie sublinguale comme traitement de la crise angineuse.
- Anticalciques en particulier lorsqu'une composante vasospastique majeure est suspectée (classiquement, chez les patients présentant un sus-décalage transitoire du segment ST durant la crise angineuse) ou lorsque les bêtabloquants sont contre-indiqués : vérapamil (Isoptine®), ditltiazem (Tildiem®). Exemple : diltiazem 120 mg : 2/j. Les dihydropiridines (ex : nifédipine = Adalate®) sont contre-indiquées lorsqu'elles sont prescrites isolément.

Intervention coronaire percutanée (ICP)

La coronarographie permet d'identifier la lésion coupable du syndrome coronaire et d'évaluer les possibilités techniques de son traitement qui consiste en l'implantation d'une prothèse endocoronaire (stent), permettant de stabiliser la plaque rompue et surtout de supprimer l'obstacle au flux sanguin. L'abord artériel radial est préféré à l'abord fémoral afin de réduire le risque hémorragique d'une procédure réalisée sous traitement anticoagulant à dose maximale. Sauf cas particulier, le traitement anticoagulant (héparine non fractionnée [HNF], héparine de bas poids moléculaire [HBPM], etc.) est interrompu en fin de procédure et le traitement antiagrégant plaquettaire poursuivi.

2. Évaluation du risque hémorragique

La survenue d'un accident hémorragique est un facteur majeur de mauvais pronostic.
L'arrêt du traitement anticoagulant est souvent nécessaire, exposant au risque de récidive ischémique (angor instable ou IDM).

Le risque principal est digestif mais aussi cérébral ou lié à la nécessité d'une ponction artérielle pour réaliser une coronarographie.

Un score d'évaluation de ce risque peut être utilisé. Le score CRUSADE (*can rapid risk stratification of unstable angina patients suppress adverse outcomes with early implementation*) est habituellement recommandé. Il prend en compte : l'hématocrite, la clairance de la créatinine, la fréquence cardiaque, le sexe, les symptômes éventuels d'insuffisance cardiaque, la notion d'antécédents vasculaires, d'un diabète et la PA systolique. Le risque hémorragique augmente avec l'âge. Cette donnée est indirectement prise en compte dans le score par l'intermédiaire de la créatininémie. Le risque hémorragique augmente avec le score.

Certains médicaments exposent à un risque hémorragique plus important :

- les nouveaux inhibiteurs des récepteurs P2Y12 : prasugrel et ticagrelor ;
- l'énoxaparine en cas d'insuffisance rénale ou après 75 ans ;
- l'anti-GPIIb/IIIa.

D'autres médicaments ont pour objectif de le réduire :

- fondaparinux : recommandé en première intension chez les patients devant bénéficier d'une coronarographie différée (très haut risque exclu) ;
- bivalirudine : indication limitée en association aux anti-GPIIb/IIIa en place de l'HNF.

La ponction de l'artère radiale expose à un risque inférieur à celle de l'artère fémorale.

3. Stratégies thérapeutiques

- Traitement commun à tous les patients : aspirine, inhibiteur des récepteurs P2Y12, anticoagulant, anti-ischémique, inhibiteur de la pompe à protons.
- Patients à bas risque :
  - inhibiteurs des P2Y12 : clopidogrel ;
  - anticoagulants : fondaparinux.
- Patients à haut risque (troponine positive) :
  - inhibiteurs des P2Y12 : ticagrelor ou prasugrel ;
  - anticoagulants : énoxaparine ou héparine.
- Patients à très haut risque (coronarographie immédiate) :
  - idem haut risque ;
  - anti-GPIIb/IIIa dans l'angor réfractaire, au cours puis au décours immédiat d'une angioplastie coronaire.

Points clés

- La description d'un symptôme évocateur de SCA justifie une prise en charge médicalisée immédiate du patient. Le risque immédiat est la mort subite par trouble du rythme cardiaque.
- Le diagnostic d'un SCA non ST est difficile car le patient est en règle asymptomatique lorsqu'il est pris en charge. Les arguments en faveur sont recueillis au cours d'une hospitalisation en unité spécialisée. Au cours de ce séjour, le patient bénéficie d'un monitorage ECG et de bilans biologiques répétés (troponinémie). Le diagnostic est rarement confirmé lors d'une **récidive angineuse** associée à une **modification de l'ECG**.
- La stratégie thérapeutique s'appuie sur l'évaluation du risque de décès ou de récidive ischémique d'une part, et du risque de survenue d'un accident hémorragique sous traitement d'autre part.
- Le traitement fait appel aux médicaments antiagrégants plaquettaires et anticoagulants et à l'angioplastie coronaire percutanée.
- La mise en œuvre de mesures de prévention secondaire est indispensable en sortie d'hôpital, associée aux traitements des facteurs de risque (prévention secondaire).

IV. Infarctus du myocarde

A. Généralités

1. Définition

L'infarctus du myocarde (IDM) est défini comme une nécrose myocardique d'origine ischémique.

La classification de l'IDM proposée par la Société européenne de cardiologie identifie :

- IDM type 1 : spontané ;
- IDM type 2 : secondaire à un déséquilibre entre apports et besoins en oxygène du myocarde (tachycardie, anémie, hypotension artérielle, etc.) ;
- IDM type 3 : décès du patient au décours d'un SCA avec sus-décalage de ST avant le dosage de la troponine ;
- IDM type 4 : survenant au décours d'une intervention coronaire percutanée ;
- IDM type 5 : survenant au décours d'un pontage coronaire.

L'**IDM type 1** regroupe deux entités physiopathologiques et cliniques :

- l'IDM avec sus-décalage persistant du segment ST (IDM ST ou ST+), qui traduit la constitution d'une occlusion coronaire épicardique brutale ;
- l'IDM sans sus-décalage persistant du segment ST (IDM non ST ou ST–), qui est habituellement secondaire à une occlusion capillaire par un embole provenant d'une lésion coronaire constituée en amont.

Les **stratégies thérapeutiques** sont radicalement différentes :

- dans le premier cas (IDM ST ou ST+), le traitement consiste à désobstruer l'artère le plus rapidement possible ;
- dans le second (IDM non ST ou ST–), le traitement a pour objectif de prévenir l'occlusion coronaire aiguë. En pratique, la prise en charge est celle d'un angor instable.

Nous étudierons dans ce chapitre l'IDM ST, anciennement dénommé *infarctus évolutif* ou *infarctus aigu* ou *infarctus en cours de constitution*. C'est une urgence thérapeutique. Une prise en charge adaptée limite le risque de séquelles graves au premier rang desquelles l'insuffisance ventriculaire gauche.

2. Physiopathologie (cf. fig. 4.1, cahier couleur)

Accident vasculaire coronaire athérothrombotique occlusif

La rupture ou fissuration ou ulcération d'une plaque athéromateuse vulnérable induit une réaction thrombotique locale. Le thrombus est initialement plaquettaire non occlusif ; en devenant fibrino-cruorique, son volume augmente rapidement jusqu'à occlure l'artère. Il reste souvent localisé et fixé au niveau de la lésion artérielle, mais peut s'étendre en amont ou en aval de la lésion causale et se fragmenter pour migrer vers le réseau capillaire, en particulier sous l'effet du traitement.

Occlusion coronaire aiguë (OCA) responsable d'une anoxie myocardique

L'anoxie prolongée est responsable de la nécrose progressive du myocarde concerné qui s'étend progressivement, tel un « front de vague ». Elle peut être ralentie :

- si le myocarde à risque est alimenté par une circulation collatérale (communication entre l'artère occluse et une artère saine) ; ou
- s'il est préparé (préconditionné) : le myocarde tolère une ischémie prolongée lorsqu'il est soumis régulièrement à des épisodes ischémiques transitoires avant la survenue de l'occlusion aiguë.

Dans tous les cas, le segment à risque est totalement nécrosé au bout de 12 heures, et la plus grande partie l'est dans les deux premières heures suivant l'occlusion.

L'ischémie aiguë induit une akinésie du segment concerné et, en réaction compensatrice, une hyperkinésie transitoire des segments controlatéraux qui limite la baisse de la fraction d'éjection (FE) globale du ventricule gauche (VG).

L'akinésie est en partie réversible (phénomène de sidération) si le myocarde est rapidement reperfusé.

L'hyperkinésie compensatrice n'est observée qu'en l'absence de lésion critique au niveau du réseau coronaire non soumis à l'anoxie aiguë. L'existence de lésions sévères proximales est un facteur de complication hémodynamique (choc cardiogénique).

En l'absence de reperfusion, l'akinésie persiste (nécrose) alors que l'hyperkinésie réactionnelle s'atténue, participant à la réduction secondaire de la fraction d'éjection ventriculaire gauche (FEVG) et à la dilatation du VG (remodelage) responsables d'une insuffisance cardiaque chronique (manifestation clinique de la dysfonction ventriculaire gauche). L'altération du VG favorise la survenue tardive de troubles du rythme ventriculaire sévères.

L'akinésie peut évoluer vers la dyskinésie (contraction paradoxale) et la formation d'un anévrisme ventriculaire gauche.

B. Diagnostic

L'IDM peut être inaugural ou survenir chez un patient présentant des antécédents coronaires. Il est souvent précédé de crises angineuses récurrentes (angor instable, SCA non ST). À la phase initiale (< 12 heures), le diagnostic repose avant tout sur l'association de signes cliniques (douleur thoracique) et ECG (sus-décalage de ST). Il doit être posé rapidement et justifie la mise en œuvre immédiate d'une stratégie de reperfusion.

1. Symptômes

La douleur précordiale est le maître symptôme.

Elle est typiquement angineuse, rétrosternale (débute au niveau de la partie médiane ou gauche du précordium) en barre, constrictive, souvent intense, irradiant dans les avant-bras ou les poignets, les mâchoires, le dos ou les épaules. Elle survient au repos (ou en récupération après effort). Elle est prolongée (> 30 min) et trinitrorésistante. Elle peut être accompagnée de signes neurovégétatifs d'accompagnement : sueurs, éructations, nausées, vomissements.

La douleur peut être atypique : simple brûlure rétrosternale, douleur localisée à l'épigastre (IDM inférieur), aux bras, épaules, poignets, mâchoires, dos, sans être associée à une douleur précordiale. Cependant, la douleur n'est pas influencée par la mobilisation des muscles de la région douloureuse ni par la respiration profonde et elle n'est pas provoquée par une mauvaise position.

La douleur peut manquer (surtout chez les sujets diabétiques). L'IDM est alors découvert tardivement (onde Q « nouvelle »), ou révélé par une complication (trouble du rythme, œdème aigu pulmonaire, accident embolique).

2. Examen clinique

L'examen clinique est normal en l'absence de complication.

Il est néanmoins systématique à la recherche de complications (insuffisance cardiaque, état de choc…) et pour éliminer d'éventuels diagnostics différentiels.

3. ECG

L'ECG met en évidence un sus-décalage du segment ST (fig. 4.8 et fig. 4.9).

Le sus-décalage du segment ST (onde de Pardee) débute au point J et englobe l'onde T avec les caractéristiques suivantes :

- convexe vers le haut et siège en regard du territoire ischémique (signe direct) ;
- ≥ 1 mm en dérivations frontales (DI-VI, DII-DIII-Vf) et ≥ 2 mm en dérivations précordiales (V1-V6) ;

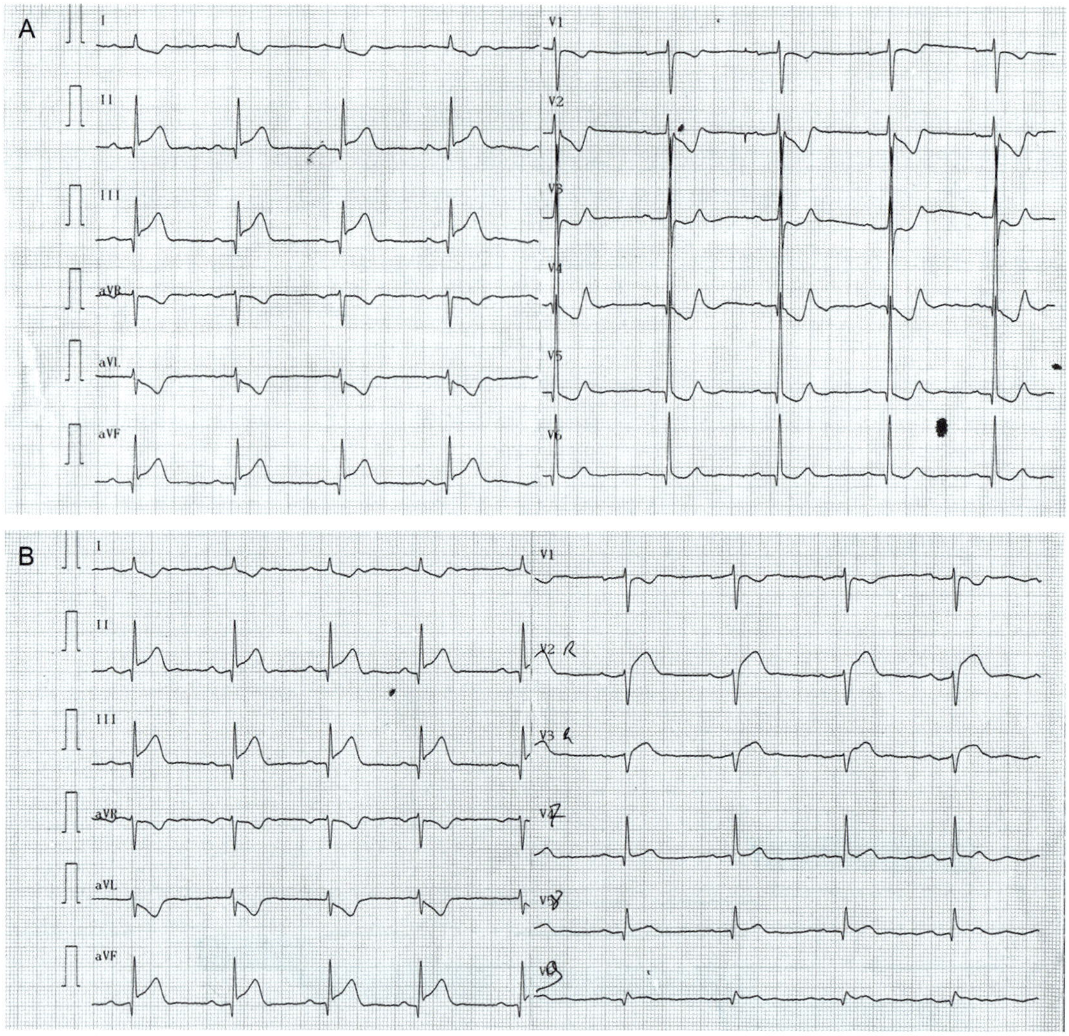

Fig. 4.8. Tracés successifs au cours d'un IDM inférieur aigu.

A. ECG 12 dérivations d'un IDM inférieur aigu : sus-décalage de ST en D2D3Vf associé à une petite onde Q avec sus-décalage de ST en miroir en D1Vl et de V2 à V6.

B. ECG du même infarctus inférieur avec dérivations droites V3R-V4R et dérivations postérieures V7, V8, V9 : on observe aussi un sus-décalage de ST faisant suspecter une extension au niveau basal et au niveau du VD.

- retrouvé au niveau d'au moins deux dérivations contiguës (même plan) ;
- présent dès les premières minutes suivant l'OCA, précédé d'une amplification de l'onde T (stade hyperprécoce).

Il permet de définir la topographie de l'ischémie myocardique :

- antérieure (antéroseptale : V1, V2, V3 ; antérieure étendue : V1 à V6, DI, Vl) ;
- latérale : DI -Vl (haute), V5-V6 (basse) ;
- inférieure : DII, DIII, Vf ;
- basale (postérieure) : V7, V8, V9.

Il peut être masqué par un bloc de branche gauche (BBG) lorsqu'il intéresse les dérivations V1-V3. Un BBG récent a valeur de sus-décalage (intérêt d'un ECG ancien) lorsqu'il est associé à une symptomatologie typique. Le bloc de branche droite (BBD) n'interfère pas dans le diagnostic d'IDM.

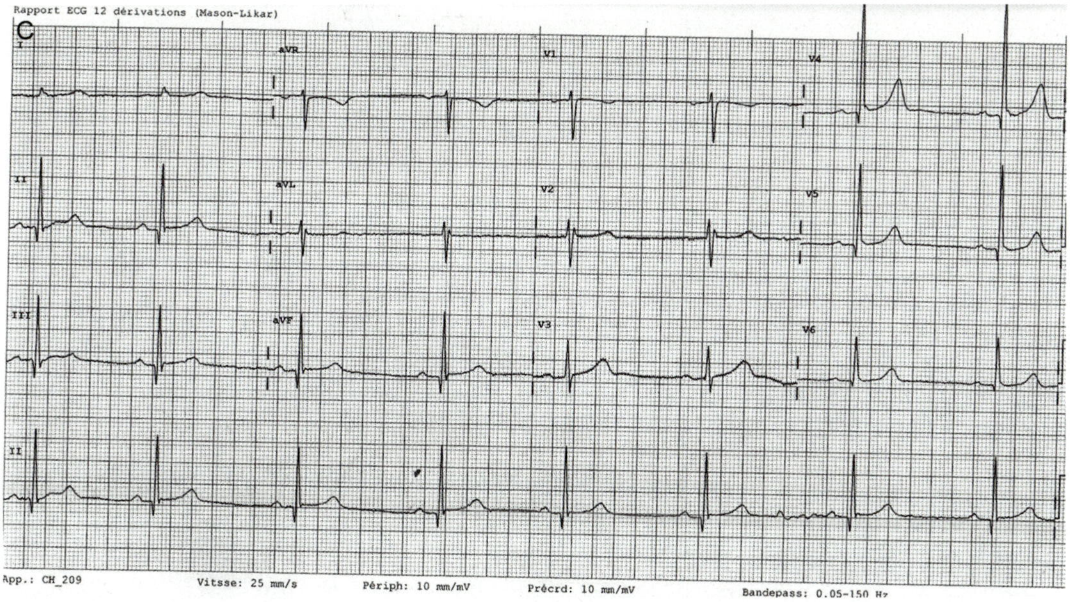

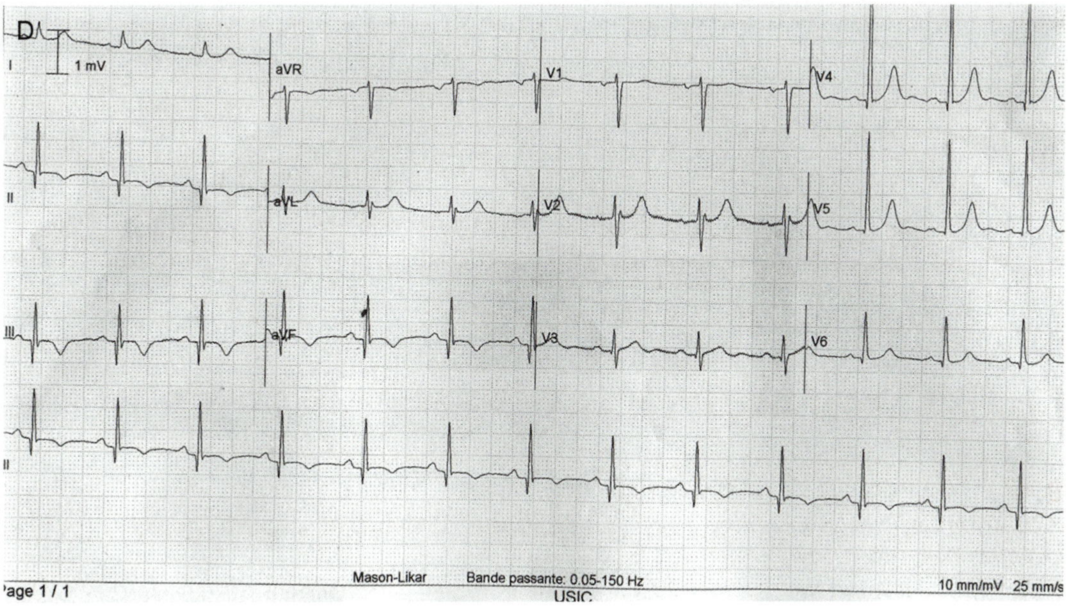

Fig. 4.8. Suite.

C. ECG du même infarctus inférieur après angioplastie primaire : régression du sus-décalage de ST.

D. ECG du même infarctus inférieur à 24 heures : régression du sus-décalage de ST et apparition d'ondes T négatives, creusement des ondes Q.

Il peut être moins marqué, justifiant une confirmation rapide de l'occlusion coronaire aiguë par une coronarographie. Il peut être absent dans les dérivations classiques et sera recherché dans des dérivations complémentaires (postérieures V7, V8, V9).

Le sous-décalage en miroir du segment ST est un signe indirect inconstant.

Il est observé dans les dérivations antérieures lorsque le sus-décalage est inférieur ou postérieur.

Sa mise en évidence chez un patient présentant un angor spontané trinitrorésistant justifie la recherche de signes directs dans les dérivations standard et postérieures. En l'absence de sus-décalage, la prise en charge est celle d'un SCA non ST à très haut risque.

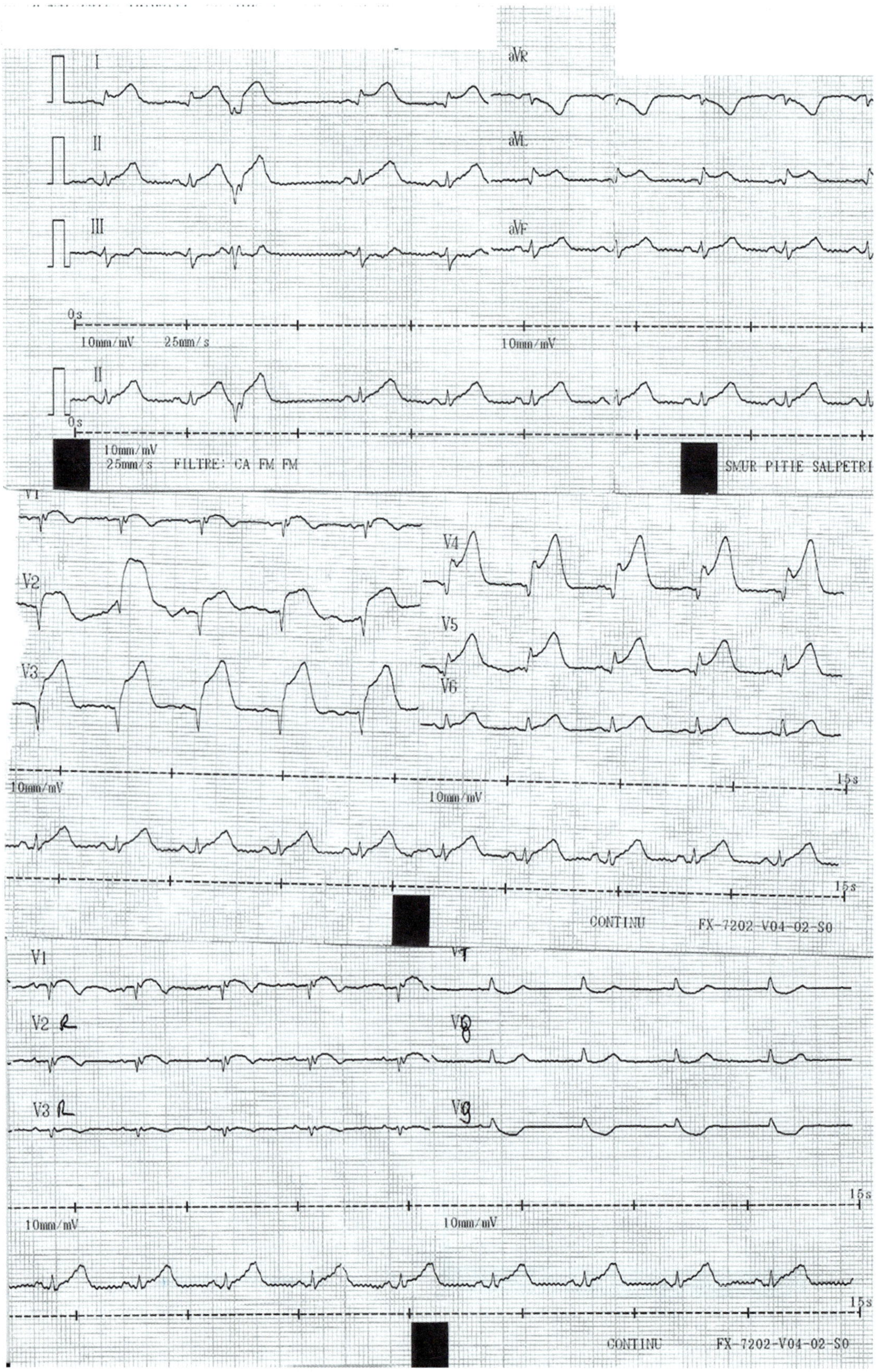

Fig. 4.9. ECG d'un IDM antérieur aigu.
Sus-décalage de ST avec onde de Pardee de V2 à V5 et en D1-aVl.

L'association d'une douleur thoracique prolongée (> 30 min) et des signes ECG précédents suffit pour poser le diagnostic d'IDM ST. La biologie confirmera le diagnostic *a posteriori* (***cf. infra***).

C. Évolution

La mise en évidence d'un SCA ST justifie la mise en œuvre immédiate d'une stratégie de reperfusion par fibrinolyse intraveineuse ou par intervention coronaire percutanée (ICP).

1. Évolution clinique : syndrome de reperfusion

La reperfusion myocardique s'accompagne d'une régression rapide de la douleur angineuse et du sus-décalage du segment ST (< 60 min) qui revient à la ligne isoélectrique, suivie par la négativation des ondes T qui peuvent être à nouveau positives ultérieurement. Une onde Q peut se constituer (sans valeur pronostique).

En l'absence de reperfusion, l'évolution est identique mais plus lente, et l'onde Q est plus fréquente.

Dans tous les cas, une fébricule voisine de 38 °C est présente à la 6e-8e heure et persiste durant 24-48 heures, traduisant une réaction non spécifique de l'organisme à la nécrose.

2. Évolution ECG : onde Q de nécrose

L'onde Q est un signe direct de nécrose constituée lorsqu'elle est supérieure à 0,04 s et profonde (≥ 1 mm). Elle apparaît dans un délai variable mais en moyenne à la 6e–12e heure. Le plus souvent, elle persiste indéfiniment (séquelle d'IDM). Elle n'est pas systématique et ne traduit pas toujours une nécrose étendue (l'étendue de la nécrose est beaucoup mieux évaluée par échocardiographie). Sa topographie est celle du sus-décalage qui l'a précédée. Elle permet de définir *a posteriori* le territoire de la nécrose.

Le BBG masque habituellement les ondes Q. L'onde Q a valeur de nécrose lorsqu'elle est récente.

L'onde Q est surtout utile dans le diagnostic de l'IDM *a posteriori* (définition OMS : deux des trois critères que sont la douleur typique, l'élévation enzymatique, et l'onde Q).

3. Évolution biologique : élévation de la troponine

Marqueurs de la nécrose

La nécrose myocardique libère des marqueurs dont la plupart ne sont pas spécifiques du myocarde (ils peuvent provenir d'autres organes, du muscle squelettique en particulier). Avant que la troponine ne soit utilisée en pratique quotidienne, le diagnostic biologique de l'IDM était porté sur la succession de l'élévation puis de la normalisation successive de différents enzymes : créatinine phosphokinase « myocardique » (CPK-MB), transaminase glutamique oxaloacétique (SGOT) et lactate déshydrogénase (LDH). Le terme de profil enzymatique « concordant » était utilisé. Ultérieurement, le dosage de la myoglobine a été proposé.

La cinétique de libération de ces marqueurs est la suivante :

- **myoglobine** : c'est le marqueur le plus précoce. Le début de l'élévation a lieu dans les 2–3 heures qui suivent l'OCA. Le pic se situe entre 8 et 12 heures, alors que la normalisation survient au bout de 24–36 heures;
- **créatinine phosphokinase** (CPK) : l'élévation est observée à la 6° heure. L'évolution du taux sérique suit une courbe logarithmique dont le pic se situe vers la 36e heure. Les CPK reviennent à la normale au 3e–4e jour. Le pic est plus précoce (< 12 heures) si une reperfusion myocardique rapide est obtenue. La CPK est une enzyme libérée dans le sang au cours de lésions du muscle strié, du cœur et du cerveau. Son isoenzyme MB (de préférence son dosage pondéral [CPK-MB mass]) est plus spécifique du myocarde. Le taux des CPK pathologiques est supérieur à deux fois la valeur normale haute du laboratoire;

▶

- **transaminase glutamique oxaloacétique** (SGOT) : le taux s'élève dès la 8e heure pour atteindre un maximum à la 24e heure et revenir à la normale au bout du 8e–14e jour. Ce dosage est abandonné ;
- **lactate déshydrogénase** (LDH) : le taux s'élève à la 24e heure et l'élévation se prolonge jusqu'au 6e jour voir au-delà. Le pic est situé entre le 3e et le 4e jour. La LDH1 est plus spécifique.

Actuellement, le marqueur recommandé en première intention est la troponine.

Les **troponines** (Tn) sont les marqueurs les plus spécifiques (en particulier les isoformes I ou T). Très sensibles, ils permettent la détection d'une nécrose inférieure à 1 gramme. Le seuil de troponine est supérieur à la normale dès la 4e heure et peut le rester au-delà du 10e jour suivant l'épisode ischémique. L'augmentation est définie par rapport à une valeur de référence spécifique de la méthode de dosage (plusieurs méthodes sont disponibles).

Utilisation des marqueurs de la nécrose

Le diagnostic de nécrose myocardique est confirmé lorsque les taux sanguins de la troponine (ou à défaut des CK-MB) sont élevés (confirmation par deux dosages consécutifs) dans les suites d'un épisode ischémique. Un prélèvement sanguin doit être obtenu à l'admission, à 6–9 heures et à 12–24 heures.

Lorsqu'un diagnostic très précoce doit être obtenu (tableau électroclinique atypique), il est recommandé de réaliser un dosage immédiat d'un marqueur peu spécifique mais qui s'élève rapidement (myoglobine) et de confirmer par un dosage ultérieur de la troponine.

Le niveau atteint par les marqueurs spécifiques est classiquement corrélé à la taille et au pronostic de l'IDM. Cette notion ne s'applique pas si une reperfusion très précoce est obtenue (pic enzymatique précoce).

Le diagnostic d'une récidive d'IDM repose sur la mise en évidence d'une réascension des CK-MB (normalisation précoce ≠ troponine) dans les suites d'une récidive angineuse importante car elle implique une aggravation du pronostic.

Les autres examens biologiques n'ont pas de valeur diagnostique :

- l'IDM est à l'origine d'un syndrome inflammatoire qui se traduit par une augmentation de la vitesse de sédimentation (à partir du 2–3e jour), de la fibrinogénémie, une hyperleucocytose à polynucléaires neutrophiles (par démargination) maximale au 2–3e jour, persistant pendant environ une semaine et parfois au-delà ;
- l'évaluation des facteurs de risque biologique (bilan lipidique, glycémie) tient compte des conditions de prélèvement. Le taux du cholestérol total est abaissé durant plusieurs mois et la glycémie peut être élevée transitoirement à l'admission, justifiant en l'absence de diabète connu un contrôle à distance (3 mois).

D. Diagnostics différentiels (*cf.* chapitre 5 Douleur thoracique)

En plus des étiologies des douleurs thoraciques qu'il faut toujours avoir à l'esprit (péricardite aiguë, embolie pulmonaire, dissection aortique, pathologies sous-diaphragmatiques comme la cholécystite aiguë, l'ulcère perforé, ou la pancréatite aiguë), deux diagnostics méritent une mention particulière car ils peuvent mimer un IDM :

- la myocardite aiguë : le tableau peut associer une douleur thoracique, des modifications ECG avec sus-décalage du segment ST et une augmentation de troponine. La coronarographie permet d'éliminer une occlusion ou une sténose coronaire critique. L'IRM permet de conforter le diagnostic en montrant un rehaussement tardif dans des zones non systématisées et plutôt sous-épicardiques ;
- le syndrome de Tako-Tsubo ou cardiomyopathie de stress : ce syndrome associe une douleur thoracique associée à des modifications ECG associant un sus-décalage de ST qui évo-

lue au bout de 24–48 heures vers des ondes T négatives profondes et symétriques, le plus souvent dans les dérivations précordiales, et parfois des ondes Q transitoires en antéroseptal. Il existe une augmentation modérée des enzymes cardiaques (troponine et CPK-MB). À l'échocardiographie, on note une akinésie voire une dyskinésie qui touche le plus souvent l'apex (« apical ballooning ») et la région médioventriculaire. Devant ce tableau qui mime un infarctus du myocarde, la coronarographie souvent réalisée ne retrouve pas d'occlusion ou de sténose coronaire critique. L'IRM ne montre pas de rehaussement tardif. On l'appelle cardiopathie de stress car on retrouve fréquemment comme facteur déclenchant un stress aigu (peur ou émotion) qui peut être l'annonce du décès d'un proche, un accident de circulation, une catastrophe naturelle, une intervention chirurgicale. Cela touche plus souvent les femmes après la ménopause. L'évolution se fait dans la majorité des cas vers la récupération spontanée en quelques jours ou semaines. Les mécanismes physiopathologiques restent hypothétiques (spasme, altération de la microcirculation coronaire, effet toxique direct des catécholamines).

E. Complications précoces

1. Troubles du rythme et de la conduction

Troubles du rythme ventriculaire

Ils sont extrêmement fréquents à la phase initiale d'un infarctus du myocarde (stade du SCA ST+) et indépendants de l'étendue de la zone ischémique. Par ordre de gravité croissante, il peut s'agir d'extrasystoles ventriculaires (ESV), de tachycardie ventriculaire (TV) non soutenue, de TV soutenue, ou de fibrillation ventriculaire (FV).

C'est la FV qui est responsable de la plupart des morts subites quelques minutes après le début de l'IDM (dont c'est parfois la première manifestation) et avant la prise en charge médicalisée (mort subite préhospitalière). La formation du grand public aux « gestes qui sauvent » (appeler le 15, masser, défibriller), et une politique de généralisation de la mise à disposition de défibrillateurs semi-automatiques (DSA) dans les endroits sensibles (gares, aéroports, terrains de sport…) permet déjà une amélioration du pronostic de cet accident rythmique. La fibrillation ventriculaire n'est jamais réversible spontanément et nécessite un choc électrique externe immédiat.

Le risque de FV justifie une prise en charge médicalisée (SMUR) dès le diagnostic d'IDM évoqué (en pratique appel du médecin régulateur du Centre 15) et le transfert médicalisé en USIC (indirect après admission en salle de cathétérisme si une ICP primaire est proposée), permettant la réalisation d'un choc électrique si nécessaire.

Par contre, la survenue d'une TV ou d'une FV à la phase aiguë n'aura pas d'impact sur le pronostic ultérieur et n'augmente pas le risque d'accidents rythmiques ou de mort subite après la phase aiguë.

Troubles du rythme supraventriculaire

La fibrillation atriale (et autres troubles du rythme supraventriculaire) peut être à l'origine d'une décompensation hémodynamique ou responsable d'accidents emboliques. L'ischémie aiguë contre-indique l'utilisation des digitaliques.

Bradycardie sinusale et troubles de la conduction

Le plus grave est le bloc auriculoventriculaire (BAV). Il est souvent transitoire (nodal) dans l'IDM inférieur. À l'inverse, le BAV définitif (infranodal, hissien) témoigne de dégâts ventriculaires majeurs et irréversibles dans l'IDM antérieur. Il est en règle mal toléré.

L'hypervagotonie (bradycardie, hypotension artérielle) est fréquente dans l'IDM inférieur et répond à l'atropine et au remplissage macromoléculaire.

2. Complications hémodynamiques

Insuffisance ventriculaire gauche (IVG)

L'IVG est un facteur de mauvais pronostic à court et moyen terme. Elle peut être la conséquence directe :

- de l'étendue de la nécrose ;
- d'une complication mécanique (insuffisance mitrale ischémique, communication interventriculaire) ;
- ou être favorisée par la survenue d'une arythmie.

Elle justifie une évaluation échocardiographique précoce. L'altération symptomatique marquée de la fonction ventriculaire gauche (FE < 50 %) justifie l'alitement du patient durant les 24 premières heures, délai d'apparition des complications.

La sévérité de l'IVG est définie par la **classification de Killip** :

- stade 1 : absence de râles crépitants à l'auscultation pulmonaire (IDM non compliqué : mortalité hospitalière < 10 %) ;
- stade 2 : râles crépitants aux bases ne dépassant pas la moitié des champs pulmonaires ;
- stade 3 : râles crépitants dépassant la moitié des champs pulmonaires (œdème aigu pulmonaire), galop auscultatoire ;
- stade 4 : choc cardiogénique.

Choc cardiogénique

Le choc cardiogénique (CC) complique 6 à 7 % des IDM.

Au stade constitué, il associe hypotension et signes d'hypoperfusion périphérique (extrémités froides, oligurie, confusion).

Il est défini par une pression artérielle systolique (PAS) inférieure à 90 mmHg, une pression capillaire supérieure à 20 mmHg ou un index cardiaque (IC : débit cardiaque mesuré par cathétérisme droit à l'aide d'une sonde de Swan-Ganz, rapporté à la surface corporelle) inférieur à 1,8 L/min/m^2.

Le diagnostic est aussi établi si un support inotrope ou la mise en place d'une assistance par contre-pulsion par ballon intra-aortique (CPBIA) sont nécessaires pour maintenir une PAS supérieure à 90 mmHg et un IC supérieur à 1,8 L/min/m^2.

Au stade initial, le diagnostic est posé en l'absence de cathétérisme droit sur la seule notion d'une hypotension artérielle mal tolérée, ne répondant pas au remplissage macromoléculaire qui élimine une hypovolémie et après avoir corrigé une éventuelle bradycardie d'origine vagale (tachycardie habituelle dans le CC) ou une arythmie.

Le CC est habituellement associé à une nécrose étendue du VG, mais il peut être la conséquence d'une atteinte du VD ou d'une complication mécanique qui sera évaluée par échocardiographie. Il est rarement inaugural. Plus souvent, il survient secondairement dans les 24 à 48 heures suivant l'OCA, soit à l'occasion d'une récidive ischémique, soit précédé d'une détérioration hémodynamique progressive (« état de préchoc »).

La coronarographie retrouve le plus souvent une occlusion proximale de l'interventriculaire antérieure et/ou des lésions pluritronculaires.

Le pronostic hospitalier est très sombre avec une mortalité supérieure à 70 %. Il peut être amélioré par une revascularisation rapide, associée à la mise en place d'une assistance circulatoire temporaire.

Infarctus du ventricule droit

Il peut prendre le masque d'un CC mais son traitement est très différent. La triade symptomatique classique associe chez un patient présentant un IDM inférieur :

- hypotension artérielle ;
- champs pulmonaires clairs ;
- turgescence jugulaire.

L'ECG peut identifier un sus-décalage du segment ST en V3R-V4R (dérivations précordiales droites, symétriques des dérivations gauches par rapport au sternum, qu'il faut penser à enregistrer dans ce cas).

L'échocardiographie met en évidence une dilatation et une hypokinésie du ventricule droit (VD), une dilatation de l'oreillette droite et une insuffisance tricuspide par dilatation de l'anneau.

L'infarctus du VD est souvent compliqué d'une fibrillation atriale qui compromet l'hémodynamique et doit être rapidement réduite. L'extension au VD contre-indique l'administration de vasodilatateurs.

3. Complications mécaniques

Rupture de la paroi libre du VG

La rupture aiguë est responsable d'un collapsus avec dissociation électromécanique (activité électrique mais absence de contraction du VG et de pouls), rapidement fatal.

La rupture subaiguë se traduit par une récidive douloureuse pseudo-angineuse avec élévation du segment ST ou par une hypotension artérielle brutale et prolongée. Les signes de tamponnade apparaissent rapidement, et le diagnostic est confirmé par échocardiographie (hémopéricarde) justifiant un geste chirurgical immédiat.

Rupture septale

La rupture septale n'est pas rare (1–2 %). Elle entraîne une communication interventriculaire (CIV). Elle n'est en général pas inaugurale et apparaît après 24–48 heures d'évolution. Le diagnostic, évoqué devant une complication hémodynamique, est confirmé par l'apparition d'un souffle précordial systolique irradiant « en rayon de roue » (parfois absent) et surtout par l'échocardiographie avec doppler couleur. Le cathétérisme droit avec oxymétrie, réalisé à l'occasion de la coronarographie préopératoire, identifie un saut oxymétrique au niveau du ventricule droit (la saturation en oxygène est plus élevée dans l'artère pulmonaire que dans l'oreillette droite). Malgré la fermeture chirurgicale rapide de la communication, la mortalité hospitalière reste élevée (25–60 %).

Insuffisance mitrale

Trois mécanismes à l'origine de l'insuffisance mitrale (IM) peuvent être identifiés :

- dysfonction d'un pilier mitral (infarctus inférieur) ;
- rupture d'un pilier mitral (IM aiguë) ;
- dilatation de l'anneau mitral secondaire à la dilatation du VG (IM tardive).

La rupture de pilier (muscle papillaire) entraîne une fuite par prolapsus valvulaire et induit une défaillance cardiaque brutale, avec apparition d'un souffle systolique souvent discret. Le diagnostic est porté par l'échocardiographie. Le traitement est chirurgical (remplacement valvulaire), souvent précédé de la mise en place d'une assistance circulatoire par CPBIA.

4. Complications thrombotiques

Thrombose veineuse et embolie pulmonaire

Cette complication est actuellement peu fréquente et survient chez les patients dont l'état justifie un alitement prolongé.

Thrombus intra-VG et embolies systémiques

Le thrombus est dépisté par l'échocardiographie dont la réalisation doit être précoce, en particulier si la nécrose est étendue. Il est plus volontiers retrouvé après IDM antérieur. Il justifie un traitement anticoagulant. La complication embolique la plus grave est cérébrale, l'ischémie étant compliquée d'une hémorragie souvent fatale, favorisée par le traitement anticoagulant. L'embolie peut être favorisée par une fibrillation atriale.

5. Complications péricardiques

Le mécanisme de la péricardite compliquant l'IDM étendu peut être hémodynamique, mais un syndrome inflammatoire est habituel et son intensité croît avec l'étendue de la nécrose justifiant le traitement par aspirine forte dose (3 g/j) ou anti-inflammatoires non stéroïdiens dans les formes très algiques.

La survenue d'une péricardite dans les suites immédiates de la constitution de la nécrose myocardique est fréquente. La péricardite est souvent asymptomatique, parfois se traduisant par une douleur thoracique (classiquement influencée par le changement de position, aggravée par le décubitus, calmée par la position assise), se limitant en général à un frottement péricardique et à un décollement péricardique à l'échographie.

6. Complications ischémiques

La récidive ischémique peut être secondaire à la réocclusion de l'artère désobstruée, ou traduire l'existence d'une sténose résiduelle ou de lésions controlatérales souvent préalablement asymptomatiques.

Elle s'exprime sous la forme d'une récidive d'IDM (responsable d'une nouvelle élévation des CK-MB) ou de crises angineuse spontanée (SCA non ST). Un angor d'effort peut être constaté lors de la reprise d'une activité. Une ischémie (douloureuse ou silencieuse) peut être induite lors d'une épreuve d'effort.

L'épreuve d'effort peut être pratiquée dès le 5e jour d'hospitalisation en l'absence de contre-indication. Elle est justifiée après fibrinolyse intraveineuse ou en l'absence de reperfusion. Elle peut être indiquée après revascularisation initiale par ICP pour évaluer le retentissement de lésions controlatérales détectées par la coronarographie initiale.

La mise en évidence d'une ischémie au décours d'un IDM justifie la réalisation d'une revascularisation.

F. Complications tardives

1. Péricardite

Elle survient à la troisième semaine, réalisant le syndrome de Dressler.

Le tableau de péricardite peut s'accompagner d'un épanchement pleural, d'arthralgies, d'une reprise thermique. Le syndrome inflammatoire est en général important. L'évolution est en règle favorable sous traitement. Le niveau de l'anticoagulation doit être réduit.

2. Dysfonction ventriculaire gauche (vidéo 4.9)

La persistance d'une altération de la fonction ventriculaire gauche (ou baisse de la fraction d'éjection du VG) au décours d'un IDM peut avoir plusieurs causes :

- lésions définitives du tissu myocardique, nécrose puis fibrose ;
- anomalie fonctionnelle transitoire répondant à deux mécanismes théoriques :
  - sidération myocardique post-ischémique réversible dans les deux semaines qui suivent l'épisode ischémique (après reperfusion précoce),

- hibernation myocardique secondaire à une hypoperfusion myocardique chronique (sténose coronaire sévère résiduelle après reperfusion).

En pratique, ces différents mécanismes sont souvent intriqués et, face à une altération de la contractilité ventriculaire, la part des territoires nécrosés et viables doit être faite.

Le bilan de viabilité repose sur la réalisation de tests fonctionnels :

- scintigraphie myocardique de perfusion avec redistribution tardive (le myocarde viable fixe le traceur) ; ou
- échocardiographie de stress à la dobutamine (le myocarde viable stimulé récupère une contractilité) ; ou
- IRM cardiaque.

Après revascularisation (indiquée si sténose sévère et myocarde viable), la fonction VG doit être réévaluée (échocardiographie).

La baisse persistante de la FEVG est un facteur de risque de décompensation et de survenue tardive de troubles du rythme ventriculaire.

L'évolution naturelle d'une altération marquée de la cinétique segmentaire du VG est souvent péjorative, caractérisée par :

- une dilatation globale du VG par remodelage ;
- parfois la formation d'une zone anévrismale (évolution prédite dès les premiers jours).

L'anévrisme du ventricule gauche est une déformation du VG qui fait saillie à l'extérieur en systole (dyskinésie) et en diastole. Le traitement peut être chirurgical, la résection de l'anévrisme étant envisagée si la cavité ventriculaire restante est suffisante.

3. Troubles du rythme ventriculaire

Les troubles du rythme ventriculaire sévères, tachycardie ou fibrillation ventriculaires de survenue tardive (> 1 semaine) sont d'autant plus fréquents que la nécrose myocardique est étendue, et peuvent être favorisés par une ischémie myocardique résiduelle. Ils justifient la mise en place d'un défibrillateur automatique implantable (DAI) prophylactique lorsque la FEVG est inférieure à 35 %, à distance de l'IDM (> 6 semaines).

G. Traitement

Le traitement de l'IDM repose sur la reperfusion coronaire qui doit être réalisée le plus rapidement possible (« time is muscle »).

1. Prise en charge préhospitalière

Dès le diagnostic évoqué, soit par le médecin traitant appelé par le patient ou sa famille, soit par le médecin régulateur du SAMU contacté directement, ce dernier dépêche sur les lieux de l'accident une équipe médicalisée (SMUR). Le diagnostic est évoqué sur la seule description des symptômes qui doivent être parfaitement connus ; il sera confirmé par le médecin urgentiste après enregistrement de l'ECG durant la crise angineuse qui persiste à son arrivée.

Dès lors, le choix de la stratégie de revascularisation est discuté en tenant compte du délai écoulé depuis le début des symptômes et de celui qui serait nécessaire pour transférer le patient vers un hôpital équipé d'une salle de cathétérisme (stratégie différente en ville et à la campagne). La décision de réaliser une ICP primaire justifie un transfert direct en salle de cathétérisme. Dans tous les cas, la surveillance sera faite durant les premiers jours en unité de soins intensifs coronaires (USIC).

2. Reperfusion myocardique

La reperfusion myocardique doit être entreprise le plus rapidement possible pour sauver le maximum de muscle cardiaque.

Grands principes, notion de délais

La nécrose myocardique débute après 20 minutes d'occlusion coronaire. Elle s'étend à l'ensemble du myocarde concerné en 12 heures. **La reperfusion est inutile au-delà de ce délai de 12 heures. Elle est d'autant plus utile qu'elle est précoce (efficacité maximale <2 heures suivant le début de la douleur qui marque l'OCA).**

La reperfusion mécanique par intervention coronaire percutanée (ICP), dite angioplastie primaire (ICP-I), **est plus efficace** que la reperfusion chimique par fibrinolyse intra-veineuse (FIV), mais une FIV très précoce est plus utile qu'une ICP trop tardive.

L'ICP doit être proposée en deuxième intention après échec de la FIV (ICP de sauvetage = ICP-S).

Le choix de la stratégie de reperfusion tient compte des possibilités respectives de réalisation des deux stratégies (contre-indications éventuelles) et de deux données estimées :

- délai du premier contact médical (PCM) écoulé entre le début de la douleur et le diagnostic confirmé par l'ECG ;
- délai de réalisation d'une ICP-I à partir du PCM, incluant temps de transfert du patient et de mise en place du guide dans l'artère coronaire (délai ICP-I).

En pratique, la stratégie privilégiée sera (en l'absence de CI à la FIV) :

- ICP-I si :
  - délai ICP-I $\leq$ 90–120 mn : patients tout venant (en particulier si PCM fait par SMUR ou SAMU ou dans un centre ne pratiquant par l'ICP-I). Dans l'idéal, ce délai doit être raccourci < 60 min si le patient se présente tôt et que l'IDM est a priori étendu.
  - délai ICP-I $\leq$ 60 min : diagnostic posé dans un hôpital pouvant réaliser une ICP-I ;
- FIV rapide si les délais ICP-I ne peuvent être respectés, dans ce cas :
  - délai PMC-FIV $\leq$ 30 min (FIV préhospitalière par le SMUR ou SAMU),
  - si FIV, transfert direct vers un centre de coronarographie systématique :
    - en cas d'échec de la FIV (douleur thoracique et sus-décalage persistant) : ICP dite secondaire,
    - si succès de la FIV : coronarographie entre 3 et 24 heures et revascularisation adaptée.

Tableau 4.2. Algorithme de prise en charge en fonction des délais proposé par la Société Européenne de Cardiologie (ICP-I : angioplastie priaire ; FIV = fibrinolyse intraveineuse).

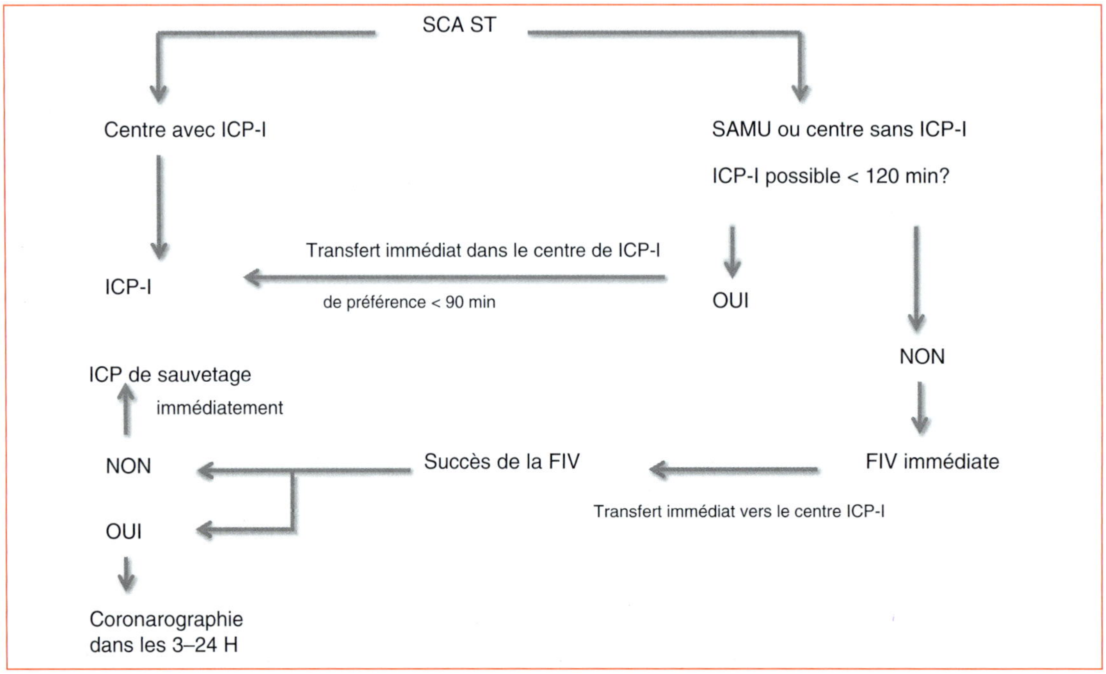

L'âge du patient (< ou > 65 ans) est aussi un élément à prendre en compte dans la mesure où le risque hémorragique de la fibrinolyse augmente avec l'âge.

Reperfusion par ICP d'emblée (ICP-I) (vidéo 4.10, vidéo 4.11, vidéo 4.12)

La coronarographie est précédée de l'administration, dès le diagnostic posé, d'aspirine, d'un inhibiteur des récepteurs P2Y12, de préférence prasugrel ou ticagrelor (sauf CI) et d'un anticoagulant (fondaparinux, énoxaparine ou héparine). Les inhibiteurs des récepteurs glycoprotéiques GP2B3A ne sont pas indiqués avant la coronarographie (abciximab, tirofiban, integréline), mais sont optionnels dans le traitement de lésions complexes (thrombus volumineux).

Elle confirme l'occlusion coronaire qui est immédiatement traitée (thromboaspiration par cathéter, dilatation par ballonnet et implantation d'une endoprothèse) (*cf.* vidéo 4.9).

Les critères de reperfusion angiographiques associent la restauration d'un flux épicardique normal (vitesse d'opacification de l'artère désobstruée identique à celle des vaisseaux controlatéraux : flux TIMI 3) et d'une perfusion capillaire normale (opacification complète et transitoire du myocarde au temps capillaire de l'injection de l'artère coronaire désobstruée : blush 3).

La reperfusion s'accompagne habituellement d'une sédation de la douleur et d'une régression du sus-décalage du segment ST.

Reperfusion par fibrinolyse intraveineuse (FIV)

Elle est pratiquée de préférence au domicile du patient (FIV préhospitalière), dès le diagnostic posé et après avoir éliminé les contre-indications liées au risque hémorragique.

Principales contre-indications

- Âge > 75 ans, mais contre-indication relative et fonction de l'état physiologique.
- Poussée ulcéreuse datant de moins de 6 mois.
- Intervention de chirurgie générale < 10 jours.
- Intervention de chirurgie générale vasculaire < 1 mois.
- Accident vasculaire cérébral, malformation vasculaire cérébrale.
- Traumatisme crânien récent (exemple : syncope et chute lors du SCA).
- HTA non contrôlée, supérieure à 200 mmHg.
- Massage cardiaque récent, mais contre-indication relative en fonction de la gravité du tableau.
- Ponction récente de gros vaisseaux non comprimables.
- Injection intramusculaire (risque d'hématome induit).
- Insuffisance hépatocellulaire grave.
- Grossesse et post-partum (l'IDM est très rare dans cette situation).
- Trouble de l'hémostase ou diathèse hémorragique (tendance au saignement inexpliquée, épistaxis…).

Produits et protocoles

- Streptokinase (Streptase®) : fibrinolytique de première génération non spécifique de la fibrine (fibrinogénolyse périphérique), abandonné au profit de produits plus efficaces, mieux tolérés (allergies) et de maniement plus simple.
- Activateur tissulaire du plasminogène (t-PA : Actilyse®) : fibrinolytique spécifique prescrit en bolus suivi d'une perfusion, il est plus efficace que la streptokinase. Il est actuellement remplacé par le TNK-tPA aussi efficace mais de maniement plus simple.
- TNK-tPA (Métalyse®) : injecté en simple bolus suivant une dose adaptée au poids (0,53 mg/kg), associé au traitement aspirine et clopidogrel en dose de charge, et à une héparinothé-

rapie durant 48 heures ou jusqu'à réalisation de la coronarographie et de l'ICP. Il peut être aussi associé à l'énoxaparine chez les sujets de moins de 75 ans.

Critères d'efficacité

Ils conditionnent la suite de la prise en charge et, en particulier, la date voire l'heure de réalisation de la coronarographie.

La reperfusion est obtenue dans les 90 minutes suivant l'administration du bolus de TNK-tPA dans 50 à 60 % des cas.

Elle se traduit par un syndrome de reperfusion (SR) associant régression rapide (> 60–90 min) simultanée de la douleur et du sus-décalage du segment ST (régression > 70 % dans la dérivation où il est maximal, ou à partir du calcul de la somme des sus-décalages constatés dans les dérivations concernées). Le SR peut être absent malgré un succès confirmé par l'angiographie.

La reperfusion peut être associée à un trouble du rythme ventriculaire, un bloc auriculoventriculaire (en particulier après désobstruction coronaire droite), une augmentation paradoxale de la douleur et du sus-décalage de ST, un syndrome hypotension-bradycardie (sus-décalage inférieur par occlusion coronaire droite [IDM inférieur]), incidents en règle facilement corrigés et transitoires.

Complications

Malgré le respect des contre-indications, la survenue d'un accident vasculaire cérébral est notée dans 0,6 à 2 % des cas, hémorragique une fois sur deux. Elle justifie une adaptation du traitement anticoagulant et souvent son arrêt avec des conséquences très péjoratives sur le pronostic immédiat et ultérieur (risque de réocclusion et de récidive ischémique).

La reperfusion expose au risque secondaire de réocclusion (RO), en particulier si le traitement antiagrégant plaquettaire est interrompu du fait d'une complication hémorragique (rapport risque hémorragique-risque ischémique). Elle se traduit par la réapparition *a minima* des signes cliniques et électrocardiographiques (récidive ischémique), suivie d'une nouvelle augmentation du taux de CK-MB (la troponinémie n'est pas influencée).

3. Traitements associés à la reperfusion

Les traitements symptomatiques, antiagrégants plaquettaires et anticoagulants sont administrés d'emblée (pendant le transport médicalisé).

Traitement symptomatique

Le traitement antalgique fait appel aux antalgiques majeurs dérivés de la morphine (chlorhydrate de morphine et apparentés) et aux anxiolytiques. L'oxygénothérapie nasale (2–4 mL/min) est proposée en cas de dyspnée.

Antiagrégants plaquettaires

L'**aspirine** est administrée initialement à raison de 250 mg par voie intraveineuse relayée par la prescription *per os* de 75 mg/j.

Concernant les inhibiteurs des récepteurs P2Y12, on peut utiliser :

- le **clopidogrel** prescrit *per os* en dose de charge (600 mg) suivie d'une dose d'entretien de 75 à 150 mg/j ; **c'est le seul antiagrégant plaquettaire utilisable chez les patients traités par FIV** ;
- le **prasugrel** (60 mg *per os* puis 10 mg par jour si âge < 75 ans, poids > 60 kg et absence d'antécédent d'AVC) ;
- le **ticagrelor** (180 mg puis 90 mg, deux fois par jour si pas d'antécédent d'AVC hémorragique).

Anticoagulants

L'administration d'un anticoagulant i.v. est systématique, quelle que soit la stratégie de reperfusion adoptée.

Le relais par un traitement *per os* (antivitamine K) n'est justifié que dans certains cas particuliers (thrombus intraventriculaire gauche, fibrillation atriale, complication thrombotique veineuse).

Les médicaments pouvant être utilisés sont au choix :

- l'**héparine non fractionnée (HNF)** administrée en bolus initial de 60 UI/kg (maximum 4000 UI si FIV), puis relayée par voie i.v. à la seringue électrique (12 UI/kg initial puis adapté au TCA mesuré à 3 heures, 6 heures, 12 heures puis deux fois par jour) ;
- l'**énoxaparine** prescrite en bolus i.v. de 30 mg (ou 0,5 mg/kg) puis relayé par une injection de 1 mg/kg s.c. toutes les 12 heures (CI si âge > 75 ans et FIV ou si insuffisance rénale) ;
- la **bivalirudine** administrée en bolus initial de 0,75 mg/kg suivi d'une perfusion de 1,75 mg/kg/h.

Le choix de l'anticoagulant et sa posologie dépendent de la stratégie de reperfusion utilisée :

- si une ICP-I est envisagée, la préférence ira à la bivalirudine plutôt que l'énoxaparine voire l'héparine. La bivalirudine n'est pas indiquée en association à la FIV ;
- lorsqu'une ICP-I est pratiquée, l'anticoagulant est interrompu en fin de procédure, sauf cas particulier ;
- après FIV, il est poursuivi jusqu'à réalisation de la coronarographie.

Bêtabloquants

Les bêtabloquants sont prescrits pour limiter l'extension de la nécrose, réduire l'incidence de survenue des troubles du rythme cardiaque et à visée antalgique.

Ils sont utilisés en première intention par voie veineuse en cas de tachycardie (adrénergique), d'hypertension ou si la douleur persiste malgré l'administration d'un morphinique. Si la tachycardie paraît être en relation avec une poussée d'insuffisance cardiaque, il est prudent d'évaluer la tolérance du bêtabloquant en faisant appel dans un premier temps à un médicament à demi-vie courte.

Dans la majorité des cas, le traitement peut être prescrit d'emblée *per os* (exemple : aténolol 100 mg/j).

Les bêtabloquants sont prescrits précocement mais avec prudence et plutôt en USIC qu'au cours du transport médicalisé du fait du risque de décompensation cardiaque.

Inhibiteurs de l'enzyme de conversion

Le traitement doit être débuté secondairement mais dans les 24 premières heures à doses progressives en tenant compte de la tolérance fonctionnelle et de la fonction rénale, en particulier si l'IDM est étendu (exemple : ramipril 1,25 mg/j puis dose croissante progressive jusqu'à 10 mg/kg).

Inhibiteurs des récepteurs aux minéralocorticoïdes : éplérénone

L'éplérénone (antialdostérone) doit être introduite précocement en cas d'infarctus du myocarde étendu (fraction d'éjection VG < 40 %) ou de signes d'insuffisance cardiaque, en respectant ses précautions d'emploi et ses contre-indications.

4. Traitements qui ne doivent pas être utilisés à titre systématique

- Dérivés nitrés : les dérivés nitrés *per os* sont utilisés à visée diagnostique (sus-décalage nitrorésistant). Ils ne sont plus prescrits de manière systématique par voie veineuse. Ils sont délétères lorsque la nécrose s'étend au ventricule droit.
- Anticalciques.
- Antiarythmiques : ils ne préviennent pas le risque d'arythmie sévère.

5. Surveillance en USIC

Le patient alité bénéficie d'une surveillance continue :

- surveillance clinique : mesure de la pression artérielle (PA) et auscultation biquotidienne ;
- surveillance de l'ECG : monitorage ECG continu (rythme) et ECG 12 dérivations biquotidien et à chaque nouvelle douleur (repolarisation) ;
- bilan biologique régulier (cycle enzymatique toutes les 6 heures durant les 12 premières heures, troponinémie, glycémie, créatininémie, NFS et plaquettes en particulier quotidiennes jusqu'à décharge) ;
- échocardiographie (FEVG, thrombus, épanchement péricardique, insuffisance valvulaire mitrale).

En l'absence de complication, le patient peut s'asseoir au bord du lit dès la 12e heure suivant son admission en USIC et déjeuner par ses propres moyens. La marche à plat est autorisée dès le 2e jour (200 m) et la marche en côte les jours suivants. La sortie de l'hôpital peut être envisagée dès le 5e jour, éventuellement pour un centre de réadaptation à l'effort. L'arrêt de toute activité professionnelle est proposé pour un mois. Un certificat de demande de prise en charge des soins à 100 % est remis.

6. Traitement des complications hospitalières

Troubles du rythme ventriculaire

Le traitement antiarythmique de première intention est la lidocaïne (Xylocaïne® : 1 mg/kg en bolus suivi d'un relais de 20 mg/kg/24 heures en seringue électrique). Il est proposé dans les situations suivantes :

- extrasystoles ventriculaires nombreuses, polymorphes, en doublets ou triplets avec un phénomène R/T ;
- tachycardie ventriculaire (TV), après choc électrique externe (CEE) si elle est soutenue et mal tolérée (300 J sous brève AG si le patient est conscient) ;
- fibrillation ventriculaire, après massage cardiaque externe et CEE.

La lidocaïne tend à être remplacée par l'amiodarone i.v. 150–300 mg sur 30–60 minutes puis perfusion de 600–900 mg/24 heures.

Le rythme idioventriculaire accéléré (RIVA = TV lente à fréquence voisine de 80 bpm) ne nécessite aucun traitement, sauf s'il est mal toléré (rarement et si IDM étendu). Il peut être réduit par accélération du rythme auriculaire (atropine, stimulation électrique).

Troubles du rythme supraventriculaire

Les digitaliques sont contre-indiqués à la phase aiguë et les antiarythmiques de classe IA et IC sont contre-indiqués ultérieurement à titre préventif.

La réduction du trouble du rythme est justifiée lorsqu'il est mal toléré au plan hémodynamique. Sa survenue justifie un traitement anticoagulant au long cours (AVK) en particulier si la fonction VG est altérée et le patient est âgé.

Bradycardie sinusale et troubles de la conduction

Le BAV transitoire de l'IDM inférieur relève d'un traitement par atropine i.v. (1/2 à 1 mg i.v) lorsqu'il est symptomatique, et nécessite très rarement un entraînement électrosystolique temporaire.

Le BAV compliquant l'IDM antérieur nécessite toujours la mise en place d'une sonde d'entraînement électrosystolique. Dans l'attente, la fréquence cardiaque peut être accélérée par l'administration prudente d'isoprénaline (Isuprel® 5 ampoules dans 250 mL de G 5 %, débit à adapter pour obtenir la fréquence voulue), malgré le risque de déclencher une arythmie ventriculaire maligne. La rapidité de son installation justifie la mise en place préventive d'une sonde de stimulation si apparaît une alternance bloc de branche gauche-bloc de branche droit, un bloc de branche droit et un hémi-bloc antérieur gauche ou postérieur gauche, un bloc de branche gauche pour certains.

Insuffisance ventriculaire gauche minime à modérée

Traitement non spécifique : diurétiques, inhibiteurs de l'enzyme de conversion, éplérénone. En cas d'infarctus étendu, il faudra réévaluer la FEVG à distance. Lorsque la FEVG reste inférieure à 35 % après un délai d'au moins six semaines après l'IDM, il y a une indication à mettre en place un DAI afin de diminuer le risque de morts subites par trouble du rythme au cours du suivi. Ce traitement est réservé aux patients dont l'espérance de vie est supérieure à un an.

Choc cardiogénique

Traitement médicamenteux

- Corriger les facteurs aggravants : hypovolémie, troubles du rythme.
- Lutter contre la sidération myocardique : inotropes positifs (dobutamine).

Le traitement peut être adapté en recueillant par cathétérisme intracardiaque droit (sonde de Swan-Ganz) les pressions capillaires, pulmonaires, ventriculaires et auriculaires, et en mesurant régulièrement le débit cardiaque par thermodilution (sonde introduite par voie veineuse brachiale et laissée en place durant la durée de la surveillance).

Traitement interventionnel

- Assistance circulatoire par mise en place d'un ballonnet de contre-pulsion intra-aortique (CPBIA).
- Revascularisation par angioplastie ou chirurgie (pontage).
- Assistance cardiaque par circulation extracorporelle (*extracorporeal membrane oxygenation*, ECMO).
- Assistance cardiocirculatoire par cœur artificiel (exceptionnel), en attente d'une transplantation cardiaque (sujet jeune).

Complications mécaniques

Elles relèvent en règle d'un traitement chirurgical. Les difficultés techniques sont liées au caractère inflammatoire des lésions traitées et friables du myocarde, source de complications ultérieures (lâchage de sutures). La préparation préopératoire consiste en la mise en place d'une assistance circulatoire par ballon de contre-pulsion intra-aortique associée à la prescription d'un support inotrope et de diurétiques.

Rupture de la paroi libre du ventricule gauche

Elle est le plus souvent rapidement mortelle. Il est exceptionnel que le patient puisse être confié rapidement à une équipe chirurgicale.

Rupture septale

- Corrigée par suture chirurgicale d'un patch de fermeture.
- La fermeture par implantation percutanée d'une prothèse est exceptionnellement envisagée.
- Le délai de réparation dépend de la tolérance clinique. Les résultats du geste chirurgical sont meilleurs si la procédure peut être différée de quelques jours (shunt de volume modéré).

Insuffisance mitrale par rupture de pilier

- Corrigée par remplacement valvulaire.

Points clés

- L'IDM ST est la conséquence d'une occlusion coronaire aiguë (par un thrombus).
- Le diagnostic est évoqué sur la description de la douleur et justifie une prise en charge médicalisée rapide (risque immédiat de mort subite par trouble du rythme ventriculaire).
- Le diagnostic est confirmé par l'ECG percritique (sus-décalage de ST concordant).
- Le diagnostic impose la mise en œuvre d'une stratégie de reperfusion rapide (délais).
- La stratégie optimale fait appel à l'ICP-I sous réserve qu'elle puisse être réalisée rapidement.
- La reperfusion précoce limite l'étendue de la nécrose et le risque de survenue d'une insuffisance cardiaque.

V. Planifier le suivi chez un coronarien stable ou après un syndrome coronarien aigu

Un patient coronarien doit être suivi régulièrement et conjointement par son médecin traitant et par un cardiologue. La fréquence du suivi dépend de la sévérité de la maladie coronaire (en moyenne 1/3 à 4 mois chez le médecin traitant, 2 fois par an chez le cardiologue; après un SCA, une visite chez le cardiologue à 1 mois peut être recommandée). Le suivi (moyen mnémotechnique BASIC : Bêtabloquant, Antiplaquettaire, Statine, IEC, Contrôle des facteurs de risque) a pour but :

- de s'assurer du bon contrôle des facteurs de risque :
  - arrêt définitif du tabac,
  - abaissement du LDL-C $\leq$ 1 g/L (ou 0,7 g/L) suivant les recommandations,
  - contrôle de la glycémie chez le diabétique,
  - contrôle de l'HTA,
  - reprise d'une activité physique,
  - régime méditerranéen;
- de s'assurer de l'absence d'autre localisation athéromateuse (tronc supra-aortique, aorte abdominale et membres inférieurs) par la réalisation d'un écho-doppler;
- de s'assurer de la bonne observance du traitement médicamenteux :
  - antiagrégant plaquettaires :
    - dans les suites d'un SCA ou d'un IDM, quel que soit le traitement, il faudra poursuivre l'association aspirine + un autre antiagrégant plaquettaire parmi les inhibiteurs des récepteurs P2Y12 (clopidogrel, prasugrel, ticagrelor), idéalement pour 1 an,
    - en cas de mise en place d'un stent nu dans l'angor stable, la double antiagrégation plaquettaire (aspirine + clopidogrel) devra être poursuivie pendant 1 mois, puis seule l'aspirine sera prescrite,
    - en cas de mise en place d'un stent actif dans l'angor stable, la double antiagrégation plaquettaire (aspirine + clopidogrel) sera poursuivie pendant 1 an, puis seule l'aspirine sera prescrite,
    - dans l'angor stable, en cas de pontage coronaire, seule l'aspirine sera prescrite,
  - statines : un traitement par statine est recommandé après un SCA ou chez le coronarien stable. Après un SCA, il est recommandé d'utiliser de fortes doses,
  - bêtabloquant : doit être prescrit chez tout patient ayant fait un infarctus,

CHAPITRE

5

Item 228 – UE 8 – Douleur thoracique aiguë et chronique

Objectifs pédagogiques

Nationaux

- Diagnostiquer une douleur thoracique aiguë et chronique.
- Identifier les situations d'urgence et planifier leur prise en charge.

CNEC

- Savoir rechercher une détresse vitale chez un patient qui consulte pour douleur thoracique.
- Savoir recueillir et classer les arguments orientant vers l'une des quatre urgences cardiologiques que sont la dissection aortique, les syndromes coronariens aigus, l'embolie pulmonaire et la péricardite aiguë.
- Savoir identifier les causes chroniques de douleur thoracique, d'angor d'effort, d'angor fonctionnel des troubles du rythme, des douleurs d'effort du rétrécissement aortique.
- Connaître les principales causes extracardiaques d'une douleur thoracique.

I. Conduite à tenir en présence d'un patient qui consulte pour douleur thoracique

A. Première étape : détresse vitale ?

C'est une étape indispensable, rechercher une détresse vitale (détresse respiratoire, état de choc, troubles de conscience) afin de prendre en urgence les mesures thérapeutiques nécessaires (+++).

- Détresse respiratoire :
  - polypnée (> 30/min) ou bradypnée (< 10/min ou pause respiratoire);
  - tirage par mise en jeu des muscles respiratoires accessoires;
  - sueurs, cyanose, désaturation (SpO_2 < 90 %), encéphalopathie respiratoire.
- Détresse hémodynamique :
  - arrêt circulatoire (pouls carotide ou fémoral non perçu, patient inconscient);
  - état de choc : collapsus avec hypoperfusion périphérique; hypotension avec pâleur, marbrures et oligurie;

- signes de cœur pulmonaire;
- pouls paradoxal (dépression du pouls à l'inspiration profonde).
- Troubles de la conscience : confusion, agitation, convulsions…

B. Seconde étape : les quatre urgences cardiovasculaires

Rechercher par l'interrogatoire et l'examen physique du patient des arguments orientant vers l'une des quatre urgences cardiologiques à évoquer systématiquement du fait de leur gravité immédiate ou potentielle (moyen mnémotechnique « PIED » pour péricardite, infarctus, embolie pulmonaire, dissection) :

- étiologies à évoquer :
  - dissection aortique,
  - syndrome coronarien aigu,
  - embolie pulmonaire,
  - péricardite aiguë compliquée d'un épanchement péricardique abondant (tamponnade),
  - rupture de l'œsophage : bien que de survenue exceptionnelle, elle est une urgence thérapeutique à évoquer devant une douleur thoracique associée à une dyspnée, un emphysème sous-cutané (crépitation neigeuse) ou un pneumomédiastin ;
- examens complémentaires systématiques à réaliser :
  - ECG 12 dérivations + V3R, V4R, V7, V8, V9,
  - radiographie pulmonaire,
  - dosage de troponinémie ;
- transfert du patient en USIC :
  - transfert médicalisé (appel du 15),
  - la douleur thoracique signalée par un patient doit être considérée comme un syndrome coronaire exposant à un risque de fibrillation ventriculaire.

II. Orientation diagnostique : identifier les urgences cardiaques

Si les douleurs thoraciques aiguës dans leurs formes typiques permettent d'évoquer très rapidement une urgence cardiaque, il ne faut pas méconnaître la grande fréquence des formes atypiques. L'interrogatoire et l'examen clinique cherchent un profil de risque particulier pour orienter le diagnostic.

A. Syndrome coronarien aigu (SCA)

- Terrain évocateur : facteurs de risque, ATCD coronariens.
- Douleur spontanée de repos, ou angor *de novo* ou angor *crescendo*, infarctus à évoquer dès que la durée de la douleur a dépassé 20 minutes, elle est parfois associée à une dyspnée (10 %).
- Caractères de la douleur : douleur coronarienne typique rétrosternale, constrictive… mais attention aux douleurs atypiques, en pratique la douleur peut siéger de la mandibule à l'ombilic (+++), parfois mimer une douleur gastrique ou biliopancréatique. *Donc au-delà des douleurs typiques, penser toujours aux douleurs atypiques compatibles avec le diagnostic* (tableau 5.1).
- Examen clinique : normal en l'absence de complications, parfois autre localisation de l'athérosclérose (souffle carotidien ou fémoral, abolition d'un pouls…).

Tableau 5.1. **Sémiologie en faveur d'une douleur de nature ischémique (coronaire).**

	Douleur de nature ischémique	Douleur de nature non ischémique
Caractéristiques	Constriction Pesanteur Brûlure	Acérée En coup de poignard Augmentée par respiration
Siège	Rétrosternal Médiothoracique Irradiant cou, épaules, avant-bras, tête Avec sueurs, nausées	Sous-mammaire gauche Hémi-thorax gauche Punctiforme (montré du doigt) Dorsal (dissection)
Facteurs déclenchants	Effort Stress Énervement Temps froid	Après fin de l'effort Soulagement par l'effort Provoquée par un mouvement du corps particulier
Durée	Minutes	Secondes Heures (en l'absence d'élévation des troponines)

- ECG : sus- ou sous-décalage du segment ST, ondes T négatives, ondes Q…

Attention

Un ECG intercritique normal n'élimine pas le diagnostic, et un bloc de branche gauche doit être considéré comme un équivalent de SCA avec sus-décalage de segment ST, enfin les ischémies dans le territoire de l'artère circonflexe peuvent être électriquement muettes !

- Radiographie pulmonaire : normale.
- Les marqueurs biologiques de l'infarctus du myocarde doivent être dosés : myoglobine (si douleur thoracique datant de moins de 6 h), *troponines* (à répéter 6 h plus tard si normales) ou troponines ultrasensibles (à répéter 3 h plus tard si normales).

B. Dissection aortique

- Facteurs favorisants : HTA ancienne, syndrome de Marfan, maladie de Turner.
- Caractères de la douleur thoracique : aiguë, prolongée, intense, à type de déchirement, irradiant dans le dos, migratrice, descendant vers les lombes. Elle peut dans les faits simuler absolument celle de l'infarctus du myocarde.
- Cliniquement : asymétrie tensionnelle (différence PAS > 20 mmHg) entre les deux bras, abolition d'un pouls, souffle d'insuffisance aortique, déficit neurologique.
- Complication parfois révélatrice : AVC, tableau d'ischémie aiguë de membre, tableau d'infarctus mésentérique avec douleur abdominale trompeuse, hémopéricarde avec collapsus et pouls paradoxal.
- ECG normal ou SCA si la dissection aortique a lésé une artère coronaire.
- Radiographie pulmonaire : élargissement du médiastin, éventuellement épanchement pleural ou aspect de double contour aortique.
- Diagnostic confirmé par une échocardiographie complétée d'une ETO ou d'un scanner thoracique (ou angio-IRM).
- Prise en charge chirurgicale en urgence, sauf pour les formes limitées à l'aorte descendante en l'absence de complication périphérique.
- Contrôle de la pression artérielle car c'est une urgence hypertensive (*cf.* chapitre 22 – item 221).

C. Embolie pulmonaire

- Terrain évocateur : cancer, pilule + tabac, période postopératoire, post-partum, alitement, antécédents personnels ou familiaux de maladie thromboembolique.
- Caractères de la douleur : *basithoracique associée à une dyspnée* (+++) aiguë avec polypnée, toux, parfois hémoptysie tardive.
- À l'examen clinique, signes de thrombose veineuse (absents dans un tiers des cas), tachycardie, signes d'insuffisance ventriculaire droite.
- Présence de signes de cœur pulmonaire aigu à l'ECG : tachycardie sinusale, aspect S1Q3, bloc de branche droite, ondes T négatives dans les précordiales droites (V1 – V3).
- Cliniquement deux tableaux opposés :
  - soit infarctus pulmonaire avec douleur basithoracique de type pariétopleural fébrile avec hémoptysie noirâtre tardive (bon pronostic) ;
  - soit cœur pulmonaire aigu avec dyspnée « nue » et signes de défaillance ventriculaire droite ou collapsus (la douleur est au second plan compte tenu de l'urgence vitale).
- Radiographie pulmonaire : atélectasies en bandes, épanchement pleural basal, coupole surélevée, hyperclarté, mais radiographie souvent normale. **Une douleur thoracique avec dyspnée et radiographie de thorax normale doit faire évoquer obligatoirement le diagnostic** (+++).
- Si le diagnostic d'embolie pulmonaire est évoqué, les D-dimères doivent être prélevés sauf si probabilité élevée. S'ils sont positifs (> 500 ng/mL), un doppler veineux des membres inférieurs, un angioscanner thoracique ou une scintigraphie pulmonaire de ventilation-perfusion doivent être demandés pour confirmer le diagnostic. Un traitement par HBPM doit être débuté avant même la confirmation diagnostique.

D. Péricardite aiguë

1. Péricardite non compliquée

- Terrain évocateur : contexte viral, fièvre, ou forme récidivante avec antécédent connu de péricardite aiguë bénigne.
- Caractères de la douleur : douleur thoracique augmentée à l'inspiration profonde, en décubitus et calmée par l'antéflexion du buste.
- Examen clinique : frottement péricardique fugace et inconstant.
- ECG : sus-décalage ST concave et diffus ou non systématisé, sous-décalage de PQ, microvoltage.
- Radiographie pulmonaire : montre parfois un élargissement de la silhouette cardiaque.
- Devant une suspicion de péricardite aiguë, une échocardiographie et un dosage des troponines doivent être réalisés, on peut observer un syndrome inflammatoire biologique ; l'échocardiographie peut être normale (péricardite sèche), il faut savoir la répéter.
- Étiologie la plus bénigne parmi les autres diagnostics à évoquer (donc c'est un diagnostic d'élimination).

2. Tamponnade péricardique

- À la différence de la péricardite non compliquée, c'est une urgence vitale.
- Douleur thoracique avec dyspnée, polypnée puis orthopnée et toux, parfois dysphagie, nausée, hoquet.
- Signes droits : turgescence jugulaire, reflux hépatojugulaire (+++).
- Signes de choc avec tachycardie et PAS < 90 mmHg (+++).

- Pouls paradoxal : l'inspiration entraîne une augmentation du retour veineux provoquant une dilatation du VD qui comprime le VG et aboutit à une baisse de la PAS (PAS inspiration < PAS expiration – 10 mmHg).
- ECG : microvoltage, parfois alternance électrique.
- Radiographie de thorax : cardiomégalie avec, lorsque l'épanchement péricardique est abondant, un aspect en « carafe ».
- L'échocardiographie confirme le diagnostic de tamponnade et montre un collapsus des cavités droites en expiration, une compression du VG par le VD en inspiration avec un épanchement abondant.

3. Myopéricardite

- Tableau de péricardite avec atteinte du myocarde le plus souvent virale.
- Douleur de type péricarditique mais pouvant mimer un SCA, parfois avec insuffisance cardiaque.
- Élévation prolongée de la troponinémie.
- Échocardiographie montrant un trouble cinétique du ventricule gauche segmentaire ou diffus avec éventuel épanchement péricardique.
- Coronarographie normale.
- IRM pouvant montrer des plages de rehaussement tardif aux séquences sous gadolinium prédominant au sous-épicarde et sans systématisation artérielle.

III. Orientation diagnostique : douleurs chroniques de cause cardiaque

- Angor stable : la douleur peut être atypique dans sa localisation ou ses irradiations ou se réduire à ses irradiations. Caractéristique si douleur à caractère constrictif, déclenchée par l'effort (ou un repas), cédant à l'effort ou après un spray de trinitrine en 1 à 3 minutes.
- Douleur d'angor d'effort du rétrécissement aortique serré.
- Douleur d'angor fonctionnel des tachycardies chroniques comme la fibrillation atriale.
- Douleur d'effort de la myocardiopathie obstructive.
- Certaines hypertensions artérielles pulmonaires sévères donnent des douleurs d'allure angineuse par souffrance ischémique du ventricule droit lorsque la pression intraventriculaire droite dépasse la pression de perfusion coronaire.

IV. Orientation diagnostique : connaître les principales causes extracardiaques d'une douleur thoracique

A. Douleurs d'origine pulmonaire

- Pneumothorax avec douleur de type pleural, tympanisme et abolition du murmure vésiculaire, parfois dyspnée. Diagnostic radiographique en expiration pour les pneumothorax partiels.
- Épanchement pleural, douleurs pleurales chroniques (mésothéliome, pachypleurite). Douleur de type pleural avec matité, parfois dyspnée. Diagnostic radiographique avec ligne de Damoiseau pouvant nécessiter des clichés en décubitus latéral, ponction pleurale à but diagnostique.

- Pneumopathies infectieuses. La douleur peut être intense en coup de poignard de type pleural. On retrouve une fièvre, un syndrome de condensation avec un souffle tubaire entouré d'une couronne de râles crépitants. Opacité radiologique systématisée ou non avec bronchogramme aérien, éventuel épanchement pleural associé.

B. Douleurs d'origine œsophagienne

- Reflux gastro-œsophagien, œsophagite.
- Spasme œsophagien, la douleur d'allure angineuse est le plus souvent déclenchée par la déglutition. Attention, la douleur peut être calmée par les dérivés nitrés.
- Dysphagie.
- Rupture de l'œsophage exceptionnelle.

C. Douleurs pariétales d'origine musculaire ou squelettique

- Syndrome de Tietze, où la douleur est reproduite par la palpation.
- Lésions sternales, arthralgies chondrocostales.
- Fractures costales, éventuellement pathologiques sur métastases ou myélome multiple (atteinte sternale également possible).
- Douleur musculoligamentaire.

D. Douleurs d'origine neurologique

- Zona intercostal.
- Tassement vertébral…

E. Douleurs d'origine abdominale projetées

- Lithiase vésiculaire.
- Ulcère gastroduodénal.
- Pancréatite aiguë.
- Appendicite sous-hépatique.
- Abcès sous-phrénique.

F. Douleurs d'origine psychogène

- Extrêmement fréquentes.
- Signes d'accompagnement : angoisse, névrose…

G. Conclusion

Parmi ces différentes étiologies, six moyennes urgences sont à identifier :

- pleurésies et pneumonies ;
- pneumothorax ;

- pancréatite aiguë;
- ulcère gastrique ou duodénal compliqué;
- cholécystite;
- douleurs radiculaires.

Pour les autres étiologies, il n'y a pas d'urgence vitale, mais il est urgent de rassurer et de soulager le patient.

Points clés

- Motif très fréquent de recours aux soins soit aux urgences, soit en consultation.
- La signification de la douleur s'efface devant des signes de détresse vitale qu'il convient de rechercher immédiatement : collapsus, état de choc, détresse respiratoire ou signes neurologiques.
- Le transfert d'un patient pour douleur thoracique doit être médicalisé *via* le 15. En effet, s'il s'agit d'un syndrome coronaire, la mortalité préhospitalière est élevée, ne pas recourir au 15 est une faute grave.
- Même si le SCA domine, toutes les douleurs thoraciques ne sont pas de nature coronaire ! Il faut une prise en charge rationnelle et de l'expérience pour aboutir rapidement au bon diagnostic. Le terrain, l'âge, le contexte et les données de l'examen clinique soigneux ont souvent plus de valeur que les détails séméiologiques de la douleur qui peut être parfois très mal décrite par le patient.
- Électrocardiogramme et dosage répété (à l'arrivée et la 6e heure) de la troponinémie (3e heure si troponine US) sont la base de la prise en charge; l'échocardiographie et le scanner thoracique sont souvent utiles en seconde intention. Il faut savoir les réaliser en urgence +++ sur une suspicion d'embolie pulmonaire ou de dissection aortique.
- La prise en charge initiale recherche les quatre grandes urgences cardiovasculaires (« PIED ») que sont les syndromes coronaires, l'embolie pulmonaire, la dissection aortique et la péricardite aiguë.
- Le syndrome coronaire est suspecté devant toute douleur thoracique de plus de 20 minutes. Dans sa forme évocatrice, c'est un patient présentant une douleur rétrosternale dans un contexte de facteurs de risque pour l'athérome. Attention, l'ECG peut être normal ou trompeur (pacemaker, par exemple) et la troponinémie initialement normale. Attention aussi aux douleurs atypiques ! Ne pas attendre la troponine pour traiter une douleur thoracique avec sus-décalage du segment ST (reperfusion !).
- Ne pas oublier que la clinique et l'ECG permettent de faire le diagnostic de SCA dans plus de 90 % des cas.
- L'embolie pulmonaire est évoquée devant la triade douleur dyspnée radiographie de thorax normale dans un contexte d'alitement ou de néoplasie. Deux formes opposées :
  – la forme grave avec collapsus et signes de cœur pulmonaire;
  – l'embolie minime avec infarctus pulmonaire souvent fébrile avec hémoptysie et douleur pleurale très vive.
- Le tableau de péricardite est le moins préoccupant mais le diagnostic est parfois très difficile les symptômes pouvant être très voisins d'un syndrome coronaire, les myopéricardites sont encore plus trompeuses en raison de l'élévation de troponine. Attention à ne pas méconnaître les signes de gravité de la tamponnade péricardique qui est une urgence vitale.
- La dissection aortique est typiquement une douleur déchirante à irradiation postérieure sur poussée hypertensive, cependant les tableaux très atypiques sont possibles : c'est la grande simulatrice de l'infarctus du myocarde, alors qu'elle représente souvent une urgence chirurgicale absolue; savoir y penser, notamment en cas d'hémopéricarde, fuite aortique aiguë, dissection coronaire avec SCA, extension aux artères digestives avec tableau abdominal, ischémie aiguë de membre révélatrice, etc. Le diagnostic est difficile, la dissection de la partie initiale de la crosse est une urgence chirurgicale.
- Devant des douleurs chroniques, savoir reconnaître la séméiologie de l'angor d'effort soit pur soit accompagnant un RAO, par exemple. Dans l'angor, si l'ECG de repos est normal et les prélèvements de troponine négatifs, il faut programmer un test d'effort ultérieur.

- Parmi les diagnostics thoraciques non cardiovasculaires retenir les 4P : pneumonie, pleurésie, pneumothorax et pancréatite.
- Les urgences ou pathologies abdominales peuvent avoir une projection douloureuse thoracique, mais faire attention aussi à l'infarctus du myocarde inférieur qui peut mimer une gastro-entérite. Se méfier aussi d'un tableau d'ischémie mésentérique compliquant une dissection aortique.
- Attention au diagnostic de douleur psychogène (anxiété), certes ce diagnostic est fréquent, mais il doit être évoqué avec la plus grande prudence.

Pour en savoir plus

Les fondamentaux de la pathologie cardiovasculaire, par le Collège National des Enseignants de Cardiologie (CNEC) et la Société Française de Cardiologie (SFC). Elsevier Masson ; 2014, coll. DFGSM 2-3 Médecine.

CHAPITRE

6

Item 223 – UE 8 – Artériopathie oblitérante de l'aorte, des artères viscérales[1] et des membres inférieurs; anévrismes

Objectifs pédagogiques

Nationaux et CNEC

- Diagnostiquer une artériopathie oblitérante de l'aorte, des artères viscérales et des membres inférieurs.
- Diagnostiquer un anévrisme de l'aorte et des artères périphériques.
- Pour ces localisations :
  - identifier les situations d'urgence et planifier leur prise en charge;
  - argumenter l'attitude thérapeutique et planifier le suivi du patient;
  - décrire les principes de la prise en charge au long cours en abordant les problématiques techniques, relationnelles et éthiques en cas d'évolution défavorable.

I. Artériopathie oblitérante des membres inférieurs

A. Généralités

L'artériopathie oblitérante des membres inférieurs (AOMI) correspond à toute atteinte athéromateuse significative touchant les artères localisées entre l'aorte terminale et les artères digitales (orteils). Les lésions sont d'aspect et de développement semblables aux autres localisations athéromateuses. Après l'atteinte coronaire et cérébrale, l'AOMI est par sa fréquence la troisième localisation de l'athérosclérose. Elle est, dans sa forme symptomatique, 3 à 4 fois plus fréquente chez l'homme que chez la femme. Le pic de présentation se situe entre 60 et 75 ans chez l'homme, et 70 à 80 ans chez la femme. Les principaux facteurs de risque sont le tabagisme et le diabète, le premier plus fréquent chez le sujet plus jeune, le deuxième plus souvent responsable de formes graves d'emblée, avec une atteinte plus distale et un pronostic plus sévère. L'hypercholestérolémie et l'hypertension artérielle sont les autres facteurs fréquemment associés.

[1] L'artériopathie oblitérante des artères viscérales (digestive, rénale…) n'est pas traitée ici.

La prévalence de la maladie dans ses formes cliniques est de l'ordre de 1 à 2 %. On estime ainsi que plus d'un million de personnes en France sont affectées par cette maladie, le plus souvent dans sa forme clinique modérée voire paucisymptomatique. Cette prévalence monte autour de 5 % après 40 ans, si l'on considère également la forme infraclinique (asymptomatique). On estime que pour chaque cas d'AOMI clinique, il y a deux à quatre patients présentant une forme infraclinique de la maladie. Ceci souligne l'intérêt du dépistage des formes infracliniques pour une meilleure prévention. L'incidence de la maladie est de l'ordre de 2 à 5 pour mille.

Au début de la maladie, le patient est longtemps asymptomatique, du fait d'un retentissement hémodynamique modéré et du développement progressif et compensateur d'artères collatérales. Les premiers symptômes apparaissent habituellement à l'effort, lorsque l'hypoxie musculaire survient du fait de la baisse de débit artériel : c'est le stade d'ischémie d'effort. L'évolution se fait parfois vers une souffrance tissulaire hypoxique permanente, lorsque le flux sanguin est très réduit. À ce stade, il existe des douleurs de décubitus et des troubles trophiques : c'est le stade d'ischémie permanente.

B. Clinique

Les manifestations cliniques dépendent de la localisation, de l'étendue, et de la gravité des lésions artérielles, ainsi que de la présence d'une circulation collatérale. Celle-ci se développe d'autant plus que la maladie est d'évolution progressive. Classiquement, la maladie évolue graduellement, de l'abolition asymptomatique des pouls jusqu'à la gangrène, en suivant les différents stades de la classification de Leriche et Fontaine (tableau 6.1). Cette classification est le plus souvent supplantée par la classification internationale de Rutherford (*cf.* tableau 6.1).

1. Signes fonctionnels

Dans sa forme typique, la *claudication intermittente* correspond à l'apparition d'une douleur à type de crampe au mollet, déclenchée après une certaine distance de marche (distance de gêne), obligeant finalement le sujet à s'arrêter au bout d'un certain parcours (distance de marche). La douleur disparaît habituellement en moins de 5 minutes, et réapparaît au bout de la même distance. Cette distance est classiquement stable, permettant de définir une claudication sévère si elle est inférieure à 200 m. Cependant, les formes atypiques sont fréquentes, avec :

- des distances de marche variables d'un jour à un autre ;
- d'autres localisations : pied, cuisse ou bien la claudication fessière en rapport avec des lésions aorto-iliaques ;
- des douleurs de faible intensité parfois de repos et d'effort. La douleur peut être remplacée par une paresthésie ou un engourdissement d'effort ;
- le sujet qui n'est pas obligé de s'arrêter mais ralentit suffisamment le pas pour ne plus avoir mal.

Tableau 6.1. Stades cliniques d'AOMI.

Classification de Leriche et Fontaine		Classification de Rutherford		
Stade	Symptômes	Grade	Catégorie	Symptômes
I	Asymptomatique	0	0	Asymptomatique
II	Claudication intermittente	I I I	1 2 3	Claudication légère Claudication modérée Claudication sévère
III	Douleur ischémique de repos	II	4	Douleur ischémique de repos
IV	Ulcération ou gangrène	III III	5 6	Perte de substance faible Perte de substance majeure

Soulignons qu'une atteinte sévère peut rester asymptomatique pour plusieurs raisons parfois concomitantes :

- soit pour cause d'un développement important de circulation collatérale ;
- soit encore chez le sujet très âgé, avec des comorbidités autres l'empêchant de marcher suffisamment pour exprimer la maladie (insuffisance cardiaque ou respiratoire, atteintes articulaires…) ;
- soit lors d'un développement d'une neuropathie altérant la sensibilité (diabète, insuffisance rénale, âge avancé).

À un stade plus avancé, les manifestations cliniques apparaissent dès le repos, avec un haut risque d'amputation en l'absence de toute possibilité de revascularisation :

- les *douleurs de décubitus*, à type de brûlures des orteils et de l'avant-pied, traduisent une ischémie permanente. Elles apparaissent classiquement au bout de quelques minutes à quelques heures de décubitus, et s'améliorent en position déclive, obligeant le patient à rester jambes pendantes au bord du lit voire à se lever plusieurs fois dans la nuit. Ces douleurs intenses, sources d'une altération de l'état général (insomnie ++), nécessitent le recours à des antalgiques d'intensité croissante. À l'examen, le pied est froid, pâle ou cyanosé. Un œdème de déclivité peut apparaître, source de complications trophiques ;
- les *troubles trophiques* (stade IV) : la peau est mince, fragile, avec perte de pilosité, puis apparaissent les plaies, ulcères et gangrènes, souvent très algiques, portes d'entrée à une infection locorégionale (cellulite, arthrite, ostéite) voire générale (septicémie). Les ulcères siègent le plus souvent au niveau des zones de frottement ou d'appui (orteil, dos et bord externe du pied, talon) et parfois à la face antérieure de la jambe (ulcère « suspendu »). Ils peuvent apparaître spontanément ou après un traumatisme parfois minime (ex : geste de pédicure agressif). Généralement de faible surface, ils peuvent être creusants jusqu'à l'aponévrose ou l'os. La gangrène apparaît surtout au niveau des orteils ou du talon, pouvant s'étendre à l'avant-pied voire à la jambe. Elle est plus fréquente chez le diabétique, avec souvent des lésions infectées ;
- l'*ischémie permanente* englobe les stades III et IV, avec des douleurs durant plus de 15 jours, résistant aux antalgiques usuels. En présence d'effondrement de pressions de perfusion (< 50 mmHg au niveau de la cheville ou < 30 mmHg au gros orteil), ce tableau clinicohémodynamique définit l'*ischémie critique*. Le pronostic vital du membre est engagé.

Enfin, en dehors de ces différents tableaux chroniques, le patient peut déclarer sa maladie sous forme d'ischémie aiguë ou subaiguë (*cf.* chapitre ischémie aiguë, paragraphe III).

L'interrogatoire recherchera systématiquement des signes fonctionnels témoignant d'autres atteintes athéromateuses (notamment l'angor ou les symptômes déficitaires cérébraux). Plus particulièrement, le sujet atteint d'AOMI peut présenter une impuissance pouvant s'intégrer dans le syndrome de Leriche, associant claudication fessière et/ou fatigabilité à la marche associées aux troubles d'érection, en rapport avec une atteinte aorto-iliaque.

2. Signes physiques

L'examen clinique doit être systématiquement bilatéral et comparatif.

- Inspection : le pied peut être de couleur normale, pâle ou cyanosée. Les troubles trophiques sont systématiquement recherchés (espaces interdigitaux +++).
- Palpation : le pied peut être froid. Une douleur à la pression des masses musculaires du mollet témoigne d'une ischémie sévère. Les pouls sont systématiquement recherchés, à la recherche d'un amortissement ou abolition (fémoral, poplité, tibial postérieur et pédieux, ce dernier pouvant ne pas être présent de manière congénitale dans 5 % de la population). Au niveau du pied et des orteils, le temps de recoloration cutanée est allongé (normalement < 3 s). Au niveau abdominal et au creux poplité, la recherche d'anévrisme est systématique.
- Auscultation : recherche d'un souffle, témoignant habituellement d'une sténose, sur les trajets vasculaires.

En cas de suspicion clinique d'une AOMI ou en cas d'un dépistage, l'examen clinique est systématiquement complété par la mesure de l'index de pression systolique (IPS).

3. Index de pression systolique (IPS)

C'est le rapport de la pression systolique de cheville divisée par celle du bras. Il est classiquement évalué à l'aide d'un brassard tensionnel et d'un doppler de poche. À chaque cheville, la pression systolique est mesurée au niveau tibial postérieur et pédieux : après avoir repéré le flux de l'artère par doppler, le brassard placé autour de la cheville est gonflé jusqu'à disparition du signal, puis dégonflé progressivement afin de déterminer la pression systolique, correspondant au moment de la réapparition du signal (fig. 6.1). La pression de cheville est déterminée par la pression la plus élevée des deux artères (celle de l'artère péronière, de repérage plus difficile, n'est pas mesurée). La pression brachiale doit également être déterminée aux deux bras par doppler. Pour chaque membre, l'IPS est calculé par la pression la plus élevée des deux artères/pression la plus élevée des deux bras. Classiquement, le patient est atteint d'AOMI si au moins l'une des deux chevilles présente un IPS inférieur à 0,90 (chez le sujet sain, l'IPS est habituellement entre 1,00 et 1,30). L'AOMI est considérée sévère quand l'IPS est inférieur à 0,60. Un IPS anormalement élevé (>1,40) est le témoin d'une rigidité artérielle anormale due à la médiacalcose (calcification de la média sans rétrécissement intraluminal, différent de l'athérosclérose), fréquente chez le diabétique âgé et/ou le patient dialysé rénal. Dans ce cas, la pression de cheville ne peut être estimée de manière adéquate, et est remplacée par la pression d'orteil (*cf.* fig. 6.1). Un index de pression d'orteil inférieur à 0,70 témoigne de l'AOMI. Une pression d'orteil inférieure à 30 mmHg est présente en cas d'ischémie critique.

C. Examens paracliniques

Ils sont demandés pour évaluer objectivement d'une part le handicap fonctionnel, et d'autre part la sévérité hémodynamique et la localisation des lésions.

1. Test de marche

Test de marche de 6 minutes : ce test n'est pas spécifique du bilan de l'AOMI et est aussi utilisé dans d'autres situations (insuffisance cardiaque…) : la distance parcourue en 6 minutes permet d'évaluer le handicap fonctionnel en général.

Test de marche sur tapis roulant : il s'agit d'une évaluation standardisée (vitesse à 3,2 km/h, pente à 10 %) spécifique à l'AOMI, permettant :

- d'évaluer la distance de gêne et la distance de marche (appréciation de l'évolution en cas d'examens répétés) ;
- de réévaluer les pressions de cheville après la marche (épreuve de Strandness). Chez un patient ayant des manifestations de claudication, l'IPS au repos peut être > 0,90. Le test de marche permet de sensibiliser le diagnostic : une baisse > 30 mmHg et/ou une baisse > 20 % de l'IPS juste après la marche est évocatrice d'une AOMI (intérêt pour le diagnostic différentiel avec d'autres causes de douleurs à la marche).

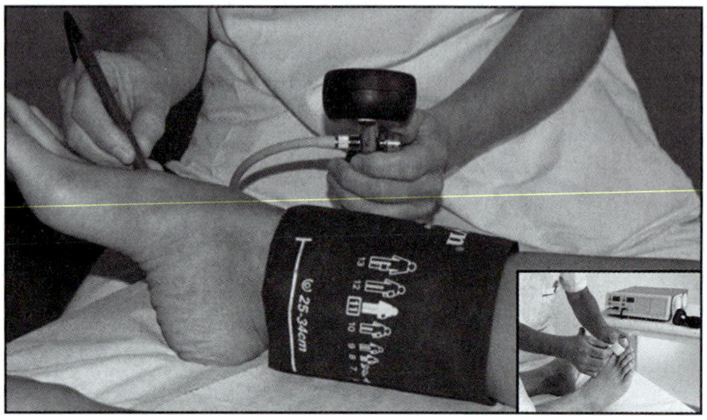

Fig. 6.1. Mesure de la pression artérielle de cheville (ici l'artère pédieuse). En médaillon : mesure de la pression d'orteil.

2. Mesure de la $TcPO_2$

La mesure transcutanée de la pression sanguine en oxygène ou $TcPO_2$ permet l'appréciation de la circulation nutritionnelle cutanée. Elle est particulièrement utile en matière de diagnostic et d'évaluation de l'ischémie critique. À l'état basal, la PO_2 cutanée est très basse (3 à 4 mmHg), sans aucune différence entre une peau saine ou ischémique. Pour que l'examen soit discriminant, une hyperémie (par chaleur) est provoquée afin d'artérialiser le sang. Chez le sujet sain, la $TcPO_2$ au dos du pied est supérieure à 50 mmHg. Une valeur supérieure à 35 mmHg témoigne d'une bonne compensation métabolique de l'artériopathie. Une valeur entre 10 et 35 mmHg traduit la présence d'une hypoxie continue. Une $TcPO_2$ inférieure à 10 mmHg est la preuve d'une hypoxie critique.

3. Écho-doppler artériel des membres inférieurs (fig. 6.2)

C'est l'exploration la plus fréquemment utilisée, du fait de son caractère non invasif. La combinaison de l'échographie et du doppler permet d'obtenir des informations anatomiques sur la localisation et les types de lésions ainsi que des données hémodynamiques sur les flux. L'examen permet dans l'immense majorité des cas d'identifier les lésions et de quantifier leur sévérité.

4. Autres techniques d'imagerie (fig. 6.3)

Elles sont demandées uniquement lorsqu'il y a une indication à la revascularisation afin d'étudier sa faisabilité et ses modalités. Elles présentent une vision simultanée de l'ensemble de

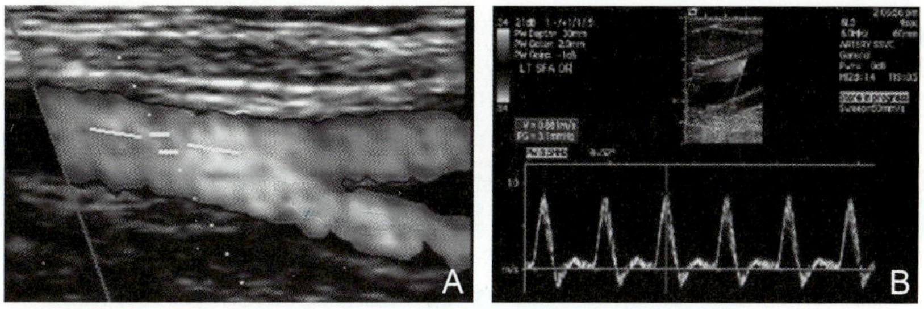

Fig. 6.2. Écho-doppler des membres inférieurs.
A. Doppler couleur d'une bifurcation fémorale.
B. Doppler pulsé fémoral.

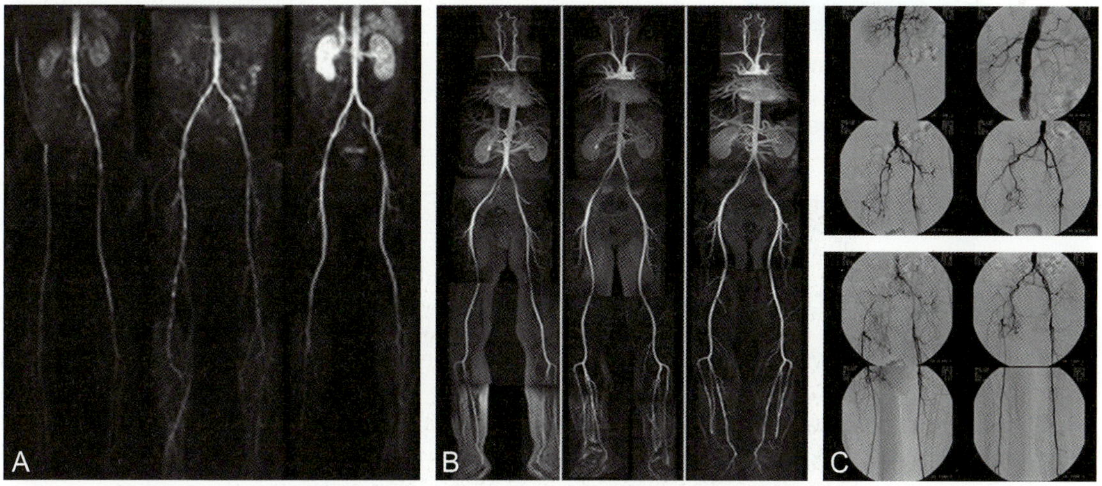

Fig. 6.3. Modalités d'imagerie radiologique de membres inférieurs.
A. Angioscanner.
B. Angio-IRM.
C. Artériographie.

l'arbre artériel, permettant d'identifier les lésions (sténoses, occlusion, circulation collatérale) et de discuter de la stratégie de revascularisation.

L'angioscanner des artères des membres inférieurs est devenu une méthode performante d'imagerie non invasive, permettant à la fois l'étude du chenal circulant des vaisseaux et la paroi. Il nécessite l'injection de produit de contraste iodé, ce qui doit faire préalablement vérifier les éventuelles allergies et la fonction rénale.

L'angiographie par résonance magnétique (ou ARM) est l'autre alternative pour visualiser l'ensemble de l'arbre artériel, en évitant les radiations ionisantes. L'injection de gadolinium reste néanmoins contre-indiquée en cas d'insuffisance rénale sévère (clairance < 30 mL/min/1,73 m^2).

Les performances diagnostiques de l'angioscanner et de l'ARM sont équivalentes, avec des sensibilités et spécificités (avec l'artériographie comme gold standard) de l'ordre de 95 %.

L'artériographie des membres inférieurs nécessite la ponction directe des artères et l'injection du produit de contraste. Longtemps considéré comme examen de référence, son recours de nos jours est essentiellement limité lors des procédures de revascularisation.

D. Diagnostic différentiel

D'autres causes qu'une atteinte artérielle peuvent être évoquées selon les tableaux présentés. Certaines étiologies de douleurs de membres peuvent coexister, notamment chez les sujets âgés.

Autres causes de douleurs à la marche :

- neurologique : canal lombaire étroit (douleur ou paresthésies du mollet ou du pied apparaissant à l'effort et cédant au repos), sciatalgie, atteinte médullaire (parésie du membre sans douleur avec dérobement des jambes) ;
- rhumatologique : tendinite, arthrose, rhumatismes, anomalies posturo-staturales ;
- veineuses : claudication veineuse (post-thrombotique), piège poplité, kyste poplité, endofibrose iliaque, syndrome des loges, malformations vasculaires (artère sciatique, fistules artérioveineuses) ;
- musculaire : les douleurs musculaires sous statines peuvent parfois mimer un tableau faisant suspecter une AOMI (mais attention aux tableaux intriqués).

Autres causes de douleur de décubitus :

- neuropathie sensorielle (diabétique ++, toxique, carentielle…) ;
- syndromes régionaux douloureux complexes (anciennes algodystrophies et causalgies) ;
- compression radiculaire.

Ulcères :

- veineux ;
- microcirculatoire ;
- neuropathique ;
- traumatique…

E. Diagnostic étiologique

L'AOMI est synonyme de l'atteinte athéromateuse des membres inférieurs et correspond à plus de 95 % des atteintes artérielles oblitérantes des membres inférieurs. Les artériopathies non athéromateuses touchant les membres inférieurs sont :

- les artériopathies inflammatoires :
  - la maladie de Buerger,
  - la maladie de Takayasu,
  - la maladie de Horton,
  - certaines collagénoses (périartérite noueuse, lupus…) ;

- la dysplasie fibromusculaire (au niveau iliaque ou poplité);
- la coarctation de l'aorte;
- les atteintes post-radiques;
- les atteintes post-traumatiques;
- les atteintes toxiques (dérivés de l'ergot de seigle…);
- les gelures;
- les compressions extrinsèques;
- les atteintes spécifiques de l'artère poplitée :
  - artère poplitée piégée,
  - kyste poplité sous-adventitiel.

F. Traitement

Le traitement du patient atteint d'AOMI est de deux ordres : le *traitement à visée générale* a pour but d'améliorer son pronostic cardiovasculaire et vital en général, et le *traitement à visée locale* a pour objectif de résoudre les symptômes en traitant l'ischémie et d'améliorer le pronostic du membre.

1. Traitement à visée générale

Il s'applique à tout stade d'artériopathie. Le contrôle des facteurs de risque, et aux premiers chefs l'arrêt de tabac et le contrôle du diabète, est essentiel (*cf.* item prévention cardiovasculaire, chapitre 2).

Tout patient atteint d'AOMI doit bénéficier d'un traitement antiagrégant plaquettaire (aspirine ou clopidogrel) afin de réduire le risque de complications cardiovasculaires (infarctus, AVC).

Le recours aux statines est systématique, avec pour objectif d'abaisser le LDL-cholestérol à 1 g/L (0,7 g/L suivant les recommandations européennes).

Le recours aux inhibiteurs d'enzymes de conversion a également un intérêt pronostique, en maintenant la pression artérielle à 140/90 mmHg.

En cas de coexistence d'une maladie coronaire avérée, le recours aux bêtabloquants est conseillé. Ce traitement peut être donné aux patients quel que soit le stade clinique de l'AOMI (prudence cependant en cas d'ischémie critique sans revascularisation possible).

2. Traitement à visée locale

- L'arrêt du tabac et la marche régulière favorisent le développement de la circulation collatérale et l'état métabolique musculaire (augmentation du pool mitochondrial), permettant un allongement de la distance de marche voire une disparition de la claudication. La marche doit être réalisée de préférence de manière supervisée (rééducation). Elle consiste au minimum à une marche régulière de 30–45 minutes, au moins trois fois par semaine, en évitant d'atteindre le seuil de la douleur.
- Concernant le traitement médical :
  - la mise en route d'un traitement par statines peut être accompagnée d'une augmentation du périmètre de marche;
  - certains traitements ayant des propriétés vasodilatatrices peuvent améliorer modestement le périmètre de marche, sans bénéfice pronostique à long terme sur l'évolution de la maladie (ex : pentoxifylline). Leurs modes d'actions sont multiples et diffèrent d'une molécule à l'autre. Plusieurs molécules ont été récemment retirées du marché pour futilité;
  - les prostaglandines (ex : iloprost) sont proposées en cas d'ischémie critique non revascularisable (perfusions quotidiennes durant plusieurs semaines en milieu spécialisé).

- La revascularisation est proposée habituellement lors d'une ischémie permanente. Elle peut être proposée en cas de claudication intermittente sévère altérant la qualité de vie du patient, notamment après un traitement médical bien mené, ou parfois d'emblée en cas de périmètre de marche très faible (<100 m) avec des atteintes aorto-iliaques rendant l'espoir d'un développement de circulation collatérale illusoire. Le choix de la technique de revascularisation dépend de l'étendue et de la sévérité des lésions et de l'état du patient :
  - traitement endovasculaire : il s'agit essentiellement d'angioplastie intraluminale par ballonnet avec mise en place d'un stent. D'autres techniques telles que l'angioplastie sous-adventitielle peuvent être proposées en cas d'occlusions longues. Les résultats sont d'autant plus favorables que les lésions sont courtes et proximales ;
  - chirurgie : elle consiste essentiellement à réaliser un pontage (de préférence avec du matériel veineux, ou à défaut par la mise en place de prothèses vasculaires) afin de court-circuiter les lésions sténosantes ou occlusives. Les pontages les plus fréquents sont le pontage aorto-bi-iliaque (ou bifémoral), le pontage fémoro-poplité ou fémoro-jambier. Des pontages extra-anatomiques peuvent être envisagés, tels que le pontage croisé fémoro-fémoral, voire axillo-fémoral.

Parfois (le plus souvent en association avec un pontage) un geste d'endartériectomie peut être proposé (notamment au niveau de la bifurcation fémorale afin d'améliorer le réseau fémoral profond permettant de favoriser le développement de la circulation collatérale de la cuisse lors d'une occlusion fémorale superficielle) ;
  - ces gestes peuvent être associés (chirurgie + endovasculaire) : par exemple un pontage aorto-bifémoral peut être complété par une angioplastie + stent poplité ;
  - quelle que soit la méthode de revascularisation, une surveillance clinique et paraclinique (écho-doppler) est nécessaire car le risque de thrombose de stent ou de pontage ou bien la dégradation des pontages et des anastomoses sont à craindre ;
  - l'amputation est le geste ultime, à défaut de toute possibilité de revascularisation. Son but est de traiter la douleur et/ou d'éviter ou limiter les complications infectieuses mettant en péril le patient. L'amputation doit être faite en zone saine et bien oxygénée (intérêt de la mesure de $TcPO_2$) tout en sauvegardant autant que possible l'appui (amputation d'orteil ou transmétatarsienne) ou bien l'articulation du genou afin d'espérer l'appareillage par prothèse afin de retrouver la marche et une meilleure autonomie et qualité de vie.

3. Stratégies de prise en charge de l'AOMI

Elles sont résumées dans les figures 6.4 et 6.5 (d'après les recommandations de la Société européenne de cardiologie – 2011).

G. Pronostic

Le pronostic de l'AOMI est grave, rarement du fait de l'atteinte des membres inférieurs mais surtout par la coexistence fréquente d'atteintes coronaires et cervico-encéphaliques. L'espérance de vie d'un sujet atteint d'AOMI est équivalente à certains cancers. L'espérance de vie des sujets atteints d'AOMI au stade de claudication est en moyenne réduite de dix ans. Schématiquement, chez un claudicant, au bout de cinq ans : 20 % des patients auront des complications cardiovasculaires, 20 % décéderont, pour moitié de causes cardiovasculaires. Sur le plan local, 25 % verront leur artériopathie s'aggraver, dont 1/5 subiront une amputation majeure. Au niveau des membres inférieurs, à cinq ans, le risque d'amputation est de l'ordre de 5 %, notamment en cas d'un mauvais contrôle des facteurs de risque (tabagisme +++). Chez

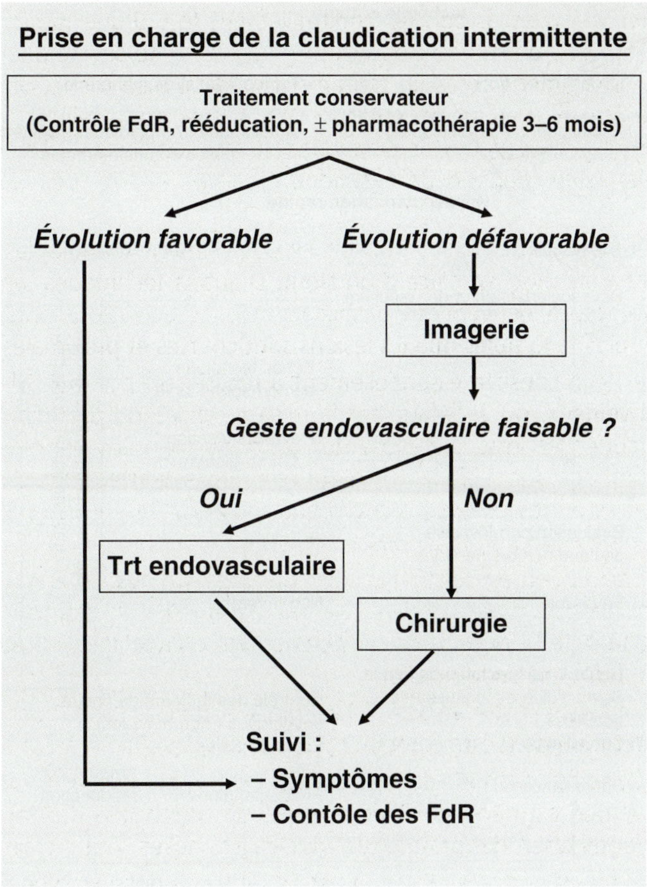

Fig. 6.4. Prise en charge de la claudication intermittente.

le patient atteint d'une ischémie critique, la mortalité à cinq ans est près de 70 %. Ceci souligne l'importance de la mise en route de mesures préventives, tant hygiénodiététiques que pharmacologiques, et ce même chez des patients revascularisés ne présentant plus de symptômes.

II. Anévrismes

Un anévrisme est défini par une dilatation focale et permanente de l'artère avec perte de parallélisme des parois et augmentation de diamètre de plus de 50 % par rapport au diamètre d'amont. En dehors des artères cérébrales, les atteintes les plus fréquentes se trouvent au niveau de l'aorte (notamment l'aorte sous-rénale, mais aussi l'aorte ascendante), les artères poplitées, et les artères iliaques.

A. Anévrisme de l'aorte abdominale (AAA)

Au niveau de l'aorte, la média s'altère par une destruction des fibres élastiques et une fragmentation des fibres de collagène, perdant progressivement sa capacité à lutter contre la distension. Cette destruction est favorisée par la suractivité de certains enzymes tels que les métalloprotéases.

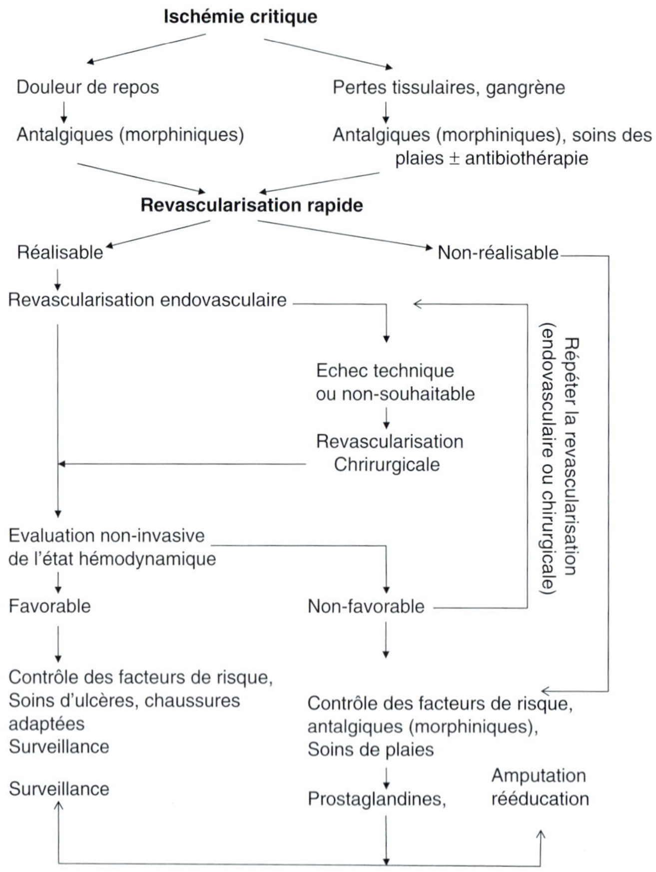

Fig. 6.5. Ischémie critique.

La vitesse de croissance d'un anévrisme de l'aorte abdominale (AAA) n'est pas linéaire. En moyenne, le diamètre augmente de 2–4 mm/an, avec de grandes variations individuelles. La croissance est d'autant plus rapide qu'il s'agit d'un homme fumeur, avec un diamètre anévrismal plus important.

1. Épidémiologie

La prévalence des AAA est de 3 à 7 % pour les hommes de plus de 65 ans, avec une baisse constatée ces dernières années (probablement du fait de la baisse du tabagisme chez l'homme). Entre 75 et 84 ans, la prévalence est de l'ordre de 10 % chez l'homme et de 4–5 % chez la femme. En dehors de l'âge, les principaux facteurs de risque sont le tabagisme et les antécédents familiaux d'anévrisme. Les diabétiques ont paradoxalement moins souvent cette lésion.

Le risque annuel de rupture d'un anévrisme de l'aorte sous-rénale dépend de son diamètre : très faible (0,4 %/an) pour un diamètre inférieur à 40 mm, il augmente de manière exponentielle (3 % à 50–59 mm et 15 % si > 60 mm). À diamètre égal, ce risque est près de quatre fois plus important chez la femme.

On estime à 12 000 le nombre de sujets décédés annuellement par rupture d'AAA en Europe (12e rang des causes de décès). Cependant, le sujet atteint d'AAA est globalement à haut risque cardiovasculaire : il risque dix fois plus de mourir d'une autre atteinte cardiovasculaire (coronaire ou AVC) que de rupture d'AAA. Ceci souligne l'importance des mesures préventives générales.

2. Étiologie

Dans près de 90 % des cas, l'AAA survient chez des sujets atteints de maladie athéromateuse (notamment AOMI, mais aussi coronaire ou carotidienne). Plus de 90 % des anévrismes sont associés à une athérosclérose sévère (coronaire, carotidienne et des artères des membres inférieurs…). À côté de cette présentation chez le sujet athéromateux, il existe des formes familiales, avec dans certains cas des entités génétiques identifiées, avec notamment des maladies des tissus élastiques (maladie de Marfan, maladie de Ehlers-Danlos). Dans d'autres cas, il peut s'agir d'une évolution d'aortite (maladie de Takayasu, maladie de Behçet ou maladie de Horton). Dans le passé, les aortites infectieuses (au premier chef la syphilis), étaient fréquentes.

3. Diagnostic clinique

- Forme asymptomatique : dans la grande majorité des cas, l'AAA est localisé au-dessous des artères rénales. Il est le plus souvent de découverte fortuite, à l'occasion d'une palpation abdominale (masse battante et expansive dans la région para-ombilicale, avec ou sans souffle) ou plus souvent d'une imagerie abdominale (échographie, scanner ou IRM). Il doit être dépisté à l'aide d'échographie chez les patients à risque (hommes > 60 ans, tabagiques, présence d'une maladie athéromateuse, ou en cas d'antécédents familiaux d'anévrismes).
- Anévrisme symptomatique : l'anévrisme peut être découvert au stade de complication (fissuration ou rupture) avec une douleur abdominale ou lombaire, associée ou pas à un tableau de choc hémorragique. Le caractère douloureux de l'anévrisme fait craindre une rupture imminente, et le malade doit être dirigé d'urgence vers un centre spécialisé de chirurgie vasculaire. Un scanner abdominal en urgence confirme le diagnostic et précise sa localisation. En cas de rupture intrapéritonéale, le tableau clinique est habituellement cataclysmique sans la possibilité d'intervenir à temps. Beaucoup plus rarement, la fissuration peut se faire dans un organe adjacent (fistule aortocave responsable d'insuffisance cardiaque à débit élevé, ou fistule aortodigestive avec hémorragie digestive).

Beaucoup plus rarement, l'AAA se manifeste cliniquement par sa complication embolique à partir de la thrombose intra-anévrismale, ou bien par des manifestations de compressions des tissus et organes adjacents (érosion vertébrale, compression cave, compression urétérale), ou encore par un syndrome inflammatoire clinicobiologique (fièvre, altération de l'état général, augmentation de la VS et CRP).

4. Diagnostic paraclinique

- L'échographie abdominale est utilisée pour dépister l'AAA, mesurer son diamètre maximal et assurer son suivi. Elle permet également de dépister les autres localisations les plus fréquemment associées (poplitées et iliaques).
- Le scanner abdominopelvien avec injection de produit de contraste est habituellement demandé lorsqu'une intervention est envisagée, en précisant le diamètre et l'anatomie de l'anévrisme. C'est l'examen préthérapeutique de référence.
- L'IRM abdominale est une alternative au scanner, notamment quand ce dernier est contre-indiqué.
- L'artériographie n'est pas utile, d'autant qu'elle ne révèle que la lumière artérielle et ne peut donner une mesure fiable de la taille de l'anévrisme, du fait de la grande fréquence de thrombus mural intra-anévrismal.

5. Prise en charge de l'AAA

Dans sa forme asymptomatique

- Le diamètre de l'aorte est un facteur prédictif du risque de rupture d'anévrisme (*cf. supra*). Ainsi, le risque de rupture devenant important au-delà de 50–55 mm, une intervention « à froid » est programmée pour traiter la lésion. Les anévrismes de plus petite taille sont surveillés par des échographies répétées. Celles-ci doivent être réalisées d'autant plus souvent que l'anévrisme est de gros calibre et que l'on s'approche du seuil d'intervention (tous les 6 mois si diamètre > 45 mm).
- Durant la période de suivi, le contrôle des facteurs de risque est indispensable (intérêt des statines et des IEC). Notamment, la progression de l'anévrisme est trois fois plus rapide en cas de poursuite du tabagisme.
- Lorsque l'anévrisme atteint le seuil de 50–55 mm, deux types d'intervention peuvent être envisagés :
  - la chirurgie conventionnelle « à ciel ouvert » : elle consiste à exclure la zone anévrismale et interposer une prothèse vasculaire (pontage) ;
  - le traitement par voie endovasculaire : il consiste à introduire par voie intra-artérielle fémorale une endoprothèse déployée dans l'anévrisme. Cette technique est moins invasive. Elle est proposée aux sujets à haut risque chirurgical, mais nécessite des conditions anatomiques particulières qui peuvent limiter les indications. Si l'anatomie est favorable, le traitement endovasculaire peut être proposé, même chez des patients à bas risque, après une information éclairée.

Dans sa forme symptomatique

L'anévrisme rompu est une urgence chirurgicale. Aucune imagerie ne doit retarder l'intervention chez un patient en choc hémorragique. Les chances de survie sont d'autant plus augmentées que la prise en charge est rapide. En l'absence d'un tableau de choc, un scanner abdominal permet de confirmer le diagnostic et une prise en charge rapide. Dans certains cas, notamment chez un sujet à très haut risque péri-opératoire (comorbidités +++), un traitement endovasculaire de sauvetage peut être envisagé. En cas d'ischémie aiguë par embolie à partir de l'AAA, la revascularisation du membre est une urgence, avec secondairement une cure de l'AAA.

Suivi à long terme

- Même après une intervention réussie, le patient reste à haut risque cardiovasculaire et doit être surveillé, notamment en contrôlant ses facteurs de risque.
- Les prothèses utilisées en chirurgie conventionnelle nécessitent une surveillance écho-doppler à long terme, notamment du fait du risque de faux anévrysmes au niveau des anastomoses. La thrombose est exceptionnelle.
- Les endoprothèses nécessitent une surveillance au long cours par scanner ou échographie ou afin de détecter les endofuites, responsables d'une poursuite de l'évolutivité de l'anévrisme voire de risque de rupture.
- En présence d'une prothèse artérielle, le risque d'infection lors d'une bactériémie peut justifier une antibioprophylaxie lors de tout acte thérapeutique à risque bactérien.

B. Anévrisme poplité (AP)

Fréquemment associés à des AAA (30 % des cas), les anévrismes poplités (AP) sont bilatéraux dans près de la moitié des cas.

L'AP est découvert soit dans sa période asymptomatique par la palpation d'une masse battante (pouls trop bien perçu) au creux poplité, soit à l'occasion d'un écho-doppler, notamment cas de risque élevé (AAA ou AP controlatéral). Les AP de plus de 20 mm sont habituellement opérés (exclusion de l'anévrisme et pontage), d'autant plus que l'anévrisme est thrombosé, sous réserve de la persistance d'un bon réseau artériel sous-jacent permettant le pontage.

À l'inverse de l'AAA, la complication la plus fréquente de l'AP est l'embolie, bien plus que la rupture. Les embolies répétées à bas bruit peuvent être responsables d'un tableau ischémique. Le pronostic est souvent sombre, du fait de l'occlusion de l'ensemble de l'arbre artériel distal, avec peu de possibilité de revascularisation. L'ischémie peut survenir aussi par l'occlusion par thrombose de l'AP. Rarement l'AP se manifeste par compression de tissus adjacents (nerfs, thrombose veineuse compressive).

III. Ischémie aiguë des membres inférieurs

L'ischémie aiguë d'un membre inférieur est définie par une interruption brutale du flux artériel responsable d'une hypoxie tissulaire abrupte pouvant aboutir à une nécrose tissulaire. C'est une urgence vasculaire : le pronostic vital du membre (voire du patient) est engagé.

A. Physiopathologie

1. Baisse du débit artériel

Sa gravité dépend de trois facteurs :

- la pression artérielle systémique : celle-ci doit être maintenue à un niveau correct ;
- l'abondance de la circulation collatérale ;
- la qualité du réseau artériel d'aval.

2. Ischémie

Les cellules nerveuses sont les premières à souffrir de cette hypoxie (dans les 2 heures), suivies par les cellules musculaires dans les 6–8 heures (rhabdomyolyse), avec des conséquences métaboliques importantes. L'anoxie musculaire entraîne une vasodilatation capillaire elle-même responsable d'œdème et d'une augmentation de la pression interstitielle entraînant une stase de la circulation veineuse et lymphatique, avec un phénomène d'auto-aggravation de l'œdème. Les muscles des membres étant dans des loges aponévrotiques inextensibles, le développement de l'œdème peut être responsable d'une compression des tissus avec arrêt total de circulation, ce qui correspond au *syndrome des loges*. Dans cette situation, seule une aponévrotomie de décharge permet de libérer le tissu musculaire, permettant ainsi de restaurer la circulation capillaire.

Par ailleurs, l'hypoxie va développer l'anaérobiose responsable de libération de métabolites acides également responsables d'une vasodilatation capillaire.

La nécrose cutanée apparaît à partir de la 24e heure.

3. Reperfusion

- Localement : l'atteinte cellulaire peut être aggravée au moment de la remise en circulation, du fait de relargage d'acides et des radicaux libres, correspondant au syndrome de revascularisation.
- La reperfusion peut paradoxalement avoir des conséquences sévères chez le patient :
  - troubles métaboliques : par relargage de cellules lysées et des métabolites : hyperkaliémie, acidose métabolique, hyperuricémie, myoglobinémie, myoglobinurie, augmentation de la créatinémie, hypocalcémie, hyperphosphorémie. Une coagulation intravasculaire disséminée (CIVD) peut être observée ;
  - insuffisance rénale : une nécrose tubulaire aiguë peut être constatée, secondaire au choc et à l'instabilité de la pression de perfusion rénale, à la précipitation intratubulaire

de la myoglobine et à la toxicité directe en milieu acide de la myoglobine et des produits de contraste radiologiques utilisés lors d'une artériographie ;

– plus rarement : un choc hypovolémique (exsudation plasmatique) ou infectieux (colonisation microbienne des muscles nécrosés).

B. Diagnostic

Le diagnostic est essentiellement clinique, et ne doit pas être inutilement prolongé par des explorations autres que celles nécessaires pour une intervention urgente. L'objectif de l'examen clinique en urgence est de :

- confirmer le diagnostic ;
- évaluer le niveau d'oblitération ;
- évaluer le degré d'ischémie ;
- déterminer la cause probable de l'oblitération artérielle.

1. Diagnostic positif

Diagnostic clinique

- *Signes fonctionnels* : douleur d'apparition brutale (parfois en quelques heures dans la forme subaiguë), intense à type de broiement, accompagnée d'une impotence fonctionnelle du membre.
- *Signes physiques* (examen comparatif avec membre controlatéral) : le membre est froid, livide, avec douleurs à la palpation des masses musculaires. Les pouls sont abolis en aval de l'occlusion. L'examen neurologique retrouve une anesthésie et une paralysie (notamment paralysie du nerf fibulaire commun, avec impossibilité de relever le pied).

La topographie de l'occlusion peut être généralement estimée par la localisation de la froideur du membre et l'abolition des pouls en aval. Dans le cas le plus grave, l'occlusion de la bifurcation aortique est responsable d'une ischémie bilatérale sévère associée à une paralysie sensitivomotrice. Les signes généraux sont alors souvent au premier plan pouvant aller jusqu'à un tableau de collapsus cardiovasculaire.

Diagnostic paraclinique

Le diagnostic d'ischémie aiguë des membres inférieurs restant clinique, l'équipe chirurgicale doit être alertée au plus tôt. Aucune exploration ne doit retarder l'intervention. Un échodoppler peut être réalisé sans perte de temps si et seulement si les conditions locales et la sévérité du tableau clinique le permettent.

L'artériographie est le plus souvent réalisée au bloc opératoire pour orienter le geste thérapeutique, permettant de localiser l'oblitération, de caractériser l'aspect de cette occlusion (athérome, anévrisme, dissection…) et surtout d'apprécier le réseau artériel d'aval, important pour la prise en charge chirurgicale, notamment en cas de thrombose et de réalisation de pontage vasculaire. En cas d'embolie, elle permet aussi de révéler d'autres emboles (homo- et/ou controlatéraux) asymptomatiques.

2. Diagnostic étiologique

Deux grands tableaux étiologiques s'opposent. Dès la première phase de prise en charge, il est important d'obtenir un faisceau d'arguments en faveur de l'un des deux tableaux :

- thrombose artérielle in situ : il s'agit le plus souvent d'un sujet âgé avec des facteurs de risque cardiovasculaires voire un tableau préexistant d'AOMI (pouvant être identifié sur l'autre membre, *cf.* paragraphe I) avec une douleur d'intensité moyenne de survenue progressive ou rapide. C'est le développement préalable de collatéralité qui rend le tableau clinique moins aigu. Les étiologies sont :

- AOMI (+++),
- artériopathies non athéromateuses (inflammatoire, radique...),
- anévrisme poplité thrombosé,
- déshydratation et/ou hémoconcentration chez le sujet âgé,
- autres causes survenant sur des artères pouvant initialement être saines :
  - kyste adventitiel,
  - dissection aorto-iliaque,
  - thrombophlébite ischémique,
  - coagulopathies,
  - iatrogéniques : cathétérisme, thrombopénie à l'héparine, ergotisme ;

- embolie sur artères saines : ce tableau survient classiquement chez un sujet jeune sans antécédent vasculaire connu (mais pouvant avoir une cardiopathie connue). La douleur est brutale, aiguë et sévère (à cause d'absence de collatérales), ayant pu suivre des épisodes de palpitations (arythmie cardiaque). Les principales causes d'embolie sont :
  - causes cardiaques (+++) :
    - troubles du rythme (fibrillation atriale +++),
    - foramen ovale (thrombose veineuse profonde [TVP] et embolie paradoxale) et anévrisme du septum interauriculaire,
    - infarctus du myocarde,
    - endocardite infectieuse,
    - valvulopathies et prothèses valvulaires,
    - myxome de l'oreillette,
    - dyskinésie ou anévrisme ventriculaire gauche,
  - atteintes aortiques :
    - athérome aortique,
    - anévrisme,
    - aortites,
    - tumeurs aortiques,
  - pièges vasculaires.

Ces deux tableaux ne sont pas toujours aussi simples et distincts : une embolie peut survenir sur des artères déjà affectées par l'AOMI. Inversement, une thrombose *in situ* peut survenir à partir d'une rupture d'une plaque initialement non occlusive chez un sujet sans aucun signe préalable d'AOMI.

Ainsi, l'examen clinique de l'ischémie aiguë est toujours complété par une auscultation cardiaque et un ECG à la recherche d'arythmie, et une palpation abdominale à la recherche d'un anévrisme aortique. Un bilan de coagulation sera également nécessaire. Les autres examens ne sont réalisés qu'après la revascularisation :

- bilan cardiaque : Holter ECG, ETT voire ETO ou IRM ;
- bilan artériel : écho-doppler artériel de l'aorte et des artères des membres inférieurs, voire angioscanner ou artériographie.

C. Évaluation du terrain

La recherche d'autres localisations ischémiques est nécessaire (embolies multiples). L'état général du patient est important à prendre en compte, notamment en cas de présence d'une pathologie incurable ou fortement handicapante. Il faut évaluer rapidement la fonction cardiaque et les comorbidités du patient. Une prise en charge palliative est parfois la seule solution pour un patient très âgé et moribond.

D. Traitement

L'étape diagnostique doit être la plus rapide possible afin d'instaurer rapidement le traitement.

1. Traitement médical

- Un traitement anticoagulant (par héparine non fractionnée, bolus de 5 000 UI suivi d'une perfusion continue de 500 UI/kg/jour pour un TCA entre 2 et 3) doit être instauré dès le diagnostic.
- L'utilisation d'antalgiques de niveau 3 est nécessaire d'emblée.
- Les vasoactifs par voie veineuse peuvent y être associés, sans preuve formelle quant à leur intérêt.
- Sur le plan plus général, le patient est placé sous oxygénothérapie par voie nasale, avec une équilibration de l'état hémodynamique si nécessaire (remplissage macromoléculaire).
- Le membre ischémique doit bénéficier de soins locaux immédiats, et ce même au-delà de la revascularisation (protection mousse ou coton, position légèrement déclive, éviction de tout frottement ou traumatisme cutané).

2. Revascularisation

La priorité doit être donnée aux solutions chirurgicales. L'embolectomie par sonde de Fogarty sous contrôle angiographique est la méthode de référence pour les embolies sur artère saine, mais peut parfois être aussi utilisée sur des artères athéromateuses.

Si le lit d'aval jambier est de mauvaise qualité, et si l'ischémie est peu sévère, la thrombolyse *in situ* par voie intra-artérielle et la thromboaspiration peuvent être utilisées. La thrombolyse consiste à injecter un fibrinolytique directement dans le thrombus, laissant en place donc le cathéter pendant plusieurs heures, avec surveillance en milieu spécialisé et contrôles angiographiques répétés.

Dans les deux cas, en cas de présence de sténose résiduelle, un geste d'angioplastie peut compléter la revascularisation. Dans certains cas, un pontage (le plus souvent distal) peut aussi être envisagé en dernier ressort.

En cas de revascularisation tardive, le geste est généralement systématiquement complété par une aponévrotomie de décompression, le plus souvent sur la loge antéroexterne de jambe (d'autres régions y compris le pied peuvent être décomprimées si besoin), permettant d'éviter le syndrome des loges.

Lorsque l'ischémie est dépassée, une amputation d'emblée peut être envisagée. Ce geste est aussi parfois réalisé pour limiter les désordres métaboliques majeurs d'un syndrome de revascularisation ou après échec de la revascularisation, notamment sur un terrain débilité.

3. Traitement des conséquences métaboliques secondaires à la revascularisation

Une acidose métabolique hyperkaliémique, une insuffisance rénale aiguë doivent être systématiquement recherchées par la surveillance de la diurèse (sonde urinaire, diurèse horaire), par le ionogramme sanguin et le dosage de l'urée et de la créatininémie de la créatine phosphokinase (CPK) et du ionogramme sanguin. L'acidose doit être progressivement compensée par alcalinisation (bicarbonates i.v.) et la kaliémie par le recours au Kayexalate®, voire une dialyse rénale, ainsi qu'un lavage de membre au sérum physiologique.

Enfin, à plus long terme, le traitement étiologique d'une cause embolique est à envisager (par exemple anticoagulation à long terme en cas d'arythmie par fibrillation atriale). Dans le cas d'une origine thrombotique, un traitement antiagrégant plaquettaire et un bon contrôle des facteurs de risque cardiovasculaires est indispensable.

II

Maladie des valves

CHAPITRE

7

Item 231 – UE 8 – Rétrécissement aortique

Objectifs pédagogiques

Nationaux

- Diagnostiquer une insuffisance mitrale, un rétrécissement aortique, une insuffisance aortique.
- Argumenter l'attitude thérapeutique et planifier le suivi du patient.
- Connaître le principe de suivi des patients avec prothèses valvulaires.

CNEC

- Connaître la définition et les étiologies principales.
- Identifier la triade symptomatique à l'effort (douleur, dyspnée, syncope) qui conduit à la suspicion du diagnostic devant un souffle éjectionnel aortique.
- Savoir le rôle essentiel de l'échocardiographie dans la confirmation du diagnostic et les principales mesures devant figurer au compte rendu.
- Savoir que l'apparition des symptômes marque un premier tournant évolutif et que l'apparition d'une dysfonction systolique du ventricule gauche indique un second tournant évolutif qui grève la mortalité chirurgicale.
- Savoir utiliser l'échographie de stress pour apprécier la réserve contractile des formes avec dysfonction systolique du ventricule gauche.
- Savoir poser l'indication opératoire en cas de rétrécissement aortique serré symptomatique, soit par valve mécanique soit par bioprothèse.
- Connaître le pronostic sombre des formes serrées et symptomatiques en l'absence de traitement.
- Savoir mesurer le rapport bénéfice/risque des deux types de prothèses : biologique et mécanique.
- Connaître qu'il existe des alternatives à la chirurgie par voie percutanée soit palliatives (valvuloplastie), soit en cours de développement (valves percutanées).

I. Définition

Le rétrécissement aortique (RA) est défini comme une obstruction à l'éjection du ventricule gauche localisée le plus souvent au niveau de la valve aortique.

Il existe d'autres formes d'obstruction à l'éjection du ventricule gauche qui se localisent en aval ou en amont de la valve aortique non abordées ici :

- rétrécissement *supra*-aortique ;
- rétrécissement sous-aortique (diaphragme) ;
- obstruction dynamique des cardiomyopathies obstructives.

II. Étiologies

A. Rétrécissement valvulaire aortique congénital

La bicuspidie (valve aortique comprenant 2 sigmoïdes à la place de 3) est :

- l'étiologie la plus fréquente entre 30 et 65 ans ;
- en général, bien tolérée pendant l'enfance et l'adolescence. C'est une malformation « évolutive » qui finit par entraîner un rétrécissement aortique à l'âge adulte.

Il est important de retenir que la valve bicuspide est souvent associée à un anévrisme de l'aorte ascendante qu'il faut savoir rechercher, au même titre qu'une coarctation (beaucoup plus rare).

Il faut savoir dépister une bicuspidie dans les familles où cette anomalie a été détectée.

B. Rétrécissement aortique acquis

- Post-rhumatismal : *cette étiologie est devenue rare.* En général, le RA est associé à une IA et à une atteinte mitrale (RM + IM).
- Dégénératif ou maladie de Mönckeberg :
  - *forme la plus fréquente de rétrécissement aortique chez le patient âgé (> 65–70 ans).*

La prévalence du rétrécissement valvulaire aortique dégénératif augmente avec l'âge et, de fait, constitue de loin la cause la plus fréquente de rétrécissement valvulaire aortique ;

  - caractérisé par un dépôt de calcifications à la base des valvules qui deviennent rigides. La valve est très calcifiée, elle est d'autant plus calcifiée que la sténose est sévère.

Les étiologies du rétrécissement aortique peuvent être résumées ainsi :

- bicuspidie dans la majorité des cas avant 65–70 ans ;
- dégénératif dans la majorité des cas après cette limite d'âge.

III. Physiopathologie et conséquences hémodynamiques

La diminution de la surface de l'orifice aortique réalise une résistance à l'éjection ventriculaire entraînant plusieurs conséquences : gradient systolique de pression ventriculo-aortique, hypertrophie pariétale et dysfonction diastolique.

Le ventricule gauche s'hypertrophie, s'épaissit de manière concentrique car il doit, à chaque systole, pousser plus fort que normalement sur la valve aortique qui constitue un obstacle à l'éjection.

A. Gradient de pression ventriculo-aortique

En l'absence de RA, gradient de pression extrêmement faible entre ventricule gauche et aorte pendant l'éjection (2 à 5 mmHg), les courbes de pression ventriculaire gauche (PVG) et aortique (PAo) sont pratiquement superposables.

En présence d'un obstacle à l'éjection ventriculaire, apparition d'une hyperpression intraventriculaire gauche avec gradient de pression systolique ventriculo-aortique (PVG > PAo).

Le gradient de pression VG-aorte est d'autant plus élevé que le rétrécissement aortique est serré. Lorsque le gradient de pression VG-aorte atteint 40 mmHg, le RA est considéré comme serré.

B. Hypertrophie pariétale

L'augmentation de pression intraventriculaire gauche entraîne dans un premier temps une augmentation des contraintes pariétales ou postcharge. Selon la loi de Laplace :

$$\text{contrainte} = \frac{\text{pression} \times \text{diamètre de la cavité}}{\text{épaisseur pariétale}}$$

Si les contraintes pariétales restent élevées, on assiste à une diminution de la performance systolique du ventricule gauche puisque les contraintes pariétales s'opposent physiologiquement au déplacement des parois du ventricule.

En pratique, les patients atteints d'un RA conservent longtemps une performance systolique normale. En effet, l'augmentation des contraintes pariétales est un puissant stimulant de la réplication des cellules myocardiques aboutissant à une hypertrophie pariétale (épaississement des parois) ; cette hypertrophie pariétale concentrique finit, à son tour, par compenser l'élévation de pression intraventriculaire et normaliser les contraintes pariétales (*cf.* loi de Laplace), ce qui permet finalement de maintenir normale la performance systolique ventriculaire globale (évaluée, par exemple, par la mesure de la fraction d'éjection).

Au début, la performance systolique globale du VG est le plus souvent normale chez un patient atteint de RA. Cependant chez certains patients, l'hypertrophie pariétale n'est pas suffisante pour normaliser les contraintes pariétales d'où une diminution de la performance systolique globale (baisse de la fraction d'éjection) et signes d'insuffisance cardiaque.

La performance systolique du ventricule peut se normaliser dès que l'on supprime l'obstacle aortique (remplacement valvulaire).

Cependant, après plusieurs années, le myocarde hypertrophié perd une partie de ses propriétés contractiles avec diminution de la performance systolique globale du ventricule et tableau clinique d'insuffisance cardiaque par dysfonction systolique. Dans ce cas, la dysfonction systolique globale est liée à une atteinte souvent irréversible de la contractilité myocardique et la récupération de la performance systolique après remplacement valvulaire est incomplète.

L'hypertrophie pariétale peut entraîner également une ischémie myocardique (angor d'effort typique), même en dehors de toute lésion coronaire, par perte de la réponse vasodilatatrice des artérioles intramyocardiques en cas d'augmentation des besoins du myocarde en oxygène (c'est-à-dire diminution de la réserve coronaire).

C. Dysfonction diastolique

L'hypertrophie pariétale entraîne une altération de la compliance ventriculaire (élasticité) et un ralentissement de la relaxation.

Ces deux anomalies de la fonction diastolique entraînent une élévation des pressions du ventricule gauche pendant la phase de remplissage (diastole). Cette augmentation de pression diastolique se transmet en amont au niveau des veines et capillaires pulmonaires avec pour conséquence un tableau d'insuffisance cardiaque (congestion pulmonaire).

La contraction de l'oreillette prend alors un rôle important dans le remplissage ventriculaire et donc dans le maintien du débit cardiaque. C'est pourquoi la perte de la systole par fibrillation auriculaire est en général mal tolérée chez les patients atteints de RA (poussée d'insuffisance cardiaque).

IV. Aspects cliniques

A. Signes fonctionnels

L'apparition des symptômes en présence du RA serré est précédée d'une longue période asymptomatique qui peut durer plusieurs années.

L'angor d'effort, *la syncope d'effort et la dyspnée d'effort* sont les trois maîtres symptômes du rétrécissement aortique.

Quand les symptômes apparaissent, le pronostic vital est mis en jeu (l'apparition de symptômes d'effort attribuable au RA justifiera de discuter la chirurgie de remplacement valvulaire) :

- *décès dans les 2 ans après apparition de signes d'insuffisance cardiaque* +++ ;
- décès dans les 3 ans après syncope ;
- décès dans les 5 ans après angor.

Les symptômes sont :

- dyspnée d'effort : c'est le symptôme le plus fréquent ;
- angor d'effort : dans deux tiers des cas ;
- syncope le plus souvent à l'effort, secondaire à une inadaptation du débit à l'effort :
- plus rarement, hémorragie digestive dont le mécanisme est mal élucidé. Angiomes digestifs associés à une anomalie du facteur von Willebrand : syndrome de Heyde.

B. Examen et auscultation

1. Auscultation

En général typique, elle permet de faire le diagnostic :

- souffle mésosystolique, éjectionnel, intense, rude, râpeux, maximum au 2e espace intercostal droit, irradiant dans les vaisseaux du cou, peut être associé à un souffle d'insuffisance aortique (on parle de maladie aortique) ;
- abolition de B2 dans les RA serrés calcifiés ;
- dans le rétrécissement aortique évolué avec bas débit, le souffle peut devenir moins intense, voire quasiment inaudible.

2. Palpation

- Frémissement palpatoire : perçu avec le plat de la main, au foyer aortique, le patient étant en fin d'expiration penché en avant. En général, traduit la présence d'un rétrécissement aortique hémodynamiquement significatif.
- Dans les cas évolués : élargissement du choc de pointe qui est dévié en bas et à gauche signant la dilatation du ventricule gauche.

V. Complications

- Insuffisance cardiaque.
- Fibrillation auriculaire, en général mal tolérée (car perte de la systole atriale, *cf.* physiopathologie, p. 173).
- Troubles de la conduction.
- Mort subite (+++) : surtout dans le RA serré symptomatique.
- Endocardite (rare).

- Hyperexcitabilité ventriculaire (rare).
- Embolies calcaires systémiques (rares) pouvant intéresser le cerveau, le rein, les coronaires et l'artère centrale de la rétine (responsable de pertes transitoires de la vision).

VI. Explorations non invasives

A. Radiographie thoracique

- Peut être strictement normale.
- Dilatation du VG en cas de RA évolué avec cardiomégalie.
- Surcharge pulmonaire si RA évolué avec insuffisance cardiaque gauche.

B. Électrocardiogramme

Il peut être normal en cas de rétrécissement aortique peu évolué. Le plus souvent l'ECG est anormal dans les rétrécissements aortiques serrés avec :

- hypertrophie ventriculaire gauche (HVG) de type surcharge systolique (+++).

Cependant, l'absence d'HVG électrique n'exclut pas le diagnostic de RA serré. En effet chez l'adulte, la corrélation entre caractère serré du RA et HVG dépistée à l'ECG est loin d'être excellente ;

- hypertrophie auriculaire gauche ;
- troubles de conduction (BBG, BAV 1er degré) ;
- troubles du rythme, en particulier fibrillation atriale plutôt en cas de RA évolué. Moins fréquemment que dans les valvulopathies mitrales cependant.

C. Échocardiographie-doppler transthoracique (ETT) (+++) (vidéo 7.1, vidéo 7.2)

C'est l'examen clé de l'exploration du RA comme de l'exploration de toute valvulopathie. Il permet de :

- confirmer le diagnostic de RA ;
- quantifier le degré de sévérité ;
- apprécier le retentissement ventriculaire et hémodynamique ;
- éliminer une autre atteinte valvulaire associée (mitrale).

1. Confirmer le diagnostic

- En mode TM et en échographie 2D : la valve aortique est remaniée, calcifiée avec une ouverture des sigmoïdes diminuée (fig. 7.1).
- En doppler continu, les vitesses du sang à travers la valve aortique sont augmentées (> 2,5 m/s).

2. Quantifier le degré de sévérité du rétrécissement (fig. 7.2)

- Par la mesure de la vitesse maximale (V max) du sang à travers l'orifice aortique en doppler continu (qui est augmentée du fait de la réduction de l'orifice) : une V max > 4 m/s est en général associé à un RA serré (elle est normalement de l'ordre de 1 m/s). Mais elle est dépendante du débit.
- Par la mesure du gradient de pression VG-aorte à partir de l'enregistrement en doppler continu des vitesses du sang transvalvulaire.

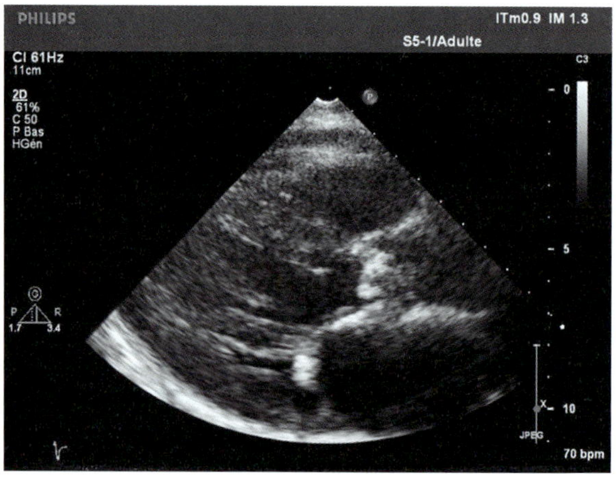

Fig. 7.1. **Valve aortique très calcifiée en échocardiographie bidimensionnelle (incidence parasternale grand axe).**

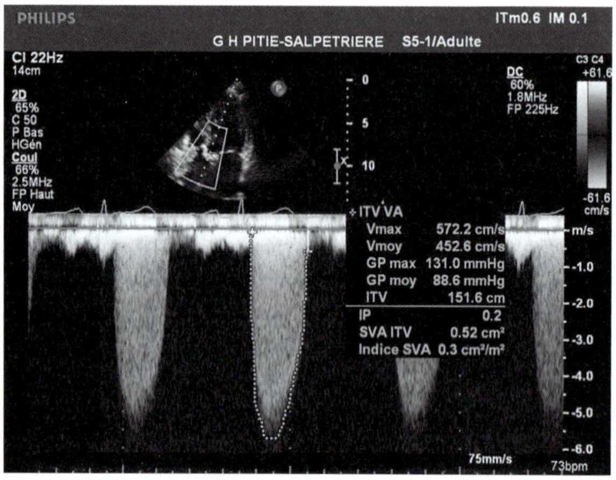

Fig. 7.2. **Vitesse maximale du sang mesurée à 5,72 m/s en doppler continu à travers une sténose aortique serrée.**

Le gradient maximal est calculé à 131 mmHg, le gradient moyen est à 88 mmHg.

Un gradient moyen calculé en doppler supérieur à 40 mmHg correspond en général à un rétrécissement aortique serré.

À noter cependant, un rétrécissement aortique serré peut s'accompagner d'un gradient de pression faible en cas de bas débit. Par conséquent, la seule mesure du gradient de pression ne peut pas suffire pour évaluer la sévérité d'un RA. On la complète par la mesure de la surface aortique.

- Par la mesure de la surface valvulaire aortique à l'aide du doppler. La surface orificielle d'une valve aortique normale est de 2 à 3,5 cm^2. En cas de rétrécissement aortique, cette surface diminue. On parle de rétrécissement aortique serré pour une surface < 1 cm^2 ou < 0,60 cm^2/m^2 de surface corporelle et critique si la surface est ≤ 0,75 cm^2 ou ≤ 0,4 cm^2/m^2 de surface corporelle.

La surface valvulaire peut parfois s'apprécier directement par planimétrie en bidimensionnel en ETT ou mieux en ETO.

Critères de RA serré :
- V max > 4 m/sec ;
- gradient moyen > 40 mmHg ;
- surface aortique < 1 cm^2 ou < 0,6 cm^2/m^2.

3. Signes de retentissement indirect

L'ETT peut évaluer les conséquences du RA au niveau :

- du ventricule gauche :
  - degré d'hypertrophie du VG,
  - dilatation du VG,
  - altération de la fonction VG (calcul de la FE) ;
- du débit cardiaque : pendant longtemps le débit cardiaque au repos reste conservé dans le RA. Mais dans le RA serré, évolué avec atteinte de la fonction ventriculaire, le débit peut s'abaisser ;
- des pressions droites : en général, la pression artérielle pulmonaire (PAP) reste longtemps normale en cas de RA. Ce n'est que dans le RA évolué avec altération de la fonction ventriculaire gauche que la PAP s'élève.

4. Éliminer une autre atteinte valvulaire et mesurer la taille de l'aorte

- Examen de la valve mitrale principalement. Il ne faut pas oublier le cœur droit et la valve tricuspide. La dysfonction diastolique peut s'associer à une augmentation chronique des pressions pulmonaires. Celle-ci constituant un obstacle à l'éjection du ventricule droit peut en favoriser la dilatation et, de fait, l'insuffisance tricuspide fonctionnelle.
- La taille de l'aorte est importante à évaluer, notamment en cas de biscupidie dans le bilan préopératoire pour savoir si un geste associé sur l'aorte peut être nécessaire.

VII. Cathétérisme et coronarographie

La plupart des renseignements apportés par le cathétérisme autrefois peuvent être obtenus aujourd'hui par échocardiographie-doppler. Il s'agit des mêmes paramètres gradient de pression VG-aorte, surface valvulaire, fonction VG et mesure du débit cardiaque. *Le cathétérisme n'est donc habituellement pas réalisé.* Les seules indications qui restent du cathétérisme sont les rares cas de discordance entre la clinique et les données de l'échocardiographie-doppler. Ces cas correspondent souvent à ceux des patients peu échogènes.

Par contre, il faut éliminer une atteinte coronaire par la coronarographie en préopératoire :

- si âge > 40 ans chez l'homme et chez la femme ménopausée sans facteur de risque ;
- en cas de facteurs de risque coronarien (personnels ou familiaux) ou si le patient se plaint d'angor d'effort ou de signes d'insuffisance cardiaque, quel que soit l'âge. En effet, l'angor peut s'observer dans le RA en l'absence de toute atteinte coronaire, mais la distinction entre angor fonctionnel et angor lié à une coronaropathie est impossible à faire cliniquement.

Place du scanner coronaire (coroscanner) et cardiaque

- La place du coroscanner en remplacement de la coronarographie préopératoire reste controversée, chez des patients souvent âgés dont la prévalence des calcifications coronaires, qui gênent l'interprétation du scanner, est importante.
- Le scanner cardiaque trouve par contre toute sa place dans le bilan préopératoire lorsque l'on s'oriente vers un remplacement valvulaire percutané (TAVI : *Transcatheter Aortic Valve Implantation*) afin de bien mesurer la taille de l'anneau aortique qui permet de choisir la taille appropriée de la prothèse.

- Le scanner permet également d'apprécier la taille de l'aorte lorsque l'ETT n'a pas permis de donner une évaluation suffisante.
- *Enfin, certaines équipes utilisent le scanner pour quantifier* le degré de calcification de la valve aortique qui est corrélé à la sévérité de l'obstacle dans la maladie de Mönckeberg quand parfois existe une discordance entre une surface < 1 cm^2 et pourtant des gradients < 40 mmHg malgré une bonne fraction d'éjection du ventricule gauche.

Attention

Les principales limites du coroscanner sont :
- les calcifications artérielles qui, si elles sont importantes, rendent difficiles l'interprétation ;
- la nécessité d'une fréquence cardiaque relativement lente pour l'acquisition des images ;
- l'importance de l'irradiation (plus élevée que celle d'une coronarographie).

VIII. Traitement

A. Possibilités thérapeutiques

1. Remplacement valvulaire chirurgical

- Prothèse mécanique :
  - impose un traitement anticoagulant à vie ;
  - longue durée de vie ;
  - indiquée si sujet jeune.
- Prothèse biologique :
  - évite le traitement anticoagulant ;
  - indiquée si patient âgé > 65 ans ;
  - risque de dégénérescence dans les 10–15 ans.

2. Valvuloplastie percutanée

Dilatation du RA par un ballon situé à l'extrémité d'un cathéter introduit de manière rétrograde dans l'aorte à partir d'un point de ponction fémorale.

Cette technique est pratiquement abandonnée en raison du taux très élevé de resténose précoce.

Elle est parfois proposée aux patients très âgés (> 80–85 ans), très fragiles pour lesquels on hésite à envisager l'intervention chirurgicale ; en cas d'amélioration hémodynamique nette après dilatation, on peut profiter de la période pendant laquelle le processus de resténose n'est pas encore intervenu pour réaliser le remplacement valvulaire dans de meilleures conditions.

Cette technique peut également s'adresser à des patients avec RA serré inopérable et qui doivent bénéficier d'une intervention extracardiaque elle-même difficilement envisageable en présence d'un RA serré. Il s'agit d'indications exceptionnelles et à discuter.

3. Implantation percutanée d'une valve aortique (TAVI)

Implantation par voie percutanée (voie fémorale ou apicale) d'une valve aortique chez les patients atteints de RA jugés inopérables ou du moins pour lesquels le risque chirurgical est jugé prohibitif alors qu'on peut espérer un gain fonctionnel du patient s'il est possible de corriger le rétrécissement valvulaire aortique. L'indication de valve aortique percutanée ne peut pas être portée sans l'aval d'une équipe médicochirurgicale expérimentée et seulement après une discussion pluridisciplinaire en staff dédié dans des équipes entraînées.

B. Indications

1. RA serré symptomatique

Tout rétrécissement aortique serré symptomatique doit être opéré compte tenu du risque vital existant et ce, pratiquement sans limite d'âge, sous réserve d'un état général conservé et de l'absence d'une autre pathologie mettant en jeu le pronostic vital à court terme.

2. RA serré asymptomatique

Il est plutôt préconisé la surveillance à la chirurgie d'un RA serré s'il est vraiment asymptomatique et s'accompagne d'une FEVG normale.

En cas de RA serré asymptomatique d'après l'interrogatoire, on propose un test d'effort pour vérifier que le patient est réellement asymptomatique et ainsi dépister les faux asymtomatiques qui relèvent de la chirurgie : si la pression artérielle ne s'élève pas lors du test d'effort ou diminue à l'effort, l'indication opératoire peut être discutée. La place de l'échocardiographie d'effort est aussi en cours d'exploration.

Attention

L'épreuve d'effort est formellement contre-indiquée dans le RA symptomatique. On peut proposer néanmoins l'indication chirurgicale en cas de RA asymptomatiques très serré (V max > 5,5 m/s), lorsque la sténose s'aggrave rapidement lors de la surveillance, en cas d'HVG très importante ou d'altération de la FEVG (FEVG < 50 %).

3. Cas des RA avec dysfonction systolique ventriculaire gauche (FE < 35 %)

C'est un problème difficile, car le risque opératoire est plus élevé et le pronostic est plus mauvais à long terme. Mais attention, le pronostic à long terme le plus mauvais est celui observé chez les patients non opérés !

La décision de remplacement valvulaire peut être facilitée par la réalisation d'une échocardiographie-doppler de stress sous dobutamine (évaluation de la réserve de contractilité du VG) qui permet de mieux évaluer le risque opératoire.

L'arrivée du remplacement percutané (TAVI) de la valve aortique va probablement modifier l'attitude à l'égard de ces patients très graves.

Points clés

- Définition : réduction de la surface de l'orifice aortique. RA serré si < 1 cm^2 ou 0,60 cm^2/m^2 de surface corporelle.
- Étiologies principales : dégénératif, bicuspidie, post-rhumatismal.
- Trois symptômes cardinaux : dyspnée d'effort, angor d'effort, malaises ou syncopes d'effort traduisant la mauvaise tolérance.
- Physiopathologie : gradient de pression systolique VG aorte (≥ 40 mmHg en cas de RA serré), fonction systolique dépendant de la contractilité et de la postcharge, dysfonction systolique du VG dans les RA évolués.
- Auscultation : souffle systolique éjectionnel au foyer aortique. Abolition de B2 en cas de RA serré calcifié.

- ECG et radiographie thoracique : intérêt limité. Pas de signes « spécifiques » de RA. Anomalies détectables si HVG ou cardiomégalie significatives.
- L'examen clé est l'échocardiographie-doppler transthoracique qui :
  - confirme le diagnostic de RA ;
  - quantifie son degré de sévérité (mesures précises du gradient de pression et de la surface de l'orifice valvulaire) ;
  - évalue la fonction VG et les autres valves.
- Échocardiographie transœsophagienne : peu d'intérêt (mesure éventuelle de la surface de l'orifice aortique par planimétrie).
- Intérêt de l'échocardiographie de stress sous dobutamine pour évaluer les RA avec mauvais VG (FE < 35 %), bas débit et faible gradient de pression VG aorte (< 35 mmHg).
- Intérêt limité du cathétérisme dont les mesures peuvent être obtenues par l'échocardiographie-doppler. Coronarographie préopératoire chez les patients ayant un angor d'effort, une dysfonction VG ou chez les patients ayant des facteurs de risque de la maladie coronaire ou systématiquement chez l'homme de plus de 40 ans ou la femme ménopausée.
- Seul traitement validé : remplacement chirurgical de la valve sous CEC. Mise en place soit d'une :
  - bioprothèse (intérêt : pas de traitement anticoagulant ; inconvénients : risque de dégénérescence à long terme de la prothèse ; indiquée par conséquent plutôt chez le patient âgé > 65 ans) ;
  - prothèse mécanique (intérêt : pas de dégénérescence ; inconvénients : anticoagulants par AVK à vie ; plutôt chez le sujet jeune).
- Possibilité d'une valvuloplastie percutanée au ballonnet. Pratiquement abandonnée actuellement. Seules indications : améliorer transitoirement l'état d'un patient jugé inopérable dans un premier temps (passage d'un cap aigu) ou pour lui faire subir une chirurgie extracardiaque contre-indiquée par le RA.
- TAVI : implantation par voie percutanée (ponction transfémorale) d'une prothèse valvulaire : actuellement réservée au patient ayant un risque prohibitif de la CEC et ce uniquement après discussion pluridisciplinaire dans une équipe entraînée.
- Indications de la chirurgie : tout patient atteint d'un RA serré symptomatique doit être opéré même à un âge avancé s'il n'y a pas d'autre pathologie extracardiaque contre-indiquant le geste opératoire ou menaçant le pronostic à court terme. Évolution spontanée du RA serré symptomatique très défavorable avec une survie < 2 ans en moyenne.
- En cas de RA serré asymptomatique, indication opératoire si absence d'élévation ou chute de la TA à l'effort.
- En cas de RA à FE basse, l'échocardiographie sous dobutamine permet d'évaluer la réserve contractile du VG. Si RA serré, confirmé par l'échocardiographie avec réserve contractile : indication opératoire retenue. Si RA serré, mais sans réserve contractile : indication opératoire à discuter car risque opératoire majoré.

Compléments en ligne

Vous pouvez accéder aux compléments numériques de ce chapitre en vous connectant sur http://www.em-consulte.com/e-complement/471550 et suivre les instructions.

Vidéo 7.1. Valve aortique normale.

Vidéo 7.2. **Rétrécissement aortique calcifié serré.**

Pour en savoir plus

Acar J, Acar C. Cardiopathies valvulaires acquises. 2e éd Médecine-Sciences Flammarion ; 2000.

American College of cardiology. Guidelines for the management of patients with valvular heart disease. (Recommandations nord-américaines 2008 ACC/AHA. Mise à jour des recommandations 2006). Circulation 2008; 118 : e523–661. .Journal of the American College of Cardiology 2008 ; 52 : e1–142.

Société européenne de cardiologie. Guidelines on the management of valvular heart disease – European Society of cardiology. Eur Heart J 2012 ; 33 : 2451–96.

Recommandations de la Société française de cardiologie 2005 concernant la prise en charge des valvulopathies acquises et des dysfonctions de prothèses valvulaires. Indications opératoires et interventionnelles. Arch Mal Cœur 2005 ; 98(suppl. 2) : 5–61.

http://www.sfcardio.fr/recommandations/sfc/la-prise-en-charge-des-valvulopathies-acquises-et-des-dysfonctions-de-prothese-valvulaire

CHAPITRE

8

Item 231 – UE 8 – Insuffisance mitrale

Objectifs pédagogiques

Nationaux

- Diagnostiquer une insuffisance mitrale, un rétrécissement aortique, une insuffisance aortique.
- Argumenter l'attitude thérapeutique et planifier le suivi du patient.
- Connaître le principe de suivi des patients avec prothèses valvulaires.

CNEC

- Connaître la classification de Carpentier.
- Connaître les principales étiologies des IM chroniques.
- Connaître la sévérité, les mécanismes et les étiologies des IM aiguës.
- Connaître les caractéristiques physiopathologiques, cliniques et pronostiques du prolapsus valvulaire mitral (syndrome de Barlow).
- Savoir identifier une IM sur les critères d'auscultation.
- Savoir le rôle essentiel de l'échocardiographie dans la confirmation du diagnostic, la précision du mécanisme, la quantification de la sévérité et les principales mesures devant figurer au compte rendu.
- Savoir prescrire l'échographie par voie œsophagienne et ce que l'on peut en attendre.
- Connaître la classification des IM en quatre grades de sévérité croissante.
- Savoir que l'apparition des symptômes marque un tournant évolutif faisant discuter l'indication opératoire.
- Connaître également les indications opératoires en cas de fuite importante mais asymptomatique.
- Savoir que la plastie reconstructrice doit prévaloir sur le remplacement valvulaire mais en connaître les limites.
- Savoir mesurer le rapport bénéfice/risque des deux types de prothèses : biologique et mécanique en cas de remplacement valvulaire.
- Connaître les modalités de surveillance chez un patient ne relevant pas d'une indication chirurgicale.

I. Définition

L'insuffisance mitrale (IM) réalise un défaut d'étanchéité de la valve mitrale entraînant un reflux de sang du ventricule gauche vers l'oreillette gauche au cours de la systole.

II. Mécanismes physiopathologiques

Normalement, lors de la systole ventriculaire, les deux valves (valves postérieure et antérieure) s'affrontent dans le plan de l'anneau mitral, et l'orifice mitral est étanche (pas de fuite).

La classification des IM proposée par Carpentier (fig. 8.1) tient compte de la position des valves lors de la systole ventriculaire :

- type I : les valves restent dans le plan de l'anneau lors de la systole ventriculaire. Le jeu valvulaire est normal. C'est, par exemple, le cas des perforations, fentes et IM fonctionnelles ;
- type II : une valve au moins dépasse le plan de l'anneau lors de la systole ventriculaire. Le jeu valvulaire est exagéré, c'est typiquement le cas des IM dystrophiques avec prolapsus d'une des deux valves ou des deux dans l'oreillette gauche ;
- type III : une valve au moins reste sous le plan de l'anneau lors de la systole ventriculaire. Le jeu valvulaire est restrictif. C'est le cas des IM d'origine post-rhumatismale ou des IM ischémiques.

Il faut penser la valve mitrale comme deux feuillets sur un anneau fibreux. Il ne faut pas omettre que ces deux feuillets valvulaires sont intimement liés au ventricule gauche par les cordages insérés sur les piliers. Une fuite peut faire intervenir l'anneau, les feuillets, les cordages et/ou les piliers (leur déplacement si le ventricule devient plus sphérique, plus dilaté).

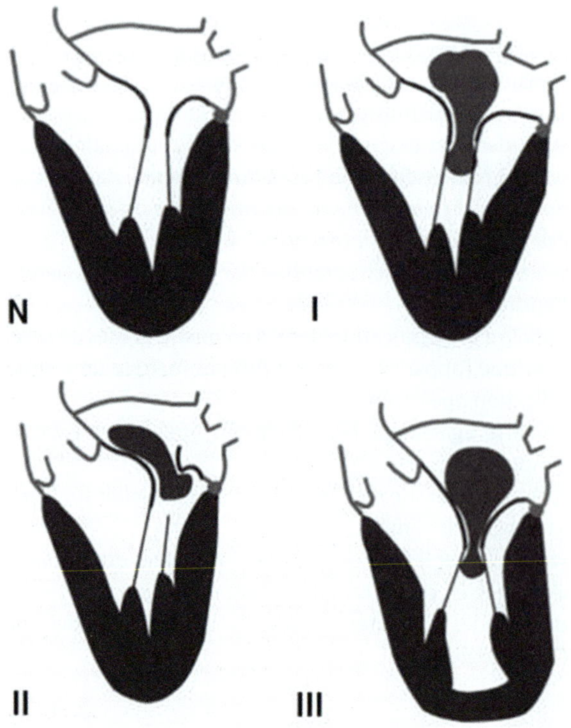

Fig. 8.1. Classification de Carpentier.

De gauche à droite et de haut en bas, N : normal puis types I, II et III.

III. Étiologies

A. Insuffisance mitrale rhumatismale

Elle est devenue rare depuis la prévention du rhumatisme articulaire aigu.

Elle est le plus souvent associée à un rétrécissement mitral et à une atteinte de la valve aortique.

Les valves sont épaissies, rétractées. L'appareil sous valvulaire est remanié, les cordages raccourcis. Des ruptures de cordages sont possibles.

Il s'agit d'IM « restrictive », de type III de Carpentier.

L'association d'une sténose et d'une insuffisance mitrale est désignée sous le terme de « maladie mitrale ».

B. Insuffisance mitrale dystrophique

C'est une étiologie très fréquente.

Elle correspond au type II de Carpentier, caractérisée par des élongations ou des ruptures de cordages, associées ou non à une ballonisation du tissu valvulaire, responsables d'un prolapsus valvulaire mitral.

L'anomalie peut prédominer sur la valve postérieure (ou petite valve), sur la valve antérieure (ou grande valve), ou les deux.

On distingue deux groupes de lésions :

- les « dégénérescences myxoïdes » (maladie de Barlow) : il y a un excès de tissu, les valves sont le plus souvent, redondantes, épaissies. Ceci conduit à un excès de mobilité, avec prolapsus. La traction exercée sur les cordages peut conduire à des ruptures ;
- les dégénérescences fibroélastiques, plus fréquentes, surviennent chez les sujets âgés, plus souvent les hommes et intéressent particulièrement la valve postérieure. À l'inverse du cas précédent, la quantité de tissu valvulaire est adaptée à la taille de l'orifice (pas d'excès notable). Le mécanisme essentiel de la fuite est une rupture de cordages.

C. Insuffisance mitrale sur endocardite

Elle survient dans plus de la moitié des cas sur une lésion préexistante, prolapsus valvulaire mitral ou IM d'une autre étiologie.

Les lésions sont végétantes et mutilantes.

L'insuffisance mitrale est le plus souvent en rapport avec des ruptures de cordages (type II de Carpentier) ou des perforations valvulaires (type I de Carpentier), surtout de la valve antérieure.

D. Insuffisance mitrale ischémique

Nom générique regroupant deux entités distinctes (les complications aiguës de l'infarctus/le remodelage chronique ventriculaire gauche post-infarctus). Plusieurs mécanismes peuvent intervenir :

- en aigu : la rupture de pilier, très rare, particulièrement grave, en règle associée à un infarctus. Il s'agit soit de ruptures partielles, soit de ruptures complètes qui en général entraînent rapidement le décès si elles ne sont pas opérées d'urgence ;
- en chronique : une IM « fonctionnelle » due à la modification de l'architecture du VG et à un moindre degré à la dilatation de l'anneau mitral. C'est le remodelage sphérique du VG avec un déplacement apical et postérieur des piliers qui augmente la traction sur les cordages et empêche une bonne coaptation des feuillets mitraux réalisant un type III de Carpentier.

La présence d'une IM, même modérée, dans un contexte de cardiopathie ischémique, est un facteur de mauvais pronostic, sans que l'on sache actuellement s'il faut, et quand envisager une correction chirurgicale.

E. Insuffisance mitrale fonctionnelle (type I de Carpentier)

Elle est :

- très rarement due à la dilatation isolée de l'anneau mitral ;
- beaucoup plus fréquemment rencontrée à un stade évolué de toutes les cardiopathies (ischémiques ou non) en cas de dilatation du VG et d'atteinte globale de la fonction systolique. Il y a alors une restriction du jeu valvulaire.

F. Causes rares

- Cardiomyopathie hypertrophique (CMH) avec obstruction : le feuillet antérieur est « aspiré » dans la chambre de chasse du ventricule gauche en systole (SAM : mouvement systolique antérieur de la valve mitrale). Il y a de fait un défaut de coaptation de la valve mitrale et une fuite qui peut être sévère.
- Origine congénitale par « fente » de la valve antérieure mitrale ou dans le cadre d'un canal atrioventriculaire.
- Origine traumatique, consécutive à un traumatisme fermé du thorax (très rare).
- Tumeurs cardiaques, notamment myxome de l'oreillette gauche.
- Dystrophies conjonctivo-élastiques (syndrome de Marfan, syndrome d'Ehlers-Danlos, pseudo-xanthome élastique, etc.), donnant des fuites dystrophiques avec prolapsus.
- Fibrose endomyocardique des syndromes hyperéosinophiliques.
- Au cours du lupus.
- Tumeurs carcinoïdes.
- Médicamenteuses : *dérivés d'ergots de seigle, anorexigènes (fenfluramine, benfluorex)*.
- Calcifications de l'anneau mitral, d'origine dégénérative.

IV. Causes des insuffisances mitrales aiguës

- Rupture de cordages :
  - dégénérescence myxoïde ou fibroélastique ; la rupture de cordages, notamment de la petite valve ou valve mitrale postérieure, est la première cause d'IM dans les pays occidentaux ;
  - endocardite ;
  - traumatisme thoracique.

On peut rencontrer là un œdème pulmonaire unilatéral avec une régurgitation sévère « directionnelle » n'allant dans les veines pulmonaires que d'un seul poumon.

- Rupture de pilier :
  - infarctus ;
  - traumatisme.
- Dysfonction de pilier ischémique :
  - pilier postérieur par défaut de perfusion de l'artère interventriculaire postérieure ;
  - pilier antérieur par défaut de perfusion de l'artère interventriculaire antérieure ou de l'artère circonflexe.
- Perforation par endocardite.

La régurgitation mitrale aiguë est le plus souvent responsable d'un tableau hémodynamique grave justifiant une prise en charge en urgence (urgence vitale).

V. Physiopathologie

La régurgitation mitrale aura des conséquences en amont et en aval.
Le volume régurgité dépend de trois facteurs principaux :

- taille de l'orifice régurgitant ;
- gradient de pression ;
- durée de la systole.

Les conséquences hémodynamiques sont :

- en aval :
  - surcharge diastolique du VG entraînant une dilatation de la cavité,
  - à la longue, altération de la contractilité intrinsèque du VG (par distension chronique des fibres). Celle-ci peut devenir irréversible au-delà d'un certain degré de dilatation ventriculaire gauche ;
- en amont :
  - HTAP post-capillaire par élévation de la pression OG,
  - l'élévation de la PAP dépend du volume régurgité et de la compliance de l'oreillette gauche et des veines pulmonaires,
  - en cas d'IM chronique, l'OG se dilate, très souvent la compliance de l'OG s'adapte, ce qui permet de maintenir la pression intra-auriculaire pratiquement normale malgré un volume régurgité relativement important et donc une PAP normale ou peu élevée. La dilatation de l'oreillette gauche peut s'accompagner de trouble du rythme atrial.Lorsque le volume régurgité devient trop important, la pression de l'OG augmente ainsi que les pressions en amont (HTAP),
  - en cas d'IM aiguë : la compliance de l'OG est d'emblée inadaptée, d'où une HTAP immédiatement importante.

VI. Diagnostic

A. Circonstances de découverte

- Découverte d'un souffle à l'occasion d'une visite systématique.
- Signes fonctionnels : palpitations, dyspnée d'effort ou asthénie d'effort.
- Complication, par exemple : œdème aigu du poumon ou fibrillation atriale.
- Bilan d'une fièvre (forme endocarditique).

B. Signes fonctionnels

- Absents si IM modérée, mais un patient avec une IM sévère peut aussi être asymptomatique.
- Dyspnée d'effort. L'installation de cette dyspnée est lente et progressive. Il faudra savoir rechercher cette dyspnée et cette altération des performances physiques au fil du temps, parfois associée à une asthénie d'effort.
- Dyspnée de repos.
- Orthopnée.
- Dyspnée paroxystique nocturne.
- OAP.

C. Examen clinique

1. Palpation

- Frémissement systolique à l'apex.
- Déviation et abaissement du choc de pointe si dilatation du VG.

2. Auscultation

- Souffle systolique de régurgitation.
- Maximum à la pointe.
- Siège apexo-axillaire (foyer mitral).
- En « jet de vapeur », doux, **parfois rude**.
- Souffle holosystolique débutant dès B1 et se poursuivant jusqu'à B2 qu'il peut dépasser.

Attention

Dans le prolapsus, ce souffle débute parfois après B1 par un clic (mise en tension des cordages) et est mésotélésystolique ou télésystolique.

- Irradiation : le plus souvent vers l'aisselle, sauf dans le prolapsus du feuillet postérieur où l'irradiation peut se faire vers la base.
- Autres signes (si IM importante) :
  - galop protodiastolique (B3) ;
  - roulement mésodiastolique ;
  - éclat de B2 si HTAP ;
  - souffle d'insuffisance tricuspide fonctionnelle en cas d'IM évoluée avec HTAP et retentissement important sur les cavités droites.
- Auscultation pulmonaire : râles de stase (insuffisance cardiaque gauche).

D. Examens paracliniques

1. ECG

- Reste longtemps normal dans les IM modérées.
- Hypertrophie auriculaire gauche.
- Hypertrophie ventriculaire gauche.
- Fibrillation atriale.
- Hypertrophie ventriculaire droite des IM évoluées avec HTAP sévère.

2. Radiographie thoracique

- Normale dans les IM minimes ou modérées.
- Cardiomégalie par dilatation du VG dans les IM plus importantes.
- Dilatation de l'oreillette gauche (arc moyen gauche convexe, débord arc inférieur droit).
- Signes d'HTAP en cas d'IM chronique évoluée ou aiguë :
  - dilatation des artères pulmonaires ;
  - redistribution vasculaire vers les sommets ;
  - lignes de Kerley aux bases ;
  - œdème alvéolaire.

3. Échocardiographie-doppler transthoracique (ETT) et transœsophagienne (ETO) +++

C'est l'**examen clé** pour le diagnostic positif et :

- le diagnostic étiologique ;
- le diagnostic de sévérité : quantification de la fuite et appréciation de son retentissement d'amont et d'aval.

Comme dans l'évaluation de toutes les valvulopathies, l'ETT peut être complétée d'un examen transœsophagien pour préciser les mécanismes et la faisabilité d'un geste chirurgical réparateur.

Diagnostic positif

La fuite est confirmée par un signal doppler holosystolique en arrière du plancher mitral enregistré en doppler pulsé, continu et couleur (fig. 8.2, *cf.* cahier couleur).

Diagnostic étiologique

Le mécanisme doit être précisé par l'échocardiographie (selon la classification de Carpentier) (fig. 8.3 et fig. 8.4, *cf.* cahier couleur pour fig. 8.4).

L'ETO est un examen fondamental pour le diagnostic des IM sur endocardite, mettant en évidence les végétations parfois très fines et impossibles à voir en ETT.

De même, l'ETO permet le diagnostic de ruptures partielles de cordages difficiles à documenter en ETT et précise les segments des feuillets mitraux atteints en cas de prolapsus, guidant le chirurgien dans sa technique opératoire.

Diagnostic de sévérité

- Quantification de la régurgitation sur :
  - la densité du signal doppler régurgitant ;
  - la largeur du jet régurgitant en doppler couleur ;
  - le calcul du volume régurgité (VR) et de la fraction de régurgitation ;
  - la surface de l'orifice régurgitant (SOR). Ce calcul est essentiellement basé sur une technique appelée la PISA et qui permet de mesurer la surface de l'orifice régurgitant. Celui-ci témoigne d'une fuite sévère si > 40 mm^2.
- L'échocardiographie-doppler permet d'aboutir à quatre grades de sévérité croissante :
  - IM de grade I = minime ; (SOR < 20 mm^2 ; VR < 30 mL) ;
  - IM de grade II = modérée ; (SOR 20 à 29 mm^2 ; VR 30–44 mL) ;

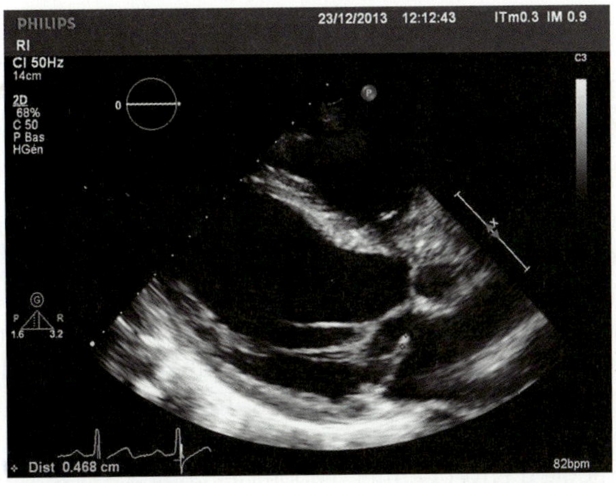

Fig. 8.3. **Échocardiographie bidimensionnelle d'un prolapsus du feuillet postérieur avec probable rupture de cordage en incidence parasternale grand axe.**

- IM de grade III = importante ; (SOR 30–39 mm^2 ; VR 45–59 mL) ;
- IM de grade IV = massive ; (SOR ≥ 40 mm^2 ; VR ≥ 60 mL).

- Appréciation du retentissement :
  - degré de dilatation du VG et fonction VG (fraction d'éjection) ;
  - niveau des pressions droites (PAP systolique) ;
  - taille de l'oreillette gauche.

Vérification des autres valves

En particulier de la valve tricuspide qui peut être le siège d'un prolapsus, d'une dilatation de l'anneau et donc d'une fuite qu'il faudra peut-être aussi corriger lors de l'intervention sur la valve mitrale.

4. Cathétérisme

Cet examen invasif a perdu beaucoup de son utilité.

Seule, la coronarographie est systématique dans le cadre du bilan préopératoire quand une indication chirurgicale est retenue si :

- angor ;
- homme > 40 ans et femme ménopausée ;
- facteurs de risque cardiovasculaires.

La ventriculographie (opacification du ventricule par un bolus de produit de contraste) permet l'évaluation semi-quantitative de l'IM (quatre grades d'IM sont décrits en fonction de la sévérité) sur l'analyse visuelle de la densité du produit de contraste remplissant l'oreillette gauche en systole ainsi que l'étude de la fonction ventriculaire gauche (calcul de la fraction d'éjection mais est rarement réalisée de nos jours).

Ces quatre grades reposent sur le calcul de la fraction régurgitante (FR) (volume éjecté dans l'oreillette gauche rapporté au volume total éjecté du ventricule gauche et exprimé en pourcentage) :

- IM minime si FR < 20 % ;
- IM modérée si 20 % < FR < 40 % ;
- IM importante si 40 % < FR < 60 % ;
- IM massive si FR > 60 %.

Le cathétérisme droit permet la mesure du débit cardiaque par thermodilution et la mesure des pressions droites (pressions capillaire et pulmonaire).

5. Épreuve d'effort classique ou avec mesure de la consommation d'oxygène VO_2 (épreuve d'effort cardiorespiratoire) et échocardiographie d'effort

Les indications de ces deux examens dynamiques ne sont pas encore bien précisées dans l'évaluation de l'IM. Leur principal intérêt est de démasquer des symptômes et de les comprendre chez des patients qui se disent asymptomatiques.

- L'épreuve d'effort avec mesure de la VO_2 permet de mieux apprécier la capacité à l'effort du patient. Exemple : une absence d'élévation physiologique de la PA pendant l'effort et une consommation maximale en O_2 basse < 15 mL/kg/min sont les témoins d'une mauvaise tolérance de l'IM.
- L'échocardiographie d'effort permet d'apprécier la fuite à l'effort, son éventuelle augmentation, son retentissement (augmentation de la PAPs > 60 mmHg).

VII. Évolution naturelle et complications

A. Évolution naturelle

Elle est fonction des facteurs suivants :

- sévérité ;
- étiologie ;
- rapidité de la constitution de l'IM ;
- fonction ventriculaire ;
- lésions associées, en particulier l'existence d'une coronaropathie.

D'une manière générale, les IM constituées progressivement sont bien tolérées pendant longtemps, et les signes d'insuffisance cardiaque apparaissent tardivement. Au contraire, les IM d'installation brutale (rupture de cordages, endocardite, IM sur infarctus) sont en général mal tolérées et évoluent rapidement vers l'apparition d'un tableau d'œdème du poumon.

B. Complications

- Endocardite infectieuse.
- Troubles du rythme :
  - fibrillation atriale ou flutter atrial : leur apparition peut entraîner une décompensation cardiaque. Ils sont favorisés par la dilatation de l'oreillette gauche ;
  - troubles du rythme ventriculaire plus rares, traduisant en général une détérioration de la fonction ventriculaire.
- Insuffisance cardiaque :
  - en général d'apparition tardive dans les IM chroniques ;
  - peut survenir rapidement en cas d'IM aiguë ;
  - peut être favorisée par un trouble du rythme.
- Complications thromboemboliques :
  - thrombose de l'oreillette gauche souvent asymptomatique ;
  - pouvant donner une embolie périphérique ;
  - le plus souvent favorisée par la fibrillation atriale (+++) et la dilatation des cavités cardiaques gauches.

VIII. Cas particulier du prolapsus valvulaire mitral (PVM)

Syndrome caractérisé par un prolapsus plus ou moins complet d'un ou des deux feuillets valvulaires mitraux dans l'oreillette gauche pendant la systole.

A. Étiologies

Le PVM est soit :

- primitif (dégénérescence myxoïde ou fibroélastique isolée de la valve mitrale) ;
- associé éventuellement, à une :
  - maladie de Marfan ou maladie d'Ehlers-Denlos,
  - communication interauriculaire (CIA),
  - cardiopathie ischémique,
  - cardiomyopathie hypertrophique.

B. Terrain

Prédominance féminine. Il y a des formes familiales de prolapsus mitral qu'il faut savoir rechercher.

C. Signes fonctionnels

Ils peuvent être :

- totalement absents ;
- ceux de l'IM.

D'autres signes sont fréquemment rencontrés chez les patients atteints de PVM :

- anxiété ;
- palpitations ;
- douleurs thoraciques atypiques ;
- malaises lipothymiques.

D. Examen clinique

- Clic méso- ou télésystolique entendu à l'apex ou à l'endapex.
- Souffle d'IM télésystolique, mésosystolique ou holosystolique.
- Recherche de signes d'autres pathologies associées (ex : stigmates de la maladie de Marfan).

E. Examens complémentaires

L'examen clé est représenté par l'échocardiographie qui permet de (vidéo 8.1, vidéo 8.2, vidéo 8.3) :

- faire le diagnostic avec certitude sur le recul télésystolique de la valve mitrale en échographie bidimensionnelle (*cf.* fig. 8.3 et 8.4) ;
- faire la distinction entre prolapsus primitif et secondaire ;
- quantifier l'IM.

F. Évolution

Elle peut être bénigne. Mais des complications peuvent se rencontrer :

- rupture de cordages responsable de l'apparition d'une IM importante mal tolérée ;
- endocardite infectieuse, rare, survient surtout si la valve est épaissie en échographie avec déjà une IM ;
- troubles du rythme auriculaire et ventriculaire ;
- embolies artérielles périphériques ;
- mort subite exceptionnelle par trouble du rythme ventriculaire.

IX. Traitement

A. Surveillance

- Si IM minime ou modérée (grade I ou II).
- Réévaluation clinique et échocardiographique.
- Prévention (oslérienne) de l'endocardite par des soins dentaires réguliers essentiellement.

B. Traitement médical

- Si la fuite mitrale est importante et responsable d'une symptomatologie fonctionnelle, c'est qu'il est urgent de penser à la chirurgie.
- En cas de poussée d'insuffisance cardiaque, on traite classiquement par diurétiques de l'anse, vasodilatateurs, digitaliques en cas de fibrillation atriale ou au long cours si contre-indication à une intervention chirurgicale.
- En cas d'IM aiguë, traitement de l'OAP ou du choc, et discussion de la chirurgie en urgence.
- Anticoagulation orale en cas de fibrillation atriale.
- Bêtabloquants ou sartans en cas de maladie de Marfan (réduire le risque de dissection aortique).

C. Chirurgie

1. Plastie reconstructrice : traitement chirurgical « idéal »

- Respecte l'appareil sous-valvulaire et entraîne moins de dysfonction VG postopératoire qu'un remplacement valvulaire.
- Moindre morbi-mortalité à long terme que le remplacement prothétique.
- Moindre risque d'endocardite infectieuse.
- Indiquée dans les prolapsus avec ou sans rupture de cordages. Bon résultat à long terme.
- Possible mais difficile dans certains cas d'IM post-rhumatismale si la valve n'est pas trop remaniée et dans certains cas d'IM ischémique, mais risque de récidive de l'IM à moyen et long terme.
- Nécessite une expérience importante du chirurgien.
- N'est pas toujours possible dans tous les cas d'IM.

2. Remplacement valvulaire

En l'absence de possibilité de plastie reconstructrice, c'est-à-dire en cas de valve et appareil sous-valvulaire trop remaniés, il se fait par :

- prothèse mécanique :
  - impose un traitement anticoagulant,
  - longue durée de vie,
  - souvent préférée si nécessité d'un traitement anticoagulant de toute manière (fibrillation atriale) ;
- prothèse biologique (bioprothèse) :
  - ne nécessite pas un traitement anticoagulant,
  - risques de dégénérescence à terme,
  - indiquée si contre-indications aux anticoagulants.

Le choix entre prothèses mécanique et biologique dépend essentiellement de l'âge du patient, du rythme (sinusal, FA…), de la préférence du patient et du risque du traitement anticoagulant. Après 70 ans, on s'oriente le plus souvent vers une bioprothèse, et avant 65 ans vers une prothèse mécanique mitrale.

D. Indications thérapeutiques (fig. 8.5)

- IM aiguë mal tolérée : chirurgie urgente.
- IM chronique importante (grade III ou IV) et patient symptomatique :
  - chirurgie en privilégiant si possible la plastie reconstructrice ;
  - une plastie reconstructrice peut toujours être envisagée même en cas de dysfonction VG ;

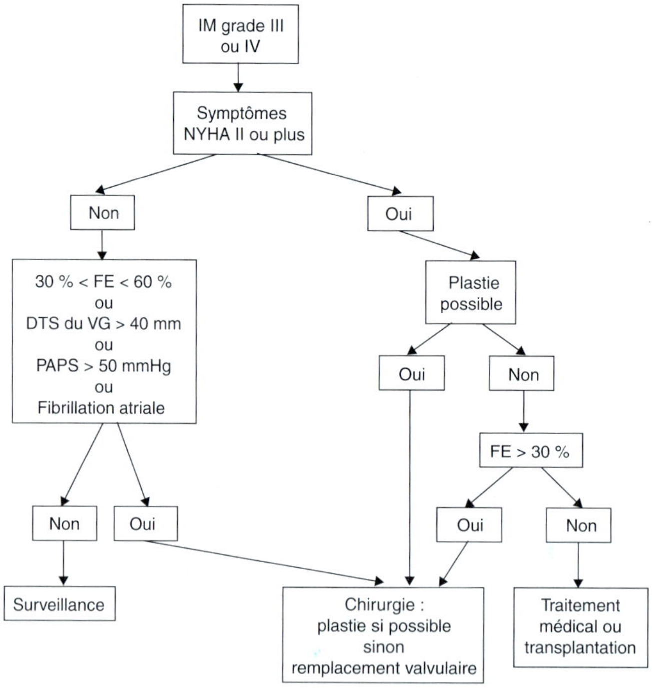

Fig. 8.5. Indications opératoires des IM chroniques importantes (adapté des Recommandations internationales 2007).

DTS : diamètre télésystolique ; FE : fraction d'éjection ; PAPS : pression artérielle pulmonaire systolique.

  - si la plastie n'est pas réalisable, remplacement valvulaire si FE > 30 % ;
  - si la plastie n'est pas réalisable et si FE < 30 %, le remplacement valvulaire devient contre-indiqué, il faut alors en rester au traitement médical ou, si le patient est encore relativement jeune, discuter une transplantation cardiaque. Des techniques de cardiologie interventionnelle percutanée tel le MitraClip® sont à l'étude et peuvent être proposées parfois (technique encore en cours d'évaluation).
- IM chronique importante (grade III ou IV) et patient asymptomatique :
  - chirurgie en privilégiant si possible la plastie reconstructrice si l'IM retentit sur le ventricule gauche :
    - diamètre télésystolique (DTS) du ventricule gauche > 40 mm en cas de prolapsus valvulaire ou > 45 mm pour les autres causes d'IM,
    - ou FE < 60 %,
    - ou élévation des pressions droites au repos (PAP systolique ≥ 50 mmHg),
    - ou fibrillation atriale associée,
  - le plus souvent surveillance avec échographie-doppler tous les 6 mois dans les autres cas, et chirurgie si :
    - apparition d'un retentissement de l'IM (FE, DTS) d'un examen échocardiographique à l'autre,
    - apparition de symptômes (dyspnée d'effort),
    - apparition de trouble du rythme supraventriculaire (FA).

Points clés

- Classification de Carpentier des mécanismes de l'IM.
- Auscultation : souffle apexo-axillaire, holosystolique de régurgitation débutant dès B1. Souffle télésystolique + clic en cas de prolapsus.
- ECG et radiographie thoracique sont d'un intérêt limité. Pas de signes « spécifiques » d'IM. Anomalies détectables si dilatation des cavités (OG, VG). Signes de retentissement au niveau de la circulation pulmonaire (HTAP).
- L'examen clé est l'échocardiographie-doppler par voie transthoracique complété si besoin par une échocardiographie par voie transœsophagienne) qui :
  - confirme le diagnostic d'IM, le mécanisme ;
  - quantifie son degré de sévérité (mesures précises du volume régurgité, et de la surface de l'orifice régurgité) ;
  - évalue la fonction VG et les autres valves.
- Échocardiographie transœsophagienne : importante dans l'évaluation de l'IM (mécanisme de l'IM, végétations, ruptures de cordages, quantification) et l'appréciation de la faisabilité d'une plastie chirurgicale quand la voie transthoracique ne répond pas à toutes les questions.
- Intérêt limité du cathétérisme (autrefois examen de référence) dont les mesures peuvent être obtenues par l'échocardiographie-doppler. Seul intérêt du cathétérisme : la coronarographie avant l'intervention chirurgicale chez les patients ayant un angor d'effort ou facteurs de risque de la maladie coronaire ou systématiquement chez les patients âgés.
- Traitement : avant tout réparation valvulaire chirurgicale (ou plastie reconstructrice) mais aussi
- Remplacement valvulaire mitral. Mise en place :
  - soit d'une bioprothèse (intérêt : pas de traitement anticoagulant ; inconvénients : risque de dégénérescence à long terme de la prothèse ; indiquée par conséquent plutôt chez le patient âgé > 70 ans) ;
  - prothèse mécanique (intérêt : pas de dégénérescence ; inconvénients : anticoagulants par AVK à vie ; plutôt chez le sujet ≤ 65 ans).
- Plastie reconstructrice chirurgicale. Technique de référence lorsqu'elle est possible. Réalisable surtout dans les IM sur prolapsus, les IM fonctionnelles sur cardiomyopathie dilatée et certaines IM ischémiques. Elle entraîne moins de dysfonction VG après l'intervention et une moindre morbi-mortalité à long terme. Il n'y a pas nécessité d'anticoagulants au long cours. Il y a en revanche un risque modéré de récidive de l'IM à long terme.
- Pas d'intervention en cas d'IM isolée de grade I-II.
- Indication chirurgicale si IM importantes de grade III ou IV symptomatique en privilégiant la plastie reconstructrice si possible. Le remplacement valvulaire (prothèse mécanique ou biologique) n'est pas envisageable si FE < 30 %, alors que la plastie reconstructrice reste envisageable.
- Si patient asymptomatique, intervention chirurgicale en cas de dilatation du VG (diamètre télésystolique ventriculaire gauche supérieur à 45 mm voire 40 mm) et/ou fraction d'éjection < 60 % et/ou élévation de la PAP et/ou fibrillation auriculaire associée. On a de nos jours tendance à opérer plus tôt si l'on a la quasi-certitude que le chirurgien peut faire une plastie reconstructrice plutôt qu'un remplacement valvulaire.
- Surveillance clinique et échocardiographique tous les 6 mois dans les autres cas.

Compléments en ligne

Vous pouvez accéder aux compléments numériques de ce chapitre en vous connectant sur http://www.em-consulte.com/e-complement/471550 et suivre les instructions.

Vidéo 8.1. **Insuffisance mitrale secondaire à un prolapsus du feuillet postérieur en doppler couleur en incidence parasternale.**

Vidéo 8.2. **Prolapsus du feuillet postérieur avec rupture de cordage en incidence 4 cavités.**

Vidéo 8.3. **Insuffisance mitrale secondaire à un prolapsus du feuillet mitral postérieur en doppler couleur incidence 4 cavités.**

Pour en savoir plus

Acar J, Acar C. Cardiopathies valvulaires acquises. 2e éd Médecine-Sciences Flammarion ; 2000.

American College of cardiology. Guidelines for the management of patients with valvular heart disease. Recommandations nord-américaines 2008 ACC/AHA. Mise à jour des recommandations 2006. Circulation 2008, *118*, e523–661. Journal of the American College of Cardiology 2008, *52*, e1–142.

Société européenne de cardiologie. Guidelines on the management of valvular heart disease – European Society of cardiology. Eur Heart J 2007, *33* : 2451–96.

Recommandations de la Société française de cardiologie 2005 concernant la prise en charge des valvulopathies acquises et des dysfonctions de prothèses valvulaires. Indications opératoires et interventionnelles. Arch Mal Cœur 2005 ; *98* (suppl. 2), 5–61.

http://www.sfcardio.fr/recommandations/sfc/la-prise-en-charge-des-valvulopathies-acquises-et-des-dysfonctions-de-prothese-valvulaire

CHAPITRE

9

Item 231 – UE 8 – Insuffisance aortique

Objectifs pédagogiques

Nationaux

- Diagnostiquer une insuffisance mitrale, un rétrécissement aortique, une insuffisance aortique.
- Argumenter l'attitude thérapeutique et planifier le suivi du patient.
- Connaître le principe de suivi des patients avec prothèses valvulaires.

CNEC

- Connaître la définition de l'insuffisance aortique (IA).
- Connaître la physiopathologie de l'IA chronique volumineuse et de l'IA aiguë.
- Connaître les principales étiologies.
- Connaître le risque de dissection ou de rupture de la paroi aortique en cas de maladie annulo-ectasiante, de syndrome de Marfan ou de bicuspidie.
- Savoir dépister et reconnaître une insuffisance aortique. Connaître les signes cliniques, l'apport de l'échocardiogramme et des examens d'imagerie en coupes (IRM, scanner).
- Connaître l'évolution et les complications.
- Savoir surveiller les patients porteurs d'IA volumineuse : surveillance au moins annuelle, par la clinique et l'échocardiographie.
- Connaître les critères d'indication chirurgicale, cliniques et échocardiographiques.
- Connaître les modalités du traitement des patients non opérés d'emblée.
- Connaître les modalités du traitement chirurgical et le suivi des patients opérés.

I. Définition

- Régurgitation valvulaire aortique ou fuite aortique, insuffisance aortique (IA).
- Régurgitation de sang de l'aorte vers le ventricule gauche (VG) en diastole.

II. Physiopathologie

A. Insuffisance aortique chronique

Le volume de la fuite est lié à la taille de l'orifice régurgitant, à la durée de la diastole, et au gradient de pression de part et d'autre de l'orifice aortique.

L'IA constitue une surcharge mécanique mixte du VG :

- surcharge de volume liée au volume sanguin régurgité dans le VG ;
- surcharge de pression liée au fait que le volume d'éjection systolique est augmenté (volume d'éjection efficace et volume régurgité) et éjecté dans un vaisseau à haute pression, l'aorte.

Au niveau aortique, on observe deux phénomènes :

- une augmentation de la pression artérielle systolique, qui dépend du volume d'éjection systolique et de la compliance aortique ;
- une baisse de la pression artérielle diastolique, lorsque le volume de l'IA est important.

Ceci explique les signes cliniques d'hyperpulsatilité artérielle, d'augmentation de la pression artérielle différentielle et de baisse de la pression artérielle diastolique.

Le volume régurgité et la résistance à l'éjection (aggravée en cas d'HTA éventuelle, ou de sténose aortique associée réalisant alors une maladie aortique) conditionnent le retentissement sur le VG.

La surcharge volumétrique du VG induit une dilatation cavitaire progressive puis une augmentation de la contrainte pariétale, qui déclenche la réaction hypertrophique myocardique.

Au début de l'évolution, l'hypertrophie myocardique compensatrice permet de maintenir une fonction systolique VG normale. Lorsque l'évolution progresse, les fibres myocardiques dégénèrent, une fibrose apparaît, et la fonction systolique VG s'altère.

La compliance VG est grande, ce qui explique que le VG fonctionne avec des pressions de remplissage normales pendant de nombreuses années malgré une dilatation majeure. Ce n'est qu'au terme de l'évolution que la compliance s'altère du fait de la fibrose et que les pressions de remplissage s'élèvent de façon concomitante à l'altération de la fonction systolique VG.

Cette physiopathologie particulière explique que certaines IA chroniques peuvent évoluer pendant des décennies en demeurant asymptomatiques. Lorsque les symptômes sont présents, que le ventricule gauche est très dilaté ou que la fraction d'éjection est abaissée, il existe un risque d'altération irréversible de la fonction VG qui ne récupérera pas toujours après remplacement valvulaire aortique (RVA).

Par ailleurs, lorsque l'IA est importante, les pressions diastoliques dans l'aorte tendent à s'abaisser de telle sorte que la circulation coronaire peut s'en trouver affectée, d'où une relative hypoperfusion coronaire, qui pourrait participer à la genèse de la fibrose myocardique.

B. Insuffisance aortique aiguë

Surtout dans l'endocardite infectieuse (EI), c'est la survenue brutale d'une IA volumineuse, donc d'une surcharge volumétrique très importante du VG, sur une cavité de taille normale ou peu dilatée (effet starling) et à compliance normale, ce qui explique une élévation brutale des pressions de remplissage (diastoliques) du VG, d'où une élévation des pressions dans la petite circulation, puis un œdème pulmonaire. L'IA est souvent peu audible dans ce cas.

Dans cette situation, la circulation coronaire est particulièrement pénalisée du fait de l'augmentation de la contrainte pariétale en diastole et de l'abaissement de la pression de perfusion aortique.

III. Étiologies

A. Insuffisance aortique chronique

- IA dystrophique : cas le plus fréquent actuellement dans les pays occidentaux. On distingue deux types :
  - *IA annulo-ectasiante* : dysplasie élastique intéressant l'anneau aortique, la paroi de l'aorte ascendante et les valves, rencontrée dans le syndrome de Marfan, le syndrome d'Ehlers-Danlos plus rarement, et le plus souvent sans cause identifiable. L'IA dans ce cas est due exclusivement à la dilatation de l'anneau aortique et de l'aorte ascendante,

qui fait que les valves ne sont plus jointives, alors qu'elles sont morphologiquement normales. La dilatation de l'aorte ascendante expose au risque de dissection aortique ;
  - dysplasie valvulaire isolée primitive ou *syndrome des valves flasques*, plus rare.
- IA secondaire à une endocardite infectieuse ancienne, qui a souvent laissé comme conséquence des perforations ou des déchirures valvulaires.
- IA malformative, notamment sur bicuspidie aortique. Dans ce cas, il existe des anomalies histologiques de la paroi aortique, responsables d'une dilatation associée de l'aorte ascendante dans environ 50 % des cas. Elle peut être associée à une sténose aortique (maladie aortique).
- IA rhumatismale, devenue rare dans les pays occidentaux du fait de l'éradication du rhumatisme articulaire aigu, on la rencontre néanmoins dans les populations migrantes (Maghreb, Asie, Afrique) ; elle peut être associée à une sténose (maladie aortique).
- IA des maladies inflammatoires ou infectieuses (Takayasu, spondylarthrite ankylosante, polyarthrite rhumatoïde…).
- IA médicamenteuses : dérivés de l'ergot de seigle, anorexigènes (fenfluramine, benfluorex).

B. Insuffisance aortique aiguë

- Endocardite infectieuse (EI) en phase aiguë : IA souvent massive, consécutive à des perforations valvulaires et/ou à un abcès de l'anneau aortique.
- Dissection aortique aiguë atteignant l'anneau aortique.
- Rupture d'anévrisme d'un sinus de Valsalva.
- IA traumatique (traumatisme fermé du thorax, cathétérisme cardiaque).

C. Cas particulier des IA sur prothèse valvulaire

- L'IA paraprothétique : due à une désinsertion partielle aseptique de la prothèse (anneau aortique fragilisé par des interventions multiples ou par des calcifications) ou due à une EI, précoce ou tardive.
- L'IA par dysfonction de prothèse (thrombose, EI dégénérescence d'une bioprothèse).

IV. Clinique

A. Circonstances de découverte

- Découverte le plus souvent fortuite en cas d'IA chronique (souffle entendu lors d'une visite de médecine du travail, ou d'une consultation pour une autre raison…).
- Découverte par une complication, notamment en cas d'EI.
- De nos jours, découverte tardive au stade d'insuffisance cardiaque (IC) rare.

B. Signes fonctionnels

- Dyspnée d'effort, à quantifier (classification NYHA).
- Angor d'effort et parfois de repos (fonctionnel) ; rarement rencontré, même en cas d'IA massive.
- Insuffisance cardiaque rare et tardive, de mauvais pronostic.

C. Signes physiques

1. Auscultation

- Souffle diastolique +++, de durée variable dans la diastole.
- Prédomine au foyer aortique et irradie le long du bord sternal gauche ; il est mieux entendu lorsque le patient est assis ou debout, penché en avant.
- Timbre : classiquement « doux, lointain, humé, aspiratif ».
- Souffle holodiastolique en cas d'IA importante, ou proto-mésodiastolique en cas d'IA de moindre importance.
- Souffle systolique éjectionnel d'accompagnement fréquent au foyer aortique.
- Roulement de Flint apexien (sténose mitrale fonctionnelle) ou bruit de galop, témoins d'une IA sévère.

2. Palpations

- Choc de pointe étalé, dévié en bas et à gauche : choc « en dôme ».

3. Signes périphériques

- Pouls artériels périphériques hyperpulsatiles ++.
- Battements artériels parfois apparents au niveau du cou + autres signes d'hyperpulsatilité artérielle périphérique.
- Élargissement de la pression artérielle différentielle, avec abaissement de la pression diastolique ++, traduisant une IA sévère.

D. Électrocardiogramme

- Peut être normal.
- Typiquement, hypertrophie ventriculaire gauche (HVG) de type diastolique avec onde R très ample dans les dérivations précordiales gauches, ondes Q fines, parfois profondes, dans les mêmes dérivations, et ondes T positives.
- Parfois HVG de type systolique banale avec ondes T négatives dans les dérivations précordiales gauches.
- Le rythme sinusal persiste pendant une période très prolongée de l'évolution.
- La survenue de fibrillation atriale (FA) ou d'extrasystoles ventriculaires (ESV) est un élément de mauvais pronostic.

E. Signes radiologiques

Les IA de petit volume n'ont pas de signes radiologiques.

Les IA volumineuses chroniques entraînent une augmentation de l'index cardiothoracique (ICT).

L'aorte déroulée donne un débord aortique au niveau de l'arc moyen droit (fig. 9.1).

F. Signes échocardiographiques

L'échocardiogramme-doppler permet de :

- confirmer l'IA et exclure les autres causes de souffle diastolique, dont l'insuffisance pulmonaire (IP) avec au doppler couleur, visualisation d'un reflux diastolique de l'aorte vers le VG (fig. 9.2, 9.3, *cf.* cahier couleur 9.4) (vidéo 9.1 et vidéo 9.2).

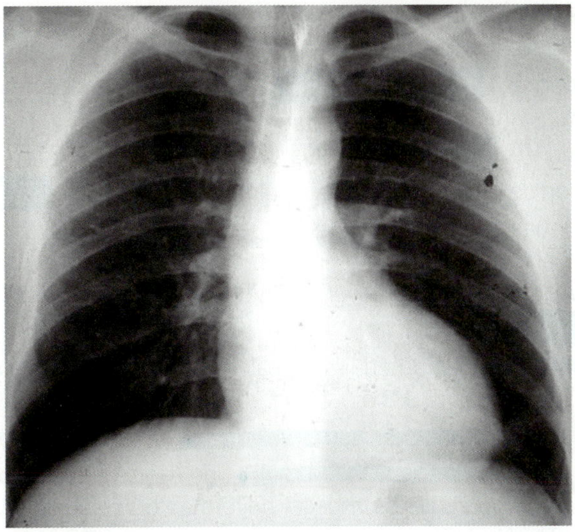

Fig. 9.1. Cliché de thorax de face. Aspect d'IA avec HVG modérée et débord de l'arc moyen droit.

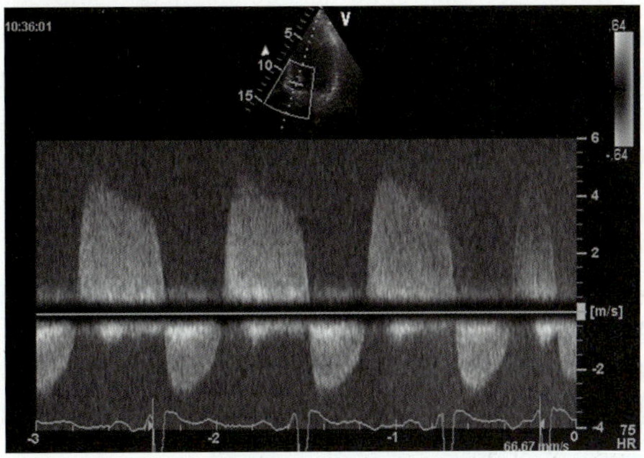

Fig. 9.4. Flux d'IA enregistré au doppler continu à l'apex.

Flux positif (car se rapprochant du capteur), diastolique et de haute vélocité (en raison du gradient de pression important entre aorte et VG en diastole). Le flux antérograde à travers l'orifice aortique est négatif et systolique.

- quantifier l'importance de la fuite :
  - il existe de nombreuses méthodes de quantification, qu'il faut combiner pour éviter les erreurs,
  - largeur du jet régurgitant à son origine au doppler couleur, au niveau de la zone la plus étroite ou « vena contracta » : bon critère de quantification (fig. 9.5, *cf.* cahier couleur),
  - méthode de la zone de convergence ou « PISA » (*proximal isovelocity surface area*), qui s'intéresse non plus au jet régurgité, mais au flux en amont de l'orifice régurgitant ; cette méthode est la référence pour la quantification de l'insuffisance mitrale ; dans l'IA, elle est moins bien validée. Elle permet d'estimer la surface de l'orifice régurgitant et le volume régurgité par battement (fig. 9.6, *cf.* cahier couleur),
  - il existe d'autres critères, semi-quantitatifs qui permettent de confirmer le degré de sévérité de l'IA ;
- préciser le retentissement :
  - dilatation du VG : mesure des diamètres télédiastolique et télésystolique en mode TM (temps mouvement unidimensionnel), à indexer à la surface corporelle, et des volumes

ventriculaires en mode le plus souvent bidimensionnel (plus récemment tridimensionnel) (fig. 9.7, *cf.* cahier couleur),
  - augmentation de l'épaisseur pariétale et de la masse myocardique du VG,
  - dans les IA compensées, pourcentage de raccourcissement des diamètres et fraction d'éjection du VG (FEVG) sont le plus souvent normaux,
  - détermination de la pression artérielle pulmonaire (PAP) et des pressions de remplissage VG.

Dans les IA chroniques asymptomatiques, ce sont sur ces données de dilatation ventriculaire et de baisse éventuelle de la fraction d'éjection que les indications de remplacement valvulaire reposent, ainsi que sur la dilatation éventuelle de l'aorte ascendante;

- déterminer l'étiologie :
  - aspect des valves, fines ou épaissies, calcifiées ou non, bicuspides (2 sigmoïdes au lieu de 3) ou tricuspides (fig. 9.8 à 9.11, *cf.* cahier couleur pour fig. 9.8 et 9.11),
  - présence de végétations ou d'abcès valvulaires en faveur d'une EI (fig. 9.12),
  - mesure du diamètre de l'anneau aortique et de l'aorte ascendante pour rechercher une IA annulo-ectasiante : dans ce cas, aspect « piriforme » ou « en bulbe d'oignon » de la racine aortique qui expose à un risque de dissection aortique (fig. 9.13 et fig. 9.14, *cf.* cahier couleur),
  - en cas de bicuspidie, la dilatation associée de l'aorte ascendante (50 % des cas environ, risque de dissection aortique) peut siéger soit au niveau des sinus de Valsalva, soit plus souvent sur l'aorte ascendante, au-delà de la jonction sinotubulaire (fig. 9.15),
  - dilatation aortique et présence d'un « flap » en cas de dissection aortique;
- rechercher d'autres atteintes valvulaires associées, notamment mitrale ou tricuspidienne;
- échographie transœsophagienne (ETO) : indiquée seulement dans certains cas particuliers (recherche d'une EI, d'une dissection aortique, etc.).

G. Exploration hémodynamique

Elle est réalisée surtout pour faire la coronarographie préopératoire, obligatoire chez les hommes de plus de 40 ans et les femmes ménopausées (ou âgées de plus de 50 ans), ou en présence de facteurs de risque cardiovasculaires.

Les indications chirurgicales sont portées sur les données cliniques et échographiques; l'hémodynamique est utile seulement dans les cas douteux.

Le volume de la fuite est alors apprécié par l'angiographie aortique sus-sigmoïdienne, qui permet de calculer une fraction de régurgitation.

Le retentissement sur la fonction VG est apprécié par la ventriculographie gauche, qui permet de calculer les volumes ventriculaires gauches et la FEVG.

La taille de l'aorte ascendante est mesurée.

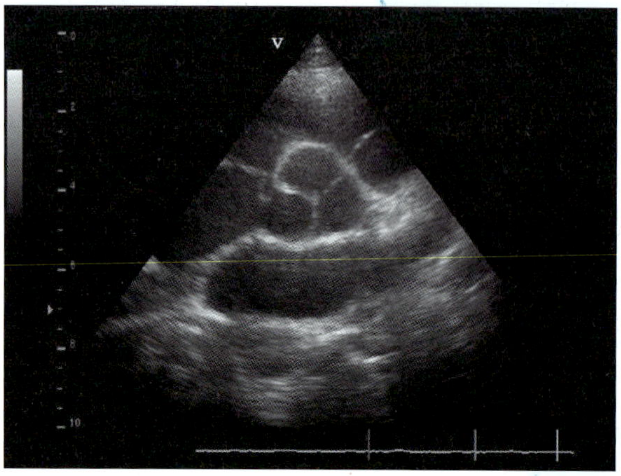

Fig. 9.9. Orifice aortique normal, tricuspide en ETT, incidence « petit axe » parasternale gauche.

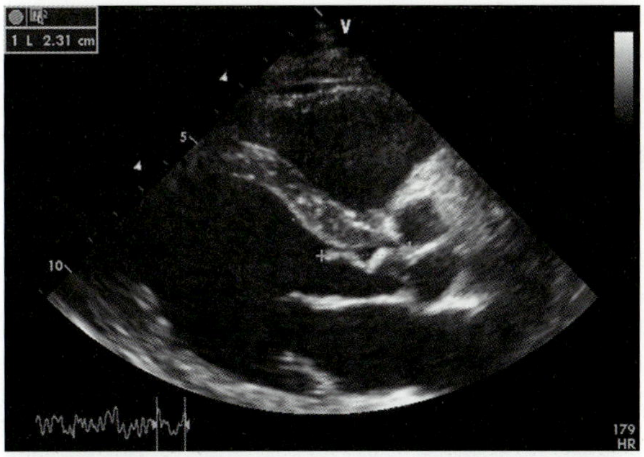

Fig. 9.12. Végétation valvulaire aortique en ETT, incidence « grand axe » parasternale gauche.
La végétation est longue de 23 mm ; elle est attenante à la face ventriculaire des sigmoïdes aortiques.

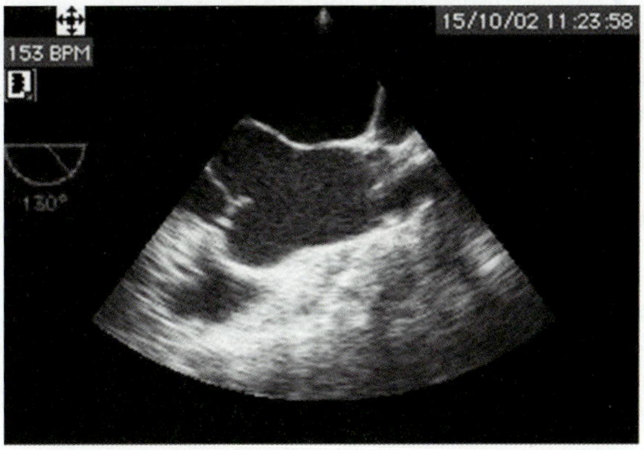

Fig. 9.13. ETO. Dilatation symétrique des sinus de Valsalva.

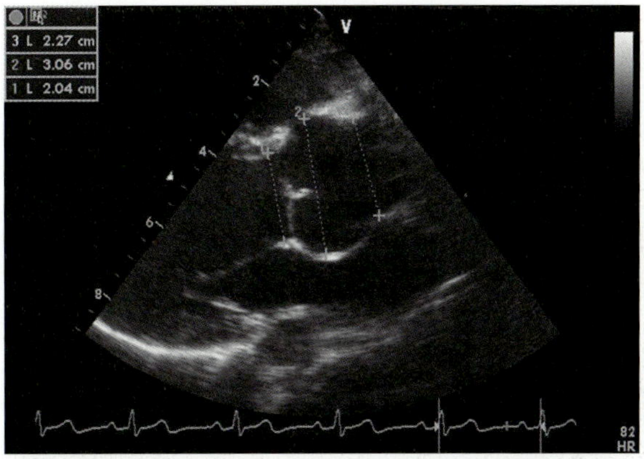

Fig. 9.15. Mesure de la partie proximale de l'aorte ascendante en différents niveaux.
1. Anneau aortique. 2. Sinus de Valsalva. 3. Jonction sinotubulaire.

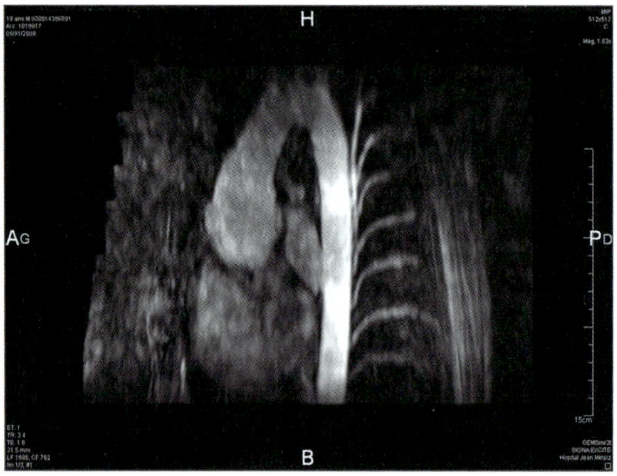

Fig. 9.16. IRM. L'aorte thoracique est visible dans sa totalité. Importante dilatation de la racine aortique.

H. Imagerie en coupes (scanner et IRM)

Le scanner et l'IRM ont des indications spécifiques dans l'IA : ils permettent de préciser les dimensions de l'aorte ascendante dans les IA dystrophiques et d'en surveiller l'évolution chez les sujets non opérés d'emblée (fig. 9.16). Ils permettent également de déterminer les volumes VG et la FEVG (intérêt quand l'échogénicité est mauvaise).

V. Diagnostic différentiel

- Diagnostic d'un souffle diastolique : surtout distinction avec l'insuffisance pulmonaire (IP) (contexte différent, en général cardiopathie congénitale connue, ou grande hypertension artérielle pulmonaire).
- Diagnostic différentiel avec :
  - un double souffle (rupture d'un sinus de Valsalva) ou un souffle continu (canal artériel persistant, fistule coronaire) ;
  - un frottement péricardique.

De nos jours, l'échographie redresse le diagnostic !

VI. Évolution et complications

Le pronostic de l'IA est lié à son retentissement sur le VG, au risque d'EI et à l'existence éventuelle d'une pathologie pariétale aortique associée avec le risque de dissection et de rupture aortiques.

A. Insuffisance aortique chronique

Il y a un risque d'endocardite infectieuse dans tous les cas.

Les IA peu importantes n'ont pas de retentissement.

Les IA volumineuses peuvent demeurer asymptomatiques pendant des décennies. Le pronostic est sévère dès que les symptômes apparaissent. Les lésions myocardiques sont possiblement irréversibles, d'où :

- indication à opérer des patients souvent asymptomatiques ;
- nécessité de surveiller étroitement les sujets ayant une IA volumineuse.

Risque particulier des IA dystrophiques, mais aussi des bicuspidies : risque de dissection aortique, nécessitant de surveiller annuellement l'évolution du diamètre aortique par échographie, IRM, ou scanner.

B. Insuffisance aortique aiguë

- Évolution rapide, souvent mal tolérée quand IA sévère.
- Risque d'œdème aigu du poumon (OAP).
- Risque de mort subite.
- Nécessité habituelle d'une chirurgie précoce.

C. Complications

- Endocardite infectieuse (EI). L'IA est la valvulopathie native qui se complique le plus fréquemment d'EI. La prophylaxie de l'EI est toujours recommandée, mais l'antibioprophylaxie n'est plus systématique avant un geste à risque.
- Insuffisance cardiaque gauche ou globale, tardive. Elle s'observe lorsque la dilatation du VG est majeure et la fonction systolique altérée. Dans l'IA aiguë au contraire, elle peut s'observer avec une dilatation VG nulle ou modérée et une fonction systolique préservée.
- Dissection ou rupture aortique.
- Mort subite, rare (trouble du rythme dans les formes évoluées, rupture aortique).

VII. Surveillance d'un patient porteur d'insuffisance aortique

A. Insuffisance aortique chronique

Dans l'IA chronique, la stratégie doit s'attacher à :

- estimer le volume de la régurgitation ;
- surveiller la progression de la dilatation du VG et la FEVG ;
- surveiller la dilatation aortique dans les formes annulo-ectasiantes ou dues à une bicuspidie ;
- prévenir l'EI susceptible d'aggraver l'IA et de donner des complications propres.

Le suivi est de 1 à 2 fois par an s'il s'agit d'une fuite importante, et tous les 2 à 3 ans en cas de fuite modérée, avec :

- un examen clinique soigneux, avec recherche des foyers infectieux, notamment dentaires ;
- un ECG ;
- un échocardiogramme-doppler ++ transthoracique ;
- éventuellement une IRM ou un scanner en cas d'IA avec dilatation de l'aorte ascendante.

L'observation, au cours de l'évolution d'une IA volumineuse, de l'un des signes suivants doit faire envisager la chirurgie :

- symptômes fonctionnels, même transitoires ou modérés ;
- dilatation VG sévère définie par :
  - diamètre télédiastolique > 70 mm,
  - diamètre télésystolique > 50 mm ou > 25 mm/m^2 en échographie ;
- FEVG < 50 % ;
- dilatation de l'aorte ascendante avec diamètre ≥ 55 mm.

Cas particulier du Marfan : quelle que soit la sévérité de l'IA, indication de la chirurgie de l'anévrisme de l'aorte ascendante quand le diamètre de l'aorte ascendante est supérieur à 50 mm ou supérieur à 45 mm si facteurs de risque de dissection aortique (antécédents familiaux de dissection aortique, augmentation de la taille de l'aorte > 2 mm/an, IA ou IM sévère associée, et/ou désir de grossesse).

Cas particulier de la bicuspidie aortique : quelle que soit la sévérité de l'IA, indication de chirurgie d'un anévrisme de l'aorte ascendante associé si le diamètre aortique est supérieur à 55 mm ou supérieur à 50 mm si facteurs de risque (antécédent de coarctation, antécédents familiaux de dissection aortique, HTA, augmentation de l'aorte > 2 mm/an).

B. Insuffisance aortique aiguë

L'IA aiguë due à une EI, à une dissection aortique ou traumatique, est souvent très symptomatique, et une indication chirurgicale rapide est habituellement retenue.

VIII. Traitement

A. Traitement médical

- IA asymptomatique sans critère opératoire : pas de traitement.
- En cas d'IA volumineuse compliquée d'IVG : traitement médical (IEC et diurétiques) dans l'attente de la chirurgie.
- Dans le syndrome de Marfan, et plus généralement quand existe une dilatation de l'aorte : bêtabloquants pour prévenir la dissection. Plus récemment, le losartan (antagoniste des récepteurs à l'angiotensine 2) a été proposé et serait plus efficace que les bêtabloquants dans le Marfan.

B. Prophylaxie de l'endocardite infectieuse

En cas de gestes à risque :

- antibioprophylaxie non obligatoire dans l'IA sur valves natives, sauf en cas d'antécédent d'endocardite ;
- antibioprophylaxie en cas d'IA sur prothèse valvulaire.

Par contre, une bonne hygiène dentaire et un examen dentaire tous les six mois sont recommandés systématiquement.

C. Traitement chirurgical

1. Modalités

- Remplacement valvulaire aortique (RVA) simple par prothèse mécanique ou biologique, en fonction de l'âge du patient, en cas d'IA isolée.

- RVA associé à un remplacement de l'aorte ascendante par tube prothétique, avec réimplantation des coronaires, ou parfois tube sus-coronaire, sans réimplantation des coronaires, en cas d'IA dystrophique ou sur bicuspidie avec dilatation aortique (chirurgie de type Bentall, ou apparentée).
- La réparation valvulaire aortique (plastie chirurgicale conservatrice) n'est actuellement pratiquée que par certaines équipes, et demeure à l'étude.

2. Indications chirurgicales

- **IA chronique volumineuse et symptomatique**, qu'il s'agisse de dyspnée d'effort, d'angine de poitrine d'effort ou de manifestation d'insuffisance cardiaque congestive, l'indication chirurgicale est formelle et urgente.
- **IA chronique volumineuse asymptomatique**, lorsque la dilatation cavitaire ou la fonction systolique du ventricule gauche ont atteint les chiffres critiques déjà cités.
- **IA chronique volumineuse asymptomatique**, lorsque le patient doit être opéré pour des pontages, pour l'aorte, ou pour une autre valvulopathie.
- Dans les **IA dystrophiques avec dilatation de l'aorte ascendante**, quels que soient l'importance et le retentissement ventriculaire gauche de l'IA, la chirurgie de l'anévrisme de l'aorte doit être proposée lorsque la dilatation de l'aorte atteint ou dépasse 55 mm ou 50 mm dans le cas du Marfan (50 mm en cas de bicuspidie avec facteurs de risque, ou 45 mm en cas de syndrome de Marfan avec facteurs de risque). Dans certains cas, quand il n'y a pas d'anomalie des sigmoïdes aortiques, la correction de l'anévrisme de l'aorte ascendante par des techniques opératoires spécifiques permet de corriger l'IA sans avoir recours à un remplacement de la valve aortique associé.
- Dans l'**IA aiguë volumineuse**, l'indication opératoire est formelle et urgente en cas de signe d'insuffisance cardiaque.
- Dans l'**endocardite infectieuse**, qu'elle soit sur valve native ou sur prothèse, l'indication chirurgicale doit être discutée en cas de phénomènes infectieux ou hémodynamiques non contrôlés, ou s'il existe un risque embolique majeur en présence de volumineuses végétations.

3. Résultats

Les résultats des séries chirurgicales récentes sont excellents, les patients étant opérés à un stade moins évolué qu'autrefois. La mortalité péri-opératoire n'excède pas 1 à 3 % en cas de RVA isolé chez les patients asymptomatiques. Elle atteint 3 à 7 % chez les patients symptomatiques, ou en cas de chirurgie de l'aorte ascendante ou de pontages coronariens associés.

Points clés

- L'insuffisance aortique (IA) est une valvulopathie assez peu fréquente. Elle est le plus souvent chronique, mais des formes aiguës existent, notamment en cas d'endocardite infectieuse (EI).
- Les formes les plus fréquentes dans les pays occidentaux sont les IA dystrophiques, notamment l'IA annulo-ectasiante, dans laquelle les valves aortiques sont normales. C'est la racine de l'aorte et la partie initiale de l'aorte ascendante qui sont dilatées, ce qui fait que les valves ne sont plus jointives.
- L'IA annulo-ectasiante comporte de plus un risque de dissection ou de rupture de la paroi aortique. Il arrive donc que l'indication opératoire soit portée non pas sur l'importance de la fuite et le retentissement ventriculaire gauche de l'IA, mais sur le diamètre de l'aorte ascendante pour prévenir le risque de dissection.
- La bicuspidie aortique est également une cause fréquente d'IA (bicuspidie présente chez 1 à 2 % de la population). La bicuspidie expose au risque de sténose aortique à tout âge, à l'IA et à l'EI. Elle comporte de surcroît un risque pariétal aortique du fait des anomalies histologiques de la paroi de l'aorte ascendante, d'où le risque de dilatation aortique, de dissection ou de rupture aortiques.

- L'IA chronique est une valvulopathie particulièrement sournoise. Elle peut rester asymptomatique pendant de nombreuses années, voire des décennies. Lorsque les symptômes apparaissent, la situation est déjà évoluée, le ventricule gauche (VG) est le siège de lésions de fibrose, qui peuvent persister après remplacement valvulaire aortique.
- De ce fait, on est souvent amené à opérer des IA chroniques alors que les patients sont asymptomatiques. L'indication opératoire est portée essentiellement sur des critères cliniques et échocardiographiques : présence de symptômes, dilatation du VG > 70 mm en diastole ou > 50 mm en systole (ou 25 mm/m^2, en tenant compte de la surface corporelle du patient), fraction d'éjection abaissée < 50 %, dilatation de l'aorte ascendante en cas d'IA annulo-ectasiante, de Marfan, ou de bicuspidie.
- La surveillance des patients porteurs d'IA volumineuse doit donc être attentive, au moins annuelle. Elle doit comporter un examen clinique, un ECG, un écho-doppler transthoracique et si besoin un examen d'imagerie en coupes, IRM ou scanner, pour surveiller les diamètres aortiques en cas de dilatation de l'aorte ascendante.
- Indication à un dépistage familial en cas de syndrome de Marfan ou de bicuspidie aortique.
- L'IA aiguë est due le plus souvent à une EI, plus rarement à une dissection aortique ou à un traumatisme ; elle est souvent très symptomatique et une indication chirurgicale rapide est habituellement retenue.
- La chirurgie consiste en un remplacement valvulaire aortique, associé ou non au remplacement de l'aorte ascendante avec réimplantation des coronaires si celle-ci est dilatée.
- Les porteurs d'IA sont exposés au risque d'endocardite infectieuse, et la prophylaxie est importante dans ce cas, même si l'antibioprophylaxie systématique n'est plus indiquée actuellement.

Compléments en ligne

Vous pouvez accéder aux compléments numériques de ce chapitre en vous connectant sur http://www.em-consulte.com/e-complement/471550 et suivre les instructions.

Vidéo 9.1. Insuffisance aortique : jet en doppler couleur traduisant la régurgitation de sang de l'aorte dans le ventricule gauche en diastole (1/2).

Vidéo 9.2. Insuffisance aortique : jet en doppler couleur traduisant la régurgitation de sang de l'aorte dans le ventricule gauche en diastole (2/2).

Pour en savoir plus

Recommandations de la Société française de cardiologie 2005 concernant la prise en charge des valvulopathies acquises et des dysfonctions de prothèses valvulaires. Archives des Maladies du Cœur et des Vaisseaux 2005, 98 (suppl), 5–61.

Recommandations de la Société européenne de cardiologie 2012 (Guidelines on the management of valvular heart disease (European Society of Cardiology). Eur Heart J 2012 ; 33, 2451–2496.

Recommandations Nord-Américaines 2008 ACC/AHA (Guidelines for the management of patients with valvular heart disease. Mise à jour des Recommandations 2006). *Circulation* 2008, *118* : e523–661 *J Am Coll Cardiol* 2008, *52,* e1–e142, ou.

http://www.sfcardio.fr/recommandations/sfc/la-prise-en-charge-des-valvulopathies-acquises-et-des-dysfonctions-de-prothese-valvulaire

CHAPITRE

10

Item 150 – UE 6 – Surveillance des porteurs de valve et prothèses vasculaires[2]

Objectifs pédagogiques

Nationaux

- Expliquer les risques infectieux ou non, inhérents aux valves, prothèses valvulaires et aux prothèses vasculaires et les mesures préventives correspondantes.
- Réunir les arguments en faveur d'une infection sur valve, prothèse valvulaire ou vasculaire.

CNEC

- Connaître les différents types de prothèses valvulaires, et les différences entre valves mécaniques et biologiques.
- Connaître les principales complications des prothèses valvulaires : thromboses obstructives et non obstructives des prothèses mécaniques, désinsertions de valve, le risque majeur d'endocardite infectieuse, la dégénérescence inéluctable des bioprothèses.
- Connaître les risques et les complications du traitement anticoagulant.
- Connaître les objectifs du traitement anticoagulant en fonction du type de valve, du contexte, et des pathologies associées.
- Savoir planifier le suivi d'un porteur de prothèse valvulaire par le généraliste et le cardiologue, connaître les moyens de la surveillance, cliniques et paracliniques.

I. Différents types de prothèses valvulaires

Il existe deux grands types de prothèses valvulaires, les prothèses mécaniques et les prothèses biologiques.

A. Prothèses mécaniques (vidéo 10.1)

Ce sont des dispositifs totalement artificiels, construits actuellement en titane et carbone (fig. 10.1, *cf.* cahier couleur).

[2] Seule la partie concernant les prothèses valvulaires est traitée ici.

Les premières valves mécaniques étaient à bille (prothèse de Starr), puis sont apparues des valves monodisque (telle que la prothèse de Björk-Shiley®), puis des prothèses à double ailette (prothèse de Saint-Jude®, Sorin-Bicarbon®, Mira®…). Seules les valves à double ailette, qui ont le meilleur « rendement hémodynamique » et sont les moins thrombogènes, sont implantées de nos jours.

Néanmoins, certains patients, opérés il y a plusieurs décennies, sont encore porteurs de prothèses d'ancienne génération.

Les valves cardiaques mécaniques nécessitent un traitement anticoagulant définitif, par antivitamine K (risque de thrombose de la prothèse valvulaire) et exposant donc aux risques de ce traitement.

Elles ont une excellente durabilité et doivent en principe durer toute la vie du patient.

B. Prothèses biologiques ou bioprothèses (vidéo 10.2)

Les valves biologiques sont le plus souvent des valves animales (Carpentier-Edwards®, Perimount®…), ou *xénogreffes*, le plus souvent porcines (fig. 10.2, *cf.* cahier couleur), plus rarement des *homogreffes* d'origine humaine, peu disponibles (fig. 10.3, *cf.* cahier couleur).

Les bioprothèses sont le plus souvent montées sur une armature de métal et sont donc encombrantes. Plus rarement, il s'agit de prothèses sans armature ou « stentless ».

Elles ne nécessitent pas d'anticoagulants au-delà du 3e mois post-opératoire si le rythme est sinusal, ce qui est leur *principal avantage*.

Mais *leur durabilité est médiocre*, surtout chez les sujets jeunes, ce qui est leur principal inconvénient. Elles sont donc préférées chez les sujets de plus de 65 ans pour les prothèses aortiques ou de plus de 70 ans pour les prothèses mitrales (dont la durabilité est moindre).

Les bioprothèses d'origine animale sont utilisées depuis quelques années pour le *remplacement valvulaire aortique percutané*, destiné aux patients porteurs de rétrécissement aortique serré et non opérables. Elles sont alors montées sur des armatures métalliques particulières qui permettent leur fixation sur l'anneau aortique (fig. 10.4 et fig. 10.5). Plus rarement, elles sont implantées pour remplacer la valve pulmonaire dans certaines cardiopathies congénitales.

Il existe un risque majeur d'endocardite infectieuse (EI) quel que soit le type de prothèse, mécanique ou biologique, car il s'agit dans tous les cas d'un corps étranger.

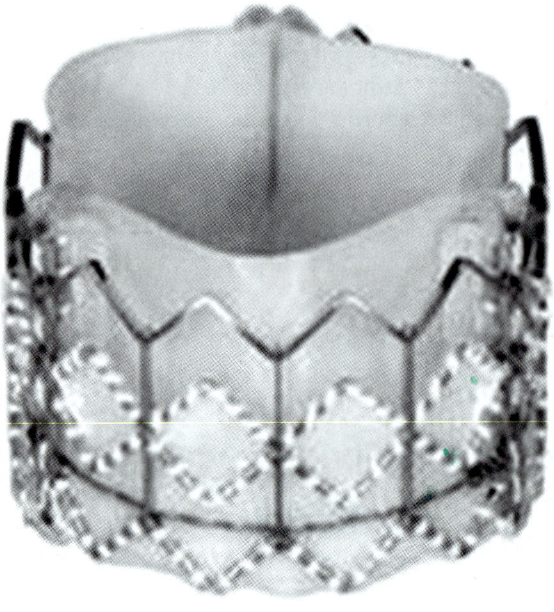

Fig. 10.4. **Prothèse Edwards-Sapien®, la plus utilisée pour le remplacement aortique percutané.**

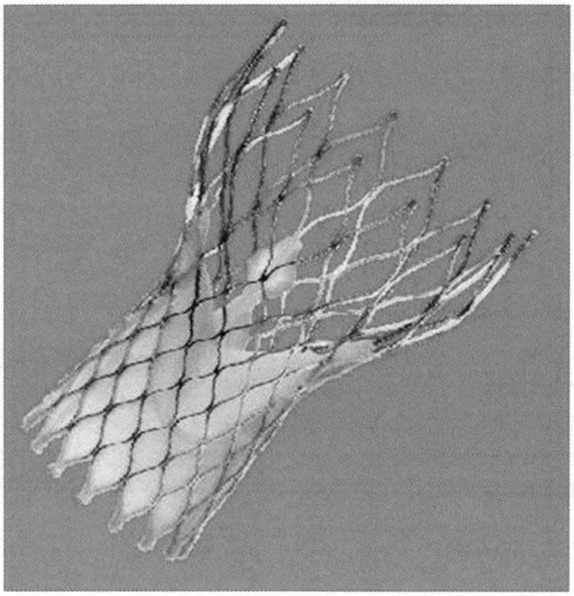

Fig. 10.5. **Prothèse Corevalve®, utilisée également pour le remplacement aortique percutané.**

II. Physiopathologie

Les prothèses valvulaires fonctionnent comme des valves natives : le jeu de l'élément mobile (bille autrefois, disque basculant ou double ailette de nos jours) se fait sous l'effet des variations de pression dans les cavités cardiaques en amont et en aval de la prothèse ; il permet le passage du sang dans le sens de la circulation et empêche le reflux ou régurgitation en sens inverse.

Les valves mécaniques comportent un risque de thrombose si elles sont imparfaitement anticoagulées.

III. Complications des valves cardiaques

A. Complications thromboemboliques

- Complications les plus fréquentes des prothèses valvulaires.
- Beaucoup plus fréquentes avec les prothèses mécaniques qu'avec les prothèses biologiques, *d'où la nécessité absolue d'un traitement anticoagulant par antivitamine K à vie et parfaitement équilibré pour les porteurs de valves mécaniques.*
- Plus fréquentes dans la première année suivant l'intervention, avant l'endothélialisation de la prothèse, mais le risque persiste au-delà.
- Le risque est plus élevé :
  - pour les prothèses mitrales (qui fonctionnent à faibles pressions) que pour les prothèses aortiques ;
  - pour les prothèses anciennes que pour les prothèses à double ailette ;
  - en cas de fibrillation atriale (FA), ou de dysfonction ventriculaire gauche.
- Le principal facteur de risque est un traitement anticoagulant insuffisant ++.

1. Embolies systémiques

Elles sont dues à la migration d'un thrombus à partir de la prothèse.

Elles sont le plus souvent cérébrales (accident ischémique transitoire ou accident vasculaire cérébral constitué, avec parfois séquelles définitives). Plus rarement, il s'agit d'une ischémie aiguë d'un membre, d'infarctus du myocarde par embolie coronaire, d'infarctus rénal ou splénique...

Il peut s'agir de *thromboses obstructives ou non obstructives*, ces dernières n'empêchant pas l'excursion de l'élément mobile de la prothèse, et survenant surtout sur les prothèses mitrales, avec thrombus sur la face atriale de la prothèse en échographie transœsophagienne (ETO).

2. Thromboses de prothèse mécanique

Elles sont à l'origine d'accidents brutaux, avec œdème aigu pulmonaire, ou syncope, ou état de choc, voire mort subite ou très rapide. Il s'agit dans ce cas de *thrombose obstructive* gênant les mouvements de l'élément mobile (fig. 10.6, *cf.* cahier couleur).

Le diagnostic de thrombose de prothèse est souvent difficile : il existe des modifications de l'auscultation (diminution de l'amplitude des bruits de prothèse ou surtout apparition ou renforcement d'un souffle systolique pour une prothèse aortique ou d'un roulement diastolique pour une prothèse mitrale). Le traitement anticoagulant est souvent insuffisant, il faut vérifier l'INR en urgence.

Le diagnostic est fait par le radio-cinéma de prothèse, sous amplificateur de brillance, qui peut montrer une diminution du jeu des éléments mobiles radio-opaques, *et surtout par l'ETT et l'ETO*. À l'écho-doppler, les gradients transprothétiques sont anormalement élevés, la surface valvulaire est réduite ; il peut exister une fuite valvulaire par fermeture incomplète de la prothèse. Enfin, le thrombus est parfois visible en ETO ou en scanner.

Une hospitalisation pour réintervention d'urgence est requise pour changement de valve en cas de thrombose aiguë de prothèse (mortalité de 30 %).

Dans les formes subaiguës, la thrombolyse donne parfois de bons résultats.

En cas de dysfonction de prothèse de moindre gravité, le traitement anticoagulant doit être rééquilibré avec passage transitoirement à l'héparine si nécessaire.

Le diagnostic différentiel (ou l'association) avec l'endocardite infectieuse est parfois difficile, d'autant qu'une fébricule est possible dans les thromboses de prothèse.

B. Désinsertions de prothèse

Elles surviennent dans 5 % des cas ; surtout durant les premiers mois postopératoires, et sont à l'origine d'une fuite paraprothétique.

Elles sont soit :

- spontanées, par lâchage de sutures sur des tissus fragilisés par des interventions multiples ou des calcifications annulaires ;
- dues à une endocardite infectieuse (EI), qu'il faut toujours évoquer et rechercher.

Le diagnostic est évoqué :

- devant l'apparition d'un souffle, diastolique pour une prothèse aortique, systolique pour une prothèse mitrale ;
- lors d'un contrôle échocardiographique par la mise en évidence de flux de régurgitation anormale le plus souvent par le doppler couleur ;
- devant l'apparition d'une anémie hémolytique plus ou moins sévère caractérisée par :
  - élévation des LDH,
  - baisse de l'haptoglobine,
  - présence de schizocytes, qui sont des hématies fragmentées, qui signent le caractère mécanique de l'hémolyse (fig. 10.7, *cf.* cahier couleur) ;
- par des signes d'insuffisance cardiaque lorsque la désinsertion est importante.

Le diagnostic est fait par l'ETT et surtout par l'ETO : fuite paraprothétique ± importante.
En cas de désinsertion importante, symptomatique, une réintervention peut s'avérer nécessaire.

C. Complications infectieuses

1. Médiastinite postopératoire

Elle survient dans 1 % des cas environ. C'est l'une des principales causes de mortalité précoce de la chirurgie valvulaire. Elle est liée à la sternotomie mais n'est pas propre à la mise en place d'une prothèse (elle peut aussi compliquer une chirurgie de pontage).

2. Endocardite infectieuse

C'est une complication redoutable chez les porteurs de prothèse. *Ces sujets sont à risque majeur d'endocardite* et doivent bénéficier d'une **prophylaxie draconienne, et ceci leur vie durant.** Il existe des formes précoces et des formes tardives d'endocardite sur prothèse, qui comportent un pronostic différent.

L'*endocardite postopératoire précoce* est due à une contamination peropératoire par des germes hospitaliers multirésistants, le plus souvent staphylocoques blancs ou dorés. Il s'agit d'EI en général aiguës et qui se compliquent de désinsertion de prothèse. Une réintervention précoce est le plus souvent nécessaire. Le pronostic très sévère (mortalité de l'ordre de 50 %).

L'*endocardite tardive* est plus proche de l'endocardite sur valve native avec des germes comparables, mais le staphylocoque est néanmoins en cause dans 50 % des cas. Le pronostic est meilleur que celui de l'EI précoce. La réintervention est assez souvent nécessaire.

Le diagnostic de l'EI est réalisé par les hémocultures et par l'ETT et l'ETO ++ : visualisation des végétations sur la prothèse et des éventuelles complications (désinsertion avec fuite paraprothétique, abcès).

Il faut insister sur la prévention et le traitement indispensable de tout foyer infectieux, notamment ORL et dentaire, chez les porteurs de prothèses ++. En cas de fièvre inexpliquée, il est indispensable de réaliser des *hémocultures systématiques*, avant toute antibiothérapie prescrite à l'aveugle, et une échocardiographie.

D. Complications du traitement anticoagulant (*cf.* chapitre 27 sur les anticoagulants)

Le risque hémorragique est estimé à 1,2 % années-patients pour les porteurs de valves mécaniques.

Les complications hémorragiques sont de tout type : hémorragie cérébrale, digestive ou hématurie qui doivent faire rechercher une lésion organique sous-jacente, méno-métrorragies, hématome favorisé par un traumatisme. Leur gravité est variable, mais certaines peuvent aboutir au décès.

En cas d'hémorragie sévère, le traitement antivitamine K doit être interrompu, mais le maintien d'une anticoagulation par l'héparine est indispensable, en maintenant un TCA de 1,5 à 2 fois le témoin si l'on utilise l'héparine non fractionnée. L'interruption très temporaire du traitement anticoagulant est parfois nécessaire, notamment en cas d'hémorragie intracrânienne.

E. Dégénérescence des bioprothèses

La détérioration tissulaire des bioprothèses est inexorable avec les années, avec apparition de calcifications ou de déchirure, responsables de sténoses et/ou de fuites valvulaires imposant une réintervention.

Dix ans après l'intervention, 70 à 80 % des bioprothèses demeurent fonctionnelles mais elles ne sont plus que 40 % après 15 ans.

La dégénérescence est d'autant plus rapide que le patient est plus jeune. Outre le jeune âge, la grossesse et l'insuffisance rénale accélèrent également la dégénérescence des bioprothèses. Elle est également plus rapide sur une bioprothèse en position mitrale.

IV. Surveillance des porteurs de valve cardiaque

A. En postopératoire immédiat

Un relais par antivitamine K (AVK) est entrepris précocement, dès les premiers jours postopératoires; il sera maintenu à vie en cas de prothèse mécanique, 3 mois en cas de bioprothèse si le rythme est sinusal.

Vers le 8e jour postopératoire, un séjour de convalescence en centre de réadaptation fonctionnelle cardiorespiratoire est le plus souvent entrepris, et dure de 3 à 4 semaines.

L'ETT précoce de la prothèse est essentiel, car il servira d'examen de référence pour le suivi ultérieur. Il est recommandé de considérer *l'ETT fait au 3e mois postopératoire comme l'examen de référence* (après correction de l'anémie et de la tachycardie postopératoires, qui augmentent le débit cardiaque).

B. Surveillance ultérieure

1. Modalités

Le suivi est de 1 fois par mois, puis tous les 3 mois par le médecin traitant, afin de vérifier notamment l'état clinique et l'équilibre du traitement anticoagulant par les AVK.

La consultation du cardiologue a lieu au 2–3e mois postopératoire, à la fin de la convalescence, notamment pour la réalisation de l'ETT de référence. Le suivi est pratiqué ensuite par le cardiologue 1 à 2 fois par an.

Le porteur de valve cardiaque doit être muni :

- d'une carte de porteur de prothèse, qui lui est remise à la sortie du service de chirurgie cardiaque, précisant le type, le diamètre et le numéro de série de la prothèse;
- d'un carnet de surveillance du traitement anticoagulant précisant l'INR cible pour les prothèses mécaniques;
- d'une carte d'antibioprophylaxie pour son dentiste, car il est à haut risque d'endocardite +++.

2. Surveillance clinique

Il faut vérifier l'absence de réapparition des symptômes ayant justifié le remplacement valvulaire.

La réapparition d'une dyspnée ou une récidive d'insuffisance cardiaque doit faire suspecter une dysfonction de prothèse et nécessite une réhospitalisation.

L'auscultation de la prothèse est essentielle pour la surveillance :

- *les bioprothèses* ont à l'auscultation des bruits du cœur identiques à ceux des valves natives, avec un petit souffle éjectionnel systolique aortique pour les bioprothèses en position aortique;
- *les prothèses mécaniques* ont une auscultation très particulière. Les bruits d'ouverture et surtout de fermeture sont intenses, claqués, métalliques. Les prothèses récentes, à double ailette, sont moins bruyantes que les valves d'ancienne génération;

- les modifications pathologiques sont la diminution d'intensité ou le caractère variable des bruits d'ouverture ou de fermeture d'un cycle cardiaque à l'autre, l'apparition ou l'augmentation d'intensité d'un souffle systolique, ou l'apparition d'un bruit diastolique surajouté (souffle d'insuffisance aortique en cas de prothèse aortique ou roulement diastolique en cas de prothèse mitrale).

L'absence de fièvre ou de foyer infectieux doit être vérifiée soigneusement à chaque consultation.

3. Surveillance radiologique

Le cliché de thorax permet d'apprécier les modifications de volume de la silhouette cardiaque, qui diminue souvent de taille après le remplacement valvulaire.

Le radio-cinéma de prothèse est particulièrement intéressant pour apprécier le jeu de l'élément mobile de la prothèse mécanique et reste, avec l'échocardiogramme-doppler, l'un des meilleurs éléments du diagnostic d'une dysfonction de prothèse mécanique. Il n'est pas fait de manière systématique mais uniquement en cas de suspicion de dysfonctionnement de prothèse.

4. Surveillance ECG

L'ECG permet la surveillance du rythme cardiaque et de constater la régression éventuelle d'une hypertrophie ventriculaire gauche ou droite, mais il n'apporte pas d'élément spécifique pour la surveillance de la prothèse.

5. Échocardiogramme-doppler

L'ETT doit être réalisé tous les 1 à 2 ans en l'absence de problème. L'ETO n'est réalisée qu'en cas de suspicion de thrombose, d'endocardite ou de dysfonctionnement de prothèse.

L'ETT et l'ETO sont les examens les plus performants pour la surveillance des prothèses valvulaires et le diagnostic des dysfonctions de prothèse (fig. 10.8).

L'examen bidimensionnel permet d'apprécier le jeu de l'élément mobile.

L'examen au doppler permet de mesurer les gradients transprothétiques, surtout le gradient moyen. Couplé à l'examen bidimensionnel, il permet également de déterminer la « surface utile » de la prothèse.

Le doppler continu et le doppler couleur permettent également de mettre en évidence une fuite prothétique, intraprothétique ou paraprothétique par désinsertion de la valve.

Chez un même patient, il y a tout intérêt à comparer les résultats d'un examen à l'autre, le patient étant sa propre référence.

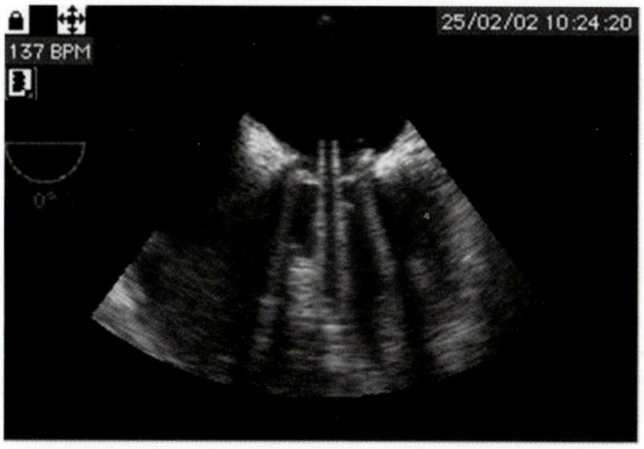

Fig. 10.8. Prothèse mécanique mitrale à double ailette, normale. ETO.
Les deux ailettes sont ouvertes, verticales, et génèrent des échos de réverbération.

Les gradients les plus faibles sont enregistrés sur les bioprothèses et, pour les prothèses mécaniques, sur les valves à double ailette.

En cas de suspicion de dysfonction de prothèse, l'ETO est d'un apport essentiel, notamment s'il s'agit d'une prothèse mitrale, qui est particulièrement bien visualisée par cette technique. L'ETO est donc systématique en cas de suspicion de thrombose, d'endocardite sur prothèse ou de désinsertion.

6. Surveillance biologique +++

Un équilibre parfait du traitement anticoagulant par les AVK pour les prothèses mécaniques est indispensable, et ceci à vie. La surveillance du traitement AVK doit être faite par l'INR. Les porteurs de bioprothèses ne nécessitent pas de traitement anticoagulant, sauf durant les trois premiers mois postopératoires ou s'il existe une autre raison de le prescrire, telle qu'une FA.

L'INR doit être surveillé au moins une fois par mois, plus souvent si nécessaire.

Pour les porteurs de prothèses mécaniques, l'INR doit être compris entre 2,5 et 4. Les recommandations des sociétés savantes sont cependant nuancées et préconisent un INR différent en fonction du type de prothèse et des facteurs de risque liés au patient lui-même (tableau 10.1). Le niveau exact d'anticoagulation souhaité pour un malade donné est à discuter avec le cardiologue et doit être établi individuellement pour chaque patient selon les recommandations de la Société européenne de cardiologie 2012 qui tiennent compte du type de prothèse, de sa position, de la présence d'une FA, etc.

Risque thrombotique de la prothèse

- Faible : prothèses mécaniques en position aortique : Medtronic-Hall® (valve à disque), Saint-Jude® et CarboMedics® (valves à double ailette).
- Intermédiaire : Björk-Shiley® (monodisque), toutes les autres valves à double ailette autres que celles mentionnées en risque faible.
- Élevé : valves d'ancienne génération : Starr, etc.

Facteurs de risque liés au patient

- Prothèse en position mitrale, tricuspide ou pulmonaire.
- Antécédent thromboembolique.
- Fibrillation atriale (FA).
- Diamètre de l'OG > 50 mm.
- Contraste spontané dense dans l'OG.
- Sténose mitrale associée.
- FE < 35 %.
- État d'hypercoagulabilité.

Les recommandations nord-américaines sont un peu différentes. Les niveaux d'anticoagulation préconisés sont généralement un peu plus bas, mais il est recommandé d'adjoindre à l'AVK 75 à 100 mg d'aspirine par jour.

Tableau 10.1. INR-cible pour les prothèses mécaniques.

Risque thrombotique de la prothèse	Facteurs de risque liés au patient	
	Pas de facteur de risque	≥ 1 facteur de risque
Faible	2,5	3,0
Moyen	3,0	3,5
Élevé	3,5	4,0

Le traitement anticoagulant ne doit théoriquement jamais être interrompu (en raison du risque de thrombose), sauf en cas d'hémorragie mettant en jeu le pronostic vital immédiat. Dans ce cas, si la neutralisation de l'AVK est nécessaire, on administre du plasma frais de préférence à la vitamine K (0,5 à 2 mg).

En cas d'extraction dentaire, le patient peut souvent être traité en ambulatoire, avec un INR de 2 à 2,5.

En cas de chirurgie extracardiaque, on arrête les AVK pour obtenir un INR à 1, et on administre de l'héparine de manière à obtenir un TCA de deux fois le témoin dès que l'INR chute en dessous de 2. L'héparine est interrompue de sorte que le TCA soit normal au moment de l'opération, et elle est reprise dès que possible en postopératoire. Les héparines de bas poids moléculaire (HBPM) sont de plus en plus utilisées pour l'anticoagulation des prothèses valvulaires, à condition bien sûr de les utiliser à dose curative et non à dose préventive ; mais actuellement, seule l'héparine non fractionnée (HNF) possède une AMM chez les porteurs de prothèse valvulaire en France.

En cas de grossesse, le risque d'accident thromboembolique est multiplié par dix. Les complications thromboemboliques sont plus fréquentes sous héparine que sous AVK chez les femmes enceintes, mais les AVK comportent un risque tératogène pour le fœtus. L'attitude classique en France consiste à mettre la patiente sous héparine durant le premier trimestre de la grossesse et durant les deux dernières semaines, en maintenant les AVK entre-temps. Les recommandations européennes actuelles vont plutôt dans le sens d'un traitement par AVK pendant toute la durée de la grossesse jusqu'à la 38e semaine, mais il n'y a pas de consensus à ce sujet.

Points clés

- Le remplacement d'une valve sténosée ou fuyante par une prothèse est une chirurgie courante. Depuis le premier remplacement valvulaire, effectué par Starr en 1960, la qualité technique des prothèses a beaucoup évolué. Les modèles actuels de prothèses mécaniques, à double ailette, sont très performants.
- Le remplacement valvulaire par une prothèse procure généralement une excellente amélioration clinique. Néanmoins, le remplacement valvulaire par prothèse doit être considéré plutôt comme une chirurgie palliative que comme une guérison. La mortalité péri-opératoire n'excède plus 1 à 2 % pour un remplacement monovalvulaire, mais la survie des opérés, qui est de 80 % à cinq ans, n'excède pas 50 à 60 % à dix ans et 50 % environ à quinze ans.
- En effet, le porteur de prothèse valvulaire est exposé à des complications, au premier rang desquelles les complications thromboemboliques pour les prothèses mécaniques, la dégénérescence pour les bioprothèses, et l'endocardite infectieuse, particulièrement grave dans ce contexte. Les embolies artérielles périphériques, notamment cérébrales, représentent la complication la plus fréquente des prothèses mécaniques. Les complications du traitement anticoagulant à vie ne sont pas négligeables non plus.
- Le diagnostic des dysfonctions de prothèse fait surtout appel à l'échocardiogramme-doppler transthoracique et transœsophagien. Le diagnostic en demeure difficile et l'examen nécessite un échographiste entraîné.
- Bien que leur qualité de vie soit très améliorée après le remplacement valvulaire, ces patients sont donc soumis à certaines contraintes telles que l'observance d'un traitement anticoagulant parfaitement équilibré et ceci à vie pour les porteurs de prothèses mécaniques, ainsi qu'à la prophylaxie draconienne de l'endocardite infectieuse.
- Pour les prothèses mécaniques, la surveillance du traitement anticoagulant et l'obtention d'un équilibre parfait de celui-ci est indispensable et doit être l'objectif principal du suivi effectué par le médecin traitant.
- La dégénérescence des bioprothèses est inéluctable, survenant le plus souvent dix à vingt ans après l'implantation, et conduit à discuter un nouveau remplacement valvulaire.
- Il faut donc considérer les prothèses valvulaires comme un substitut imparfait des valves natives. C'est pourquoi l'on s'oriente de plus en plus de nos jours vers le traitement conservateur des valvulopathies, surtout mitrales.

Compléments en ligne

Vous pouvez accéder aux compléments numériques de ce chapitre en vous connectant sur http://www.em-consulte.com/e-complement/471550 et suivre les instructions.

Vidéo 10.1. ETO d'une prothèse mécanique à double ailette en position mitrale.

Vidéo 10.2. ETO d'une bioprothèse en position mitrale.

Pour en savoir plus

Recommandations de la Société française de cardiologie 2005 concernant la prise en charge des valvulopathies acquises et des dysfonctions de prothèses valvulaires. Archives des Maladies du Cœur et des Vaisseaux 2005 ; 98 (suppl), 5–61.

Recommandations de la Société européenne de cardiologie 2012 (Guidelines on the management of valvular heart disease (European Society of Cardiology). Eur Heart J 2012 ; 33 : 2451–2496.

Recommandations nord-américaines 2008 ACC/AHA (Guidelines for the management of patients with valvular heart disease. Mise à jour des Recommandations 2006). Circulation 2008 ; 118 : e523–661 ; ou J Am Coll Cardiol 2008, 52, e1–142.

http://www.sfcardio.fr/recommandations/sfc/la-prise-en-charge-des-valvulopathies-acquises-et-des-dysfonctions-de-prothese-valvulaire

CHAPITRE

11

Item 149 – UE 6 – Endocardite infectieuse

Objectifs pédagogiques

Nationaux

- Diagnostiquer une endocardite infectieuse.
- Connaître les portes d'entrées et les agents infectieux les plus fréquemment en cause.
- Connaître les grands principes du traitement médical et chirurgical.
- Connaître la prévention des endocardites infectieuses.

CNEC

- Connaître la définition d'une endocardite infectieuse.
- Connaître le terrain de l'endocardite et les situations à risque.
- Connaître les germes responsables des endocardites.
- Savoir suspecter cliniquement et faire le diagnostic de l'endocardite (hémocultures, échocardiogramme).
- Connaître les différents tableaux cliniques, notamment les formes sur prothèses.
- Connaître les principales complications de l'endocardite et savoir évaluer sa gravité.
- Connaître les principes du traitement, médical et chirurgical.
- Connaître les schémas d'antibiothérapie des formes les plus communes d'endocardite.
- Connaître la prévention et les recommandations d'antibioprophylaxie.

I. Définition

Infection d'une ou plusieurs valves cardiaques, plus rarement de l'endocarde pariétal, par un micro-organisme, bactérie le plus souvent, plus rarement germe intracellulaire ou levure.

II. Épidémiologie

Le profil épidémiologique de l'endocardite infectieuse (EI) s'est considérablement modifié au cours de ces dernières années.

L'EI touche maintenant des patients plus âgés dont une proportion significative n'a pas de valvulopathie préexistante.

Cardiologie

Après l'éradication du rhumatisme articulaire aigu (RAA) et la quasi-disparition des valvulopathies rhumatismales, d'autres facteurs prédisposants sont apparus :

- toxicomanie intraveineuse ;
- prothèses valvulaires ;
- réalisation d'actes invasifs à risque de bactériémie ;
- implantation de dispositifs intracardiaques, responsables d'endocardites liées aux soins.

Deux conséquences en résultent :

- absence de diminution de l'incidence des EI ;
- modification du profil microbiologique de l'EI.

Dans les séries internationales récentes, les staphylocoques ont supplanté les streptocoques oraux et occupent la première place dans la répartition des micro-organismes responsables.

III. Physiopathologie

A. Lésions anatomiques et immunologiques

1. Lésions

La lésion élémentaire est une lésion proliférante composée de dépôts fibrinoplaquettaires, initialement stériles. À l'occasion d'une bactériémie, les bactéries adhèrent à l'endocarde lésé et s'y multiplient avec pour conséquence le développement de lésions valvulaires et des végétations.

2. Conséquences

- Destruction valvulaire :
  - apparition ou aggravation d'une insuffisance valvulaire ;
  - apparition ou majoration d'un souffle ;
  - risque de défaillance cardiaque.
- Végétations à l'origine de manifestations infectieuses et immunologiques à distance par :
  - constitution de foyers septiques viscéraux secondaires par embolies septiques ;
  - recirculation d'antigènes et de complexes immuns qui peuvent se déposer et entraîner des lésions de vascularite ;
  - au niveau des artères, risque d'anévrisme « mycotique ».

B. Cardiopathies à risque (tableau 11.1)

On peut distinguer plusieurs types d'EI en fonction de la nature de la valvulopathie sous-jacente :

- endocardites sur valves natives lésées :
  - valvulopathie du cœur gauche plutôt que du cœur droit, plutôt insuffisance que rétrécissement valvulaire,
  - prolapsus valvulaire mitral en cas de fuite ou d'épaississement valvulaire ;
- endocardites sur cardiopathie congénitale de type tétralogie de Fallot, communication interventriculaire ou canal artériel persistant. Seule la communication interauriculaire isolée est considérée comme n'étant pas à risque d'EI ;

Tableau 11.1. Cardiopathies à risque d'endocardite infectieuse.

Cardiopathies à haut risque	Cardiopathies à risque moins élevé
Prothèse valvulaire (mécanique, homogreffe ou bioprothèse) Cardiopathie congénitale cyanogène non opérée ou avec shunts résiduels, dérivation chirurgicale ou conduit prothétique, matériel prothétique implanté chirurgicalement ou par voie percutanée (pendant les 6 mois qui suivent si correction complète) Antécédent d'endocardite infectieuse	Valvulopathie : IA, IM, RA, PVM avec IM et/ou épaississement valvulaire [a] Bicuspidie aortique Cardiopathie congénitale non cyanogène sauf CIA [b] Cardiomyopathie hypertrophique obstructive (avec souffle à l'auscultation)

[a] IA : insuffisance aortique ; IM : insuffisance mitrale ; RA : rétrécissement aortique ; PVM : prolapsus de la valve mitrale.
[b] CIA : communication interauriculaire (cardiopathie non à risque).

- endocardites sur valves natives « apparemment saines » : dans près de la moitié des cas actuellement, l'EI survient chez un sujet au cœur présumé sain, même si l'EI est parfois l'occasion de découvrir une anomalie valvulaire jusque-là méconnue ;
- endocardites sur prothèse valvulaire :
  - le fait d'être porteur d'une prothèse valvulaire augmente de façon considérable le risque de survenue d'une EI,
  - les EI peuvent survenir précocement dans les premiers mois suivant la pose de la prothèse. Elles sont alors le plus souvent la conséquence d'une inoculation péri-opératoire,
  - néanmoins, le risque d'endocardite persiste à distance de l'intervention, le risque cumulé d'EI tardive sur prothèse valvulaire augmente progressivement avec le temps : > 5 % à 5 ans après l'intervention ;
- endocardites sur stimulateur cardiaque ou défibrillateur automatique implantable :
  - le plus souvent dans l'année qui suit l'implantation et presque toujours dues à une contamination peropératoire, mais elles peuvent se rencontrer à distance de l'implantation,
  - le plus souvent à staphylocoque,
  - outre une antibiothérapie prolongée, elles nécessitent l'ablation et le remplacement du matériel.

Les cardiopathies à haut risque d'EI et à risque moindre sont listées dans le tableau 11.1.

C. Gestes et situations à risque

La porte d'entrée de l'EI n'est identifiée que dans la moitié des cas.

On note une fréquence croissante des EI secondaires à des procédures médicochirurgicales : chirurgie sous circulation extracorporelle, cathéters veineux, cathétérisme cardiaque, hémodialyse, implantation de stimulateur cardiaque, ponction articulaire, chambre implantable sous-cutanée pour perfusions intraveineuses, etc.

D. Microbiologie

1. EI à hémocultures positives

- Majorité des EI, soit environ 90 %. Principalement à staphylocoques et à streptocoques.
- Endocardites à streptocoques et entérocoques :
  - streptocoques oraux dont les principales espèces sont *Streptococcus sanguis, S. mitis, S. salivarius, S. mutans* et dont on rapproche *Gemella morbillorum* (anciennement *Steptococcus morbillorum*) ;

– les micro-organismes de ce groupe sont presque toujours sensibles à la pénicilline G ;
– les streptocoques du groupe D forment le complexe « *Streptococcus bovis – Streptococcus equinus* » qui comprend plusieurs espèces commensales du tube digestif de l'homme encore récemment réunies sous l'appellation *Streptococcus bovis*.

- Endocardites à staphylocoques :
  – classiquement, les EI à *S. aureus* surviennent principalement sur valves natives et sur prothèses récemment implantées, tandis que les EI à staphylocoques à coagulase négative (SCN) surviennent préférentiellement sur prothèses ;
  – récemment, on a décrit une augmentation des EI à SCN sur valves natives.

2. EI à hémocultures négatives

- EI à hémocultures négativées par les antibiotiques.
- EI à hémocultures souvent négatives : EI dues à des micro-organismes à croissance lente ou difficile :
  – streptocoques déficients, bactéries du groupe HACEK (*Haemophilus parainfluenzae, H. aphrophilus, H. paraphrophilus, H. influenzae, Actinobacillus actinomycetemcomitans, Cardiobacterium hominis, Capnocytophaga canimorsus, Eikenella corrodens, Kingella kingae et K. denitrificans*) ; *Haemophilus aphrophilus* et *Actinobacillus actinomycetemcomitans* ont récemment été reclassées dans le genre commun des *Aggregatibacter* ;
  – *Brucella* ;
  – champignons.
- EI à hémocultures conventionnelles toujours négatives, dues à des bactéries à développement intracellulaire obligatoire ou prédominant (environ 5 % des EI) :
  – *Coxiella burnetii, Chlamydia, Bartonella, Tropheryma whipplei* ;
  – diagnostic par des prélèvements spécifiques pour cultures cellulaires et amplification génique.

IV. Clinique

A. EI = maladie systémique de présentation polymorphe

Les manifestations cliniques sont très variées, diversement associées, à l'origine de présentations parfois très trompeuses.

L'apparition ou la majoration d'un souffle cardiaque dans un contexte fébrile est très évocatrice du diagnostic. Le diagnostic doit également être évoqué devant un accident vasculaire cérébral, un purpura ou des lombalgies fébriles.

1. Syndrome infectieux

- Fièvre, le plus constant des symptômes.
- Altération de l'état général.
- Splénomégalie dans 20 à 40 % des cas.

2. Signes cardiaques

Devant un syndrome infectieux inexpliqué, le souffle cardiaque a une valeur diagnostique considérable.

La plus grande valeur est à l'apparition d'un nouveau souffle ou à la modification d'un souffle connu.

L'absence de souffle ne permet cependant pas d'exclure le diagnostic.

On peut retrouver une insuffisance cardiaque, le plus souvent gauche.

Toute insuffisance cardiaque fébrile doit faire évoquer le diagnostic d'endocardite +++.

Les autres complications plus rares sont : péricardite, troubles de conduction (un bloc auriculo-ventriculaire au cours d'une EI doit faire évoquer un abcès septal).

3. Manifestations extracardiaques

Elles sont :

- cutanées dans 5 à 15 % des cas : purpura pétéchial, nodosités d'Osler (ou « faux panaris »), pathognomoniques, placards érythémateux palmoplantaires de Janeway, plus rares ;
- respiratoires : toux ; dyspnée témoignant d'une IVG ; toux et dyspnée fébrile, témoins d'emboles septiques pulmonaires multiples chez le toxicomane ;
- ophtalmologiques : purpura conjonctival, taches de Roth au fond d'œil ;
- rhumatologiques fréquentes : arthralgies des membres, lombalgies devant faire rechercher une spondylodiscite, myalgies, parfois arthrites ;
- neurologiques : parfois inaugurales. Infarctus, hémorragies cérébrales ou cérébroméningées, abcès cérébral ;
- rénales : atteintes spécifiques de l'EI, protéinurie ou hématurie isolée mais aussi insuffisance rénale par atteinte glomérulaire. Autres causes possibles d'atteinte rénale (néphrotoxicité des antibiotiques, embolie septique).

B. Diagnostic

Les deux piliers du diagnostic des EI sont les hémocultures et l'échocardiographie.

1. Hémocultures

Elles permettent d'isoler le micro-organisme responsable dans 90 % des cas.

Trois prélèvements sanguins veineux en moyenne doivent être réalisés. Le sang ne doit pas être prélevé au travers d'un cathéter.

Ils sont à répéter durant 2 ou 3 jours si les hémocultures initiales sont négatives, notamment chez les sujets ayant reçu des antibiotiques.

La suspicion d'EI est à signaler au laboratoire de microbiologie, car il faut parfois un temps de culture long pour les micro-organismes à croissance difficile (groupe HACEK, *Brucella*, streptocoques déficients, levures).

Si la présomption d'EI est forte et si les hémocultures restent négatives, envisager les étiologies des EI à hémocultures négatives et recourir à d'autres méthodes diagnostiques parfois combinées qui incluent des techniques spéciales d'hémoculture, la sérologie (levures notamment) et l'amplification génique.

2. Échocardiographie

Elle affirme le diagnostic devant une des lésions caractéristiques : végétation, abcès, perforation valvulaire ou désinsertion de prothèse.

- La végétation est une masse mobile, finement vibratile, attenante aux valves, et de taille variable. Elle est identifiée par l'échocardiographie transthoracique (ETT) ou l'échographie transœsophagienne (ETO) surtout en cas de prothèse valvulaire. Il faut savoir répéter l'ETO, la végétation pouvant apparaître secondairement après un premier examen normal (*cf.* fig. 11.1 et fig. 11.2 *cf.* cahier couleur, vidéo 11.1).
- L'abcès péri-annulaire, sur valve native ou sur prothèse, est présent dans 30 % des cas, visible le plus souvent en ETO et sur l'anneau aortique plutôt que mitral (fig. 11.3 *cf.* cahier couleur et vidéo 11.2).

- Les dégâts et la présence d'éventuelles complications sont appréciés : capotage ou désinsertion d'une valve, perforation valvulaire (fig. 11.4, *cf.* cahier couleur), rupture de cordage, anévrisme du sinus de Valsalva.
- Sur les prothèses valvulaires, abcès péri-annulaires et désinsertion de prothèse (fig. 11.5, *cf.* cahier couleur) sont fréquents.

Le retentissement des dysfonctions valvulaires ou prothétiques est évalué à l'aide de l'étude de la dilatation et de la fonction ventriculaire gauche, des pressions droites, et le risque embolique des végétations (taille et mobilité) est apprécié.

Le diagnostic d'EI est confirmé chez plus de 90 % des malades, mais les faux négatifs sont possibles. De plus, l'échocardiographie ne permet pas de distinguer une végétation « active » d'une végétation séquellaire, stérilisée.

3. Autres examens

- NFS plaquettes, recherche d'anémie hémolytique.
- Bilan inflammatoire : CRP, électrophorèse des protéines.
- Bilan immunitaire : complexes immuns circulants.
- Urée et créatinine, recherche d'hématurie et de protéinurie, ECBU.
- BNP pour évaluer le retentissement ventriculaire gauche (non systématique).

4. Recherche de la porte d'entrée

- Panoramique dentaire et avis stomatologique.
- Fibroscopie gastrique ou coloscopie en cas de germe d'origine digestive.
- Échographie ou scanner abdominopelvien en cas de germe d'origine urinaire.
- Scintigraphie rachidienne au gallium ou IRM ou scanner en cas de suspicion de spondylodiscite.

5. Classification diagnostique des endocardites infectieuses

L'affirmation du diagnostic d'EI peut être difficile. Les manifestations cliniques de l'endocardite sont très variées, peu spécifiques et peuvent toucher plusieurs organes. De ce fait, l'EI est un diagnostic différentiel de nombreuses affections avec manifestations systémiques.

De plus, une antibiothérapie préalable avant les hémocultures est fréquente.

Démontrer l'existence d'une végétation n'est pas non plus toujours aisé. La démonstration formelle repose sur l'examen histologique de la végétation, ce qui suppose l'intervention chirurgicale ou l'autopsie. La visualisation des végétations reste parfois difficile, notamment lorsqu'elles sont de petite taille ou situées sur des valves prothétiques.

Pour toutes ces raisons, des erreurs diagnostiques, le plus souvent par excès mais aussi par défaut, sont possibles, aussi on utilise la classification diagnostique dite *classification de Duke* (tableau 11.2).

V. Évolution : complications, pronostic

A. Complications

L'insuffisance cardiaque est la première cause de mortalité de l'EI à la phase aiguë, suivie des complications neurologiques (ischémiques d'origine embolique ou hémorragiques) :

- insuffisance cardiaque par délabrement valvulaire et fuite massive ou par fistulisation

Tableau 11.2. **Classification diagnostique des endocardites infectieuses (présentation simplifiée des critères de Duke).**

Endocardite certaine si deux critères majeurs ou un critère majeur et trois critères mineurs ou cinq critères mineurs.

Critères majeurs	Hémocultures positives
	Micro-organisme typique d'une endocardite, isolé d'au moins deux hémocultures OU Hémocultures positives de façon persistante à plus de 12 heures d'intervalle OU Une hémoculture positive à *Coxiella burnetii*
	Démonstration de l'atteinte endocardique
	Échocardiographie montrant des lésions caractéristiques d'endocardite : végétation, abcès ou désinsertion prothétique OU Nouveau souffle de régurgitation valvulaire (l'aggravation ou la modification d'un souffle connu ne sont pas suffisantes)
Critères mineurs	Prédisposition : cardiopathie à risque ou toxicomanie intraveineuse Fièvre ≥ 38,0 °C Complication vasculaire : cérébrale, embolie pulmonaire septique, anévrisme mycotique… Phénomènes immunologiques : glomérulonéphrite, faux panaris d'Osler, taches de Roth… Arguments microbiologiques : hémocultures positives, mais ne vérifiant pas la définition ci-dessus, ou sérologie positive

entre différentes cavités. Rarement embolie coronaire d'une végétation ou myocardite infectieuse ;

- embolies septiques, cérébrales, spléniques, rénales, coronaires pour les EI du cœur gauche, pulmonaires pour les EI du cœur droit. Survenue surtout en début de traitement ou avant traitement pour des végétations (>15 mm) plus souvent mitrales ;
- complications neurologiques : embolies cérébrales essentiellement, anévrisme mycotique pouvant donner une hémorragie par rupture, méningite ou abcès plus rarement ;
- complications rénales : glomérulonéphrites à immuns complexes, embolies rénales, toxicité rénale des antibiotiques ;
- infarctus splénique ;
- arythmies et troubles de conduction.

Ces complications peuvent requérir une ponction lombaire en cas de syndrome méningé, un scanner ou IRM cérébral en cas d'embolie cérébrale, une échographie ou un scanner abdominopelvien, notamment en cas d'embolie rénale, un angioscanner pulmonaire ou une scintigraphie pulmonaire de ventilation et perfusion en cas d'EI du cœur droit.

Même en l'absence de points d'appels, une imagerie cérébrale (scanner ou IRM) et un scanner abdominopelvien sont aujourd'hui préconisés pour éliminer d'éventuelles embolies infracliniques.

B. Pronostic

Les endocardites aortiques se compliquent plus souvent d'insuffisance cardiaque ou d'abcès et nécessitent souvent une intervention chirurgicale.

Les EI à staphylocoques et les EI sur prothèse sont associées au taux de mortalité le plus élevé : il peut atteindre 50 % dans les EI à staphylocoques sur prothèse valvulaire, alors qu'il n'est que de 10 % pour une EI sur valve naturelle à streptocoques oraux.

Le pneumocoque et les bacilles Gram négatif (BGN) sont plus souvent responsables de destructions valvulaires graves ; les levures sont responsables de la formation de végétations très volumineuses, sont moins accessibles au traitement anti-infectieux et nécessitent presque toujours un traitement chirurgical.

Le pronostic est aussi fonction du terrain : diabète, immunodépression, insuffisance cardiaque préexistante.

VI. Traitement

A. Antibiothérapie

Remarque

Les posologies des antibiotiques ne sont pas au programme de l'ECN, elles sont mentionnées à titre d'information.

1. Principes généraux

- Le traitement doit être choisi avec l'aide d'un infectiologue, le patient doit être suivi conjointement avec un chirurgien cardiaque.
- La bactéricidie doit être obtenue le plus rapidement possible et maintenue en permanence. Les doses d'antibiotiques doivent être importantes pour assurer en permanence des concentrations élevées +++.
- Le traitement antibiotique doit être habituellement de longue durée car la diffusion de certains antibiotiques peut être difficile au sein des végétations.
- Le traitement antibiotique doit être administré par voie intraveineuse (i.v.) qui est la voie qui assure une biodisponibilité totale.
- Le traitement doit consister en une bithérapie synergique.
- La durée de traitement est identique même si une intervention chirurgicale est nécessaire.
- La disparition de la fièvre et le maintien de l'apyrexie, la négativation des hémocultures et la disparition du syndrome inflammatoire biologique sont les meilleurs garants de l'efficacité de l'antibiothérapie.
- La surveillance de la fonction rénale se fait sous aminosides et vancomycine.
- Les doses doivent être adaptées à la clairance de la créatinine, aux fonctions hépatiques et mesures des concentrations plasmatiques (pics et résiduel d'aminosides).
- L'ETT et l'ETO doivent être répétées fréquemment surtout si le processus infectieux ne semble pas maîtrisé ou en cas d'apparition d'insuffisance cardiaque.
- La prescription simultanée d'héparine aggrave le risque d'hémorragie cérébrale et est donc à proscrire.

2. Antibiothérapie des endocardites infectieuses à streptocoques oraux et du groupe D

- Amoxicilline 200 mg/kg/j associée à gentamicine 3 mg/kg/j, qu'il s'agisse d'EI compliquée ou non, sur valve native ou sur prothèse.
- En cas de souche très sensible à la pénicilline G, dans les endocardites sur valve native, la dose d'amoxicilline peut être réduite à 100 mg/kg/j.
- La durée est de 2 semaines de bithérapie suivies de 4 semaines (4 à 6 semaines en cas d'EI compliquée ou sur prothèse) de monothérapie pour les endocardites non compliquées sur valves natives.
- En cas d'allergie aux β-lactamines : vancomycine 30 mg/kg/j ou teicoplanine 6 mg/kg/j en général associée à gentamicine 3 mg/kg/j.

3. Antibiothérapie des endocardites infectieuses à entérocoques

- Amoxicilline 200 mg/kg/j associée à gentamicine ou ceftriaxone (2 × 2 g/j).
- Ou, en cas d'allergie à la pénicilline, vancomycine associée à gentamicine.

4. Antibiothérapie des endocardites infectieuses à staphylocoques

- Si la souche est sensible à l'oxacilline : cloxacilline 200 mg/kg/j, l'association avec la gentamicine 3 mg/kg/j est facultative dans les endocardites sur valve native et ne doit pas excéder 3 jours; en cas d'EI sur prothèse, on utilise une trithérapie cloxacilline, gentamicine, rifampicine.
- Si la souche est résistante à l'oxacilline ou en cas d'allergie vraie à la pénicilline, la cloxacilline est remplacée par la vancomycine (+ gentamicine et rifampicine).
- Durée totale de traitement de 4 à 6 semaines pour EI sur valves natives et au moins 6 semaines pour EI sur prothèse.

5. Antibiothérapie des endocardites infectieuses à hémocultures négatives

- Situation clinique délicate qui nécessite une démarche diagnostique rigoureuse en collaboration étroite avec le laboratoire de bactériologie.
- En attendant la documentation microbiologique, l'association amoxicilline-clavulanate + gentamicine est commencée dans l'hypothèse d'une EI à streptocoques déficients.
- En cas d'EI sur prothèse valvulaire datant de moins d'un an, on doit suspecter un SCN résistant à l'oxacilline et recourir à l'association triple de type vancomycine + rifampicine + aminoside.
- En cas d'EI sur prothèse valvulaire datant de plus d'un an, un staphylocoque reste possible, mais d'autres micro-organismes peuvent être responsables, notamment les streptocoques et les bactéries du groupe HACEK. Le schéma recommandé est celui des endocardites sur valve native.

B. Traitement chirurgical

1. Méthodes

Le traitement chirurgical permet d'améliorer la survie des malades présentant une destruction valvulaire d'origine infectieuse par rapport au traitement médical seul.

Il est réalisé en deux temps opératoires : débridement des tissus infectés ou nécrosés, puis reconstruction des dégâts anatomiques.

En cas d'EI simple, limitée aux sigmoïdes ou aux valves, on procède à la réparation ou au remplacement valvulaire.

Il est possible d'effectuer un remplacement valvulaire en présence d'une infection active, sans contamination de la nouvelle prothèse. De bons résultats sont obtenus aussi bien avec les valves mécaniques qu'avec les valves biologiques.

La préservation et la réparation de valve native mitrale ou tricuspide sont pratiquées à chaque fois que cela est possible.

2. Indications sur valves natives

La chirurgie valvulaire durant la phase aiguë d'une EI est recommandée en cas de :

- insuffisance cardiaque persistante sous traitement médical, en rapport avec une fuite valvulaire ou l'apparition d'une communication anormale;
- persistance d'un syndrome infectieux non contrôlé sous antibiothérapie adaptée;
- endocardite fungique.

On accepte aussi l'indication en cas de :

- lésions para-annulaires sévères ou évolutives (abcès) de végétation volumineuse (>15 mm) après un épisode embolique ;
- insuffisance cardiaque régressive sous traitement médical avec fuite valvulaire sévère.

3. Indications sur prothèses valvulaires

La chirurgie valvulaire durant la phase aiguë d'une EI est recommandée en cas de :

- insuffisance cardiaque liée à une dysfonction prothétique ;
- persistance d'un syndrome infectieux malgré une antibiothérapie adaptée.

Elle est aussi admise en cas de :

- dysfonction prothétique sévère (sans insuffisance cardiaque), d'abcès périprothétique sévère ou de fistule, et devant une végétation volumineuse après un épisode embolique ;
- endocardite à *Staphylococcus aureus* ou d'EI fongique.

4. Indications sur stimulateur cardiaque ou DAI

- Extraction complète du matériel (boîtier et sondes) par voie percutanée ou chirurgicale.
- Discussion de réimplantation de matériel neuf si possible à distance (en privilégiant les sondes épicardiques quand cela est possible).

VII. Prévention

A. Principes généraux

Elle vise à empêcher la greffe de bactéries à l'endocarde des patients présentant une cardiopathie prédisposant à l'EI.

Elle impose dépistage et traitement des portes d'entrée potentielles et les infections localisées (à streptocoque ou staphylocoque).

Tous les patients ayant une cardiopathie à risque élevé ou modéré doivent impérativement et très régulièrement être informés de :

- la nécessité de consulter rapidement en cas de fièvre ;
- l'importance de la réalisation d'hémocultures avant la prescription d'antibiotiques +++.

L'utilisation de cathéters intraveineux doit être limitée dans ses indications et sa durée chez le patient ayant une cardiopathie à risque.

L'antibioprophylaxie lors de gestes invasifs connus pour provoquer une bactériémie est d'intérêt controversé dans le contexte actuel d'augmentation de la résistance des bactéries aux antibiotiques.

On limite depuis 2009 les indications de l'antibioprophylaxie aux seuls patients à risque très élevé d'endocardite (*cf.* tableau 11.1).

Une carte précisant le risque et la conduite à tenir doit être remise au patient.

B. Prévention en cas de soins dentaires

- Maintien d'une hygiène buccodentaire rigoureuse. Brossage correct et régulier des dents et visite semestrielle chez le dentiste.

- Détartrages réguliers et éradication des foyers infectieux potentiels ou avérés.
- Antibioprophylaxie :
  - chez les sujets à haut risque en cas d'extraction dentaire ou de chirurgie parodontale ;
  - lors de tout acte buccodentaire invasif nécessitant la manipulation de la région apicale ou gingivale de la dent ;
  - lors d'une perforation de la muqueuse orale.
- Pas d'antibioprophylaxie pour les autres gestes buccodentaires.

C. Prévention en cas d'autres soins

Il s'agit des gestes portant sur les voies respiratoires, gastro-intestinales, génito-urinaires et sur la peau.

Abrogation depuis 2009 des recommandations d'antibioprophylaxie.

D. Modalités de l'antibioprophylaxie

L'antibiotique est administré en prise unique par voie orale pendant l'heure précédant le geste. Lorsque la voie orale est impossible, la voie intraveineuse est utilisée pour la première administration.

- En l'absence d'allergie aux β-lactamines : 2 g d'amoxicilline ou d'ampicilline, 50 mg/kg chez l'enfant.
- En cas d'allergie aux β-lactamines : clindamycine 600 mg ; 20 mg/kg chez l'enfant.

Points clés

- Infection d'une ou plusieurs valves cardiaques par un micro-organisme.
- Les patients à haut risque d'EI sont ceux :
  - porteurs de prothèses valvulaires (mécaniques, homogreffes ou bioprothèses) ;
  - atteints de cardiopathies congénitales cyanogènes non opérées ou avec shunts résiduels ;
  - aux antécédents d'endocardite infectieuse.
- Dans près de 50 % des cas, l'EI survient chez un sujet au cœur apparemment sain.
- EI à hémocultures positives : majorité des EI, soit environ 90 %. Principalement à staphylocoques et à streptocoques (oraux ou du groupe D). Les EI à staphylocoques à coagulase négative surviennent préférentiellement sur prothèses.
- EI à hémocultures négativées par les antibiotiques ou EI à hémocultures souvent négatives (HACEK) ou toujours négatives (bactéries non cultivables).
- La fièvre est le plus constant des symptômes.
- Devant un syndrome infectieux inexpliqué, la plus grande valeur est à l'apparition d'un nouveau souffle ou à la modification d'un souffle connu.
- Toute insuffisance cardiaque fébrile doit faire évoquer le diagnostic d'endocardite +++.
- Manifestations cutanées, respiratoires, ophtalmologiques, rhumatologiques, neurologiques et rénales.
- Hémocultures, pilier du diagnostic qui permet d'isoler le micro-organisme responsable dans 90 % des cas. Trois prélèvements sont à répéter durant 2 ou 3 jours si hémocultures initiales négatives.
- L'échocardiographie affirme le diagnostic devant une végétation, un abcès, une perforation valvulaire ou une désinsertion de prothèse chez plus de 90 % des patients par l'ETT et surtout par l'ETO.
- Appréciation échographique des dégâts et de la présence d'éventuelles complications, étude de la dilatation et de la fonction ventriculaires gauches, des pressions droites, et appréciation du risque embolique des végétations.

- Les critères de Duke constituent la classification diagnostique de référence.
- Insuffisance cardiaque, première cause de mortalité de l'EI à la phase aiguë par délabrement valvulaire et fuite massive ou par fistulisation.
- Embolies septiques, cérébrales, spléniques, rénales, coronaires pour les EI du cœur gauche, pulmonaires pour les EI du cœur droit.
- Complications neurologiques : embolies cérébrales essentiellement, anévrisme mycotique pouvant donner une hémorragie par rupture.
- Complications rénales : glomérulonéphrites à immuns complexes, embolies rénales, toxicité rénale des antibiotiques.
- Les EI à staphylocoques et les EI sur prothèse sont associées aux taux de mortalité les plus élevés. Le pronostic est aussi fonction du terrain.
- Antibiothérapie bactéricide i.v., rapidement débutée à doses élevées, traitement de longue durée, avec bithérapie synergistique.
- L'antibiothérapie doit tenir compte de la nature du germe, d'une éventuelle allergie aux β-lactamines, de la sensibilité du germe aux antibiotiques, de la présence ou non d'une prothèse valvulaire, de la fonction rénale (aminosides, vancomycine).
- La disparition de la fièvre et le maintien de l'apyrexie, la négativation des hémocultures et la disparition du syndrome inflammatoire biologique sont les meilleurs garants d'efficacité de l'antibiothérapie.
- Répétition fréquente de l'ETT et de l'ETO surtout si le processus infectieux ne semble pas maîtrisé ou en cas d'apparition d'insuffisance cardiaque.
- La chirurgie permet d'améliorer la survie des malades présentant une destruction valvulaire d'origine infectieuse par rapport au traitement médical.
- Chirurgie valvulaire recommandée en cas de :
  - insuffisance cardiaque en rapport avec une fuite valvulaire ou une communication anormale ;
  - persistance d'un syndrome infectieux non contrôlé ;
  - lésions para-annulaires sévères, de végétation volumineuse > 15 mm après un épisode embolique.
- On limite depuis 2009 les indications de l'antibioprophylaxie aux seuls patients à risque très élevé d'endocardite en cas d'extraction dentaire ou de chirurgie parodontale.
- Amoxicilline 2 g *per os* pendant l'heure précédant le geste. En cas d'allergie aux β-lactamines : clindamycine 600 mg.

Compléments en ligne

Vous pouvez accéder aux compléments numériques de ce chapitre en vous connectant sur http://www.em-consulte.com/e-complement/471550 et suivre les instructions.

Vidéo 11.1. Volumineuse végétation mitrale en ETT.

Vidéo 11.2. Abcès périprothétique sur une bioprothèse aortique apparaissant sous forme d'une cavité pulsatile à gauche de la prothèse.

Pour en savoir plus

American College of cardiology. Guidelines for the management of patients with valvular heart disease. (Recommandations nord-américaines 2008 ACC/AHA. Mise à jour des recommandations 2006). Circulation 2008, *118*, e523–661, Journal of the American College of Cardiology 2008 ; 52 : e1-142.

Société européenne de cardiologie. Guidelines on the management of valvular heart disease – European Society of cardiology. Eur Heart J 2012, *33* : 2451–96.

Hoen B, Duval X. Infective endocarditis – Clinical Practice. N Engl J Med 2013, *368*, 1424–33.

Société européenne de cardiologie. Guidelines on the prevention, diagnosis, and treatment of infective endocarditis – new version 2009. Eur Heart J 2009,*30*, 2369–413.
http://www.escardio.org/guidelines-surveys/esc-guidelines/GuidelinesDocuments/guidelines-IE-FT.pdf

CHAPITRE

12

Item 236 – UE 8 – Souffle cardiaque chez l'enfant

Objectifs pédagogiques

Nationaux

- Argumenter les principales hypothèses diagnostiques et justifier les examens complémentaires pertinents.

CNEC

- Connaître les principales catégories de souffles rencontrés chez l'enfant (cardiopathies congénitales et souffles innocents).
- Connaître les particularités de l'auscultation cardiaque de l'enfant.
- Connaître les circonstances de découverte d'une cardiopathie chez l'enfant et les signes cliniques qui orientent vers ce diagnostic.
- Savoir quels examens complémentaires prescrire en présence d'un souffle de l'enfant et connaître l'importance de l'échographie cardiaque.
- Connaître les caractéristiques des souffles innocents, et leurs différents types.
- Connaître les principales malformations cardiaques congénitales rencontrées chez l'enfant et savoir programmer leur suivi.

I. Généralités

La découverte d'un souffle cardiaque est une éventualité très fréquente chez l'enfant.

Un souffle précordial peut être diagnostiqué chez l'enfant dans plusieurs situations :

- souffle en relation avec une *malformation cardiaque congénitale*, qui touche 1 à 2 % des enfants à la naissance ;
- plus fréquemment, surtout chez le grand enfant, *souffle fonctionnel, dit encore « anorganique », ou mieux « innocent » ou « normal »*, sans aucun substrat anatomique, et qui est rencontré au cours de l'enfance chez un tiers à la moitié des enfants d'âge scolaire ;
- rarement, cardiomyopathie ou myocardite aiguë ;
- cardiopathies acquises exceptionnelles chez l'enfant dans les pays occidentaux, où les valvulopathies rhumatismales ont totalement disparu.

II. Particularités de l'auscultation de l'enfant

L'auscultation n'est pas toujours facile chez le petit enfant, car le cœur est rapide et l'auscultation est souvent gênée par les cris, les pleurs et l'agitation. Connaître les petits moyens pour distraire l'enfant : jouets, sucette, etc.

Un stéthoscope pédiatrique est utilisé.

Le rythme cardiaque de l'enfant est rapide, et souvent irrégulier, car *l'arythmie sinusale respiratoire*, physiologique, peut être très marquée. En cas de doute, l'ECG tranchera.

Un *dédoublement du deuxième bruit* (DB2) le long du bord sternal gauche, variable avec la respiration, est fréquent et physiologique. Par contre, un DB2 large et fixe est anormal (communication interauriculaire ou bloc de branche droit).

Une *accentuation du deuxième bruit* (éclat de B2) le long du bord sternal gauche peut correspondre soit à une hypertension artérielle pulmonaire (HTAP), soit à une malposition des gros vaisseaux (position antérieure de l'aorte).

Un *troisième bruit* ou *B3* est fréquent à l'apex chez l'enfant (50 % des cas) ; il est physiologique.

La constatation *d'un bruit surajouté de type clic* n'est pas exceptionnelle chez l'enfant, soit :

- clic mésosystolique apexien (foyer mitral) de prolapsus mitral ;
- clic protosystolique traduisant la présence d'une sténose valvulaire sur l'un des gros vaisseaux, aorte ou artère pulmonaire.

Il faut savoir que souvent, il n'y a pas de corrélation entre l'intensité d'un souffle et la gravité de la maladie sous-jacente.

III. Circonstances de découverte

A. Symptômes qui font suspecter une cardiopathie

- Chez le nouveau-né, il peut s'agir d'une cyanose ou d'une insuffisance cardiaque, voire des deux associées.
- Chez le nourrisson : mêmes symptômes, ou difficultés alimentaires, retard staturopondéral, polypnée, infections pulmonaires à répétition...
- Chez l'enfant plus grand : mêmes symptômes que précédemment (mais plus rarement), ou dyspnée d'effort, fatigabilité, rarement syncope ou douleur thoracique d'effort (obstacle à l'éjection du ventricule gauche : sténose aortique ou cardiomyopathie hypertrophique obstructive).

B. Anomalies de l'examen clinique cardiovasculaire

Elles orientent vers une cardiopathie, même en l'absence de symptômes.

Le plus souvent, c'est un souffle cardiaque découvert à un âge variable ou une anomalie des bruits du cœur.

Plus rarement, ce peut être l'absence d'un pouls, surtout fémoral, qui oriente d'emblée vers une coarctation aortique, ou un trouble du rythme à l'auscultation.

C. Contexte particulier faisant suspecter une atteinte cardiaque

- Syndrome polymalformatif : une échographie cardiaque systématique est indiquée lors du bilan d'un syndrome polymalformatif, qu'il y ait ou non des symptômes, et qu'il y ait ou non un souffle.
- Contexte de maladie génétique familiale pouvant toucher le cœur ou les gros vaisseaux, comme le syndrome de Marfan, ou présence de plusieurs cas de cardiopathie congénitale dans la famille proche...

D. Étape suivante : adresser l'enfant au cardiopédiatre

Il pratique un examen clinique, un ECG ± radiographie de thorax et un échocardiogramme-doppler qui conduisent à :

- l'arrêt des investigations : absence de cardiopathie, souffle innocent ;
- une cardiopathie ne nécessitant qu'une surveillance dans l'immédiat ;
- l'indication d'autres examens (Holter, épreuve d'effort, IRM cardiaque ou scanner multibarrette) ;
- un cathétérisme dans l'optique d'une chirurgie ou d'un acte de cathétérisme interventionnel ;
- l'indication de geste chirurgical d'emblée sur les seules données de l'échographie.

IV. Clinique et examens complémentaires

A. Signes fonctionnels

Ils sont souvent absents.

La dyspnée d'effort est le symptôme le plus commun.

Les malaises sont un motif de consultation fréquent chez l'enfant. Ils sont assez rarement d'origine cardiaque. Chez le petit nourrisson, il peut s'agir de spasmes du sanglot ; chez l'enfant plus grand et l'adolescent, les malaises d'origine vagale sont communs. Les syncopes d'effort des obstacles aortiques congénitaux sont rares. Les syncopes du BAV congénital ou des canalopathies congénitales (syndrome du QT long congénital, syndrome de Brugada…) sont diagnostiquées par l'ECG et le Holter.

Les *douleurs thoraciques* sont exceptionnellement d'origine cardiaque chez l'enfant, contrairement à l'adulte.

B. Caractères du souffle

Comme chez l'adulte, il faut préciser :

- le temps du souffle (systolique, diastolique, systolodiastolique ou continu) ; un double souffle, systolique et diastolique, différent du précédent ;
- la durée pour un souffle systolique (souffle éjectionnel ou de régurgitation) ;
- l'intensité et le caractère frémissant ou non ;
- la topographie sur le thorax (foyer d'auscultation) ;
- les irradiations ;
- les modifications éventuelles des bruits du cœur associées.

Ces caractéristiques orientent déjà assez facilement le diagnostic :

- un souffle variable dans le temps et avec la position est pratiquement toujours innocent, mais ce caractère variable des souffles anorganiques est inconstant ;
- les souffles innocents irradient peu. Un souffle bruyant, irradiant largement, est *a priori* organique ;
- un souffle diastolique ou un double souffle est toujours organique ; les souffles innocents sont presque toujours systoliques, plus rarement systolodiastoliques (souffle « veineux » du cou) ;
- un souffle frémissant est toujours organique ;
- un souffle innocent est toujours bref dans la systole ; un souffle holosystolique, de régurgitation, relève d'une cause organique ;

- un souffle entendu et/ou frémissant dans le cou et en sus-sternal est probablement lié à un obstacle aortique ; un souffle entendu dans le dos évoque un obstacle pulmonaire ; un souffle irradiant dans toutes les directions ou « panradiant » (ou irradiant en rayon de roue) à partir de la région mésocardiaque évoque une communication interventriculaire ;
- les souffles diastoliques sont plus difficiles à entendre.

C. Signes associés

La cyanose discrète (SaO_2 transcutanée > 80 à 85 %) peut être de diagnostic difficile, même pour un œil averti. La confirmer par la mesure de la saturation transcutanée en O_2 au saturomètre.

L'insuffisance cardiaque est souvent moins typique chez l'enfant que chez l'adulte.

Des difficultés alimentaires, une mauvaise prise des biberons, avec dyspnée et sueurs, un retard staturopondéral plus ou moins important sont fréquents dans les larges shunts du nourrisson.

Des anomalies de l'examen physique, telles qu'une HTA et l'absence des pouls fémoraux, orientent d'emblée vers une coarctation aortique.

La présence de l'un quelconque de ces signes doit bien évidemment suffire à envoyer l'enfant au spécialiste, qui réalisera un ECG, souvent un cliché de thorax et un échocardiogramme dans tous les cas.

D. Examens complémentaires

1. Radiographie de thorax

Une cardiomégalie oriente vers une cardiopathie, sans qu'il soit possible d'en préciser la nature, malformative ou plus rarement cardiomyopathie ou myocardite aiguë. Se méfier des « fausses cardiomégalies » par superposition de l'image du thymus sur la silhouette cardiaque.

Une saillie de l'arc moyen gauche évoque une dilatation du tronc de l'artère pulmonaire et oriente vers un shunt gauche-droite, alors qu'un arc moyen gauche concave évoque une hypoplasie de la voie pulmonaire proximale, comme dans la tétralogie de Fallot.

Un pédicule vasculaire étroit évoque une anomalie de position des gros vaisseaux.

Une hypervascularisation pulmonaire est en faveur d'un hyperdébit pulmonaire, donc d'une cardiopathie avec shunt gauche-droit.

Une hypovascularisation pulmonaire évoque un obstacle sur la voie pulmonaire.

2. Électrocardiogramme

L'ECG de l'enfant est différent de celui de l'adulte ; il varie avec l'âge, et un ECG doit toujours être interprété en fonction de l'âge de l'enfant.

La fréquence cardiaque est d'autant plus rapide que l'enfant est plus jeune.

L'axe de QRS est plus droit que chez l'adulte, le délai PR est plus court. Les ondes T sont positives en précordiales droites à la naissance et se négativent vers la fin de la première semaine ; elles demeurent négatives de V1 à V4 pendant l'enfance.

Il est parfois nécessaire d'enregistrer l'ECG de manière différente de l'habitude, en cas de dextrocardie ou de *situs inversus*.

3. Échocardiogramme-doppler

C'est l'examen clé du diagnostic. Il permet en règle de porter un diagnostic précis. Sa qualité est constamment bonne chez l'enfant, mais sa réalisation est parfois rendue difficile par l'agitation ou l'opposition du patient…

L'usage d'un appareillage performant, de capteurs pédiatriques spécifiques, la réalisation de l'examen par un opérateur expérimenté, rodé au diagnostic des cardiopathies congénitales, qui sont différentes des maladies cardiaques de l'adulte, sont des conditions indispensables à l'obtention d'un diagnostic fiable chez l'enfant.

4. Autres examens paracliniques

- *Épreuve d'effort*, sur tapis roulant chez le petit, ou sur bicyclette ergométrique.
- *Holter ECG*, en cas de troubles du rythme idiopathiques ou postopératoires.
- *IRM cardiaque*, très performante notamment pour les gros vaisseaux intrathoraciques.
- *Scanner multibarrette* qui, à l'inverse de l'IRM, a l'inconvénient d'être un examen irradiant.
- *Cathétérisme cardiaque*, dont les indications sont limitées chez l'enfant pour le diagnostic. L'examen est généralement réalisé sous anesthésie générale avant 10 ans. Il est réservé au bilan préopératoire des cardiopathies congénitales complexes, ou alors à visée thérapeutique en cathétérisme interventionnel.

V. Principales cardiopathies rencontrées en fonction de l'âge

A. Chez le nouveau-né (de la naissance à la fin du 2e mois)

1. Souffle isolé chez un nouveau-né

Un souffle très précoce revêt un caractère plus pathologique que lorsqu'il est entendu après quelques jours.

Il est donc nécessaire d'effectuer une échographie cardiaque avant la sortie de la maternité en cas de souffle entendu à J1 ou J2.

En cas de souffle isolé chez un nouveau-né vu à la maternité à J5, réaliser :

- un examen clinique complet ;
- un ECG ;
- une radiographie pulmonaire de face ;
- une échographie cardiaque : systématique, mais pas nécessairement urgente.

2. Cardiopathies avec insuffisance cardiaque

La coarctation préductale (c'est-à-dire située en amont de l'émergence du canal artériel, ou *ductus arteriosus*), ou sténose de l'isthme de l'aorte, est une forme grave de la coarctation aortique, symptomatique dès les premiers jours de vie, mais les symptômes n'apparaissent qu'au moment de la fermeture du canal artériel. La chirurgie est urgente (fig. 12.1 et fig. 12.2).

Les autres causes sont plus rares ou dépistées en anténatal.

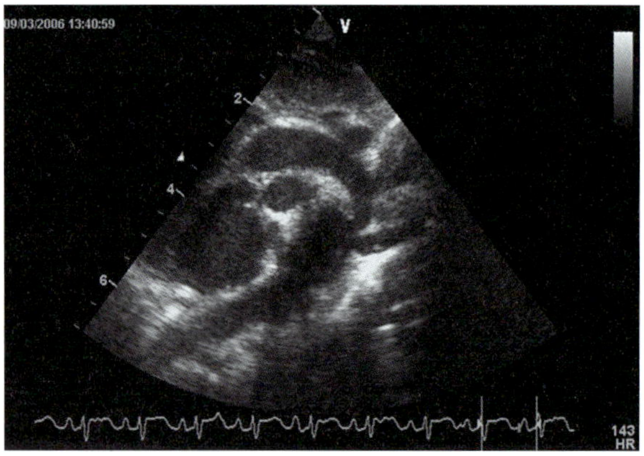

Fig. 12.1. Coarctation aortique préductale du nouveau-né. Échocardiogramme transthoracique (ETT).
Toute l'aorte thoracique est habituellement visible chez le petit nourrisson par voie sous-claviculaire droite ou sus-sternale. La partie transverse et l'isthme de l'aorte sont très hypoplasiques. L'aorte descendante retrouve un calibre normal en aval de l'implantation du canal artériel. L'artère sous-clavière gauche s'implante immédiatement en aval de la zone rétrécie.

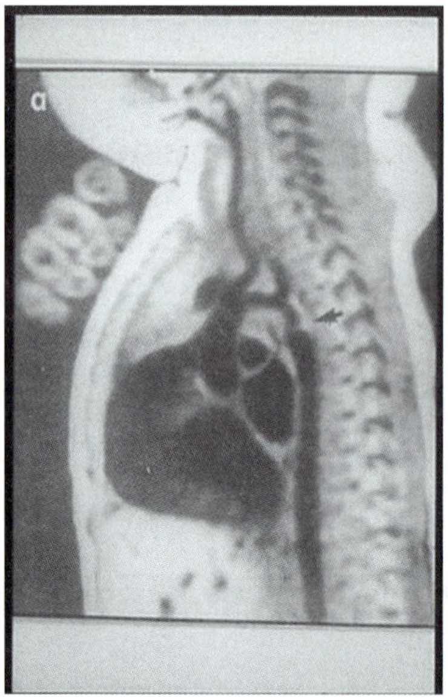

Fig. 12.2. Coarctation aortique du nouveau-né.
IRM coarctation préductale typique bien visualisée en IRM (flèche).

3. Cardiopathies avec cyanose

La transposition des gros vaisseaux est la cause la plus classique de cyanose néonatale. Elle représente le type même de l'urgence cardiologique néonatale. La chirurgie de correction anatomique doit être réalisée dans les 15 premiers jours de vie.

Les cardiopathies complexes sont fréquentes, très polymorphes (ventricule unique, atrésie tricuspide, *truncus arteriosus* ou tronc artériel commun, etc.). Elles associent à des degrés divers cyanose et défaillance cardiaque suivant les cas (fig. 12.3).

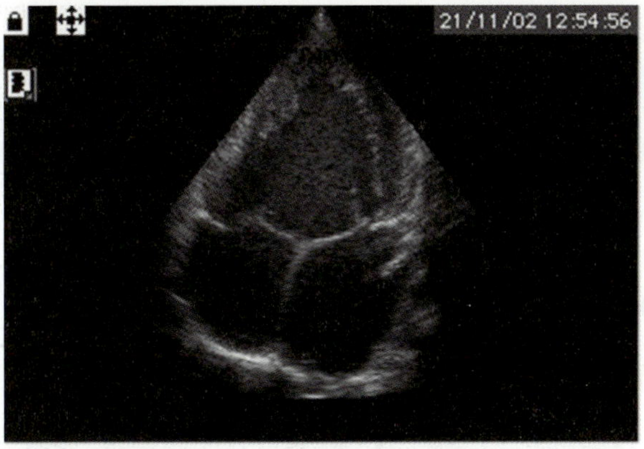

Fig. 12.3. Ventricule unique. ETT. Incidence apicale des 4 cavités.
Les deux cavités atriales s'abouchent par des valves atrioventriculaires normales et distinctes, dans une seule et même cavité ventriculaire de laquelle naissent l'aorte et l'artère pulmonaire (non visibles sur cette coupe).

B. Chez le nourrisson (de 2 mois à l'âge de la marche)

1. Cardiopathies avec insuffisance cardiaque

- Shunts gauche-droite dominant la scène.
- Communication interventriculaire (CIV) large (fig. 12.4).
- Persistance du canal artériel.
- Canal atrioventriculaire (chez le trisomique 21).
- Risque d'hypertension artérielle pulmonaire (HTAP) irréversible si le shunt est opéré trop tard. Il est donc impératif d'opérer tôt les nourrissons porteurs de larges shunts, surtout de CIV, en général dans la première année de vie (fig. 12.5, *cf.* cahier couleur).

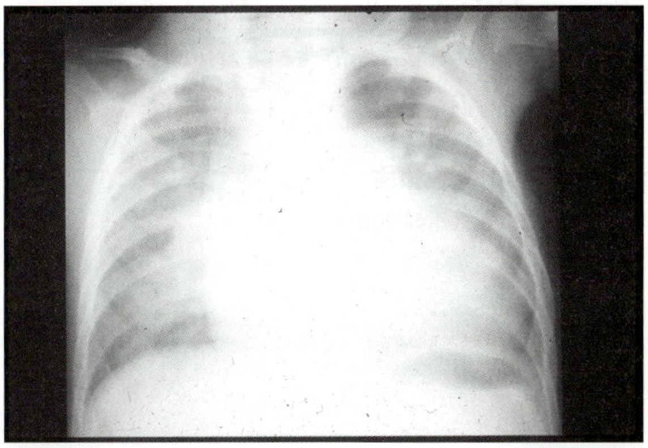

Fig. 12.4. Radiographie du thorax de face d'un nourrisson porteur d'une très large communication interventriculaire.
Noter l'importance de la cardiomégalie et de l'hypervascularisation pulmonaire.

2. Cardiopathies avec cyanose

La *tétralogie de Fallot* est la cardiopathie cyanogène la plus fréquente (fig. 12.6, *cf.* cahier couleur). La cyanose est en général retardée dans ce cas, n'apparaissant qu'après quelques semaines ou mois. La correction chirurgicale se fait entre 6 mois et 1 an.

Les cardiopathies complexes sont en général déjà diagnostiquées dès la période néonatale, voire en anténatal.

C. Dans la deuxième enfance (de 2 à 16 ans)

1. Cardiopathies malformatives

Elles sont rarement dépistées à cet âge, sauf cas particuliers (immigrés récents, problèmes sociaux…).

Il s'agit en général de cardiopathies bien tolérées, telles que communication interatriale (fig. 12.7 et 12.8, *cf.* cahier couleur pour fig. 12.8) ou cardiomyopathie hypertrophique et/ ou obstructive…

2. Souffles « innocents »

Ils sont extraordinairement fréquents, puisque l'on estime que, à un moment donné de l'enfance, ils concernent un tiers à la moitié des enfants.

Ces souffles n'ont aucun substrat organique. Le cœur est parfaitement sain. Ils disparaîtront avec l'âge, mais peuvent parfois être encore entendus chez de jeunes adultes.

Les souffles « innocents » ont pour caractéristiques d'être :

- asymptomatiques ;
- systoliques (jamais diastoliques) ;
- proto- ou mésosystoliques (jamais télédiastoliques) ;
- éjectionnels, généralement brefs (premier tiers de la systole) ;
- de faible intensité, inférieure à 3/6 ;
- souvent d'intensité variable avec la position ;
- doux, parfois musicaux.

Ils ne s'accompagnent pas de modification de B1 et B2 (dédoublement variable de B2 possible), ni de modifications du reste de l'examen clinique (pouls fémoraux perçus ; TA normale…).

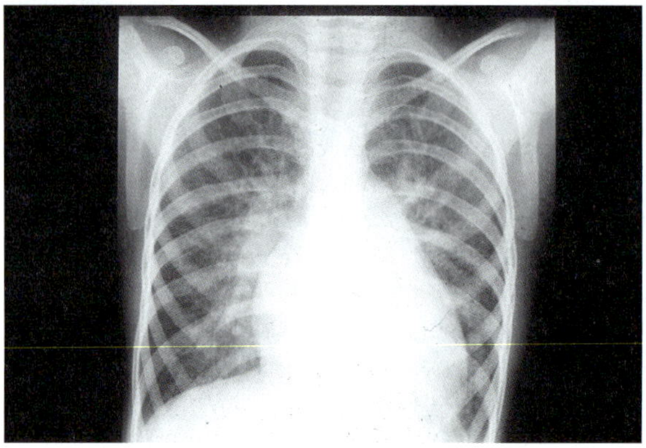

Fig. 12.7. Cliché de thorax de face. Aspect typique de communication interauriculaire, ou interatriale (CIA) de l'adulte.

Le cœur est peu augmenté de volume, avec une saillie de l'arc moyen gauche qui traduit la dilatation de l'artère pulmonaire due au shunt. Les poumons sont très hypervascularisés.

Ils sont parfois continus, systolodiastoliques, en cas de souffle veineux du cou.

Le cœur est normal à la radiographie et à l'ECG.

Certaines circonstances favorisent le souffle « innocent » : toutes les causes d'augmentation du débit cardiaque (fièvre, effort, émotion, anémie, hyperthyroïdie).

Certaines anomalies morphologiques favorisent le souffle « innocent » : syndrome du « dos droit » ou du « dos plat », thorax en entonnoir, scolioses…

L'échocardiogramme peut être pratiqué en cas de doute ++.

Aucune thérapeutique, ou surveillance, ou restriction d'activité, ne sont justifiées, et ces enfants peuvent mener une vie strictement normale, puisqu'ils ne sont pas malades. Tous les sports sont autorisés, y compris en compétition. Il est inutile et même nuisible de revoir l'enfant périodiquement en consultation.

Importance d'une conclusion ferme et précise dès le premier examen, afin de rassurer la famille et l'enfant, inquiets du « souffle au cœur ».

Points clés

- Les souffles cardiaques sont très fréquents chez l'enfant, plus que chez l'adulte. Les souffles systoliques asymptomatiques découverts dans la deuxième enfance correspondent le plus souvent à des souffles anorganiques, ou souffles « innocents », ou « fonctionnels », ou « normaux », qui sont l'apanage de l'enfant et de l'adolescent.
- Dans les pays occidentaux, les cardiopathies organiques de l'enfant sont pratiquement toujours liées à des *malformations congénitales*, les valvulopathies rhumatismales ayant disparu. Il existe également quelques cas, rares, de cardiomyopathie hypertrophique ou dilatée.
- Signes d'appel : cyanose ou défaillance cardiaque chez le nouveau-né, plus rarement chez le nourrisson ; dyspnée, insuffisance cardiaque, difficultés de croissance dans la deuxième enfance, malaises… Souvent, c'est la découverte d'un souffle asymptomatique qui motive la consultation.
- *Les syndromes polymalformatifs*, à caryotype normal ou anormal, s'accompagnent fréquemment de malformations cardiovasculaires qui doivent être recherchées systématiquement dans ces contextes.
- Il existe des *particularités de l'auscultation* de l'enfant : tachycardie sinusale, arythmie sinusale respiratoire, dédoublement variable du deuxième bruit, troisième bruit fréquent.
- Il n'y a pas toujours de parallélisme entre l'intensité d'un souffle et la gravité de la cardiopathie. Une cardiopathie grave, engageant le pronostic vital, peut ne pas s'accompagner de souffle. À l'inverse, certaines cardiopathies mineures, comme les petites communications interventriculaires, peuvent générer des souffles intenses.
- L'ECG et le cliché de thorax n'ont qu'une valeur d'orientation. Toujours interpréter un ECG en fonction de l'âge de l'enfant.
- *L'échocardiogramme transthoracique* est l'examen clé du diagnostic. Il est très performant chez l'enfant, mais nécessite un matériel adapté et un opérateur rodé à la cardiologie pédiatrique. Il permet de limiter les indications du cathétérisme, qui est surtout fait à visée interventionnelle de nos jours.
- D'autres examens peuvent être indiqués : Holter ECG, épreuve d'effort dans la deuxième enfance, imagerie en coupes par IRM ou scanner.
- *En période néonatale*, la coarctation aortique préductale, la transposition des gros vaisseaux et les malformations complexes sont les cardiopathies chirurgicales les plus fréquentes, mais les petites CIV du nouveau-né sont les cardiopathies bénignes les plus répandues.
- *À la période du nourrisson*, les shunts gauche-droite sont les malformations les plus communes, surtout les CIV. La cardiopathie cyanogène la plus courante est la tétralogie de Fallot, en général diagnostiquée à la naissance du fait du souffle, ou en anténatal, mais la cyanose n'apparaît en général qu'après plusieurs semaines ou mois de vie.
- *Dans la deuxième enfance*, les souffles fonctionnels dominent la scène : en connaître les caractéristiques.

III

Rythmologie

CHAPITRE

13

Item 337 – UE 11 – Malaises, perte de connaissance, crise comitiale chez l'adulte

Objectifs pédagogiques

Nationaux

- Diagnostiquer un malaise, une perte de connaissance, une crise comitiale chez l'adulte.
- Identifier les situations d'urgence et planifier leur prise en charge pré-hospitalière et hospitalière (posologies).

CNEC (objectifs limités au domaine de la cardiologie)

- Connaître la définition des syncopes et lipothymies ainsi que celle des autres états d'altération de la conscience.
- Savoir interroger et examiner un patient admis pour malaise, connaître les éléments d'orientation en faveur ou en défaveur d'une syncope ou lipothymie et savoir corriger une erreur d'orientation le cas échéant.
- Connaître les arguments cliniques qui opposent une syncope à une crise comitiale.
- Connaître les principales étiologies cardiovasculaires des syncopes et lipothymies.
- Savoir identifier une hypotension artérielle orthostatique.
- Connaître les éléments valant diagnostic et ceux à valeur d'orientation tirés de l'électrocardiogramme en cas de malaise ou perte de connaissance.
- Connaître les examens complémentaires et leurs apports dans la prise en charge des syncopes et lipothymies.
- Savoir la différence de pronostic et de prise en charge entre une syncope sur cœur sain à ECG normal et une syncope chez un patient souffrant de cardiopathie.
- Connaître la gravité d'une syncope chez un cardiaque, le lien avec le risque de mort subite et le rôle de l'étude électrophysiologique endocavitaire.
- Connaître les caractéristiques cliniques et le bon pronostic des syncopes neurocardiogéniques.

Remarque

Dans ce chapitre ne sont traités de façon approfondie que les aspects du domaine cardiovasculaire. Se reporter aussi aux items 106 (confusion, démences), 338 (état confusionnel et trouble de conscience chez l'adulte et l'enfant) et 103 (épilepsie de l'enfant et de l'adulte).

I. Définitions et sémantique

A. Définitions

- Malaise : indisposition, gêne trouble ou « mal-être » ou « sensation pénible souvent vague d'un trouble des fonctions physiologiques ». Ce n'est pas un terme médical mais une plainte ou un recours aux soins.
- Perte de connaissance : terme général qui décrit une altération de la conscience avec perte de contact. Le terme de perte de connaissance est ouvert sur des champs diagnostiques divers des domaines neurologique, cardiologique, métabolique ou toxicologique…
- Syncope : trouble de conscience avec *hypotonie* – et perte du tonus postural – de *début brutal ou rapide* et spontanément *régressif*, en général *bref*. Après le retour à la conscience, l'état neurologique, notamment le comportement et l'orientation sont *normaux*. Une amnésie brève est assez fréquente (le patient n'a pas souvenir d'avoir perdu connaissance).
- Lipothymie (ou *presyncope* en anglais) : syncope « incomplète » qui ne va pas jusqu'à la perte de tonus postural ou de contact. Elle peut se résumer à une sensation imminente de perte de connaissance.
- Phénomène de Stokes-Adams : terme proposé au XIXe siècle pour désigner une syncope à début brutal précédé de pâleur, de durée inférieure à 30 secondes avec retour abrupt à une conscience normale dont l'étiologie est cardiaque et rythmique. On parle aussi de syncope à « l'emporte-pièce ».
- Prodromes : sensations présentes avant une syncope ou une lipothymie, par exemple : nausées, palpitations, etc.

B. Autres altérations de la conscience

- Coma : perte de connaissance prolongée insensible aux stimuli extérieurs dont le patient sort progressivement ou après des manœuvres thérapeutiques.
- Confusion mentale : état avec déficit d'attention et de concentration, désorientation, hallucinations, propos incohérents et agitation.
- Crise comitiale : perte de connaissance prolongée avec signes focaux initiaux ou postcritiques. Dans sa forme généralisée, il y a une crise tonicoclonique puis une phase résolutive. Elle s'accompagne de morsure de langue (latérale et profonde) et d'une confusion postcritique.
- Accident vasculaire cérébral ou infarctus cérébral : déficit ou signes neurologiques de début brutal liés à l'interruption du flux sanguin dans une région spécifique du cerveau.
- Cataplexie : perte brusque du tonus musculaire sans altération de la conscience typiquement déclenchée par une émotion.
- Narcolepsie (ou maladie de Gélineau) : associe une cataplexie à des accès irrépressibles de sommeil survenant plusieurs fois par jour et durant de quelques secondes à 30 minutes, parfois dans des situations délicates ou dangereuses, parfois accompagnés de difficultés d'attention et de troubles de mémoire.

II. Physiopathologie des syncopes et lipothymies

A. Hypoperfusion cérébrale transitoire constante

Le débit sanguin cérébral est de 50–60 mL/min par 100 g de tissu. La substance réticulée activatrice du tronc cérébral responsable de l'état de conscience ne reçoit pas ses besoins en oxygène lorsque la pression artérielle systolique est inférieure à 60 mmHg ou après 6 à 8 secondes d'arrêt de la circulation.

Toute baisse des apports soit par arrêt bref de la circulation sanguine (ou inefficacité circulatoire) soit par hypotension artérielle (quelle qu'en soit la cause) peut donc entraîner syncope ou lipothymie.

Attention

Hypoperfusion ou hypo-oxygénation cérébrale ne doivent pas être confondues avec les accidents vasculaires cérébraux dont le mécanisme et la présentation clinique n'ont rien à voir avec les syncopes.

B. Trois mécanismes différents pour cette hypoperfusion

- Arrêt temporaire de la circulation sanguine de cause « électrique » (ex : asystolie ou tachycardie ventriculaire).
- Arrêt temporaire de la circulation sanguine de cause « mécanique » (ex : embolie pulmonaire massive ou thrombose de valve mécanique).
- Hypotension artérielle profonde et brutale. Cette hypotension artérielle peut être due à une hypovolémie ou à une vasodilatation (ex : médicamenteuse). Dans certains cas, cette vasodilatation est réflexe : il s'agit d'une activation particulière du système nerveux autonome qui associe une vasodilatation de cause centrale (levée du tonus vasomoteur) à une bradycardie (activation vagale des nerfs pneumogastriques). On parle alors de réaction vasovagale.

C. Trois conséquences pour cette hypoperfusion

- Perte de conscience complète (syncope), parfois incomplète (lipothymie).
- Perte du tonus postural complète (syncope), parfois incomplète (lipothymie).
- Myoclonies *au-delà de 30 secondes* : elles sont fréquentes, brèves, durent moins de 15 secondes, elles débutent toujours après la perte de connaissance.

Attention

Il ne s'agit pas de crise comitiale, il faut d'ailleurs éviter de parler de « syncope convulsivante » mais simplement de myoclonies sur syncope un peu prolongée (*cf. infra*).

III. Étiologies des syncopes et lipothymies

A. Causes cardiaques « mécaniques »

Quatre causes fréquentes sont retrouvées :

- rétrécissement aortique, en général calcifié et serré, du sujet âgé ou sur bicuspidie ; la syncope est typiquement décrite à l'effort ;
- cardiomyopathies hypertrophiques obstructives : il s'agit de maladies de cause génétique en général liées à des mutations de gènes codant pour des protéines du sarcomère, qui se caractérisent par une hypertrophie anormale souvent asymétrique prédominant sur le septum interventriculaire (SIV). Dans certaines formes, il peut y avoir à l'effort un obstacle (obstruction) à l'éjection ventriculaire gauche entre le septum hypertrophié et la valve mitrale. L'auscultation retrouve un souffle systolique au bord gauche du sternum, l'ECG montre souvent une hypertrophie ventriculaire gauche. La syncope a lieu à l'effort ou en post-effort immédiat ;

- embolie pulmonaire massive par obstacle sur thrombus occlusif ou subocclusif ;
- tamponnade lors de la constitution brutale d'un épanchement péricardique qui comprime les cavités cardiaques droites.

Les causes rares sont :

- thrombose de valve mécanique en général mitrale, associée à une endocardite ou à un défaut d'anticoagulation ;
- tumeurs ou thrombi cardiaques (ex : myxome de l'oreillette gauche qui s'encastre dans l'anneau mitral) ;
- ischémie myocardique exceptionnellement ;
- hypertension artérielle pulmonaire sévère…

Attention

Abandonner l'idée tenace (et fausse) que la syncope est un signe d'insuffisance cardiaque, car c'est confondre avec les signes de choc cardiogénique où le trouble de conscience est tardif et plutôt de type confusion mentale.

B. Causes cardiaques « électriques »

- Tachycardies plus souvent retrouvées que les bradycardies :
  - *tachycardies ventriculaires*, en général sur séquelle d'infarctus, au cours des SCA avec ou sans sus-décalage de ST, sur cardiomyopathie dilatée ou hypertrophique, ou au cours de la dysplasie arythmogène du ventricule droit (myocardiopathie de cause génétique affectant préférentiellement le ventricule droit) ;
  - torsades de pointes en cas d'allongement de l'intervalle QT ;
  - rarement au cours des tachycardies supraventriculaires : flutter à conduction 1 : 1 ou tachycardie jonctionnelle, ou au cours du syndrome de Wolff-Parkinson-White (*cf.* items 229 et 235).
- Blocs atrioventriculaires (BAV) :
  - du troisième degré surtout infra-hissien ;
  - de haut degré (*cf.* item 234) ;
  - beaucoup plus rarement BAV du second degré type Möbitz I ou II.
- Dans la dysfonction sinusale :
  - dès que les pauses dépassent 4 à 6 secondes chez les sujets jeunes et 3 secondes chez les sujets âgés ;
  - parfois dans le cadre de la maladie de l'oreillette (associée à de la fibrillation atriale).
- En cas d'une défaillance d'un stimulateur cardiaque, par déplacement ou rupture de sonde ou usure de la batterie.

C. Hypotensions artérielles

Opposer les hypotensions avec tachycardie sinusale (adaptation normale du baroréflexe) aux hypotensions avec bradycardie sinusale paradoxale (réaction vasovagale).

1. Hypotension s'accompagnant en général d'une tachycardie sinusale

- Hypotensions artérielles iatrogènes : ce sont les causes principales chez le sujet âgé, par surdosage en médicaments antihypertenseurs, psychotropes ou déshydratation.

- Hypotension artérielle orthostatique, définie par une baisse supérieure à 20 mmHg de la pression artérielle systolique ou supérieure à 10 mmHg de la pression diastolique en 1 à 3 minutes après le passage à la position verticale (suite à 5-10 minutes de décubitus) :
  - iatrogène (*cf. supra*) ;
  - par dysautonomie surtout chez le diabétique, ou dans l'amylose ;
  - dans la maladie de Parkinson et autres syndromes extrapyramidaux ;
  - par hypovolémie, diarrhée... ;
  - fièvre ;
  - idiopathique ;
  - maladies endocriniennes rares (maladie d'Addison, phéochromocytome...).

2. Hypotensions avec bradycardie sinusale (paradoxale)

- Hypotension réflexe ou « situationnelle » qui peut s'accompagner d'un certain degré de dysfonction sinusale ou de bradycardie sinusale participant d'un même réflexe à la fois vasodilatateur et cardio-inhibiteur :
  - par compression du glomus carotidien et mise en jeu du baroréflexe (striction cervicale, rasage) on parle d'hyperréflectivité sinocarotidienne ;

Attention

Il s'agit ici du sinus de la carotide, pas du nœud sinusal, même si ce dernier peut se ralentir lors de la syncope réflexe.

  - instrumentales (ponctions diverses) ;
  - éternuements, quintes de toux (ou ictus laryngé), manœuvre de Valsalva, trompettistes... ;
  - miction, défécation, rarement déglutition ;
  - névralgies faciales, etc.
- Hypotension lors de la réaction vasovagale :
  - elle peut aussi s'accompagner d'un certain degré variable de dysfonction sinusale ou de bradycardie sinusale participant d'un même réflexe à la fois vasodilatateur et cardio-inhibiteur, parfois très spectaculaire (jusqu'à 30 secondes d'asystolie dans les formes sévères) ;
  - elle est typiquement situationnelle, à la vue du sang, à la station debout prolongée, dans une atmosphère confinée et chaude, dans les grandes surfaces, les hôpitaux, les cérémonies religieuses, les transports en commun, à l'émotion, à la douleur ;
  - elle est le plus souvent précédée de prodromes stéréotypés à type de sueurs, nausées, jambes cotonneuses, vision floue... ;
  - elle associe hypotension et bradycardie à des signes d'accompagnement évocateurs (*cf. infra*).

IV. Diagnostic différentiel des syncopes et lipothymies

A. Troubles de conscience de cause métabolique ou toxique

- Causes métaboliques :
  - hypoglycémie ;
  - hypoxie-hypercapnie (ou encéphalopathie respiratoire) ;
  - encéphalopathie hépatique.

- Causes toxiques :
  - toxicomanie ;
  - intoxications médicamenteuses ;
  - alcoolisation +++ ;
  - monoxyde de carbone +++.

Ces troubles de conscience s'apparentent aux états comateux ou précomateux et ne sont ni des syncopes ni des lipothymies.

B. Maladies psychiatriques

- Trouble de conversion (névrose hystérique), présence d'un témoin et généralement pas de blessure.
- Attaque de panique (anciennement « tétanie » ou « spasmophilie »).
- Trouble factice (simulation).

C. Troubles de conscience de cause neurologique ou neurovasculaire

Ces troubles de conscience se produisent :

- avec déficit lors des infarctus cérébraux ou des accidents ischémiques transitoires ;
- au cours de l'épilepsie et des crises comitiales (*cf.* tableau 13.1) ;
- en cas d'insuffisance vertébrobasilaire, ou d'artère sous-clavière « voleuse », le trouble est induit par les mouvements répétés des bras, on note une différence de pression artérielle ou de pouls entre les deux bras ;

Remarque

Pour certains, ce mécanisme est rangé dans les causes cardiovasculaires, c'est de toute façon un diagnostic très rare.

Tableau 13.1. Arguments cliniques en faveur d'une crise comitiale ou au contraire en faveur d'une syncope (adapté d'après HAS).

Diagnostic à privilégier	Crise d'épilepsie probable	Syncope probable
« Avant »	Aura inconstante : hallucinations visuelles, auditives, olfactives, sensitives, ou mnésiques (impression de déjà vu, d'étrangeté) ou survenue pendant le sommeil	Nausées, vomissements, embarras abdominal, sensation de froid, sueurs Sensation de tête vide, vision « cotonneuse »
« Pendant »	Durée longue (> 1 min) Mouvements tonicocloniques prolongés ou mouvements cloniques d'un hémicorps Automatismes (mastication, déglutition…) Hypertonie Morsure du bord de langue Cyanose du visage	Durée courte (< 1 min) Myoclonies inconstantes de courte durée (< 15 s) et qui suivent la perte de connaissance Hypotonie Pâleur
« Après »	Confusion prolongée (plusieurs minutes) Perte des urines Céphalées et somnolence après l'événement Douleurs musculaires	Absence de confusion ou de courte durée Nausées, vomissements, pâleur, asthénie prolongée possible mais sans somnolence

- au cours de « drop-attacks » où la perte du tonus postural est isolée sans trouble de conscience, le patient s'affaisse sur les genoux.

V. Prise en charge clinique et paraclinique (fig. 13.1)

A. Interrogatoire

L'interrogatoire du patient et surtout des témoins est crucial, il a pour objectif de :

- faire préciser quatre éléments clés :
  - l'âge,
  - les antécédents familiaux de mort subite chez un jeune, orientant vers une cardiopathie de cause génétique,
  - les antécédents personnels de cardiopathie chez une personne d'âge mûr orientant vers un trouble du rythme,
  - les prises médicamenteuses, avec une mention particulière des médicaments hypotenseurs (demander aux proches le cas échéant);
- faire préciser les prodromes parfois absents, en tout cas brefs, faire la distinction avec l'épilepsie s'il s'agit d'une aura de crise comitiale, rechercher une douleur thoracique ou une dyspnée qui oriente vers des diagnostics prioritaires. Rechercher des nausées ou de sueurs froides classiques dans les syncopes vasovagales;
- faire préciser la posture au moment de la syncope (debout – assis – couché) et l'activité : effort ou repos;
- demander aux témoins de préciser d'éventuels mouvements anormaux (crise tonicoclonique ou simple clonies) et s'ils ont été contemporains (crise comitiale) ou retardés (myoclonies) par rapport à la perte de connaissance;
- faire préciser la durée, en sachant qu'une amnésie passagère peut égarer le patient sur la durée exacte, le mode de réveil, brutal ou progressif avec ou sans phase postcritique… Rechercher la présence de nausées, vomissements, de sueurs abondantes, d'une sensation de froid, d'une perte urinaire;
- demander au patient s'il est courbaturé (crise comitiale);
- prendre avec prudence de la part d'un témoin la notion d'abolition du pouls, le pouls radial peut être imperceptible en cas d'hypotension surtout en climat de « panique ».

Il est *parfois impossible* de savoir si la perte de connaissance a été réellement complète ou non, notamment quand elle a été très brève, il faudra parfois savoir renoncer à recueillir cette information, notamment chez le sujet âgé. De toute façon, cet indice séméiologique pourra s'effacer derrière les données objectives caractérisant le terrain et l'ECG initial.

B. Examen clinique

L'examen neurologique recherche des signes déficitaires. On quitte le domaine cardiovasculaire en cas de constatation de telles anomalies ou en cas d'une altération prolongée de l'état de conscience (confusion ou coma). La morsure profonde du bord latéral de langue évoque une crise comitiale, l'interrogatoire peut y avoir fait penser en cas d'insomnie, de stimulation lumineuse intermittente de sevrage médicamenteux ou éthylique. L'entourage précise les mouvements anormaux, on note les déficits transitoires ou un syndrome confusionnel postcritique (*cf.* tableau 13.1).

L'examen cardiovasculaire permet souvent d'identifier à ce stade les causes « mécaniques », par exemple en cas de souffle systolique de rétrécissement aortique, de signes de cœur pulmonaire aigu, etc.

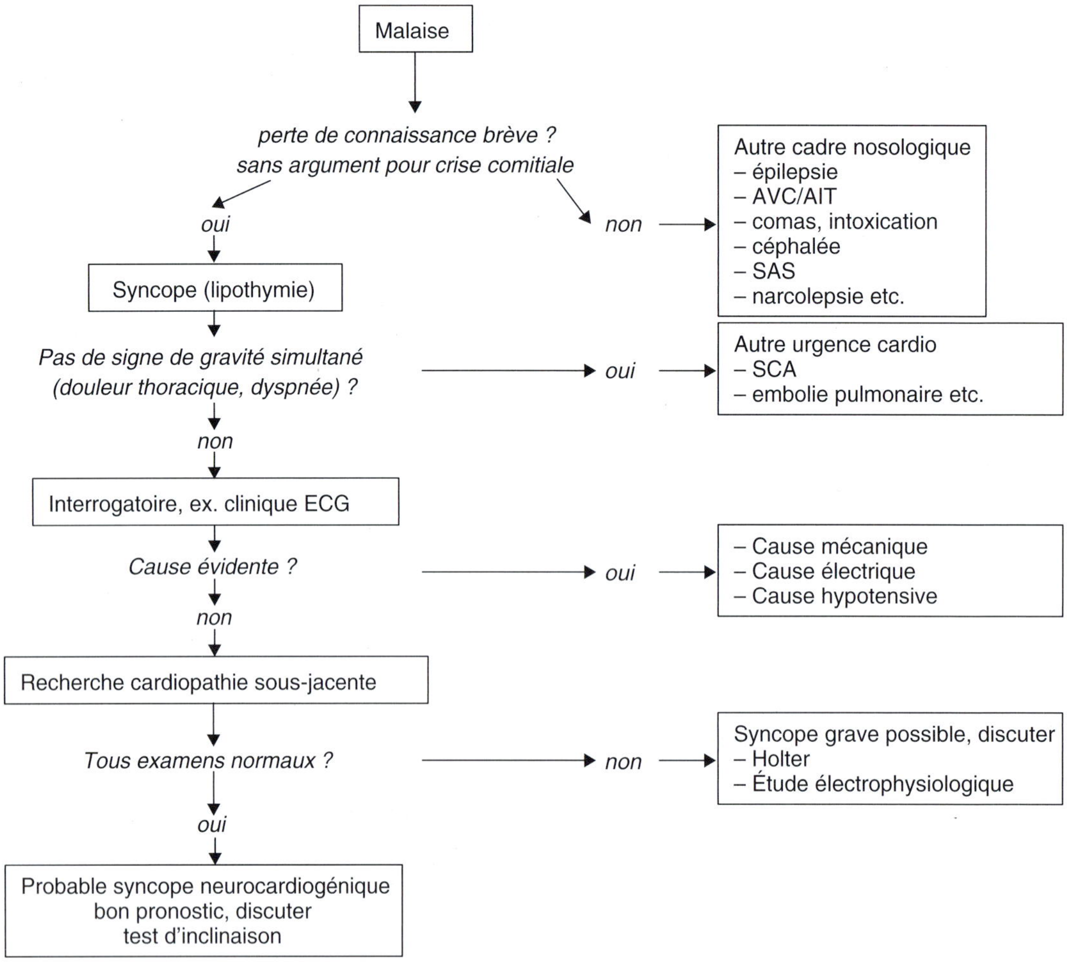

Fig. 13.1. **Arbre décisionnel en cas de « malaise ».**

La pression artérielle, surtout aux décours immédiat de la syncope, et la constatation d'une hypotension prolongée ont une grande valeur d'orientation en faveur d'une hypotension iatrogène ou réflexe. Il faut aussi rechercher l'hypotension artérielle orthostatique (*cf. supra*).

Parfois, un médecin peut avoir examiné le patient pendant la syncope, savoir alors que l'abolition du pouls radial signifie simplement que la pression artérielle systolique est basse (ce qui peut se voir en cas de syncope vasovagale), rechercher plutôt le pouls carotidien.

C. Électrocardiogramme (*cf.* item 229)

Il permet de :

- *donner le diagnostic* devant les anomalies suivantes :
  - dysfonction sinusale si bradycardie sinusale < 40 bpm ou pauses > 3 secondes,
  - tachycardie ventriculaire (QRS larges),
  - tachycardie supraventriculaire (QRS fins) rapide (>150 bpm),
  - bloc atrioventriculaire complet ou du second degré de type Möbitz II ou bloc alternant évocateur d'un bloc trifasciculaire,
  - signes de défaillance d'un stimulateur cardiaque ;

- *orienter le diagnostic* vers une cause « électrique » devant les anomalies suivantes :
  - bradycardie sinusale < 50 bpm ou pauses < 3 secondes (oriente vers une dysfonction sinusale),
  - bloc de branche complet ou bloc bifasciculaire ou bloc atrioventriculaire du second degré de type Möbitz I (oriente vers un bloc atrioventriculaire paroxystique),
  - syndrome de Wolff-Parkinson-White (oriente vers une tachycardie paroxystique),
  - extrasystoles ventriculaires nombreuses ou en salves (oriente vers une TV),
  - allongement de l'intervalle QT (oriente vers une torsade de pointes),
  - anomalies de repolarisation, ondes Q de nécrose, aspect d'hypertrophie ventriculaire gauche, etc. (orientent vers une maladie coronarienne ou une cardiomyopathie droite ou gauche…),
  - syndrome de Brugada de type I (oriente vers une arythmie ventriculaire).

D. Première synthèse à l'issue de l'évaluation clinique et électrocardiographique

Dans plus de 50 % des cas à ce stade, la cause de la syncope/lipothymie est identifiée.

À l'inverse, on peut à ce stade être sorti du domaine des syncopes/lipothymies pour l'une des raisons suivantes :

- le « malaise » était en fait une douleur thoracique, une dyspnée, un vertige…
- le début a été progressif et/ou il n'y a pas de récupération d'un état de conscience normal : c'est un coma ;
- un déficit neurologique a été constaté : c'est un AVC ou un AIT ;
- la description des témoins ou la présence d'une phase postcritique évoquent une crise comitiale ;
- c'est un endormissement : hypersomnolence des syndromes d'apnée du sommeil ou de la narcolepsie ;
- c'est une chute en pleine conscience de cause mécanique ou par *drop-attack* ;
- etc.

Ou alors le diagnostic n'est toujours pas établi, mais on décèle soit :

- des anomalies électrocardiographiques d'orientation (*cf. supra*) ;
- des arguments pour la présence d'une cardiopathie sous-jacente et dans ce cas c'est l'hypothèse d'un **trouble du rythme ventriculaire pouvant conduire à la mort subite qui domine** +++ ;
- un ECG normal et des données cliniques ne mettant pas en évidence de pathologie cardiaque sous-jacente ; il faut dans ce cas savoir poursuivre les examens paracliniques pour s'en assurer.

E. Examens paracliniques spécialisés

1. Pour vérifier l'absence de cardiopathie sous-jacente

- L'échocardiographie est d'utilisation très large, quasi systématique. Elle peut amener au diagnostic par exemple devant une thrombose de valve mécanique ou une cardiomyopathie hypertrophique obstructive, ou confirmer une hypothèse clinique (rétrécissement aortique, embolie pulmonaire…). Elle peut parfois montrer une séquelle d'infarctus ou tout autre type de cardiopathie comme étiologie à un trouble du rythme ou de conduction.
- Le test d'effort est utilisé en cas de suspicion de trouble du rythme à l'effort ou d'angor.
- La biologie de routine et, en fonction du contexte, les biomarqueurs comme le BNP (*brain natriuretic peptide*) et la troponine sont utilisés.

2. Autres examens en fonction du contexte

Le *monitorage ECG* ou selon *la méthode de Holter* est réalisé en télémétrie chez un patient hospitalisé ou en ambulatoire. C'est un examen sensible pour la dysfonction sinusale et les troubles de conduction atrioventriculaires nodaux. Normal, il n'écarte pas un trouble du rythme ventriculaire ni un bloc atrioventriculaire infranodal paroxystique.

L'*étude électrophysiologique* endocavitaire (*cf.* encadré 13.1)

Elle est proposée en cas de syncope non élucidée par l'enregistrement Holter en cas de cardiopathie ou d'anomalies ECG. Elle comporte une analyse de la conduction atrioventriculaire infranodale et une tentative de déclenchement de tachycardie ventriculaire (TV) par la méthode de la **stimulation ventriculaire programmée** +++. *Se souvenir que les TV sont la première cause de mort subite des cardiaques et que la syncope en est l'élément annonciateur bien souvent. La sanction thérapeutique en cas de déclenchement de TV est la pose d'un défibrillateur automatique intracorporel.*

Encadré 13.1

Étude électrophysiologique endocavitaire

- Examen réalisé avec asepsie après recueil du consentement et arrêt des médicaments anticoagulants.
- Dans une salle de cathétérisme, par voie veineuse fémorale.
- Sous anesthésie locale et sédation légère.
- Montée de deux ou trois sondes pour recueil de l'activité électrique du faisceau de His. Stimulation atriale à fréquence croissante pour évaluer les capacités de la conduction atrioventriculaire.
- Stimulation ventriculaire programmée pour tentative de déclenchement de TV.
- Tests pharmacologiques éventuels.
- Surveillance du point de ponction, mobilisation du patient 4 heures plus tard.

Encadré 13.2

Test d'inclinaison

- Examen réalisé dans un environnement calme, patient à jeun.
- Surveillance continue de la pression artérielle et de l'ECG.
- Période de décubitus initial d'au moins 5 minutes.
- Patient incliné sur table basculante, angle de 60 à 70° tête en haut.
- Période d'inclinaison d'au moins 20 minutes et de 45 minutes au plus.
- Sensibilisation par l'isoprénaline ou la trinitrine sublinguale.
- Le test est défini comme positif en cas de survenue d'une syncope vasovagale associant hypotension et/ou bradycardie parfois sévère.

Il ne faut pas la proposer aux patients dont le cœur est morphologiquement normal (à l'échographie) et dont l'ECG est également normal, car dans ce cas la probabilité de mettre en évidence une anomalie est quasi nulle.

Le *test d'inclinaison* (ou Tilt test) (*cf.* encadré 13.2)

Il permet de déclencher une syncope vasovagale. Cet examen est proposé en principe :

- en l'absence de cardiopathie ;
- lorsque les symptômes sont invalidants avec recours fréquent aux soins d'urgence, ou impact médicolégal (profession à risque) ou syncope avec traumatisme.

Il ne doit pas être proposé car inutile lorsque le diagnostic de syncope réflexe est évident.

Il est de faible rendement chez les sujets âgés.

Une hyperréflexie sinocarotidienne est recherchée :

- chez les patients de plus de 40 ans;
- après auscultation des carotides (attention, la compression d'une carotide athéromateuse expose au risque d'accident vasculaire cérébral).

Elle est réalisée en position couchée puis debout, par massage ferme et unilatéral d'une carotide puis l'autre, au bord antérieur du muscle sterno-cléido-mastoïdien, au niveau du cartilage cricoïde, pendant au moins 5 secondes et au plus 10 secondes.

La réponse est considérée comme positive en cas de reproduction d'une syncope ou lipothymie en rapport avec une bradycardie et/ou une baisse de la pression artérielle, *en l'absence de tout autre diagnostic (diagnostic d'élimination)*.

Un moniteur ECG implantable est pratiqué :

- sur avis spécialisé (il permet un enregistrement de longue durée);
- en cas de syncope inexpliquée et en dernier recours.

À l'issue de ces examens, une proportion significative de syncopes restent inexpliquées, dans ce cas le pronostic dépend du terrain : favorable en l'absence de cardiopathie décelable et d'anomalie ECG.

Remarque

Tous les autres examens non cités ici *n'ont pas leur place dans l'évaluation des syncopes* mais peuvent être utiles en cas d'infarctus cérébral, d'accident ischémique transitoire, de crise comitiale, de coma… C'est le cas des examens d'imagerie cérébrale, de l'EEG, du dosage de la glycémie, des dosages de toxiques, etc.

VI. Critères de gravité

A. Hospitalisation immédiate

L'hospitalisation est immédiate en cas de :

- diagnostic avéré ou supposé (sur les données ECG) de trouble du rythme ventriculaire ou de trouble de conduction à l'origine de la syncope;
- syncope inexpliquée chez un cardiaque notamment avec séquelle d'infarctus, en raison du risque de mort subite;
- suspicion de maladie génétique chez un sujet jeune (antécédents familiaux de mort subite);
- syncope avec traumatisme grave quel que soit le contexte;
- syncope d'effort;
- syncope survenue au décubitus.

B. Hospitalisation non indispensable

L'hospitalisation n'est pas indispensable en cas de :

- absence de cardiopathie sous-jacente suspectée ou avérée et quand l'ECG est normal;
- syncope réflexe évidente chez un sujet jeune;
- diagnostic d'hypotension artérielle notamment iatrogène et mesures appropriées prises.

VII. Formes cliniques typiques

A. Syncope neurocardiogénique

On regroupe sous ce terme : les syncopes vasovagales, les syncopes réflexes ou « situationnelles » et l'hyperréflexie (ou hyperréflectivité) sinocarotidienne.

Leur physiopathologie est commune, c'est un réflexe neurovégétatif d'hypotension artérielle avec bradycardie plus ou moins marquée faisant suite à un stimulus.

Ce sont les syncopes les plus fréquentes sur cœur sain et ECG normal.

- Contexte :
  - station debout prolongée, confinement, lieux publics ou transports en commun, chaleur, douleur, émotion, vue du sang, stimulus olfactif désagréable pour les syncopes vasovagales ;
  - rasage, mouvements du cou, col trop serré pour l'hyperréflexie sinocarotidienne ;
  - miction, défécation, douleurs abdominales, toux ou stimulation douloureuse pharyngée pour les syncopes réflexes ;
  - attention pour tous les types, la nuit et la période postprandiale sont favorisantes.
- Terrain :
  - sujets jeunes : souvent contexte anxieux et émotif ou dépressif pour les syncopes vasovagales, souvent récidives rapprochées et phases de rémission ;
  - hommes âgés pour l'hyperréflexie sinocarotidienne.

La description typique d'une syncope vasovagale est une syncope progressive ou brutale (traumatisante) après des prodromes à type de nausées, vue trouble, faiblesse des jambes, qui s'accompagnent de sueurs, de nausées, parfois de diarrhée ou de douleur abdominale. Le tégument est souvent pâle. Il peut y avoir des myoclonies, la bradycardie peut être parfois sévère avec asystolie. Il faut allonger le patient et surélever ses jambes. On note une asthénie profonde et une intolérance à la station debout lors de la phase de récupération.

Si la syncope est typique, unique, sans facteur de risque (métier, loisir), les investigations doivent être stoppées ; dans les autres cas on discute du test d'inclinaison.

B. Hypotension artérielle

Elle survient :

- le plus souvent, chez un sujet âgé en présence de facteurs iatrogènes (médicaments psychotropes, antiparkinsoniens, antihypertenseurs) ;
- après l'introduction ou le changement de doses d'un traitement hypotenseur ;
- au cours de la station debout prolongée, notamment dans un endroit chaud avec syncope lors du passage du décubitus ou de la position assise à la position debout ;
- fréquemment chez le patient hypovolémique : hémorragie, déshydratation, alitement, insuffisance veineuse (varices) ;
- en cas de dysautonomie plus rarement (diabète, maladie de Parkinson…).

Il faut rechercher une hypotension orthostatique si les chiffres tensionnels sont normaux au décubitus.

C. Trouble du rythme ou de conduction chez un cardiaque

Le plus souvent, le diagnostic final est une TV et non un bloc atrioventriculaire. Souvent, c'est un patient avec antécédent (parfois très lointain) d'infarctus du myocarde ou de cardiomyopathie dilatée, souvent avec fraction d'éjection abaissée.

L'ECG peut montrer des anomalies non concluantes mais évocatrices comme un bloc de branche ou des extrasystoles ventriculaires ou une onde Q de séquelle de nécrose.

Souvent, la syncope par TV survient à l'effort ou en récupération d'effort mais c'est loin d'être le cas général, les palpitations avant la syncope sont paradoxalement très rares, un angor fonctionnel est possible.

Le Holter est souvent normal ou peut montrer des salves de TV.

Le diagnostic repose sur l'étude électrophysiologique endocavitaire pour trancher entre un trouble de conduction infranodal ou une tachycardie ventriculaire.

La sanction thérapeutique ultérieure est la pose d'un défibrillateur en cas de TV ou d'un stimulateur cardiaque en cas d'atteinte des voies de conduction.

Points clés

- L'interrogatoire, l'examen clinique et l'ECG résolvent plus de 50 % des cas de syncope et lipothymie.
- Savoir que les prises en charge des syncopes et des lipothymies sont superposables.
- L'âge est un bon élément d'orientation mais trompeur pour affirmer qu'une syncope est nécessairement vasovagale chez un jeune et ne peut pas l'être chez un sujet âgé.
- La syncope neurovasculaire (AIT-AVC) n'existe pas.
- Extraire très vite des données d'interrogatoire les éléments pour une crise comitiale et changer de champ diagnostic (vers l'épilepsie) : aura, survenue pendant le sommeil, durée longue de la perte de connaissance, mouvements tonicocloniques prolongés ou automatismes, morsure du bord de langue, cyanose du visage, confusion prolongée, perte des urines, céphalées, douleurs musculaires et somnolence après la crise.
- Savoir classer les trois familles de syncopes de cause cardiovasculaire :
  - *mécanique* : prépondérance du rétrécissement aortique et de l'embolie pulmonaire, des cardiomyopathies obstructives, des tamponnades et des thromboses de valves ; le reste est anecdotique ;
  - *électrique* : prépondérance des TV, puis des bradycardies par bloc atrioventriculaire ou dysfonction sinusale ;
  - *hypotensive* : orthostatique souvent iatrogène, souvent du sujet âgé (les causes endocriniennes souvent citées sont extrêmement rares) ou hypotension réflexe dans le cadre d'une syncope vasovagale ou apparentée.
- Recherche d'une hypotension artérielle orthostatique, 5 à 10 minutes de repos, pression artérielle à 1, 2 et 3 minutes d'orthostatisme, recherche positive si chute > 20 mmHg de la PA systolique ou de > 10 mmHg de la PA diastolique.
- L'objectif principal est de déterminer la présence ou non d'une cardiopathie sous-jacente et dans l'affirmative de rester convaincu du risque de mort subite (par trouble du rythme ventriculaire) jusqu'à preuve du contraire.
- Retenir les anomalies ECG principales permettant d'expliquer immédiatement la cause électrique d'une syncope :
  - tachycardie ventriculaire (QRS larges) ;
  - bradycardie sinusale < 40 bpm ;
  - pauses > 3 secondes ;
  - bloc atrioventriculaire complet ou du second degré de type Möbitz II ;
  - bloc de branche alternant ;
  - tachycardie supraventriculaire (QRS fins) rapide (> 150 bpm).
- Connaître la hiérarchie des examens complémentaires : Holter et échocardiographie avant l'étude électrophysiologique notamment, et faire la différence entre la recherche d'une cardiopathie sous-jacente et l'élucidation du mécanisme de la syncope.
- Attention au diagnostic de syncope vasovagale chez un cardiaque, ce diagnostic reste possible mais en diagnostic d'élimination, après une prise en charge complète et la réalisation des examens spécialisés (étude électrophysiologique principalement).
- Scanner, électroencéphalogramme, hyperglycémie provoquée, échographie des axes carotides, etc., sont coûteux, éventuellement irradiants, et inutiles au diagnostic étiologique des syncopes.

Pour en savoir plus

Pertes de connaissances brèves de l'adulte : prise en charge diagnostique et thérapeutique des syncopes. Recommandations professionnelles HAS ; mai 2008. http://www.has-sante.fr Site Internet.

	http://www.has-sante.fr/portail/jcms/c_681727/syncopes-synthese-des-recommandations

CHAPITRE

14

Item 230 – UE 8 – Fibrillation atriale

Objectifs pédagogiques

Nationaux

- Diagnostiquer une fibrillation atriale.
- Identifier les situations d'urgence et planifier leur prise en charge.
- Argumenter l'attitude thérapeutique et planifier le suivi du patient.

CNEC

- Connaître le risque lié à l'insuffisance cardiaque et le risque thromboembolique artériel systémique.
- Savoir suspecter cette arythmie cliniquement et en faire le diagnostic ECG.
- Connaître les formes cliniques principales et notamment la classification en « P ».
- Connaître les étiologies principales.
- Savoir évaluer le risque thromboembolique et le prévenir, connaître notamment les indications des anticoagulants au long cours.
- Connaître et savoir appliquer les stratégies thérapeutiques face aux différentes formes (persistante, permanente ou paroxystique…).
- Connaître le maniement des anticoagulants.

I. Définition – généralités

A. Définition

La fibrillation atriale (selon la nomenclature internationale) ou « auriculaire » ou FA est une tachycardie irrégulière (arythmie), d'origine supraventriculaire, due à une activité électrique rapide (400–600/min) anarchique des oreillettes avec perte de leur efficacité hémodynamique.

La réponse ventriculaire à cette arythmie est sous la dépendance du nœud AV qui varie selon l'état du système nerveux autonome et de l'imprégnation en médicaments bradycardisants.

En principe on parle de FA lorsque la durée de l'épisode est supérieure à 30 secondes.

B. Épidémiologie

- Fréquente chez le sujet âgé (le plus fréquent des troubles du rythme).
- Prévalence croissant avec l'âge.

Cardiologie

- Entre 500 000 et 750 000 patients en France.
- Responsable d'un sixième de tous les AVC par embolie cérébrale.
- Peut faire suite ou s'associer à un flutter auriculaire typique ou atypique.

C. Physiopathologie et mécanismes

Le nœud AV filtre à environ 130–180 bpm une activité atriale anarchique et rapide supérieure à 400 bpm, le patient souffre d'une tachycardie irrégulière au repos qui ne s'accélère que peu ou pas à l'effort.

Conséquences physiopathologiques :

- perte de la fonction de transport de l'oreillette ;
- perte de la fonction chronotrope (accélération à l'effort) du nœud sinusal ;
- risque d'insuffisance cardiaque (par la tachycardie prolongée) ;
- risque thromboembolique par stase atriale gauche et embolie artérielle (dans la circulation systémique, pas dans la circulation pulmonaire).

D. Évolution

Elle se fait vers :

- la fibrose des oreillettes ;
- la dilatation atriale (remodelage atrial) qui à son tour pérennise la fibrillation (cercle vicieux d'auto-aggravation).

E. Classifications et terminologie

1. *Classification en « P »*

- **Paroxystique** avec retour spontané en rythme sinusal en moins de 7 jours.
- **Persistante** si retour spontané au-delà de 7 jours et/ou suite à une action de cardioversion (par médicament ou par choc électrique). On appelle cardioversion ou réduction de la FA les actions médicales qui restaurent le rythme sinusal.
- **Permanente** si échec de cardioversion ou si la cardioversion n'est pas tentée.
- **Premier épisode** : la FA n'est pas encore classable.

2. *Formes particulières*

- FA dite valvulaire sur séquelle de rhumatisme articulaire aigu ou valvulopathie mitrale sévère ou après réparation mitrale ou sur prothèse valvulaire mitrale.
- FA dite isolée sans cardiopathie sous-jacente et sans aucune comorbidité associée (pas d'HTA, de diabète, etc.).
- Maladie de l'oreillette ou syndrome brady-tachycardie : coexistence de FA paroxystique et de dysfonction sinusale.
- Opposer les FA chroniques (récidivantes) aux FA de cause aiguë (postopératoire, infarctus, infection pulmonaire, péricardite…).

II. Diagnostic

A. Circonstances de découverte : très variables

- Bilan de palpitations permanentes ou intermittentes.
- Révélée par une complication (AVC, poussée d'insuffisance cardiaque).
- Découverte systématique lors d'un ECG chez un patient asymptomatique.

B. Signes fonctionnels

Les signes peuvent être absents ou intermittents, le *diagnostic ECG est indispensable* car la corrélation est mauvaise entre la réalité de la FA et la prise du pouls ou la description de palpitations. Il est souvent nécessaire de recourir au Holter ou à d'autres méthodes de monitorage ECG pour faire le diagnostic, en cas de FA paroxystique.

Les symptômes usuels sont les palpitations, la dyspnée d'effort, l'angor fonctionnel, l'asthénie inexpliquée…

D'autres symptômes sont plus trompeurs comme les lipothymies, les chutes inexpliquées chez la personne âgée, l'incapacité à faire un effort, l'impression que le cœur « bat trop lentement », les accès de « faiblesse », les bouffées de chaleur ou les œdèmes des membres inférieurs.

C. Examen clinique

L'auscultation cardiaque retrouve des bruits du cœur irréguliers et un rythme plus ou moins rapide.

La prise en charge initiale doit :

- apprécier la tolérance : fréquence cardiaque, pression artérielle, diurèse, fréquence respiratoire, état de conscience ;
- rechercher d'emblée une complication : OAP ou signes d'insuffisance cardiaque, embolie artérielle systémique (examen artériel et neurologique) ;
- chercher des signes en faveur d'une cardiopathie sous-jacente ;
- chercher des facteurs déclenchants ou favorisants (prise d'alcool en particulier vin blanc ou champagne, fièvre, hyperthyroïdie…).

D. ECG

Le diagnostic de FA ne peut être confirmé que sur un tracé ECG la documentant (ECG, Holter ou monitoring) : absence d'onde P visible et des QRS le plus souvent irréguliers (exceptionnellement réguliers en cas de BAV complet concomitant).

- Aspect usuel à petites mailles (fig. 14.1a) (trémulations de la ligne de base) et QRS fins, les QRS peuvent être larges en cas de bloc de branche associé.
- Cas particulier de la FA à grosses mailles (fig. 14.1b) à ne pas confondre avec le flutter atrial.
- FA à QRS lents et réguliers : dans ce cas il y a association entre la FA et un bloc atrioventriculaire complet.
- Pause ou dysfonction sinusale à l'arrêt de la FA (syndrome brady-tachycardie).

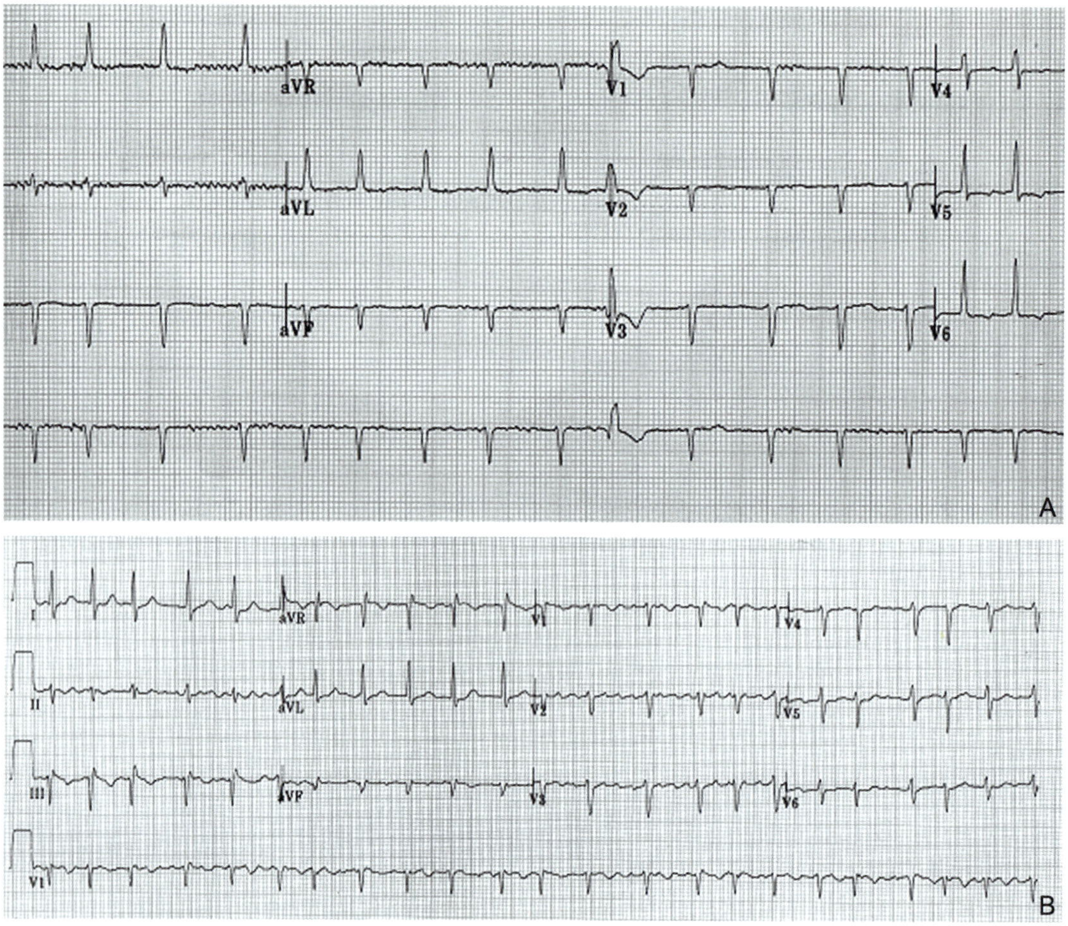

Fig. 14.1. **Fibrillation à petites mailles (a) et grosses mailles (b).**

E. Autres examens complémentaires (voir aussi bilan étiologique) : devant la découverte d'une FA

- Bilan biologique : ionogramme sanguin, créatinine, TSHus, numération globulaire.
- Radiographie de thorax.
- Échocardiographie : à la recherche d'une cardiopathie sous-jacente.

III. Diagnostic étiologique

A. Rechercher les « causes »

Les causes sont souvent des facteurs déclenchants : hypokaliémie, fièvre, privation de sommeil, réaction vagale, ivresse ou prise de substances illicites, électrocution.

B. Enquête étiologique (cardiopathie ou pathologies sous-jacentes)

Les causes retrouvées sont par ordre d'importance :

- HTA (souvent avec hypertrophie ventriculaire gauche), en particulier chez le sujet âgé ;
- valvulopathies surtout mitrales ;

- autres causes incluant :
  - les maladies respiratoires (syndrome d'apnée du sommeil, pneumopathies infectieuses, embolie pulmonaire, le cœur pulmonaire chronique),
  - tous les types de cardiomyopathies,
  - les syndromes coronaires aigus et les séquelles d'infarctus,
  - l'hyperthyroïdie (cardiothyréose),
  - les péricardites,
  - la chirurgie cardiaque récente,
  - les cardiopathies congénitales (communication interatriale),
  - le phéochromocytome.

Les formes idiopathiques sont un diagnostic d'élimination.

C. Bilan étiologique

Il doit comporter : interrogatoire et examen complet, ECG, radiographie de thorax, surtout échocardiographie transthoracique, TSHus, ionogramme sanguin, fonction rénale, bilan hépatique. Les autres examens sont réalisés sur signe d'appel.

Le diagnostic d'HTA est parfois difficile, il faut recourir facilement à l'automesure tensionnelle ou au monitoring ambulatoire (MAPA). De même, le syndrome d'apnée du sommeil (SAS) est souvent méconnu, l'asthénie chronique liée au SAS est imputée à tort à la FA ou aux médicaments. Le recours à la polygraphie doit être encouragé surtout chez l'obèse.

Connaissances

IV. Différents tableaux cliniques

A. Tableau de FA isolée avec palpitations, cœur normal

Le plus souvent, c'est un homme quinquagénaire, parfois sportif ou ex-sportif qui se plaint de palpitations à démarrage vespéral ou nocturne pouvant s'associer à un angor fonctionnel ou une dyspnée d'effort. La documentation de la FA paroxystique peut parfois errer en dépit du recours à la méthode de Holter. L'échographie cardiaque est normale, il faut exclure une HTA ou un syndrome d'apnée du sommeil. Le risque embolique est très faible ne justifiant pas les anticoagulants au long cours. Le traitement est anti-arythmique pour maintenir le rythme sinusal, par flécaïnide (Flécaïne®) en première intention.

B. Tableau de FA avec insuffisance cardiaque, soit révélée soit aggravée par la FA

Le plus souvent, c'est un patient avec séquelles d'infarctus sévères ou cardiomyopathie dilatée à coronaire saines. Il peut aussi s'agir d'une cardiopathie hypertensive. La présentation clinique est un OAP ou une décompensation cardiaque globale, et il est difficile de savoir si la FA est la cause ou la conséquence de cette décompensation. En urgence, la cardioversion peut être parfois requise, souvent elle est différée, le temps d'une anticoagulation efficace. Le recours à la digoxine est parfois nécessaire pour contrôler la fréquence ventriculaire en attente de la cardioversion. Ultérieurement, après réduction de cette FA persistante, le maintien du rythme sinusal est assuré par l'amiodarone. En cas d'échec, la FA est respectée avec contrôle de fréquence par les bêtabloquants. Le risque embolique est élevé, justifiant les anticoagulants oraux avant la cardioversion en relais de l'HNF puis au long cours dans tous les cas.

C. Tableau de FA valvulaire post-rhumatismale

Dans le cas typique, c'est une FA persistante ou permanente sur maladie mitrale qui aggrave les symptômes, il faut évaluer la valvulopathie et discuter son traitement. La survenue d'une FA dans un rétrécissement mitral (RM) ou une insuffisance mitrale (IM) est considérée comme un tournant évolutif. Souvent, cette forme clinique nécessite une stratégie thérapeutique de contrôle de fréquence, le maintien en rythme sinusal étant difficile en raison de la dilatation atriale. Le risque embolique est élevé, justifiant les AVK au long cours dans tous les cas. En cas de réparation chirurgicale, un geste combiné de chirurgie anti-arythmique atriale peut être fait.

D. Tableau d'embolie artérielle systémique (cérébrale le plus souvent) parfois révélatrice de la FA

Dans le cas typique, c'est une FA méconnue chez une femme âgée, avec des facteurs de risque embolique de type HTA mal équilibrée ou diabète. L'embolie est brutale, souvent sylvienne superficielle gauche avec infarctus cérébral constitué révélateur de la FA. L'imagerie cérébrale (scanner et/ou IRM) doit être effectuée, un SCA doit être écarté par dosage de troponine et ECG. En aigu, les AVK et les héparines ne sont pas utilisables en raison du risque de transformation hémorragique, mais l'indication d'anticoagulation au long cours est impérative à la sortie de l'hôpital. En aigu, les patients reçoivent aspirine 300 mg/j à partir du second jour. Dans les trois premières heures chez les patients avec déficit constitué, une thrombolyse par rTPA doit être discutée en milieu spécialisé.

E. Tableau de maladie de l'oreillette

C'est l'association qu'il faut documenter de passage en FA paroxystique rapide alternant avec des épisodes de bradycardie sinusale, qui peut être asymptomatique ou s'accompagner de lipothymies ou de syncopes chez un sujet âgé. L'emploi des médicaments bradycardisants pour contrôler la fréquence ventriculaire est périlleux car ils risquent d'aggraver la dysfonction sinusale, d'où le fréquent recours à la mise en place d'un stimulateur cardiaque définitif.

V. Évaluation du risque thromboembolique

A. Avant cardioversion

Systématiquement en cas de cardioversion, le patient doit être considéré à risque que la cardioversion soit médicamenteuse ou par choc électrique.

Ce risque doit conduire à encadrer la cardioversion par une anticoagulation efficace par une héparine ou par un anticoagulant oral.

Lorsque le risque est considéré comme très élevé (valve mécanique mitrale et anticoagulation défaillante par exemple), il est parfois décidé de vérifier au préalable l'absence de thrombus atrial gauche avant de procéder à la cardioversion par une échocardiographie transœsophagienne (ETO).

La cardioversion doit être précédée de trois semaines (le plus souvent quatre semaines) d'anticoagulation efficace documentée par des INR hebdomadaires et suivie de quatre semaines d'anticoagulation efficace. Ensuite, le risque chronique doit être évalué pour décider ou non de la poursuite de l'anticoagulation orale.

Cette règle peut être contournée en cas d'ETO préalable ou si le début de la FA est parfaitement datable et inférieur à 24–48 heures (ce qui est rarement possible).

B. En chronique

- Première situation à part : celle des FA valvulaires (valvulopathies mitrales ou plastie ou bioprothèse mitrales ainsi que toutes les prothèses mécaniques). Dans ce cas, le risque est très élevé.
- À l'opposé, deuxième situation à part : celle des FA isolées sur cœur sain survenant avant l'âge de 65 ans. Dans ce cas, le risque est faible (on peut aussi le confirmer en utilisant le CHADS2, *cf. infra*).

Dans les autres cas, on peut utiliser des scores simples d'évaluation du risque thromboembolique fondés sur les facteurs de risque principaux comme le score de CHADS2, mais attention à ne pas confondre ces facteurs avec les facteurs de risque de l'athérome ou ceux de la maladie veineuse thromboembolique. Il faut savoir que *ces scores ne s'appliquent pas aux FA valvulaires*.

Les éléments du CHADS2 sont :

- C pour congestion (insuffisance cardiaque clinique ou fraction d'éjection altérée) (1 pt);
- H pour hypertension artérielle traitée ou non, équilibrée ou non (1 pt);
- A pour âge > 75 ans (1 pt);
- D pour diabète traité ou non, équilibré ou non (1 pt);
- S pour « stroke » ou embolie artérielle, qui compte double (2 pts).

Le risque annuel thromboembolique varie exponentiellement de 2 à 18 % pour les scores de 0 à 6 (les paliers du score augmentent le risque de 1 à 5 %).

D'autres facteurs existent non pris en compte dans ce score tel l'âge entre 65 et 75 ans, le sexe féminin, l'atteinte coronaire ou artérielle périphérique, le SAS… qui ont fait proposer le score CHA2DS2-VASc qui comptabilise certains d'entre eux.

Attention

Ce score est inapplicable aux FA valvulaires rhumatismales et aux porteurs de valves mécaniques qui sont à très haut risque !

L'évaluation de ce risque détermine la prescription au long cours d'anticoagulants oraux :

- si risque faible, pas d'anticoagulant;
- si risque très élevé (FA valvulaire) ou élevé score CHADS2 > 1, alors anticoagulants indiqués;
- si risque intermédiaire (CHADS2 = 0 ou 1), alors discussion au cas par cas en pesant le rapport bénéfice/risque. On peut s'aider dans ce cas d'autres scores comme le CHA2DS2-VASc et aussi évaluer le risque hémorragique lié à la prescription. Pour s'aider dans l'évaluation de ce risque hémorragique des scores ont aussi été proposés comme le score HAS-BLED.

VI. Traitement

A. Traitement de l'accès de FA persistante (et du premier accès <7 jours)

La prévention du risque thromboembolique est faite obligatoirement, quel que soit le contexte :

- si le patient ne reçoit pas déjà un anticoagulant oral efficace, et qu'il est hospitalisé car la FA est mal tolérée, on utilise l'héparine non fractionnée (HNF) en i.v. pour un TCA 2 à 3 fois le témoin en attente d'efficacité des AVK. Attention, pas d'AMM pour les HBPM qui sont cependant souvent employées. L'injection d'HNF reste possible par voie sous-cutanée mais n'est que rarement pratiquée;

- si le patient est vu en consultation, que la FA est bien toléré et qu'elle n'est pas à très haut risque (FA non valvulaire) et qu'on s'oriente soit vers une stratégie de contrôle de la fréquence (= respect de la FA et ralentissement du rythme), soit vers une cardioversion différée, on peut introduire d'emblée soit les AVK, soit les nouveaux anticoagulants.

Place de la cardioversion :

- elle ne doit être immédiate par choc électrique *qu'en cas d'urgence vitale* (état de choc). C'est une *situation très rare* qui s'observe si la FA est très rapide et ne répond pas au traitement freinateur par digoxine i.v. et/ou amiodarone i.v. ;
- en général, la cardioversion est différée après trois semaines d'anticoagulation orale efficace. Elle s'effectue par choc électrique sous anesthésie générale ou par des médicaments antiarythmiques (amiodarone) ou les deux actions combinées ;
- possibilité si cette technique est disponible, d'éviter ce délai de trois semaines sous réserve d'une ETO normale (pas de thrombus atrial gauche) ou si FA datée à moins de 24–48 heures ;
- poursuite des anticoagulants oraux quatre semaines minimum après cardioversion médicamenteuse ou électrique (ensuite voir traitement d'entretien). Ce délai de quatre semaines correspond au délai maximal de restauration d'une contraction atriale normale après cardioversion ;
- en attente de cardioversion ou en cas d'échec de celle-ci : contrôle de la fréquence cardiaque par freinateurs nodaux (bêtabloquants, ou vérapamil ou diltiazem ou digoxine) ;
- en urgence, la cadence ventriculaire est contrôlée par la digoxine i.v. (si kaliémie normale) ;
- s'il s'agit d'un premier épisode, pas de traitement antiarythmique chronique au long cours une fois que le rythme sinusal est restauré.

B. Traitement d'entretien

La prévention du risque thromboembolique est examinée obligatoirement, la prescription d'anticoagulants doit faire l'objet d'une évaluation du rapport bénéfice/risque.

Les anticoagulants oraux sont les antivitamines K (AVK), les inhibiteurs de la thrombine (dabigatran), les inhibiteurs du facteur X activé (rivaroxaban, apixaban, edoxaban) (*cf.* item 326).

L'efficacité des AVK est surveillée par l'INR, leurs antidotes sont les facteurs vitamines K dépendants (II, VII, IX et X) ainsi que la vitamine K. L'efficacité des nouveaux anticoagulants est surveillée cliniquement et ces molécules n'ont pas d'antidote spécifique.

Les AVK courants sont : fluindione (Préviscan®), warfarine (Coumadine®), acénocoumarol (Sintrom®). Les nouveaux anticoagulants sont : dabigatran (Pradaxa®), rivaroxaban (Xarelto®), apixaban (Eliquis®).

Dans la FA valvulaire, seuls les AVK sont recommandés avec un INR cible à 2,5 (entre 2 et 3), sauf si valve mécanique mitrale ou valve à disque (dans ce cas INR cible 3–4,5).

Dans la FA non valvulaire, les AVK ou les autres anticoagulants oraux sont recommandés en cas de risque élevé, ou possibles en cas de risque intermédiaire (discussion au cas par cas si CHADS2 nul ou = 1).

L'aspirine *per os* dose variant de 75 à 325 mg/j (le plus souvent 75 mg/j) est une alternative discutable en cas de risque faible.

Il faut ensuite choisir entre deux stratégies éventuellement combinées (tableau 14.1), soit :

- respect de la FA et contrôle de la FC par freinateurs nodaux (bêtabloqueurs, calciums bloqueurs bradycardisants ou digitaliques) dont les objectifs sont FC < 80 au repos, et < 110 bpm pour effort modeste de marche normale avec vérification de ces objectifs par Holter ;
- contrôle de rythme (c'est-à-dire réduction de la FA) et prévention des rechutes par antiarythmique : amiodarone (Cordarone®), sotalol (Sotalex®), flécaïnide (Flécaïne®), propafénone (Rythmol®). La dronédarone (Multaq®) n'est pratiquement plus utilisée.

Tableau 14.1. Objectifs thérapeutiques.

Type de FA	Premier épisode	Paroxystique	Persistante	Permanente
Anticoagulation	Initialement, puis selon évolution et terrain	Selon terrain	Avant et après cardioversion, puis selon terrain	Selon terrain
Cardioversion	Selon évolution	Non, par définition	Oui, si pas de régularisation spontanée	Non, par définition
Contrôle de fréquence	Initialement, puis selon évolution	Oui, le plus souvent	En attendant la cardioversion	Selon la FC (le plus souvent nécessaire)
Contrôle de rythme	Non, le plus souvent	Oui, le plus souvent	Oui, après cardioversion	Non, par définition

S'il s'agit d'un premier épisode, pas de traitement anti-arythmique chronique, après restauration du rythme sinusal.

Chez les coronariens, seuls l'amiodarone et le sotalol sont utilisables. Chez l'insuffisant cardiaque, seule l'amiodarone est utilisable.

Les contraintes du traitement sont très nombreuses chez les sujets âgés (utilisation difficile des AVK, des freinateurs nodaux et des antiarythmiques). De même, les nouveaux anticoagulants oraux doivent être employés avec prudence et à doses réduites après 80 ans. Les précautions ou contre-indications sont fréquentes pour ces nouvelles molécules en cas d'insuffisance rénale. Dans bien des cas, après 80 ans, on abandonne le contrôle de rythme, on parle alors de « FA permanente acceptée ». Mais à l'inverse, les patients les plus âgés sont aussi ceux les plus exposés au risque thromboembolique de la FA. La prise de décision du traitement anticoagulant oral est donc souvent difficile.

Il faut connaître les précautions d'emploi, effets secondaires et contre-indications des différents freinateurs nodaux et des différents anti-arythmiques, notamment chez l'insuffisant cardiaque chez qui, par exemple, les calciums bloqueurs bradycardisants de même que la Flécaïne® sont interdits.

Les indications de stimulation cardiaque définitive de la maladie de l'oreillette sont cliniques et dépendent de la mise en évidence de pauses sinusales symptomatiques (en règle > 3 secondes) ou de bradycardie sinusale symptomatique et non iatrogène (en pratique < 50 bpm).

Certaines formes de FA peuvent relever, après avis spécialisé, d'un traitement percutané appelé ablation (cautérisation des veines pulmonaires) après cathétérisme transseptal.

C. Éducation du patient

- Vis-à-vis des anticoagulants oraux : précautions alimentaires (AVK), fréquence du suivi INR et valeur des cibles d'INR (AVK), interactions médicamenteuses (AVK et nouveaux anticoagulants), prévention et signes d'alarme des hémorragies (AVK et nouveaux anticoagulants), suivi de la fonction rénale (nouveaux anticoagulants), carnet, contraception en raison des effets tératogènes.
- Vis-à-vis de la cause : HTA le plus souvent (avec surpoids et/ou syndrome métabolique).
- Information sur la bénignité du pronostic (pas de risque de mort subite) mais sur le risque cérébral (embolique), pas de « sinistrose » rythmique.
- Information sur les effets secondaires de l'amiodarone (thyroïde, photosensibilisation, dépôts cornéens…).
- Possibilité de l'automesure d'INR par ponction au doigt (remboursée chez l'enfant depuis 2008).

Points clés

- Définition : FA tachycardie irrégulière à QRS fins (le plus souvent), diagnostic ECG obligatoire, l'omission de l'ECG est une faute.
- Trouble du rythme le plus fréquent, lié à l'âge.
- Deux risques principaux liés : l'insuffisance cardiaque à cause de la rapidité et l'irrégularité de la cadence ventriculaire, et le risque thromboembolique artériel systémique par formation d'un caillot atrial gauche qui migre dans la grande circulation (et non pas dans la petite circulation).
- Symptômes parfois absents, palpitations, dyspnée ou d'emblée complication de type infarctus cérébral ou OAP, rarement syncope par pause de régularisation.
- ECG : QRS rapides et irréguliers, activité atriale anarchique avec trémulations ou en larges mailles irrégulières, le plus souvent durée de QRS < 120 ms (attention aux confusions avec les flutters pour les formes à grandes mailles).
- Connaître les formes cliniques principales :
  - FA isolée souvent paroxystique sans cardiopathie ni comorbidité du sujet d'âge mûr ;
  - FA compliquée d'un OAP ou d'une insuffisance cardiaque préexistante sur cardiopathie sévère ;
  - FA révélée par un accident vasculaire cérébral souvent chez la femme âgée hypertendue ;
  - association FA et dysfonction sinusale surtout chez le sujet âgé, réalisant le syndrome bradycardie-tachycardie ou maladie de l'oreillette.
- Étiologies principales : HTA, valvulopathies, SCA et séquelles d'infarctus, tous les types de cardiomyopathie, péricardites, hyperthyroïdie, cardiopathies congénitales. Pneumopathies aiguës ou chroniques, apnée du sommeil, embolie pulmonaire. Hypokaliémie, alcoolisme, réaction vagale, fièvre. Par élimination : formes idiopathiques. Enquête étiologique : HTA au premier plan des causes, radiographie de thorax, échocardiographie et TSHus systématiques, ne pas oublier cependant les maladies valvulaires (mitrales davantage qu'aortiques). Fréquente sous-estimation du syndrome d'apnée du sommeil.
- Classification P-P-P-P.
  - Paroxystique avec retour spontané en rythme sinusal en moins de 7 jours.
  - Persistante si retour au-delà de 7 jours et/ou suite à une action de cardioversion (médicament ou choc électrique).
  - Permanente si échec de cardioversion ou si cardioversion non tentée.
  - Premier épisode : la FA n'est pas encore classable.
- Évaluer le risque thromboembolique : très élevé sur valvulopathie rhumatismale ou prothèse valvulaire, très faible si FA isolée (sans comorbidité), variable selon le terrain (les facteurs principaux étant l'âge, l'HTA, le diabète, la cardiopathie sous-jacente, les antécédents emboliques). Ce risque conditionne la prescription ou non d'anticoagulants oraux au long cours, son omission est une faute grave. Utilité des scores comme le CHADS2 (ou CHA2DS2-VASc) applicables aux formes non valvulaires. Anticoagulation au long cours si score > 1 ou FA valvulaire. En l'absence d'indication ou en cas de contre-indication aux anticoagulants, l'aspirine à dose anti-agrégante peut être prescrite. Attention à ne pas utiliser le score CHADS2 en cas de FA valvulaire (notamment rhumatismale) en raison d'un risque d'emblée maximal, ou avant cardioversion en raison d'une anticoagulation obligatoire dans ce contexte. Dans la FA valvulaire, seuls les AVK sont recommandés en chronique.
- Toujours peser le rapport bénéfice/risque de l'anticoagulation chronique et donc évaluer le risque hémorragique.
- Réduction de la FA persistante après 3 à 4 semaines d'anticoagulation efficace (ou à défaut après échographie transœsophagienne pour éliminer un caillot intra-atrial), puis suivie à nouveau de 4 semaines d'anticoagulation. On utilise le choc électrique sous anesthésie générale et/ou anti-arythmiques pour maintenir ensuite le rythme sinusal. C'est la stratégie dite de contrôle de rythme. Auparavant, on ralentit la cadence ventriculaire par un bradycardisant. En cas d'emploi de l'échographie œsophagienne chez un patient n'ayant pas été traité par anticoagulants oraux, la cardioversion s'effectue sous héparine non fractionnée et les anticoagulants oraux sont débutés le jour même et pour au moins 4 semaines.
- FA permanente : on ralentit la cadence ventriculaire par des bradycardisants (bêtabloqueurs et/ou digitaliques ou vérapamil ou diltiazem). C'est la stratégie dite de contrôle de fréquence qui vise < 80 bpm au repos et < 110 bpm à la marche normale pendant 5 minutes, attention à ne pas confondre cette

approche avec le contrôle de rythme. Ce résultat est contrôlé par un enregistrement Holter. Chez l'insuffisant cardiaque, vérapamil et diltiazem sont interdits.

- FA paroxystique : on peut opter pour l'une ou l'autre stratégie ou les deux. Souvent c'est une association d'un anti-arythmique et d'un bradycardisant de type bêtabloqueur. Chez l'insuffisant cardiaque, seule l'amiodarone est autorisée comme anti-arythmique.
- En cas de premier épisode, on utilise l'héparine non fractionnée en attente de réduction spontanée, attention l'emploi des HBPM n'est pas approuvé. Si ce n'est pas le cas, une cardioversion est planifiée de la même façon. Habituellement, les anti-arythmiques ne sont pas poursuivis après réduction d'un premier épisode.
- Si prescription d'AVK, l'INR cible est 2,5 (2 à 3) sauf si présence d'une valve mécanique mitrale (cible 3,7). L'éducation du patient est primordiale concernant les risques hémorragiques et leur prévention. L'INR est mesuré au minimum une fois par mois une fois l'équilibre atteint. Les résultats sont notés sur un carnet.

Pour en savoir plus

Société française de cardiologie. Cardiologie et maladies vasculaires. Masson, 2007 ; pp 1041–1047, troubles du rythme.

Mekel, J.M. Thornton, A.S. Jordaens, L.I. Aspects cliniques de la tachycardie atriale, du flutter et de la fibrillation auriculaire. In: Saoudi, N., Deharo, J.C., Eds. Sauramps Médical, 2005 ; p. 221–241.

CHAPITRE

15

Item 234 – UE 8 – Troubles de la conduction intracardiaque

Connaissances

Objectifs pédagogiques

Nationaux

- Diagnostiquer un trouble de la conduction intracardiaque.
- Identifier les situations d'urgence et planifier leur prise en charge.
- Argumenter l'attitude thérapeutique et planifier le suivi du patient.

CNEC

- Connaître les associations entre les différentes affections cardiovasculaires et les troubles de la conduction intracardiaque, c'est-à-dire connaître les étiologies les plus courantes et connaître la signification pronostique des troubles de conduction au cours des cardiopathies.
- Savoir les reconnaître par l'électrocardiogramme et savoir lesquels peuvent donner des symptômes.
- Connaître la nomenclature des troubles de conduction et la gravité ainsi que les caractéristiques ECG des atteintes infra-hissiennes.
- Connaître les troubles de conduction associés à l'infarctus du myocarde.
- Connaître les examens appropriés au diagnostic d'un trouble de conduction paroxystique.
- Connaître les modalités de prise en charge en urgence d'une bradycardie et ses signes de mauvaise tolérance.
- Connaître les principales indications de stimulateur cardiaque et les modalités de surveillance ultérieure.

I. Définitions

A. Rappel anatomoclinique

Les voies de conduction sont séparées en trois étages (fig. 15.1) :

- l'étage atrial qui contient le nœud sinusal (NS) ;
- la jonction atrioventriculaire qui comporte le nœud atrioventriculaire (NAV) et le faisceau de His ;
- l'étage ventriculaire qui comporte les branches du faisceau de His et le réseau de Purkinje.

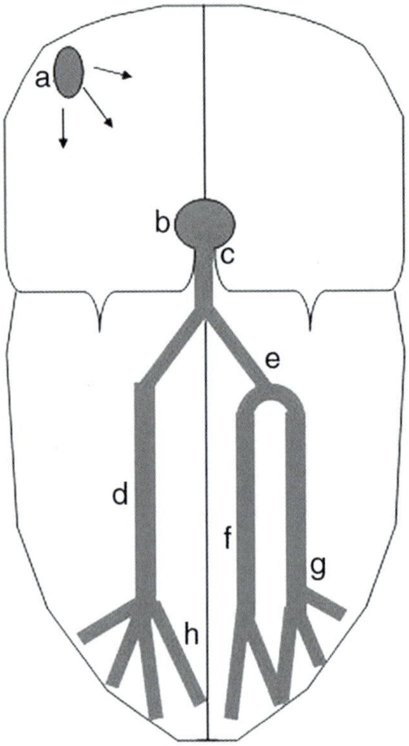

Fig. 15.1. Organisation schématique des voies de conduction intracardiaques.
a. Nœud sinusal ; b. nœud atrioventriculaire ; c. faisceau de His ; d. branche droite ; e. branche gauche ; f. faisceau antérieur gauche ; g. faisceau postérieur gauche ; h. réseau du Purkinje.

B. Sur le plan clinique

La pathologie qui touche au fonctionnement du nœud sinusal s'appelle *dysfonction sinusale*.

L'atteinte de la jonction atrioventriculaire ou des branches réalise soit un *bloc de conduction atrioventriculaire* (BAV), soit un *bloc de branche*.

Dans les troubles conductifs auriculoventriculaires, il faut bien séparer *l'atteinte nodale* (*supra*-hissienne) de *l'atteinte du faisceau de His et en deçà* (hissienne ou *infra*-hissienne) pour des raisons de gravité (fréquence d'échappement plus lente dans l'atteinte hissienne ou infra-hissienne).

On oppose donc *le tissu nodal* qui constitue le NS et le NAV *au tissu de type « Purkinje »* qui compose le faisceau de His, les branches et le réseau de Purkinje. Ces tissus sont des tissus myocardiques différenciés ayant perdu leur fonction contractile et non des neurones !

Noter la hiérarchie décroissante des fréquences d'échappement des différentes structures :

- 40–50 bpm pour le NAV ;
- 35–45 pour le faisceau de His ;
- < 30 bpm pour les branches et les ventricules.

Il n'y a pas de voies de conduction intra-auriculaires spécialisées mais une conduction musculaire de proche en proche.

La conduction intraventriculaire n'est pas l'exclusivité du réseau de Purkinje, elle se fait aussi en intraventriculaire et en interventriculaire (au travers du septum) de proche en proche, mais plus lentement au sein du myocarde (ce qui conduit à un allongement de la dépolarisation et à un élargissement du QRS).

Dysfonction sinusale et BAV peuvent être symptomatiques à la différence des blocs de branche qui ne le sont jamais s'ils sont isolés.

II. Physiopathologie et mécanismes

A. Dysfonction sinusale (DS)

Le NS est dans l'atrium droit proche de la veine cave supérieure.

Dans la DS, il y a soit un arrêt du nœud sinusal, soit une non-transmission de son activité à l'atrium droit par bloc sino-atrial, les deux mécanismes sont en pratique indiscernables.

La DS est fréquente chez le sujet âgé, d'une prévalence croissant avec l'âge.

Elle est souvent associée à une FA réalisant la maladie de l'oreillette ou le syndrome bradycardie-tachycardie.

Le NS est sous étroite dépendance du système nerveux autonome notamment des nerfs vagues (parasympathiques) et donc la DS peut être parfois uniquement de mécanisme vagal chez le sujet jeune, on parle de DS extrinsèque.

Le NS est vascularisé par une branche de l'artère coronaire droite ou de l'artère circonflexe.

La DS peut faire suite à un médicament bradycardisant.

En cas de DS, un rythme d'échappement peut éclore dans l'atrium ou le NAV (rythme de secours).

B. Blocs atrioventriculaires (BAV)

Le NAV est dans l'atrium droit en avant et en haut de l'ostium du sinus coronaire.

Le faisceau de His est la seule communication entre atrium et ventricules et chemine dans le septum membraneux sous la racine de l'aorte.

Les cellules nodales ont une conduction décrémentielle dépendante du courant entrant de calcium.

Les BAV sont fréquents chez le sujet âgé.

Le NAV est aussi sous étroite dépendance du système nerveux autonome.

Le NAV est vascularisé le plus souvent par une branche de l'artère coronaire droite qui naît de la croix des sillons (artère du NAV).

Le His et ses branches sont vascularisés par la première branche septale de l'interventriculaire antérieure et par l'artère du NAV.

En cas de BAV nodal complet, un rythme d'échappement peut éclore dans le faisceau de His à une fréquence comprise entre 35 et 50 bpm. *En cas de BAV dans le faisceau de His ou infra-hissien, le rythme d'échappement est instable et plus lent (15 à 30 bpm), ce qui fait la gravité de cette localisation.*

C. Blocs de branche

Le faisceau de His se divise en branches droite et gauche qui se subdivisent en fascicules ou hémi-branches antérieure fine et postérieure épaisse.

Les branches sont peu sensibles aux effets du système nerveux autonome.

Elles se ramifient en réseau de Purkinje et ont la même nature histologique que lui. Les cellules sont peu sensibles à l'ischémie et quasiment dépourvues d'activité mécanique.

Dans le bloc de branche, il y a ralentissement ou interruption de la conduction dans une branche.

III. Aspects cliniques

A. Dysfonction sinusale

1. Présentation clinique

Elle peut :

- être totalement asymptomatique ;
- s'accompagner de lipothymies ou de syncopes ou de symptômes plus trompeurs comme des faux vertiges, une dyspnée d'effort, une asthénie chronique ou une angine de poitrine ;
- être parfois révélée par des palpitations ou par une embolie artérielle si associée à une fibrillation atriale ;
- aggraver parfois une insuffisance cardiaque ;
- être parfois révélée chez l'octogénaire par une détérioration des fonctions cognitives.

2. Étiologies

- Causes extrinsèques liées à :
  - une *prise médicamenteuse* (bêtabloquant, calcium bloqueur bradycardisant, amiodarone ou autre anti-arythmique, ivabradine, digitalique, clonidine) ;
  - une *hypertonie vagale* (athlète) ou un réflexe vagal (malaise vasovagal) ;
  - parfois, une prise médicamenteuse de médicament non cardiotrope.
- Causes cardiaques : *atteinte dégénérative idiopathique liée à l'âge*, maladie coronaire et myocardiopathies, hypertension artérielle, myocardites et péricardites, tumeurs cardiaques ou malformations complexes.
- Maladies systémiques ou cardiopathies de surcharge.
- Maladies neuromusculaires.
- Causes postchirurgicales : chirurgie valvulaire, transplantation.
- Hypertension intracrânienne, syndromes méningés.
- Hypothermie.
- Certaines septicémies.
- Ictères rétentionnels sévères.
- Hypoxie, hypercapnie ou acidose sévères.
- Hypothyroïdie.

3. Diagnostic

Les éléments diagnostiques sont :

- constatation d'une bradycardie en situation d'éveil (< 60 bpm chez l'adulte) ou d'une absence d'accélération de la fréquence cardiaque à l'effort (on parle d'incompétence chronotrope) ;
- mise en évidence de pauses sans onde P visible, *considérées comme pathologiques au-delà de 3 secondes* ;
- mise en évidence d'un bloc sino-atrial (BSA) du deuxième degré ;
- bradycardie avec rythme d'échappement atrial ou jonctionnel ;
- syndrome bradycardie-tachycardie.

Le diagnostic est toujours ECG soit sur un enregistrement classique, soit au cours d'un monitorage ou d'un enregistrement selon la méthode de Holter.

La méthode de référence est l'enregistrement selon la méthode de Holter.

4. Formes cliniques usuelles

Tableau de DS dégénérative liée à l'âge

Souvent, il s'agit d'un sujet de sexe féminin qui reçoit de multiples médicaments. Il faut identifier la prise d'éventuels bradycardisants (bêtabloquants surtout, attention aux collyres) et se méfier chez le sujet âgé de signes trompeurs (chutes à répétition, déclin cognitif…). La DS s'accompagne souvent dans ce cas de FA (maladie de l'oreillette) et/ou de troubles conductifs touchant le NAV, car la fibrose du NS s'étend au NAV avec l'âge. Il faut souvent traiter.

Tableau de DS par hypervagotonie

Souvent, c'est un sportif ou un jeune athlète (sport d'endurance surtout, marathon, vélo…) asymptomatique. La découverte d'une bradycardie est fortuite ou à l'occasion d'une réaction vasovagale. L'ECG met en évidence une bradycardie sinusale < 50 bpm en éveil ou jusqu'à 30 bpm dans le sommeil ou une bradycardie sur rythme d'échappement (*cf. infra*), les pauses jusqu'à 2,8 ou 3 secondes sont communes. Un test à l'atropine ou un test d'effort normalisent la situation. Il ne faut pas traiter.

B. Blocs atrioventriculaires

1. Présentation clinique

Un BAV peut :

- être totalement asymptomatique, c'est le cas bien sûr du BAV du premier degré et de la plupart des blocs du deuxième degré ;
- s'accompagner de lipothymies ou de syncopes de type Adams-Stokes ou de symptômes plus trompeurs comme des faux vertiges, une dyspnée d'effort, une asthénie chronique ou une angine de poitrine ;
- aggraver parfois une insuffisance cardiaque ;
- être parfois révélé chez l'octogénaire par une détérioration des fonctions cognitives ;
- être révélé ou s'accompagner de *fibrillation ventriculaire consécutive à une torsade de pointes (allongement de l'intervalle QT).*

2. Étiologies

- Causes dégénératives : il s'agit de fibrose avec ou sans calcifications du squelette fibreux du cœur (maladies de Lev et de Lenègre).
- Rétrécissement aortique dégénératif (RAO).
- Causes ischémiques du SCA :
  - de siège nodal dans l'infarctus du myocarde inférieur de bon pronostic, car le plus souvent régressif ;
  - de siège hissien ou infra-hissien dans l'infarctus antérieur de très mauvais pronostic, car témoin d'infarctus très étendu avec insuffisance cardiaque ou choc cardiogénique.
- Causes infectieuses :
  - endocardite bactérienne de la valve aortique ;
  - myocardite de la maladie de Lyme ;
  - rhumatisme articulaire aigu, pathologie disparue en France ;
  - myocardites virales.
- Causes extrinsèques liées à :
  - une *prise médicamenteuse* (bêtabloquant, calcium bloqueur bradycardisant, amiodarone ou autre anti-arythmique, digitalique) ;
  - une *hypertonie vagale* (athlète) ou un réflexe vagal (malaise vasovagal).

- Maladies systémiques ou cardiopathies de surcharge.
- Maladies neuromusculaires.
- Causes postchirurgicales : chirurgie valvulaire surtout.
- Postcathétérisme par traumatisme mécanique des voies de conduction ou comme complication d'une ablation par radiofréquence.
- Postradiothérapie.
- Cause néoplasique.
- *Hyperkaliémie* (+++).
- Cause congénitale.

3. Diagnostic

Il faut préciser le type de bloc 1er, 2e ou 3e degré (*cf. infra*), son caractère paroxystique ou permanent, son caractère congénital ou acquis et surtout rapidement le siège du bloc.

Les blocs nodaux sont souvent responsables de BAV du premier degré ou de BAV du deuxième degré type Möbitz I, ou de BAV complet à échappement à QRS fins à 35–50 bpm.

Les blocs dans le faisceau de His ou infra-hissiens surviennent au préalable sur des blocs de branche ou des BAV du deuxième degré de type Möbitz II. Lorsqu'ils sont complets, il y a un risque de décès par asystolie et torsades de pointes, le rythme d'échappement est inconstant, instable et lent (<30 bpm).

La morphologie du complexe ne permet pas toujours à elle seule d'évaluer le siège du bloc, mais une durée de QRS inférieure à 120 ms est très en faveur d'un bloc nodal (*cf. infra*).

Le contexte clinique est celui d'une bradycardie en situation d'éveil ou surtout évaluation d'une lipothymie ou d'une syncope.

Le diagnostic est toujours ECG soit sur un enregistrement classique, soit au cours d'un monitorage ou d'un enregistrement selon la méthode de Holter, soit au cours d'une étude électrophysiologique endocavitaire.

La méthode de référence est l'enregistrement selon la méthode de Holter pour les blocs nodaux et l'étude endocavitaire pour les blocs infra-hissiens ou hissiens.

4. Quelques formes cliniques typiques

Tableau de BAV complet sur infarctus inférieur

Observé dans 13 % des cas, il est souvent précédé de BAV du 1er degré puis du 2e degré à QRS fins, parfois asymptomatique, très exceptionnellement à QRS larges ou de type Möbitz II. Au stade de BAV III, l'échappement est à QRS larges (40 %) ou fins (60 %). Le bloc est parfois favorisé par les bêtabloquants ou la reperfusion ; dans ce dernier cas, le BAV fait contre-indiquer les bêtabloquants. Il est en règle régressif, vers le BAV du 2e puis 1er degré, et sensible à l'atropine. Il peut nécessiter une stimulation temporaire en raison du risque d'asystolie. S'il est non régressif à J15, il fait discuter exceptionnellement la pose de stimulateur (5 %). Il est le témoin d'une *atteinte de l'artère du NAV*, plutôt de bon pronostic en soi bien qu'associé à une surmortalité car consécutif à des dégâts myocardiques étendus, et à un âge plus avancé.

Tableau de BAV dégénératif du sujet âgé

Chez l'octogénaire, les symptômes peuvent être *atypiques* (activité réduite, bas débit cérébral). Il faut toujours évoquer une cause iatrogène possible (médicaments). La largeur du QRS donne souvent le siège du bloc. L'ECG de 24 heures (Holter) est très utile et non traumatique.

Tableau de BAV congénital

Il représente 3 à 5 % des BAV et touche plutôt les filles (60 %). Dans plus d'un tiers des cas, la mère est atteinte de lupus érythémateux ou d'un syndrome de Goujerot-Sjögren, avec un anticorps anti-

SSA chez la mère et antiribonucléoprotéine soluble chez l'enfant. C'est parfois un diagnostic de bradycardie fœtale ou néonatale. Le risque est l'évolution vers l'insuffisance cardiaque ou le décès par torsades de pointes, cependant l'enfant peut être asymptomatique. L'association à une cardiopathie congénitale ou une fréquence ventriculaire inférieure à 50 bpm sont aussi des signes de gravité.

C. Blocs de branche

1. Présentation clinique

Un bloc de branche est toujours asymptomatique s'il est isolé.

Un bloc de branche est de découverte soit :

- fortuite, ECG pratiqué en pré-anesthésique ou pour une visite d'aptitude ;
- au cours du suivi d'une maladie cardiovasculaire.

Accompagné de lipothymies ou de syncopes, il prend une valeur de gravité immédiate pour deux raisons : il signe la présence d'une cardiopathie (c'est surtout vrai pour le bloc de branche gauche) ou suggère un BAV paroxystique comme cause des symptômes.

2. Étiologies

Le bloc de branche droite isolé peut être bénin et considéré comme une variante de la normale, qu'il soit complet ou incomplet.

Le bloc de branche droite est quasi systématiquement observé dans la plupart des cardiopathies congénitales touchant le ventricule droit et surtout dans la *pathologie pulmonaire* (cœur pulmonaire aigu ou chronique, embolie pulmonaire…).

Le bloc de branche gauche n'est jamais considéré comme bénin mais soit dégénératif, soit associé à une cardiopathie (hypertension artérielle surtout), c'est donc un *marqueur*.

Les causes ischémiques du SCA concernent les blocs de branches droite ou gauche, témoin d'une atteinte infra-hissienne dans l'infarctus antérieur, de très mauvais pronostic car témoin d'infarctus très étendu avec insuffisance cardiaque ou choc cardiogénique.

Autres causes identiques à celles des BAV : les causes électrolytiques sont dominées par l'hyperkaliémie (+++), les médicaments qui bloquent le courant de sodium comme les anti-arythmiques de classe I (Flécaïne®, par exemple) ou les antidépresseurs tricycliques (autolyse).

3. Diagnostic

Il faut :

- préciser le type de bloc :
  - incomplet pour une durée de QRS < 120 ms : dans ce cas, il a peu de valeur séméiologique ou clinique et nécessite une simple surveillance et un bilan étiologique,
  - complet si la durée de QRS dépasse 120 ms ;
- préciser ensuite s'il est de branche droite ou de branche gauche ou bifasciculaire ou trifasciculaire (*cf. infra*) ;
- rechercher une cardiopathie sous-jacente en cas de bloc de branche gauche ou une pathologie pulmonaire en cas de bloc de branche droite.

En cas de constatation d'une bradycardie ou surtout en évaluation d'une lipothymie ou d'une syncope, il peut conduire à la réalisation d'une *étude électrophysiologique endocavitaire*.

4. Quelques formes cliniques typiques

Tableau de bloc bifasciculaire du sujet âgé avec perte de connaissance

Le plus souvent association de bloc de branche droite et hémi-bloc antérieur gauche. Il peut y avoir un BAV du premier degré associé dont le siège est nodal ou infra-hissien. Il faut rechercher une cardiopathie sous-jacente qui peut avoir été responsable d'une tachycardie ventriculaire causant la syncope. Il faut souvent réaliser une étude endocavitaire pour mesurer la conduction infra-hissienne qui peut conduire, si elle est pathologique, à la mise en place d'un stimulateur cardiaque.

Bloc de branche gauche de l'infarctus antérieur

Un bloc de branche est observé dans 10 % des cas, à type de bloc uni-, bi- ou trifasciculaire, soit préexistant soit acquis pendant l'infarctus. Si le bloc est consécutif à l'infarctus, il évoque de gros dégâts septaux, avec risque de survenue brutale d'un BAV complet et asystolie ou trouble du rythme ventriculaire associé.

Tableau de bloc alternant

C'est une association de bloc de branche droit complet et de bloc de branche gauche complet ou d'une alternance d'hémi-bloc antérieur gauche et d'hémi-bloc postérieur gauche sur fond de bloc de branche droit complet. La présentation clinique peut être un bilan de syncope du sujet âgé ou un infarctus antérieur. C'est un bloc trifasciculaire et un équivalent de BAV complet paroxystique de siège infra-hissien. C'est une forme grave.

IV. Diagnostic ECG

A. Dysfonction sinusale

- Aspect usuel de pauses avec tracé plat de longueur variable sans onde P bloquée (+++ à la différence du BAV), les pauses peuvent être parfois prolongées *avec asystolie (tracé plat)*.
- BSA du deuxième degré si la pause d'une onde P à la suivante est égale à un multiple (double ou triple) du cycle sinusal normal.
- Arrêt sinusal ou BSA complet prolongés sont à l'origine d'une asystolie ou d'une simple bradycardie grâce à un échappement par exemple atrial, bas situé avec une onde P négative en DII, DIII et aVF (fig. 15.2) ou par échappement jonctionnel sans onde P visible.
- Bradycardie sinusale marquée inappropriée (patient éveillé).

Remarque

Le BSA du premier degré n'est pas visible sur un électrocardiogramme.

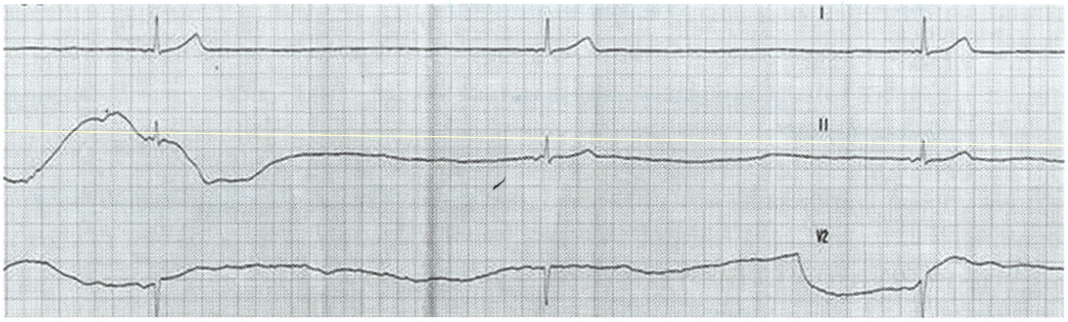

Fig. 15.2. Dysfonction sinusale avec échappement atrial bas situé.

B. Blocs atrioventriculaires (tableau 15.1)

Tableau 15.1. Blocs atrioventriculaires.

	Supra-hissien ou nodal	Hissien ou infra-hissien	Symptômes
BAV 1er degré	Oui	±	Non
BAV 2e degré Möbitz I	Oui	Non	±
BAV 2e degré Möbitz II	Non	Oui	±
BAV haut degré	Oui	Oui	Oui
BAV complet QRS fins	Oui	Non	Oui
BAV complet QRS larges	±	Oui	Oui ++

Cf. chapitre 16 « Électrocardiogramme » pour des illustrations plus détaillées.

- BAV du premier degré : allongement fixe et constant de PR > 200 ms.
- BAV du deuxième degré de type Möbitz I ou Luciani-Wenckebach :
  - allongement progressif de PR jusqu'à l'observation d'une seule onde P bloquée suivie d'une onde P conduite avec un intervalle PR plus court ;
  - souvent associé à un BAV 2:1 ;
  - en règle, de siège nodal et le plus souvent à QRS de durée < 120 ms (QRS fins).
- BAV du deuxième degré de type Möbitz II :
  - pas d'allongement ni de raccourcissement de l'intervalle PR ;
  - survenue inopinée d'une seule onde P bloquée ;
  - évolue souvent vers le BAV complet ;
  - en règle, de siège infra-hissien et le plus souvent à QRS larges.
- BAV de haut degré (parfois assimilé au type Möbitz II) :
  - plusieurs ondes P bloquées consécutives ;
  - ou conduction rythmée avec, par exemple, deux ondes P bloquées et une conduite (on parle de 3:1) ;
  - évolue souvent vers le BAV complet ;
  - en règle, de siège infra-hissien et le plus souvent à QRS larges.
- BAV du deuxième degré de type 2:1 :
  - inclassable en Möbitz I ou II ;
  - deux ondes P pour un QRS ;
  - la largeur de QRS est un élément d'orientation pour le siège du bloc (fig. 15.3).
- BAV du troisième degré ou complet :
  - aucune onde P n'est conduite ;
  - l'activité atriale et celle des ventricules sont dissociées ;
  - les ventricules battent plus lentement que l'atrium, par échappement de hauteur variable en fonction du siège du bloc ;
  - la durée de QRS et la fréquence de l'échappement orientent vers le siège du bloc ;
  - l'intervalle QT peut s'allonger et le patient décéder de torsades de pointes.
- BAV complet et fibrillation atriale :
  - bradycardie au lieu de la tachycardie usuelle de la FA ;
  - rythme régulier au lieu des irrégularités liées à la FA ;
  - QRS de durée variable en fonction du siège du bloc.

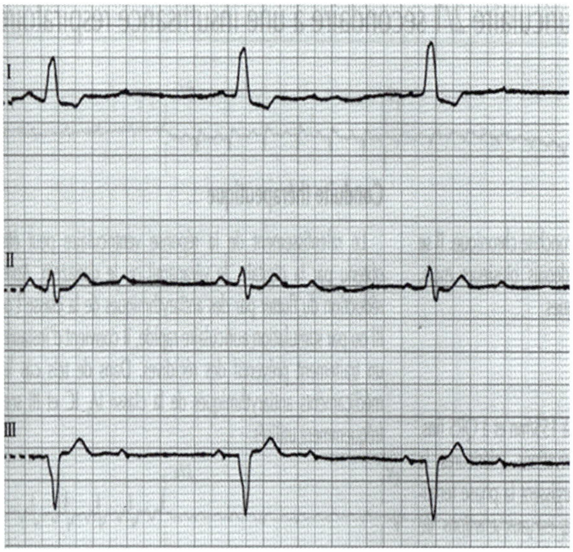

Fig. 15.3. Exemple de BAV du deuxième degré avec bloc de branche gauche à conduction 2 pour 1 (2 : 1).
Observer la succession d'une onde P conduite au QRS et d'une onde P bloquée bien distincte de l'onde T qui la précède. Le siège du bloc est suspect d'être infra-hissien et peut être confirmé ultérieurement par une étude endocavitaire. Pour illustrations plus détaillées, se reporter au chapitre 16 « Électrocardiogramme ».

C. Blocs de branche

Cf. chapitre 16 « Électrocardiogramme » pour des illustrations plus détaillées.

Le diagnostic ECG doit d'abord vérifier que le rythme est sinusal à fréquence normale (attention de ne pas confondre avec la problématique des tachycardies à QRS larges), cependant un bloc de branche peut être associé à une tachycardie supraventriculaire (fibrillation atriale, par exemple).

- Bloc de branche droite complet (fig. 15.4) :
  - durée de QRS > 120 ms (ou 12/100e) ;
  - aspect RsR' en V1, qR en aVR et qRs en V6 avec onde S le plus souvent arrondie ;
  - ondes T en général négatives en V1-V2 parfois V3 ne devant pas faire évoquer à tort une ischémie myocardique.

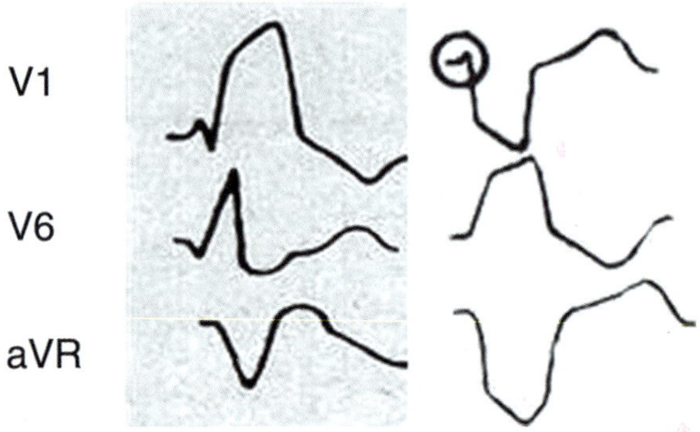

Fig. 15.4. Morphologies schématiques du QRS dans le boc de branche droite (à gauche) et gauche (à droite).
L'onde r peut être absente (cercle) en V1 dans le bloc de branche gauche.

- Bloc de branche gauche (*cf.* fig. 15.4) :
  - durée de QRS > 120 ms ;
  - aspect rS ou QS en V1, QS en aVR et R exclusif en V6 ;
  - ondes T en général négatives en DI, aVL, V5-V6 ne devant pas faire évoquer à tort une ischémie myocardique ; il peut y avoir un léger sus-décalage de ST en V1-V2-V3 ne devant pas faire évoquer à tort un SCA avec sus-ST mais qui ne dépasse pas 1 mm le plus souvent.
- Bloc de branche non spécifique : c'est un bloc de branche qui siège anatomiquement à gauche par atteinte du tissu de conduction distal avec durée de QRS > 120 ms mais sans les critères morphologiques du bloc de branche gauche, on l'observe après infarctus sévère ou chez l'insuffisant cardiaque.
- Diagnostic d'infarctus gêné par le bloc de branche gauche : dans ce cas, la prise en charge devient équivalente à celle d'un SCA avec sus-ST.
- Hémi-bloc ou bloc fasciculaire antérieur gauche :
  - déviation axiale du QRS gauche de –45 à –75° (en pratique –30° en aVL) ;
  - durée de QRS < 12/100e ;
  - aspect qR en DI-aVL, rS en DII, DIII, aVF (on retient le S3 > S2) et onde S en V6.
- Hémi-bloc ou bloc fasciculaire postérieur gauche :
  - déviation axiale du QRS droite > 100° (en pratique + 90° en aVF) en l'absence de pathologie du ventricule droit ou de morphologie longiligne ;
  - durée de QRS < 12/100e ;
  - aspect RS ou Rs en DI-aVL, qR en DII, DIII, aVF (on retient le S1Q3).
- Blocs bifasciculaires, la sémiologie s'additionne.

V. Évaluation et prise en charge

A. Dysfonction sinusale

La constatation ou la suspicion du diagnostic doivent être suivies d'une confirmation que les anomalies ECG sont bien responsables de symptômes, cette corrélation est obtenue par l'*enregistrement de type Holter* avec tenue d'un journal des symptômes, mais 24 heures d'enregistrement normal ne peuvent suffire à exclure le diagnostic, il faut savoir répéter ou prolonger cet enregistrement.

En cas de symptômes peu fréquents, un enregistreur externe de longue durée peut être proposé au patient.

Le diagnostic d'incompétence chronotrope repose sur l'absence d'accélération sinusale à l'effort, le test d'effort sur tapis roulant peut être utile.

Si un mécanisme vagal est suspecté chez le sujet jeune, on propose un test d'inclinaison pour reproduire la symptomatologie. Chez le sujet âgé, on peut rechercher une hyperréflectivité sinocarotidienne par la compression prudente d'une carotide puis l'autre (pression ferme pendant 5 secondes après vérification de l'absence de souffle), on obtient une pause supérieure à 3 secondes ou une chute de pression artérielle supérieure à 50 mmHg, contrairement à la réponse normale qui n'est qu'une modeste bradycardie.

Un test à l'atropine peut parfois être proposé pour écarter une hypertonie vagale.

L'étude électrophysiologique endocavitaire n'est pas recommandée en général.

L'enquête étiologique doit comporter au minimum une échocardiographie, les autres examens sont réalisés sur signe d'appel.

B. Blocs atrioventriculaires

L'enquête étiologique commence par rechercher une cause aiguë curable ou spontanément réversible : SCA dans le territoire inférieur surtout, prise de médicament bradycardisant, ou myocardite.

Si le bloc est permanent, l'ECG suffit au diagnostic.

Si le bloc est paroxystique, la suspicion de BAV supra-hissien ou nodal doit faire réaliser un enregistrement Holter éventuellement complété par un test d'effort pour rechercher une éventuelle aggravation du BAV à l'effort.

Si le siège suspecté du bloc est infra-hissien en raison d'un QRS élargi par exemple, il faut envisager une *étude électrophysiologique endocavitaire* (EEP) (intervalle HV normal entre 35 et 55 ms, pathologique si > 70 ms).

L'EEP est surtout utile pour les BAV du deuxième degré difficiles à classer comme le BAV du deuxième degré 2:1 ou le BAV du premier degré surtout si les QRS sont larges.

Les BAV paroxystiques peuvent être révélés par des syncopes et suspectés devant la constatation d'un bloc de branche ou d'un bloc bifasciculaire.

L'enquête étiologique doit comporter au minimum une échocardiographie et des dosages de marqueurs de nécrose myocardie (troponine) ; les autres examens sont pratiqués selon le contexte.

C. Blocs de branche

La constatation d'un bloc de branche gauche doit faire rechercher une hypertension artérielle méconnue ou une cardiopathie sous-jacente, à défaut c'est un bloc dégénératif.

La constatation isolée d'un bloc de branche droite chez un sujet jeune, asymptomatique dont l'examen clinique est normal peut être considérée comme une variante de la normale *a fortiori* si le bloc est incomplet.

En cas de syncope sur cardiopathie, un bloc de branche isolé ne peut à lui seul être tenu comme une indication fiable que la perte de connaissance est due à un BAV paroxystique. Il faut surtout évoquer la possibilité d'une tachycardie ventriculaire.

En l'absence de documentation de BAV du 2e ou du 3e degré, la prise en charge d'un patient avec bloc de branche et perte de connaissance nécessite le plus souvent une étude endocavitaire.

La constatation d'un bloc de branche gauche chez l'insuffisant cardiaque gauche sévère en stade III de la New York Heart Association (NYHA) doit faire discuter une resynchronisation par stimulation biventriculaire (*cf.* chapitre 18 « Insuffisance cardiaque »).

VI. Thérapeutique et suivi

A. Généralités sur les moyens

La prise en charge immédiate d'une bradycardie mal tolérée impose une thérapeutique visant à restaurer une fréquence ventriculaire adaptée. La mauvaise tolérance correspond à une angine de poitrine, une insuffisance cardiaque, une hypotension artérielle ou des signes neurologiques.

Une bradycardie par BAV complet est toujours plus grave qu'une bradycardie par DS en raison d'un risque plus élevé de torsades de pointes.

Une bradycardie grave est une *urgence vitale* imposant le *transfert en USIC ou en réanimation* : patient sous scope, surveillance des paramètres vitaux (pouls, TA, fréquence respiratoire, saturation, diurèse).

On doit toujours *traiter la cause si elle existe* : infarctus par exemple ou arrêt de prescription d'un médicament responsable, correction d'une hyperkaliémie.

Les moyens disponibles sont les *médicaments tachycardisants* comme l'**atropine** ou les **catécholamines** (isoprénaline : Isuprel®) et la *stimulation cardiaque temporaire*. Celle-ci peut être percutanée (sonde d'entraînement électrosystolique) ou transthoracique.

Il faut se tenir prêt à devoir engager une réanimation cardiorespiratoire et à poser une sonde d'entraînement percutanée en cas d'échec des médicaments ou de la stimulation transthoracique ou en cas de survenue de troubles du rythme ventriculaire.

Les stimulateurs (pacemakers, fig. 15.5) sont classés en fonction du mode de stimulation employé, la nomenclature utilise un code à trois lettres. On distingue par exemple les stimulateurs monochambre qui stimulent les ventricules *via* une électrode vissée à la pointe du ventricule droit qui fonctionnent en mode « sentinelle » de type VVI. Les stimulateurs séquentiels double chambre stimulent successivement l'atrium *via* une sonde vissée dans l'auricule droit puis les ventricules en mode DDD. Il existe aussi des stimulateurs biventriculaires qui stimulent simultanément le ventricule droit et le ventricule gauche *via* une sonde supplémentaire introduite dans une branche veineuse latérale gauche du sinus coronaire.

La pose d'un stimulateur est un geste effectué sous anesthésie locale ou générale au bloc opératoire après consentement éclairé du patient et avec une asepsie rigoureuse en raison des risques infectieux.

La surveillance d'un stimulateur cardiaque s'effectue par la radiographie de thorax de face pour la position des sondes et par le test à l'aimant qui force le stimulateur à fonctionner. Annuellement, les patients appareillés retournent au centre d'implantation pour une vérification télémétrique des paramètres du système (usure de la pile, intégrité des sondes).

B. Traitement de la DS

La DS relève uniquement de l'**implantation d'un stimulateur lorsqu'elle est *symptomatique*** avec preuve du lien de causalité entre bradycardie et symptômes, et uniquement en l'absence de cause réversible. Une exception à cette règle peut être l'impossibilité de stopper des bradycardisants requis pour contrôler une fibrillation atriale ou une angine de poitrine (par exemple).

L'indication de stimulateur peut être parfois élargie aux bradycardies sévères diurnes (< 40 bpm) à symptômes modestes ou absents ou non corrélés à la bradycardie.

L'hyperréflectivité sinocarotidienne peut parfois justifier un appareillage lorsqu'elle est syncopale (avis spécialisé).

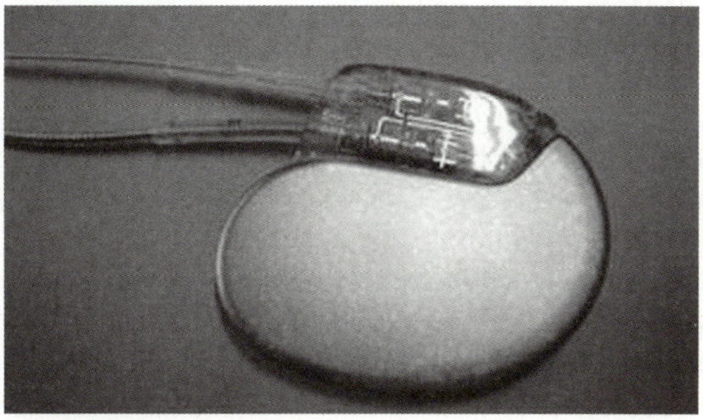

Fig. 15.5. Stimulateur double chambre.

C. Traitement des BAV

- Les BAV du 3e degré nécessitent la mise en place d'un *stimulateur en l'absence de cause curable ou réversible* dans l'immense majorité des cas.
- Les BAV du 2e degré nécessitent la mise en place d'un stimulateur *lorsqu'ils sont évocateurs d'un siège infra-hissien ou bien lorsqu'ils sont symptomatiques quel que soit leur siège.*
- Les BAV du 2e degré de type Möbitz I asymptomatiques et l'immense majorité des BAV du 1er degré *ne nécessitent pas* la pose de stimulateur.

D. Traitement des blocs de branche

- Traitement de la cause : hyperkaliémie ou médicament en surdosage.
- Jamais de mise en place de stimulateur cardiaque sauf en cas de symptômes et de preuve d'un BAV paroxystique associé.
- Chez l'insuffisant cardiaque sévère, le bloc de branche gauche peut requérir un stimulateur biventriculaire.
- Surveillance clinique et ECG, car l'atteinte du tissu de conduction est évolutive sauf dans le bloc de branche droit bénin.

E. Éducation du patient appareillé d'un stimulateur

- Remise d'un carnet au patient.
- Interférence possible avec les champs électromagnétiques de forte puissance (rares en dehors du milieu industriel).
- Contre-indication à l'imagerie IRM.
- Surveillance de l'état cutané.
- Consultation en cas de signes locaux, de fièvre inexpliquée ou d'infections respiratoires à répétition.
- Contrôle annuel au centre d'implantation.

Points clés

- Définition des trois cadres nosologiques : dysfonction sinusale (DS), blocs atrioventriculaires (BAV) et blocs de branche; diagnostic ECG obligatoire. L'omission de l'ECG est une faute.
- Certains de ces troubles de conduction peuvent par essence ne pas occasionner de symptômes : c'est le cas du BAV du 1er degré ou des blocs de branche.
- Risques principaux liés aux syncopes et au risque de bradycardie dégénérant en torsades de pointes puis en fibrillation ventriculaire.
- Ces troubles de conduction peuvent aussi être des marqueurs de la présence d'une cardiopathie, c'est surtout le cas du bloc de branche gauche.
- Savoir qu'une bradycardie prolongée s'accompagne d'un rythme d'échappement situé en aval de la zone lésée : atrium ou jonction AV en cas de DS, faisceau de His en cas de BAV nodal, etc.
- Plus la lésion est distale dans le tissu de conduction, plus le rythme d'échappement est instable et lent et donc plus le tableau est grave.
- ECG de la DS : pause sinusale, bradycardie permanente avec échappement jonctionnel ou atrial, asystolie, attention pas d'onde P bloquée !
- ECG des BAV : classification en trois degrés et le 2e degré en plusieurs types, attention se souvenir que le bloc 2 : 1 est inclassable en Möbitz I ou II, se souvenir que la largeur du QRS et sa fréquence donnent le siège du bloc en cas de BAV complet (3e degré).

- Le BAV complet sur fond de fibrillation atriale (FA) donne une activité ventriculaire lente et régulière.
- La DS est souvent associée à la FA pour former la maladie de l'oreillette.
- ECG des blocs de branche : ne pas s'attarder sur les blocs incomplets de faible valeur clinique, considérer les blocs complets (durée de QRS > 12/100e). Attention aux anomalies de repolarisation associées conduisant souvent à des diagnostics d'ischémie myocardique ou de SCA à tort !
- ECG des hémi-blocs : l'hémi-bloc antérieur gauche est fréquent, l'hémi-bloc postérieur est beaucoup plus grave mais sémiologiquement confondu avec les signes d'hypertrophie ventriculaire droite.
- Bilan étiologique à ne pas omettre, principalement opposer les causes aiguës aux causes chroniques.
- Parmi les causes aiguës, gravité de l'infarctus du myocarde, des effets secondaires des médicaments et de l'hyperkaliémie. En revanche, bénignité des causes neurovégétatives.
- Parmi les causes chroniques, le plus fréquemment, dégénérescence fibreuse du tissu de conduction liée à l'âge.
- Connaître les formes cliniques principales : DS du sujet âgé, BAV nodal de l'infarctus inférieur, bloc de branche gauche de l'hypertendu, bloc de branche droite du bronchopathe chronique, bloc bifasciculaire avec syncope...
- L'examen complémentaire de référence est l'enregistrement selon la méthode de Holter pour la DS et les BAV nodaux paroxystiques.
- La méthode de référence est l'étude endocavitaire pour les blocs infra-hissiens ou hissiens.
- Cette étude endocavitaire est utilisée pour les BAV du 2e degré difficiles à localiser ou les bilans de syncope en présence de bloc de branche ; c'est un examen à faire en milieu spécialisé.
- Le traitement en urgence dépend du caractère permanent ou paroxystique de l'anomalie et de la présence ou non d'une bradycardie grave.
- Une bradycardie est grave en cas d'angine de poitrine, d'insuffisance cardiaque, d'hypotension artérielle ou des signes neurologiques ou aux décours d'une torsade de pointes, elle est toujours plus grave en cas de BAV plutôt que de DS.
- Une bradycardie grave est une urgence vitale +++.
- On doit toujours traiter la cause si elle existe : infarctus par exemple ou arrêt de prescription d'un *médicament responsable*, correction d'une hyperkaliémie.
- Les moyens disponibles sont les médicaments tachycardisants comme l'atropine ou les catécholamines (isoprénaline : Isuprel®) et la stimulation cardiaque temporaire. Celle-ci peut être percutanée (sonde d'entraînement électrosystolique) ou transthoracique.
- La DS relève uniquement de l'implantation d'un stimulateur lorsqu'elle est symptomatique et en l'absence de cause réversible.
- Les BAV du 3e degré nécessitent la mise en place d'un stimulateur en l'absence de cause non curable ou réversible dans l'immense majorité des cas.
- Les BAV du 2e degré nécessitent la mise en place d'un stimulateur lorsqu'ils sont évocateurs d'un siège infra-hissien ou bien lorsqu'ils sont symptomatiques quel que soit leur siège.
- La mise en place d'un stimulateur cardiaque peut être faite sous anesthésie locale.

Pour en savoir plus

Hermida JS. Dysfonctionnements du nœud sinusal, troubles de la conduction auriculo-ventriculaire et intra-ventriculaire. In : Précis de rythmologie de la Société française de cardiologie. Saoudi N, Deharo JC, editors. Sauramps Médical ; 2005. p. 193–220.

Société française de cardiologie. Cardiologie et maladies vasculaires. Masson, 2007 ; p 1033–40, troubles de la conduction intra-auriculaire, auriculo-ventriculaire et intraventriculaire.

CHAPITRE
16

Item 229 – UE 8 – Électrocardiogramme

Objectifs pédagogiques

Nationaux

- Argumenter les principales indications de l'ECG et discuter l'interprétation des résultats.

CNEC

- Connaître les dérivations, les paramètres de quantification de l'ECG normal, la définition du rythme sinusal, savoir calculer succinctement l'axe de QRS.
- Connaître les différents territoires explorés par les différentes dérivations.
- Savoir diagnostiquer une hypertrophie atriale ou ventriculaire, droite ou gauche.
- Savoir diagnostiquer un bloc atrioventriculaire du premier, deuxième ou troisième degré et leurs différents types, savoir identifier une dysfonction sinusale.
- Savoir diagnostiquer un bloc de branche complet droit ou gauche, un hémi-bloc, un bloc bifasciculaire ou trifasciculaire.
- Savoir reconnaître les principaux troubles du rythme supraventriculaire, fibrillation et flutter atriaux, tachycardies jonctionnelles.
- Connaître l'apport des manœuvres vagales et du test à la Striadyne® au diagnostic de ces arythmies.
- Savoir reconnaître une tachycardie ventriculaire et une fibrillation ventriculaire, en connaître l'urgence et la gravité.
- Connaître les anomalies induites par les dyskaliémies.
- Connaître les anomalies de la repolarisation observées au cours de l'ischémie myocardique, des syndromes coronaires, de l'infarctus du myocarde.
- Connaître le diagnostic différentiel entre anomalies ischémiques et celles des péricardites.
- Connaître les indications de l'ECG conventionnel, soit :
  - systématique au moment d'un bilan de santé ou pour déterminer une aptitude ;
  - en cas de symptôme ;
  - dans le bilan initial ou la surveillance ultérieure des pathologies cardiaques.
- Connaître la méthode de Holter ou ECG de longue durée ambulatoire et ses applications principales.
- Connaître l'existence de méthodes ECG de très longue durée, externe ou implantable.

I. Interprétation de l'ECG

A. ECG normal

1. Notions succinctes d'électrophysiologie cardiaque

Les cellules cardiaques génèrent un potentiel d'action caractérisé par une dépolarisation, un plateau qui est le messager de la contraction, puis un retour au potentiel de repos par repolarisation.

Les structures spécialisées – nœud sinusal, nœud atrioventriculaire, faisceau de His et ses branches, réseau de Purkinje – ne génèrent pas d'ondes qui leur soient propres sur l'ECG.

La branche gauche du faisceau de His se subdivise en deux hémi-branches qui se terminent aux muscles papillaires antérieur et postérieur reliés par les cordages à la valve mitrale, on note aussi un rameau septal.

2. Électrogenèse du signal

L'activité enregistrée par l'ECG provient de courants extracellulaires liés à la propagation d'un front de dépolarisation (onde P atriale, puis complexe QRS ventriculaire).

Ces courants présents à la surface du cœur sont enregistrés à distance (surface du thorax).

Si toutes les cellules cardiaques se dépolarisaient simultanément, cette propagation ne serait pas observée et l'ECG serait plat.

L'onde de repolarisation (onde T ventriculaire) est due de la même façon à une repolarisation graduelle des différentes cellules cardiaques à des instants différents.

Si toutes les cellules cardiaques se repolarisaient simultanément, cette onde, elle non plus, ne serait pas observée et l'ECG serait plat.

Contre toute attente, les ondes T ont la même polarité que les QRS sur une dérivation donnée de l'ECG normal (T positive si QRS positif, T négative si QRS négatif). Ce phénomène est dû au fait que la dépolarisation ventriculaire progresse de l'endocarde à l'épicarde et la repolarisation en sens inverse (c'est-à-dire de l'épicarde à l'endocarde).

Quand une onde fuit l'électrode de recueil, elle est négative ; lorsqu'elle se dirige vers l'électrode, elle est positive.

3. Dérivations, calcul de l'axe de QRS

Les dérivations frontales explorent le plan frontal (vertical), elles sont obtenues à partir des membres D1, D2 et D3 ou I, II et III, et associées aux dérivations dites unipolaires des membres aVR, aVL et aVF.

Les dérivations précordiales explorent le plan horizontal (transversal) ; elles sont numérotées de V1 à V9, complétées parfois chez l'enfant par V3R et V4R (fig. 16.1a).

Les dérivations unipolaires des membres et les dérivations précordiales sont créées en connectant le pôle négatif de l'amplificateur à une borne dite de Wilson fictivement placée au centre du thorax (montage électronique), en effet un courant ou une tension électrique ne peut être obtenu qu'entre deux points (différence de potentiel).

L'axe de QRS est mesuré dans le plan frontal, en utilisant le double tri-axe de Bailey (fig. 16.1b). Ce double tri-axe donne des dérivations graduées de 30 en 30° dans le sens des aiguilles d'une montre en partant de D1 figurée à l'horizontale (0°).

La méthode rapide de calcul de l'axe de QRS consiste à repérer la dérivation où le QRS est le plus positif et à vérifier l'exactitude sur la dérivation perpendiculaire. Sur cette dernière, le QRS est plat ou isodiphasique.

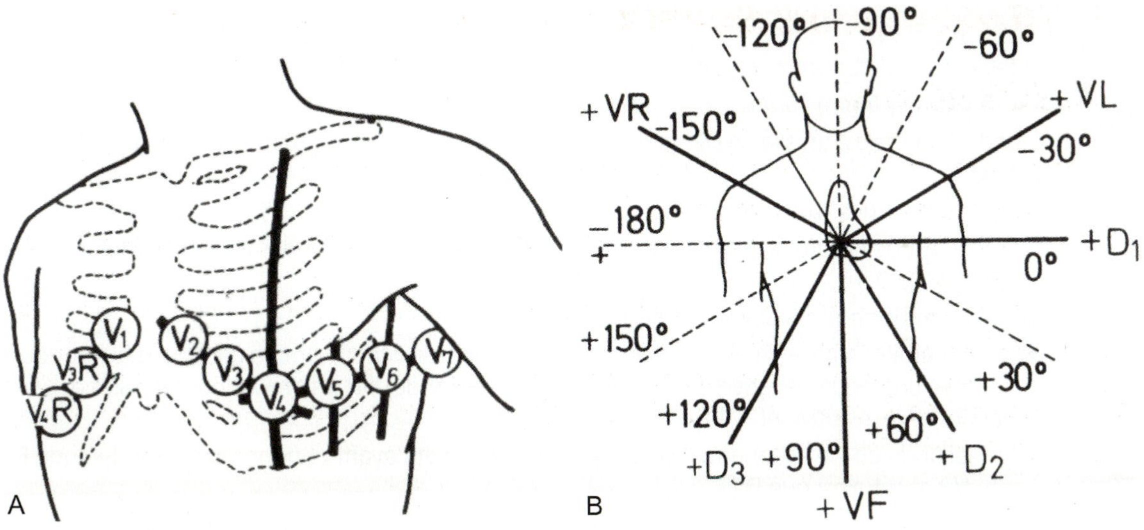

Fig. 16.1. **Localisation des précordiales, tri-axe de Bailey.**
A. Dérivations précordiales. B. Double tri-axe de Bailey.

On parle d'onde isodiphasique lorsque les composantes successives de l'onde (P, QRS ou T) sont d'égale importance pour le positif et le négatif (par ex : une sinusoïde).

Certaines dérivations explorent certains territoires. La logique en est simple, liée aux positions des électrodes par rapport à l'anatomie du cœur. Ce principe concerne essentiellement les ventricules et est très utile à la localisation des infarctus.

On distingue les dérivations :

- dites antéroseptales V1, V2 et V3 explorant la paroi antérieure du ventricule gauche et le septum interventriculaire ;
- apicales : V4 ;
- dites latérales D1, aVL (hautes) et V5, V6 (basses) ;
- dites inférieures ou diaphragmatiques D2, D3 et aVF pour la face inférieure du ventricule gauche ;
- postérieures V7, V8 et V9 pour la face basale et inférieure du ventricule gauche.

Le ventricule droit est exploré par V1, V2, V3R et V4R.

Tableau 16.1. **Résumé des valeurs normales.**

Onde, intervalle	Valeurs normales
Fréquence cardiaque (FC)	60–100 bpm
Durée de P	< 120 ms
Axe de P	60° (D2)
Amplitude de P	< 2,5 mm (en D2)
PR	120–200 ms
Durée de QRS	80–100 ms, en pratique 80–120 ms
Axe de QRS	–45 à + 110°, en pratique –30 à + 90°
Onde Q physiologique	< 1/3 amplitude QRS et < 40 ms de durée
QT (variable avec FC)	< 440 ms à 60 bpm

Connaissances

4. ECG normal, principales valeurs numériques (tableau 16.1)

Vitesse normale 25 mm/s soit 40 ms/mm, un grand carreau de 5 mm vaut 200 ms.

En amplitude, 1 mm vaut 0,1 mV.

L'onde P normale a un axe en D2, sa durée normale est inférieure à 110 ms (en pratique *120 ms*).

Le QRS normal a un axe compris entre –45 et +110°, en pratique les cardiologues du monde entier utilisent des valeurs arrondies de *–30 à +90°* (c'est-à-dire de aVL à aVF).

Sa durée est de l'ordre de 80 ms, en pratique on ne réagit que pour des valeurs pathologiques de plus de *120 ms*.

Le QRS comporte grossièrement trois phases :

- une première phase de dépolarisation septale orientée vers l'avant, la gauche et le haut qui génère une onde négative (onde Q fine et peu profonde) sur les dérivations latérales et une petite onde positive en V1 ;
- la seconde phase est orientée vers la jambe gauche et l'avant et donne une grande onde R en V3 et V4 ainsi que D2 ;
- la troisième phase est orientée vers le haut et l'arrière, souvent vers la droite, elle donne une petite onde S dans les dérivations inférieures et latérales.

La fréquence cardiaque normale de repos de l'adulte (attention au nouveau-né) est entre 60 et 100 bpm.

Bradycardie si FC <60 bpm, tachycardie si FC >100 bpm.

Mesure de la période par l'intervalle RR (entre 2 QRS) en secondes, et calcul de la fréquence par FC = 60/(période).

En pratique : si l'intervalle RR est égal à un grand carreau, la fréquence est de 300 bpm, pour une valeur de deux grands carreaux, elle est de 150 bpm, etc. La formule est FC = 300/nombre de grands carreaux séparant deux QRS.

L'intervalle PR de début de P à début de QRS est entre 120 et 200 ms. Il explore la totalité de la conduction depuis la sortie de l'onde du nœud sinusal jusqu'aux extrémités du réseau de Purkinje et pas seulement la traversée du nœud atrioventriculaire.

L'intervalle QT de début de Q à fin de T explore la durée de la repolarisation.

B. Hypertrophies

Ce terme est historique et remonte aux débuts du xxe siècle, il est utilisé ici dans un sens assez simplifié de dilatation ou d'épaississement de la paroi de la cavité cardiaque considérée ou les deux ensemble. Il peut parfois correspondre (atrium gauche) à une fibrose.

1. Hypertrophies atriales (fig. 16.2)

- Hypertrophie atriale droite, le plus souvent par dilatation. Onde P de plus de 2,5 mm en amplitude (souvent pointue) en D2 ou supérieure à 2 mm en V1 ou V2.
- Hypertrophie atriale gauche, c'est un trouble de conduction interatrial sous la forme d'une onde P de plus de 110 ms de durée (en pratique 120 ms). Une composante négative de plus de 40 ms apparaît en V1.

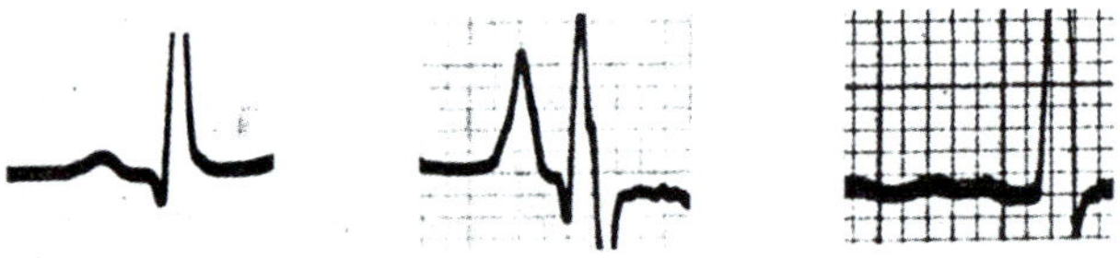

Fig. 16.2. De gauche à droite : onde P normale, hypertrophie atriale droite, hypertrophie atriale gauche.

2. Hypertrophie ventriculaire gauche

Opposer une forme sévère dite aussi « surcharge systolique » (terme historique) à une forme modérée dite « diastolique » sans que ces formes aient une signification sur le mécanisme.

Signe le plus fiable : le signe de Sokolow SV1 + RV5 (amplitude de l'onde S en V1 + amplitude de l'onde R en V5), valeur normale < 35 mm, modifié par Murphy SV1 ou V2 + RV5 ou V6.

Dans la forme sévère, il y a une onde T négative dans les dérivations latérales par anomalie secondaire de la repolarisation (D1, aVL, V5, V6) et disparition de l'onde Q de dépolarisation septale dans les mêmes dérivations.

La déviation axiale est modeste vers la gauche, la durée de QRS < 120 ms. Ces anomalies sont sans grand intérêt séméiologique pour l'étudiant.

Attention aux aspects trompeurs en V1 et V2 avec un possible aspect QS qui mime une séquelle d'infarctus, et/ou sus-décalage du segment ST (fig. 16.3).

Étiologie la plus fréquente : HTA.

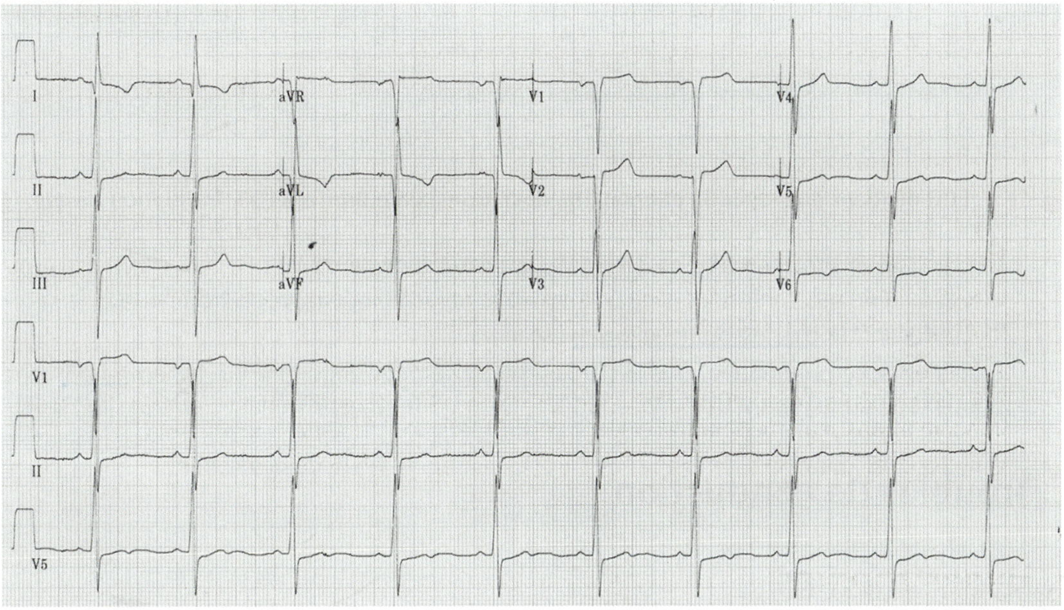

Fig. 16.3. Hypertrophie ventriculaire gauche, Sokolow à 37 mm, « pseudo »-sus-décalage du segment ST en V1 et V2, onde T négative en D1, aVL, V6.

3. Hypertrophie ventriculaire droite

La même séméiologie est observée en cas d'hémi-bloc postérieur gauche ou comme variante de la normale chez les sujets longilignes.

Intérêt modeste à l'ère de l'échocardiographie.

Intérêt clinique chez les patients avec BPCO et au cours de l'embolie pulmonaire.

Le signe le plus fiable est une déviation axiale de QRS > 110° (en pratique 90°).

Autres signes :

- rapport R/S < 1 en V6 ;
- onde R exclusive ou Rs en V1 ;
- onde S > 7 mm en V5 ou V6 ;
- aspect S1S2S3, c'est-à-dire onde S en D1, D2 et D3 ;
- souvent associée à une hypertrophie atriale droite et à un microvoltage chez les patients BPCO.

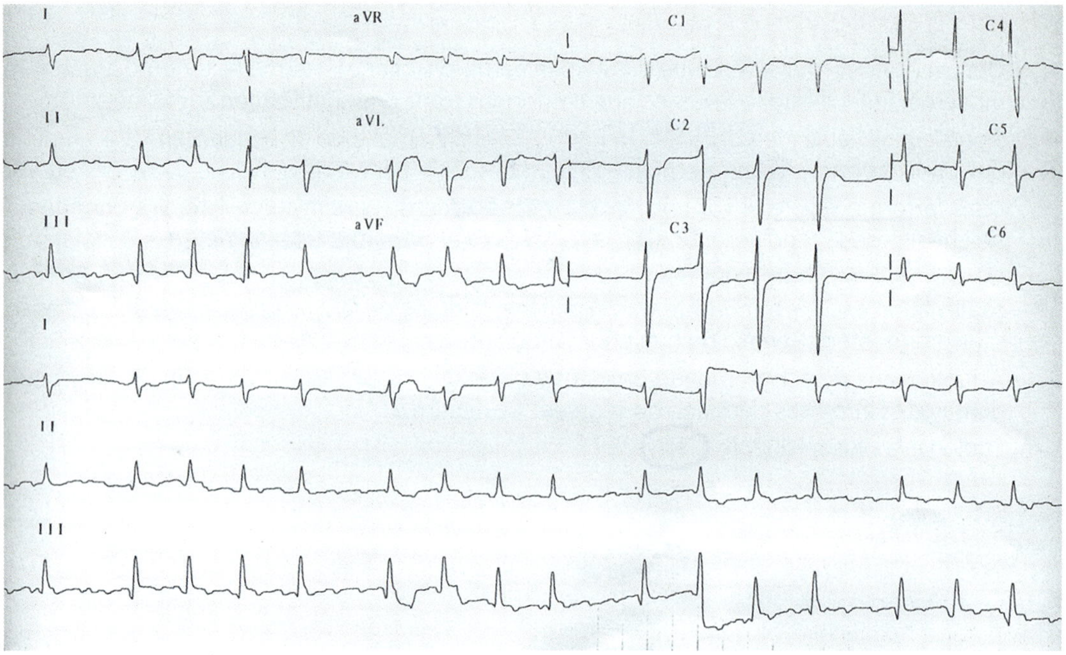

Fig. 16.4. ECG pendant une embolie pulmonaire, déviation axiale droite, S1Q3, fibrillation atriale.

L'onde T peut être négative et asymétrique en V1 parfois V2, V3 dans les formes sévères, attention à ne pas confondre avec une ischémie myocardique (aspects trompeurs).

Il y a souvent un bloc de branche droite associé.

Dans l'embolie pulmonaire, une hypertrophie aiguë peut engendrer un aspect S1Q3 correspondant à l'apparition d'une onde S en D1, Q en D3 (et aussi T négative en D3) (fig. 16.4).

C. Troubles de conduction

Cf. chapitre 15 – item 234.

1. Blocs de branche

Attention

Toujours vérifier au préalable que le rythme est sinusal à fréquence normale et ne pas confondre avec la problématique des tachycardies à QRS larges, cependant un bloc de branche peut être associé à une tachycardie supraventriculaire (fibrillation atriale, par exemple).

- Bloc de branche droite complet (fig. 16.5) :
  - durée de QRS > 120 ms ;
  - aspect RsR' en V1, qR en aVR et qRs en V6 avec onde S le plus souvent arrondie ;
  - ondes T en général négatives en V1-V2 parfois V3.
- Bloc de branche gauche (fig. 16.6) :
  - durée de QRS > 120 ms ;
  - aspect rS ou QS en V1, QS en aVR et R exclusif en V6 ;
  - ondes T en général négatives en DI, aVL, V5-V6 il peut y avoir un léger sus-décalage de ST en V1-V2-V3 mais qui ne dépasse pas 1 mm le plus souvent.
- Blocs incomplets : faible intérêt séméiologique, mêmes anomalies avec durée de QRS entre 100 et 120 ms.

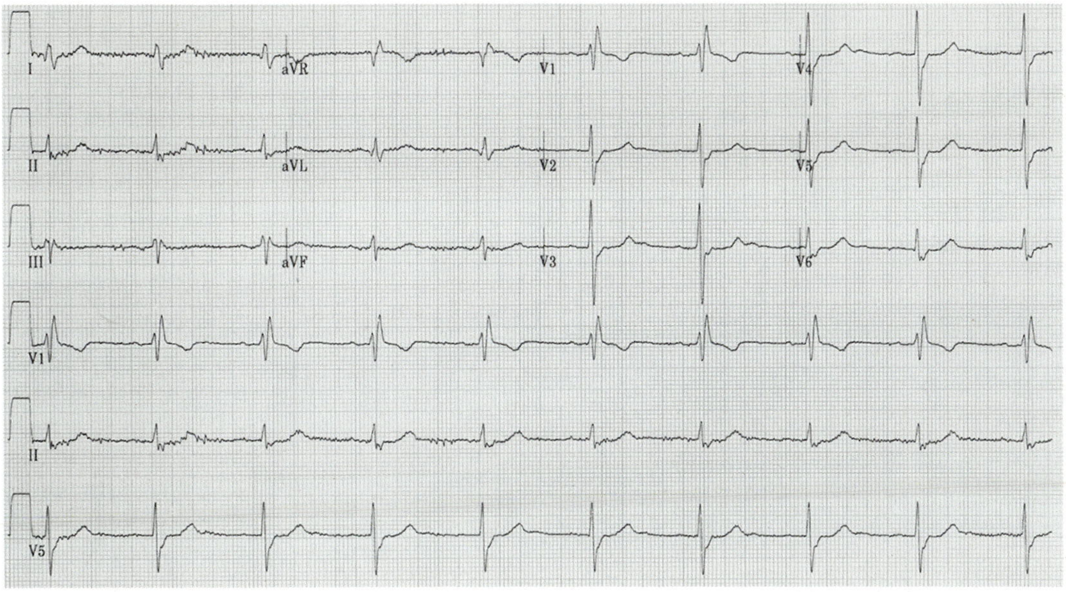

Fig. 16.5. **Aspect de bloc de branche droite complet.**

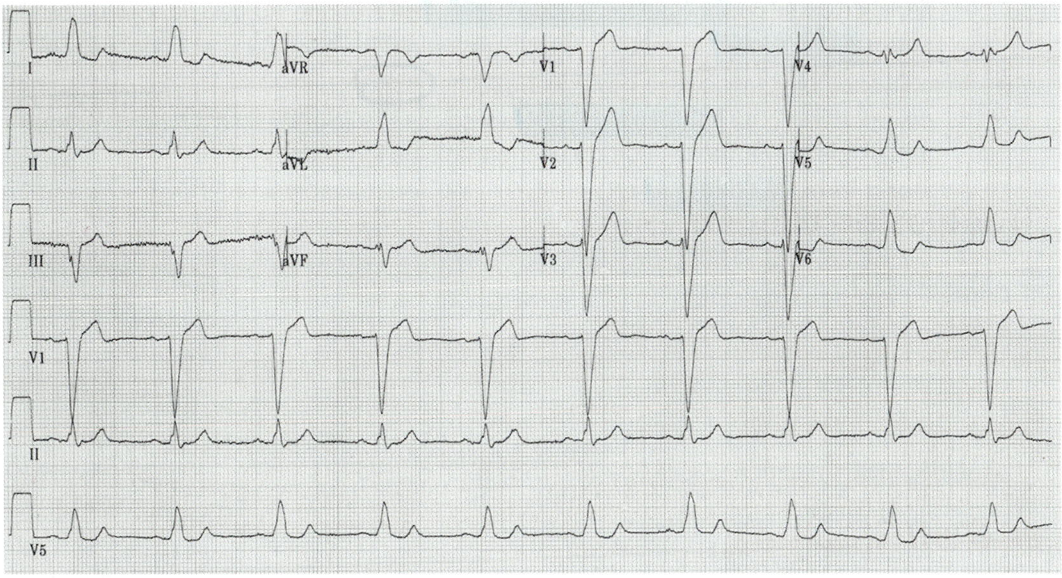

Fig. 16.6. **Aspect de bloc de branche gauche complet.**

Conseils d'interprétation

Vérifier dans l'ordre les points suivants : rythme sinusal durée de QRS > 120 ms aspect en V1. Si en V1 le positif prédomine, c'est un bloc de branche droite ; si le négatif l'emporte, c'est un bloc gauche.

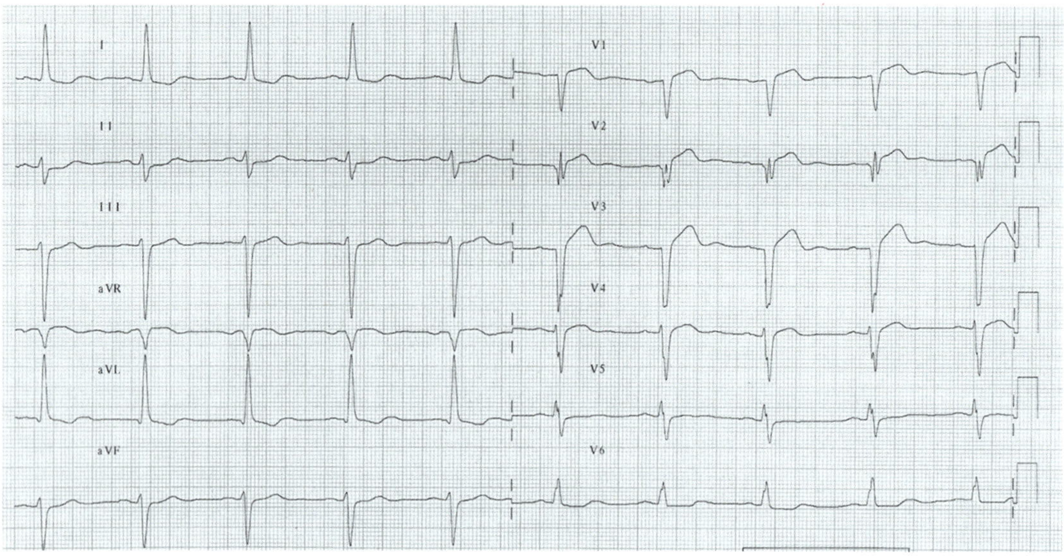

Fig. 16.7. Aspect d'hémi-bloc antérieur gauche et d'infarctus antéro-septo-apical semi-récent.
Noter que la durée de QRS frôle les 120 ms à cause de l'infarctus.

2. Hémi-blocs ou blocs fasciculaires

- Hémi-bloc ou bloc fasciculaire antérieur gauche (HBAG) (fig. 16.7) :
  - déviation axiale du QRS gauche au-delà de –45° en pratique (au-delà de –30° ou de aVL) ;
  - aspect qR en DI-aVL, rS en DII, DIII, aVF (on retient le « S3 > S2 ») et onde S en V6.
- Hémi-bloc ou bloc fasciculaire postérieur gauche (HBPG) :
  - déviation axiale du QRS droite > 100° (en pratique > à +90° ou à aVF) en l'absence de pathologie du ventricule droit ou de morphologie longiligne ;
  - aspect RS ou Rs en DI-aVL, qR en DII, DIII, aVF (on retient le « S1Q3 »).

> **Conseil**
> Retenir les moyens mnémotechniques S3 > S2 et S1Q3…

3. Blocs bifasciculaires

La séméiologie s'additionne HBAG + BBD (fig. 16.8) ou HBPG + BBD.

4. Blocs trifasciculaires

> **Attention**
> Terme souvent utilisé de façon inappropriée.

C'est une forme grave qui annonce le bloc infra-hissien complet.
Dans sa forme incontestable, c'est un bloc alternant, par exemple :

- alternance de bloc de branche droite et de bloc de branche gauche (fig. 16.9) ;
- alternance d'hémi-bloc antérieur et postérieur gauche sur fond de bloc de branche droite.

Souvent un bloc bifasciculaire avec intervalle PR allongé est abusivement nommé bloc trifasciculaire.

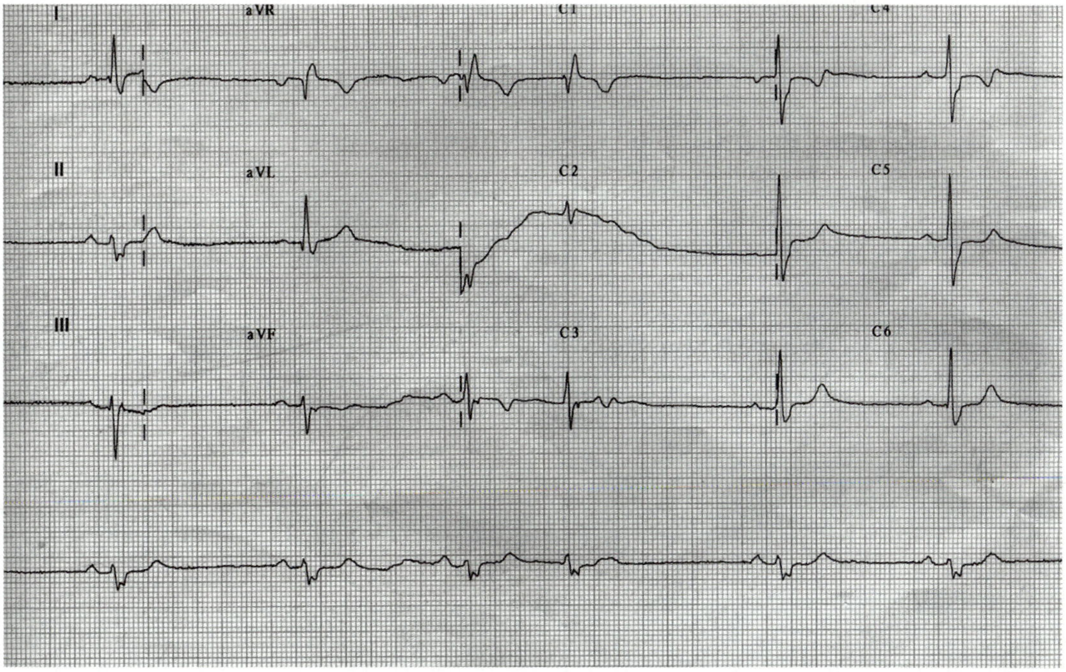

Fig. 16.8. Aspect d'hémi-bloc antérieur gauche associé à un bloc de branche droite réalisant un bloc bifasciculaire.

Noter aussi une extrasystole.

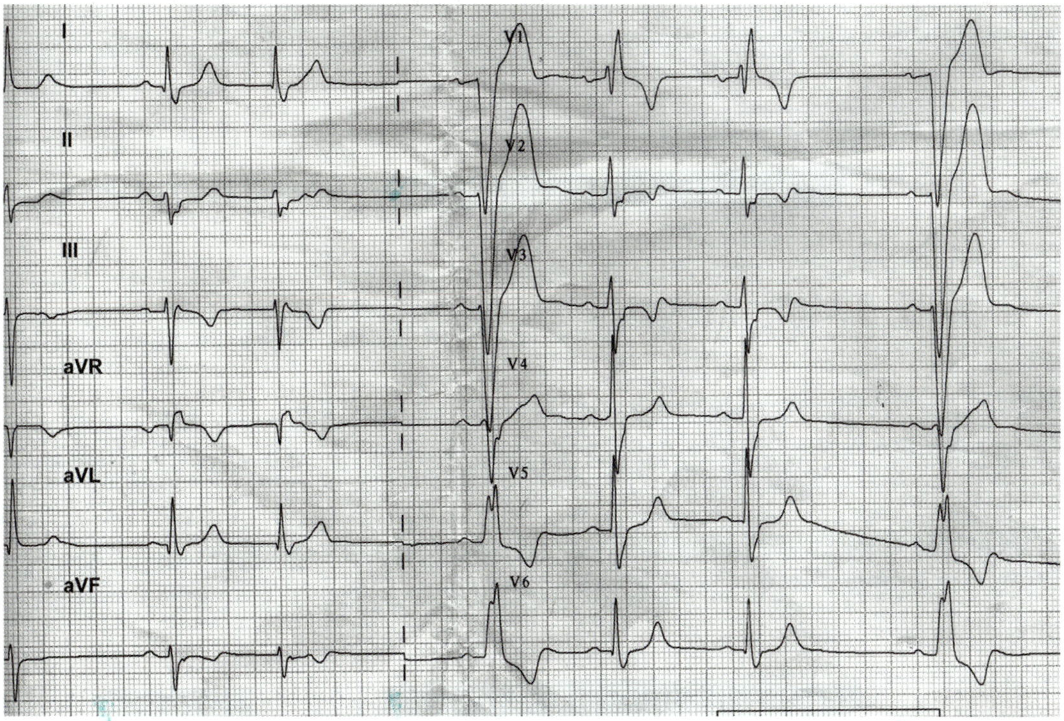

Fig. 16.9. Aspect de bloc de branche droite interrompu par deux battements (le 4e et le 7e) avec aspect de bloc de branche gauche.

Le tout (bloc alternant) annonce un bloc trifasciculaire.

5. Blocs atrioventriculaires

La séméiologie détaillée est donnée au chapitre 15 « Troubles de la conduction intracardiaque ».

Les trois exemples des fig. 16.10, 16.11 et 16.12 résument la séméiologie détaillée au chapitre 15 « Troubles de la conduction intracardiaque » (tableau 16.2).

Attention pour les blocs 2 : 1 ou 3 : 1, etc.

Cette nomenclature indique le nombre de P au numérateur pour le nombre de QRS au dénominateur. Ces blocs sont tous des variantes de bloc du deuxième degré. Abusivement, on les range dans la catégorie des blocs de type Möbitz II. En réalité, le bloc 2 : 1 est inclassable en Möbitz I ou II, les autres sont de haut degré s'il y a ≥ 2 ondes P bloquées de suite (c'est le cas des blocs 3 : 1 ou 4 : 1). Parmi les blocs rythmés, seuls les blocs 3 : 2 ou 4 : 3 sont de type Möbitz II.

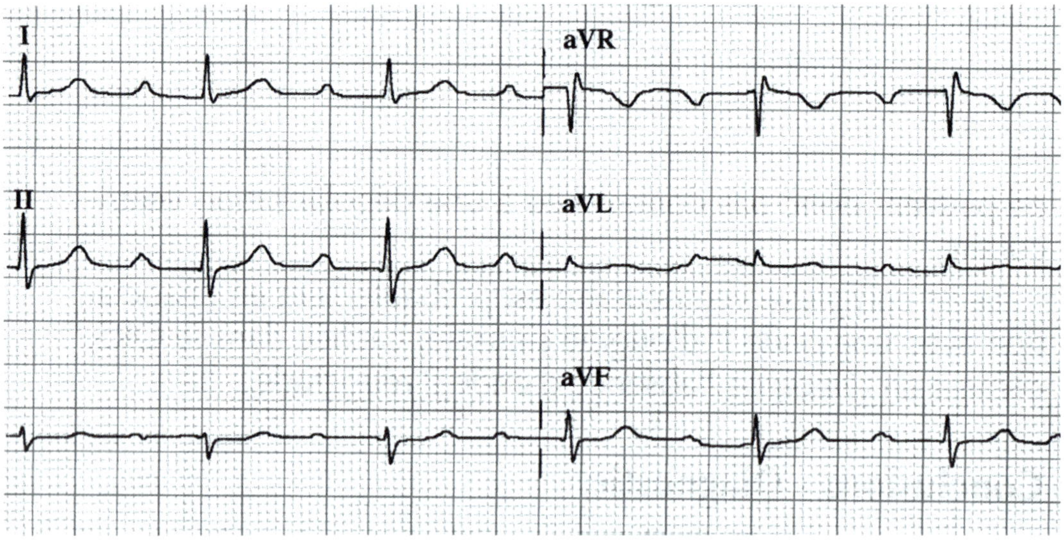

Fig. 16.10. Aspect de bloc atrioventriculaire du premier degré, allongement fixe et constant de PR > 200 ms sans onde P bloquée.

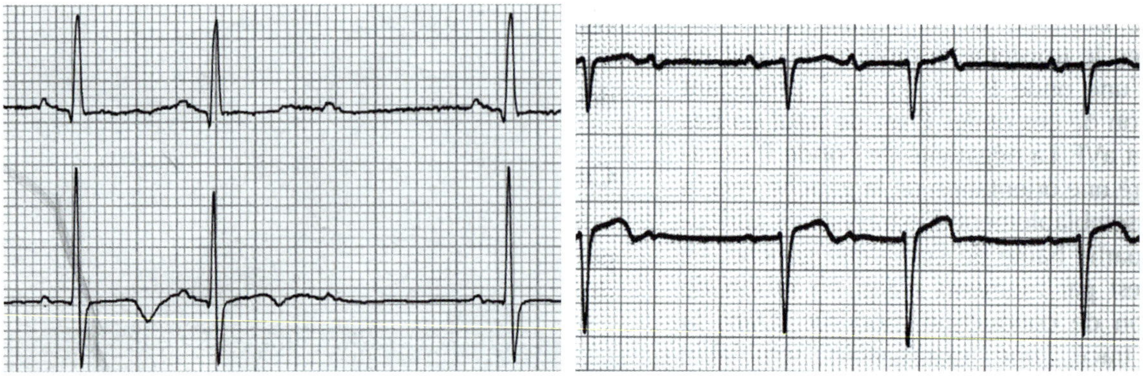

Fig. 16.11. Aspect de bloc atrioventriculaire du deuxième degré, à gauche de type Möbitz II et à droite de type Möbitz I (ou Luciani-Wenckebach).

Identifier les ondes P bloquées. Attention, à gauche, il y en a quatre et la troisième est bloquée ; à droite, il y en a cinq et la première et la quatrième sont bloquées. Noter les variations de PR à droite et l'absence de variation à gauche.

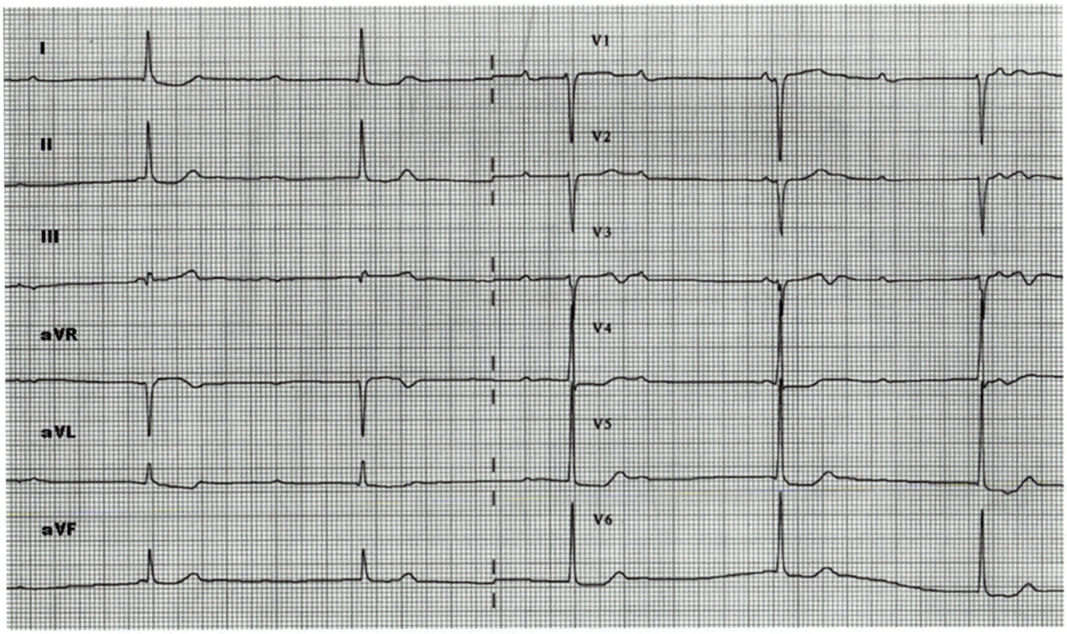

Fig. 16.12. **Aspect de bloc atrioventriculaire complet ou du troisième degré.**
Noter les ondes P dissociées, bien visibles en V1, l'échappement jonctionnel à QRS fins, régulier et lent. L'échappement à QRS fins traduit un bloc nodal (ou supra-hissien).

Tableau 16.2. **Résumé de la séméiologie des BAV.**

	Intervalle PR	Intervalle RR	Onde P bloquée
BAV 1er degré	Fixe > 200 ms	Régulier	Aucune
BAV 2e degré type Möbitz I	Variable avant et après l'onde P bloquée	Irrégulier	Une à la fois
BAV 2e degré type Möbitz II	Fixe avant et après l'onde P bloquée	Irrégulier	Une à la fois
BAV 2e degré type 2 : 1	Fixe	Régulier	Une sur deux
BAV haut degré et variantes 3 : 1, 4 : 1, etc.	Variable	Irrégulier	Plusieurs consécutives
	Fixe pour ondes P conduites	Régulier	Rythmées, 2 sur 3 ou 3 sur 4, etc.
BAV complet QRS fins	Dissociation complète	Régulier LENT	Toutes bloquées
BAV complet QRS larges	Dissociation complète	Régulier TRÈS LENT	Toutes bloquées
BAV et FA	Non visible	Régulier LENT	Non visibles (FA)

6. Dysfonction sinusale

Sémiologie difficile pour beaucoup d'étudiants, se reporter au chapitre 15 « Troubles de la conduction intracardiaque ».

L'analyse du tracé est simple dans les cas suivants :

- asystole (tracé plat sans aucune activité cardiaque visible) à ne pas confondre cependant avec une fibrillation ventriculaire à petites mailles ;
- pauses traduisant un bloc sino-atrial intermittent du deuxième degré (fig. 16.13).

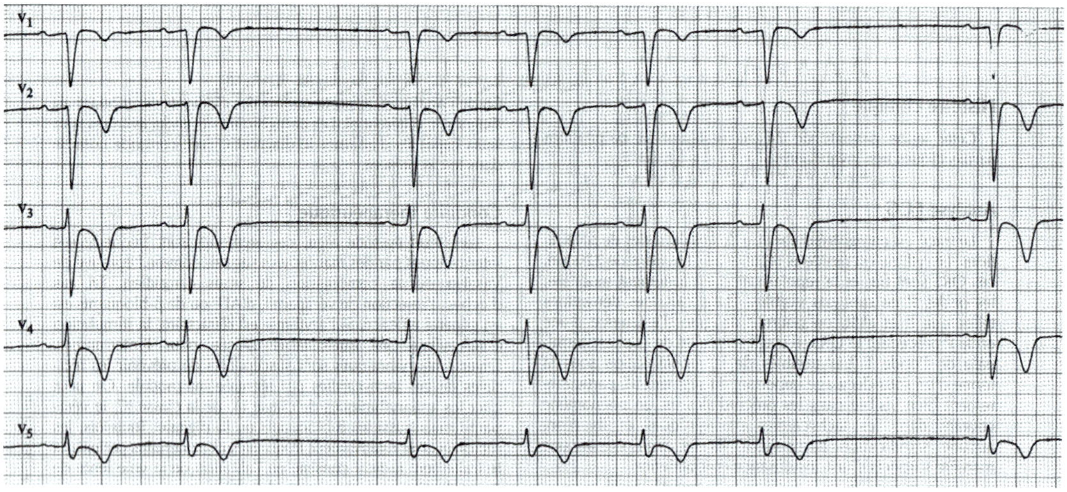

Fig. 16.13. Aspect caricatural de bloc sino-atrial du deuxième degré.
Une pause est observée avec un manque complet de complexe P-QRS-T correspondant au double de l'intervalle PP ou RR normal.

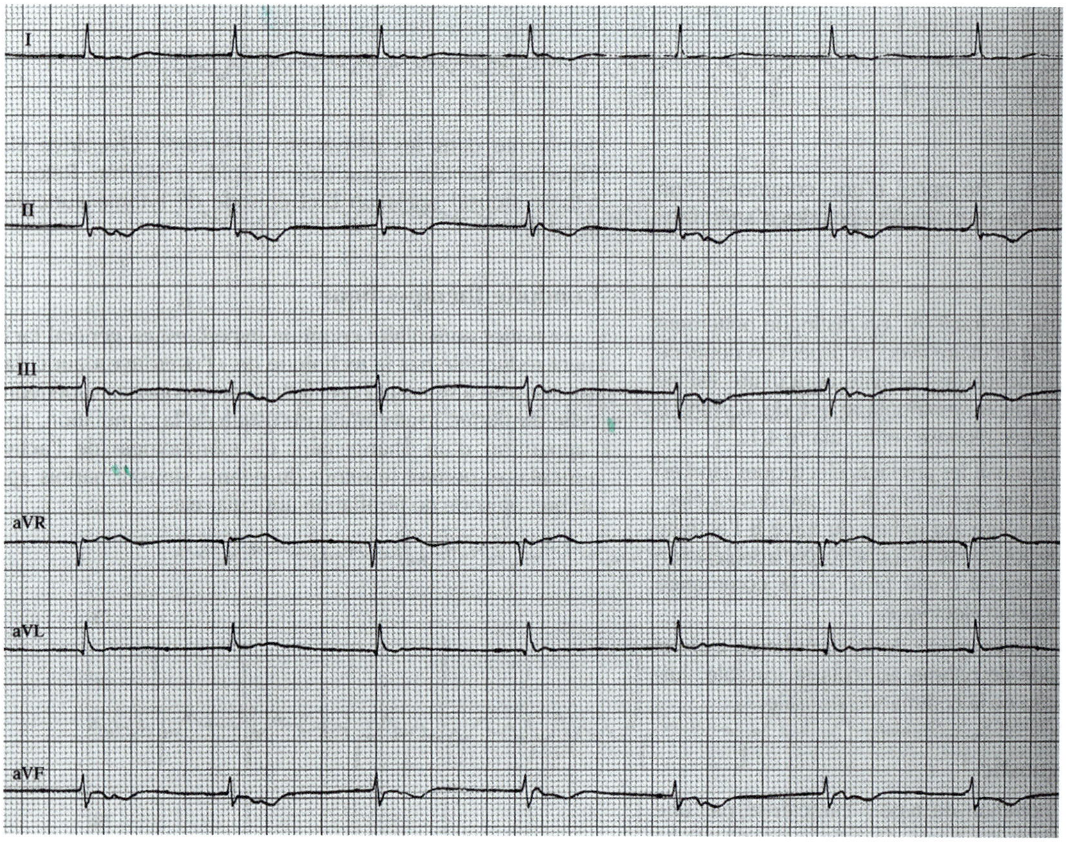

Fig. 16.14. Aspect d'échappement jonctionnel traduisant une dysfonction sinusale.
Noter l'absence d'onde P devant les QRS, on n'observe pas non plus d'ondes P bloquées. En fait, l'activité atriale est visible derrière le QRS dans le segment ST. Chez ce sportif de haut niveau, le mécanisme est une vagotonie.

Tracés plus difficiles lorsque la dysfonction sinusale se pérennise et qu'apparaît alors un rythme d'échappement soit atrial (onde P négative en D2), soit jonctionnel (pas d'onde P visible) (fig. 16.14).

D. Troubles du rythme supraventriculaire

On les définit comme naissant des massifs atriaux ou du nœud atrioventriculaire plus rarement du faisceau de His. Au-delà de la bifurcation hissienne, on parle de troubles du rythme ventriculaire.

Attention

Dans la pratique française, trouble du rythme est quasi synonyme de tachycardie et n'est pas employé pour désigner les bradycardies. Pour les bradycardies, on utilise le terme de trouble de la conduction. Enfin, le terme de tachysystolie a été banni depuis longtemps du vocabulaire français ou international.

Les troubles du rythme supraventriculaire sont à QRS fins (< 120 ms) mais pas toujours…

Intérêt des manœuvres vagales pour élucider ces ECG *en créant un bloc atrioventriculaire transitoire* :

- manœuvre de Valsalva (expiration forcée à glotte fermée) ;
- à la rigueur chez les patients jeunes, compression carotidienne unilatérale (attention à l'athérome carotide) ;
- jamais de compression oculaire (décolle la rétine des myopes) ;
- si inefficace, utiliser un vagomimétique, agoniste purinergique de type Striadyne®. Cette molécule est contre-indiquée en cas de bronchospasme (asthme) ou d'hypotension artérielle, elle n'est pas recommandée si les QRS sont larges (> 120 ms), elle s'utilise en intraveineux flash, l'effet dure une dizaine de secondes.

1. Fibrillation atriale : FA (fig. 16.15)

Ce sujet fait l'objet du chapitre 14 « Fibrillation atriale ».

Forme usuelle de tachycardie entre 100 et 200 bpm à QRS « irrégulièrement irréguliers », c'est-à-dire que les intervalles RR ne sont pas multiples d'une valeur commune, habituellement les QRS sont fins et l'activité atriale est remplacée par des mailles amples ou au contraire par une fine trémulation de la ligne de base (*cf.* exemples chapitre 14 « Fibrillation atriale »). En cas de difficultés pour analyser l'activité atriale, on peut recourir aux manœuvres vagales.

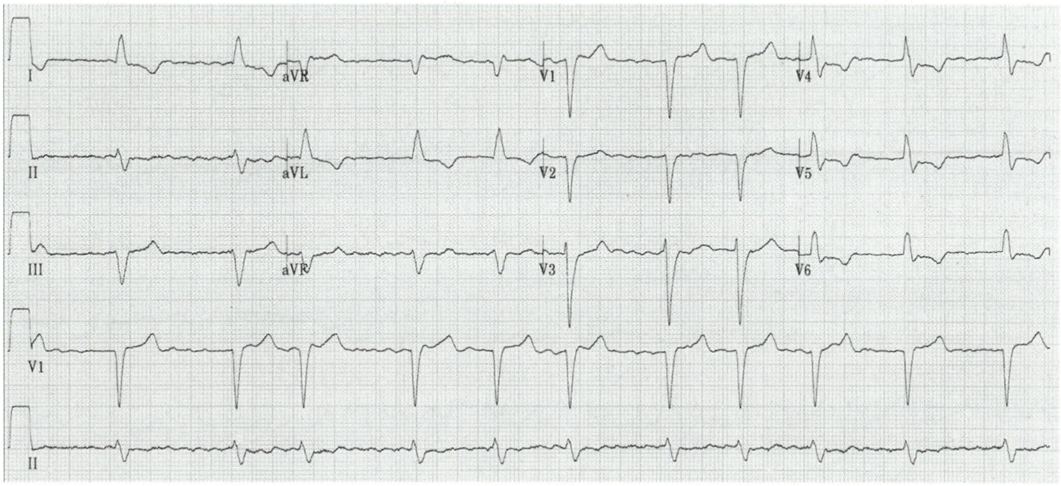

Fig. 16.15. Fibrillation atriale à petites mailles, bien visibles sur le long tracé D2, et bloc de branche gauche complet (durée de QRS = 120 ms, aspect QS en V1).

Des aspects plus difficiles peuvent mettre l'étudiant en difficulté :

- association à un *bloc atrioventriculaire complet*, l'évoquer lorsque l'activité ventriculaire devient lente et régulière ;
- association à une *dysfonction sinusale* avec alternance de bradycardie et de tachycardie. On parle alors de la maladie de l'oreillette ou maladie rythmique atriale. Des pauses de régularisation sont observées à l'arrêt de la FA traduisant la non-reprise du rythme sinusal ;
- association à un *bloc de branche* préexistant. Plus problématique encore et dépassant les objectifs de cet ouvrage est le problème des blocs de branche fonctionnels observés en FA et non en rythme sinusal chez le même patient.

2. Flutters atriaux

Troubles du rythme également fréquents et organisés, liés à une boucle d'activation circulaire dans l'atrium droit plus souvent que gauche (on parle de réentrée).

Ils sont souvent observés en association à la FA avec possibilité de passage d'une forme à l'autre (parfois sur un même ECG !).

Activité atriale monomorphe (même aspect sur une dérivation donnée) rapide avec le plus souvent activité à 300 bpm (entre 240 et 340), sans retour net à la ligne de base. L'enchaînement des ondes P (dénommées F) donne un aspect sinusoïdal ou en dents de scie, parfois uniquement visible après manœuvre vagale (fig. 16.16).

On en distingue plusieurs variétés :

- le flutter commun (ou typique) tourne dans l'atrium droit, il a une cadence à 300 bpm (le plus souvent) et les ondes F sont bien visibles en D2, D3 et aVF sous la forme de dents de scie négatives, et sous une forme bosselée et positive en V1 ;
- autres variétés dites atypiques, soit atriales droites soit atriales gauches, à des cadences propres allant de 150 à 320 bpm et des ondes F de morphologies diverses.

L'activité ventriculaire est particulière et doit être bien analysée :

- elle est rapide le plus souvent mais pas toujours (si le patient reçoit des médicaments freinateurs ; premier piège) ;

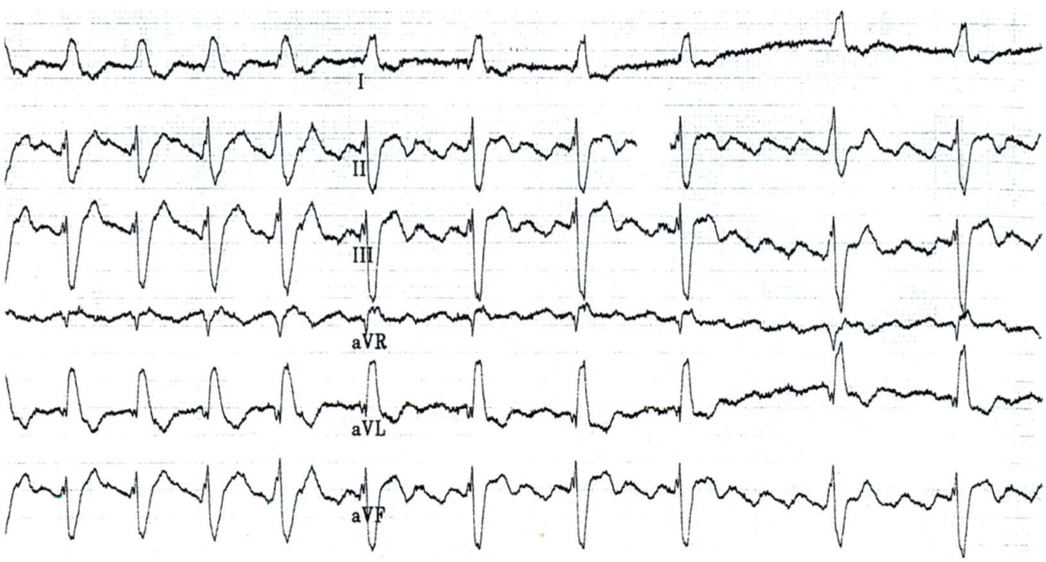

Fig. 16.16. Flutter atrial commun avec ondes F en dents de scie négatives en D2, D3 et aVF à 300 bpm démasquées par une manœuvre vagale en raison d'un bloc de branche associé.

- elle est régulière le plus souvent mais pas toujours (car l'effet de filtrage du nœud peut lui-même être variable ; second piège) ;
- elle correspond à un filtrage physiologique de la part du nœud atrioventriculaire ;
- dans sa forme usuelle, la cadence ventriculaire est à 150 bpm, correspondant à une division par deux de la fréquence des ondes F (transmission 2 : 1) ou à 100 bpm correspondant à une transmission 3 : 1... ;
- elle est ralentie temporairement par la manœuvre vagale qui démasque de ce fait l'activité atriale sous-jacente.

3. Tachycardies atriales

Elles sont moins fréquentes et correspondent à des arythmies atriales le plus souvent focales.

La cadence atriale est souvent moins rapide que celle des flutters à 120–200 bpm.

L'activité atriale est marquée par un retour à la ligne de base entre des ondes P différentes de l'onde P sinusale dans toutes les dérivations, elle est régulière.

Présentation sous forme de tachycardie régulière à QRS fins et PR soit long soit normal souvent entrecoupé de retours en rythme sinusal, elles peuvent aussi prendre l'allure de salves d'extrasystoles atriales.

Elles sont parfois stoppées par les manœuvres vagales.

4. Tachycardies jonctionnelles

Elles sont fréquentes, couramment synonymes en France de la maladie dite de Bouveret.

Leur signature est une tachycardie très régulière, rapide de 130 à 260 bpm, sans activité atriale visible ou parfois simplement devinée dans le segment ST et surtout qui s'accompagne d'un retour en rythme sinusal lors de la manœuvre vagale au moins temporairement (fig. 16.17).

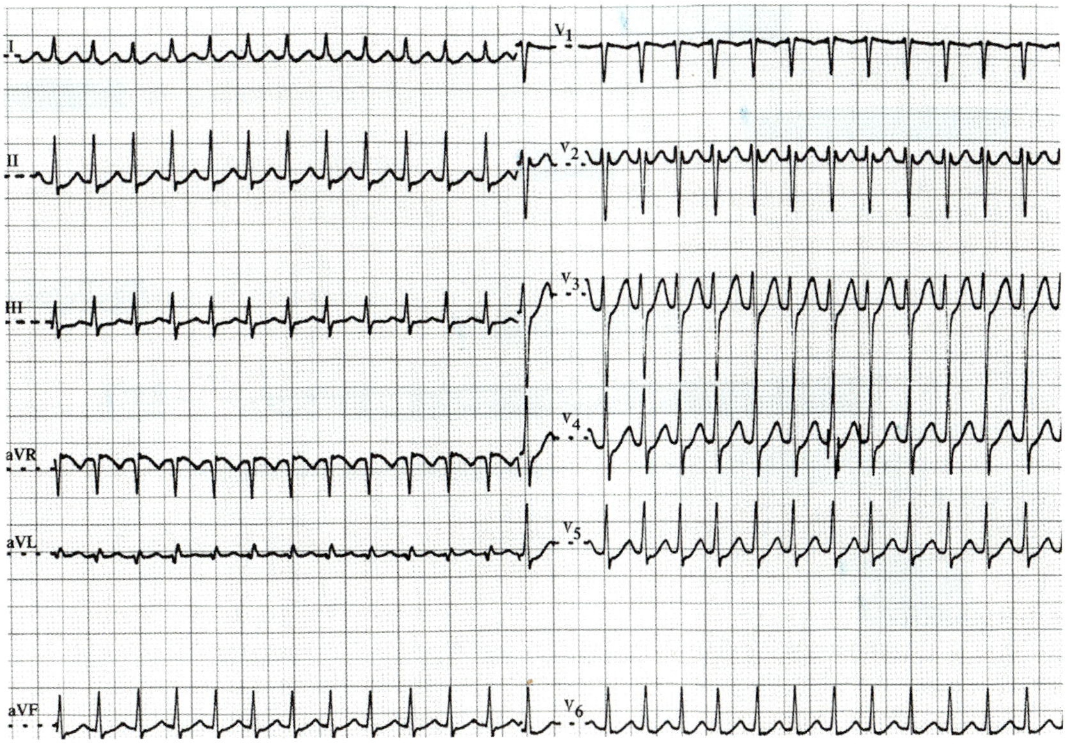

Fig. 16.17. Tachycardie jonctionnelle, régulière à QRS fins, pas d'activité atriale ici par réentrée nodale.

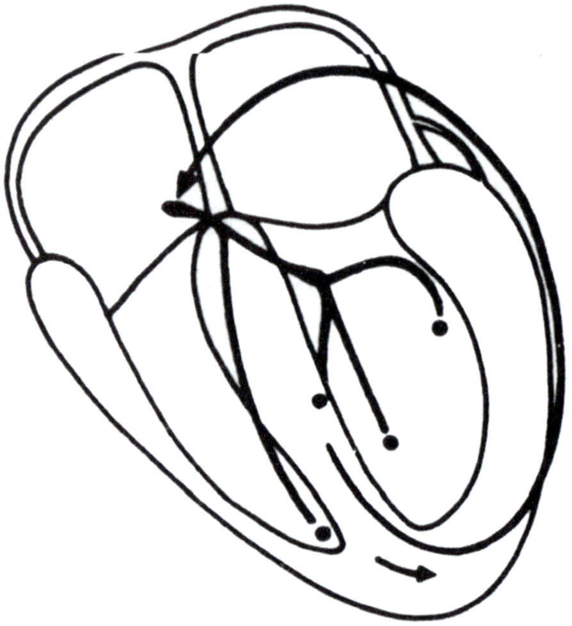

Fig. 16.18. Mécanisme alternatif des tachycardies jonctionnelles.
Une voie accessoire connecte atrium et ventricule, elle est activée de façon rétrograde (des ventricules à l'atrium) et ramène l'onde d'activation au tissu de conduction en circuit fermé (réentrée).

Il en existe deux mécanismes, l'un confiné au nœud atrioventriculaire (réentrée nodale) et l'autre utilisant une voie accessoire (fig. 16.18).

Pour l'étudiant de DCEM (DAFSM), ces deux formes sont indiscernables, sauf si la voie accessoire s'exprime au retour en rythme sinusal par un aspect de préexcitation (*cf.* syndrome de Wolff-Parkinson-White).

Ces tachycardies sont en principe à QRS fins, mais des exceptions restent possibles.

5. Extrasystoles

Elles sont de faible valeur séméiologique, car fréquentes et observées de façon physiologique.

Elles peuvent déclencher une enquête étiologique surtout en cas de palpitations (*cf.* chapitre 17 « Palpitations »).

Ce sont des battements prématurés soit atriaux, soit jonctionnels avec un QRS en principe identique à celui observé en rythme sinusal.

L'onde P prématurée (ectopique) est de morphologie en général différente de l'onde P sinusale (fig. 16.19).

Elles peuvent être :

- répétitives : doublets, triplets ou salves ;
- rythmées :
  - un battement sur deux, on parle de bigéminisme,
  - un sur trois de trigéminisme, etc.

Si elles sont très prématurées ou en salves rapides, certaines peuvent être filtrées de façon physiologique par le nœud atrioventriculaire (P bloquées). Dans ce cas, attention à ne pas évoquer à tort un bloc atrioventriculaire.

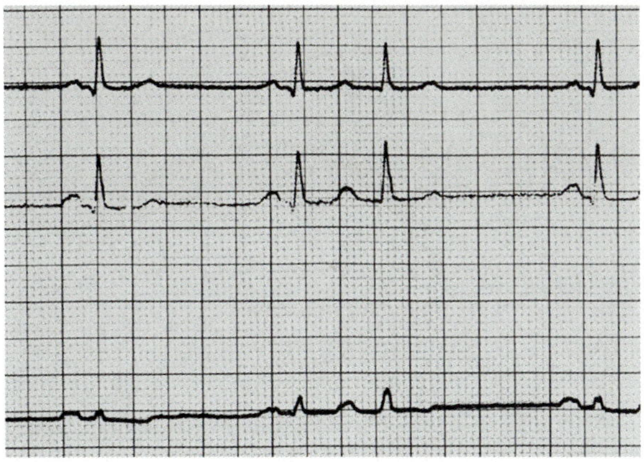

Fig. 16.19. **Extrasystole atriale.**
À première vue, l'onde P n'est pas identifiée. Elle est en fait juxtaposée à l'onde T qui précède, elle en renverse la polarité (de négative en positive sur la dérivation du bas).

E. Troubles du rythme ventriculaire

Attention

Objectif pédagogique prioritaire, dominé par la problématique de la mort subite et des syncopes (*cf.* chapitre 13 « Malaises, pertes de connaissance »).
Ces tachycardies naissent en dessous de la bifurcation hissienne.

1. Tachycardies ventriculaires

Toute tachycardie à QRS larges est une tachycardie ventriculaire (TV) jusqu'à preuve du contraire.

C'est un état électrique instable, prémonitoire de l'arrêt cardiaque observé dans plus de la moitié de toutes les morts subites, on dit qu'une TV « dégénère » en FV.

Suspecter le diagnostic sur des bases simples : tachycardie à plus de 100 bpm et à durée de QRS > 120 ms pour au moins trois battements consécutifs et donner l'alerte (faire le 15, se préparer à une réanimation).

Entre trois battements et 30 secondes, on parle de TV non soutenue, soutenue si > 30 secondes.

Au-delà de ces règles simples, le diagnostic peut être affiné (*a posteriori*) par certains éléments :

- cardiopathie sous-jacente ;
- concordance positive ou négative, c'est-à-dire QRS entièrement positif (R) ou entièrement négatif (QS) de V1 à V6 ;
- déviation axiale extrême (en aVR) ;
- complexes de capture ou de fusion, ce sont des QRS fins précédés d'une onde P intercalés dans le tracé sans variation évidente des intervalles RR (fig. 16.20) ;
- dissociation ventriculo-atriale, c'est-à-dire ondes P plus lentes dissociées des QRS. À ne pas confondre avec la dissociation atrioventriculaire du bloc complet (fig. 16.21) !

2. Fibrillation ventriculaire

C'est une urgence absolue qui nécessite une cardioversion électrique immédiate avant tout autre geste, mais on pratique un massage cardiaque en attendant le choc électrique.

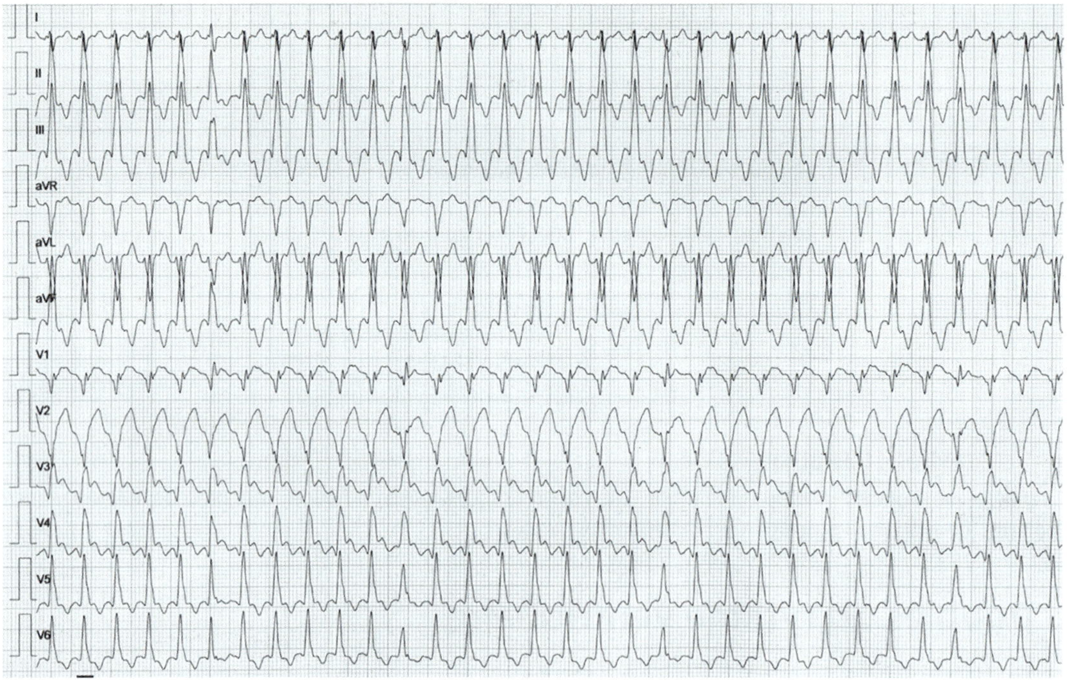

Fig. 16.20. **TV car tachycardie régulière à QRS larges, battements de fusion, QRS n° 6, 12, 20, etc., surtout visibles en V1.**

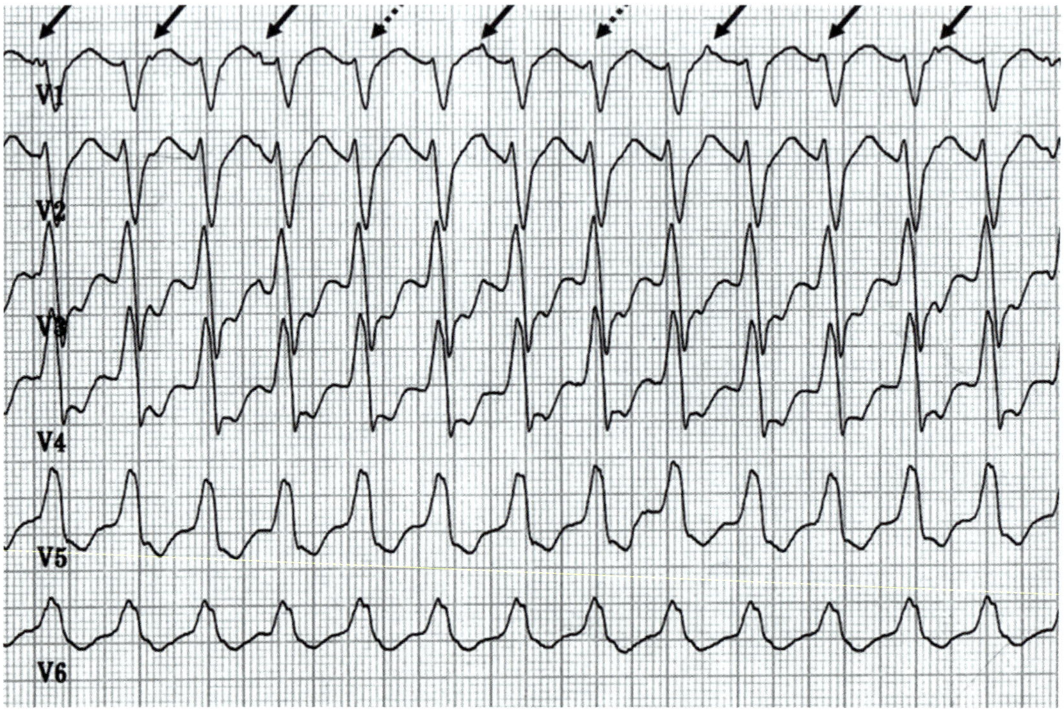

Fig. 16.21. **TV car tachycardie à QRS larges, régulière avec dissociation ventriculo-atriale.**
Compter 13 QRS pour 9 ondes P.

Ne pas confondre des FV à grandes mailles avec une tachycardie ventriculaire qui ferait retarder la prise en charge (fig. 16.22).

Après 4 à 8 secondes, le patient perd connaissance, le pouls carotidien est aboli.

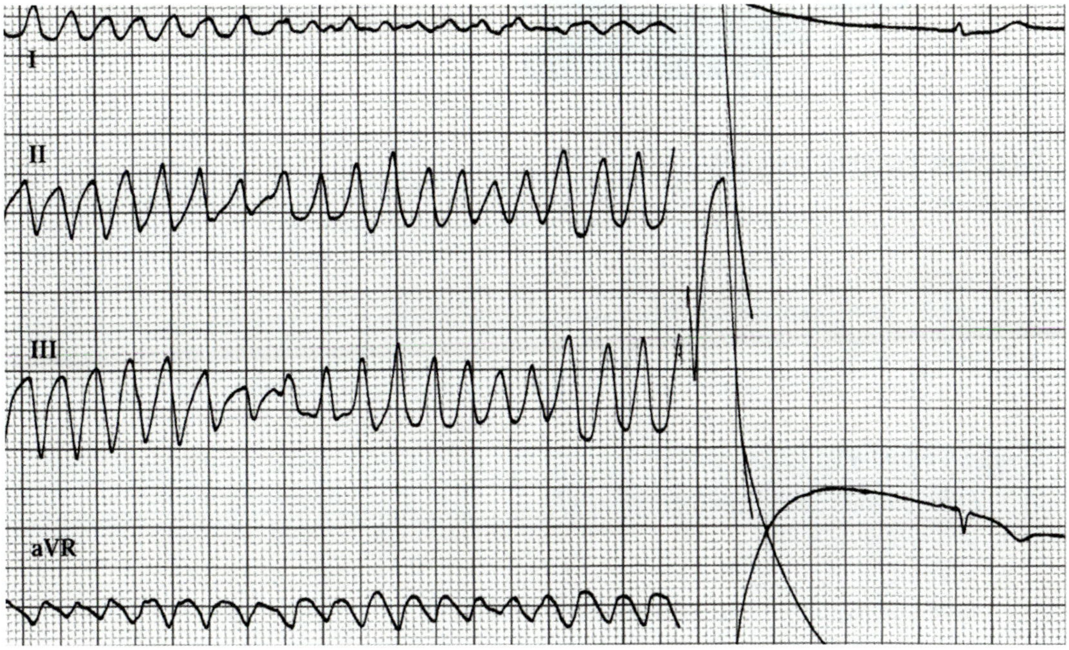

Fig. 16.22. Fibrillation ventriculaire en larges fuseaux puis retour en rythme sinusal par choc électrique salvateur.

3. Torsades de pointes

C'est une forme particulière de fibrillation ventriculaire qui peut s'arrêter spontanément (ou non).

Elle s'observe en cas d'allongement de l'intervalle QT et de bradycardie lors de :

- échappements à QRS larges des blocs atrioventriculaires bas situés ;
- hypokaliémie ou hypocalcémie ;
- prise de médicaments allongeant l'intervalle QT (*cf.* Dictionnaire *Vidal*) ;
- de syndrome du QT long congénital (causes génétiques).

Le diagnostic est souvent évoqué à tort (fig. 16.23).

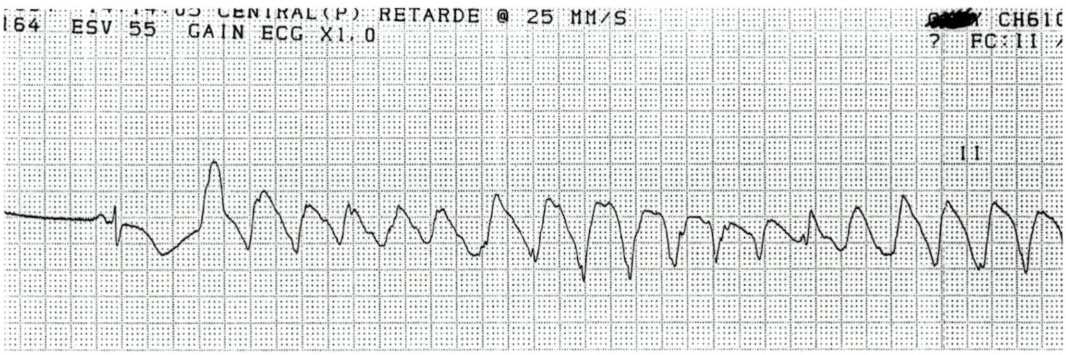

Fig. 16.23. Torsades de pointes sur QT long.

L'arythmie stoppe d'elle-même quelques secondes plus tard ; une fois installée, elle est indiscernable d'une FV.

4. Extrasystoles ventriculaires

Elles se définissent par des battements prématurés à QRS larges non précédés d'onde P, différents du QRS en rythme sinusal.

Elles sont banales et observées sur cœur sain.

Elles peuvent être répétitives ou rythmées (*idem* extrasystoles atriales).

Elles font engager un diagnostic étiologique.

F. Autres pathologies

1. Dyskaliémies

Hypokaliémie :

- onde T plate ou négative, diffuse avec ST sous-décalé ;
- QRS normal ;
- allongement de QT, apparition d'une onde U (onde supplémentaire derrière T) ;
- extrasystole ou tachycardie ventriculaire, torsade de pointes, fibrillation ventriculaire.

Hyperkaliémie (fig. 16.24) :

- onde T ample, pointue et symétrique ;
- allongement de PR ;
- élargissement de QRS ;
- BAV, tachycardie ventriculaire, dysfonction sinusale.

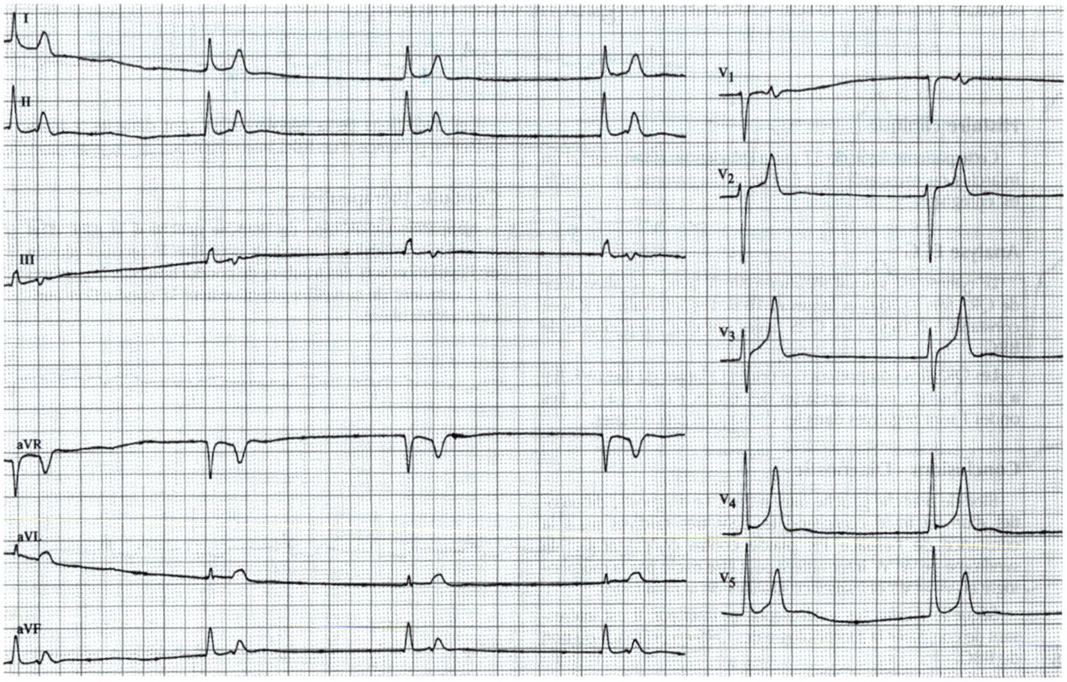

Fig. 16.24. Hyperkaliémie avec dysfonction sinusale et échappement jonctionnel.
Les QRS ne sont pas encore larges, mais les ondes T sont géantes.

2. Péricardites

Évolution classique en quatre phases en cas de péricardite aiguë :

- phase 1 brève (fig. 16.25) :
  - microvoltage (d'autant plus important que la péricardite est liquidienne),
  - sus-décalage de ST typiquement concave vers le haut diffus concordant sans image en miroir,
  - sous-décalage de PQ (PR) ;
- phase 2 : onde T plate dans toutes les dérivations, ST isoélectrique ;
- phase 3 : onde T négative persistante ;
- phase 4 : retour progressif à la normale.

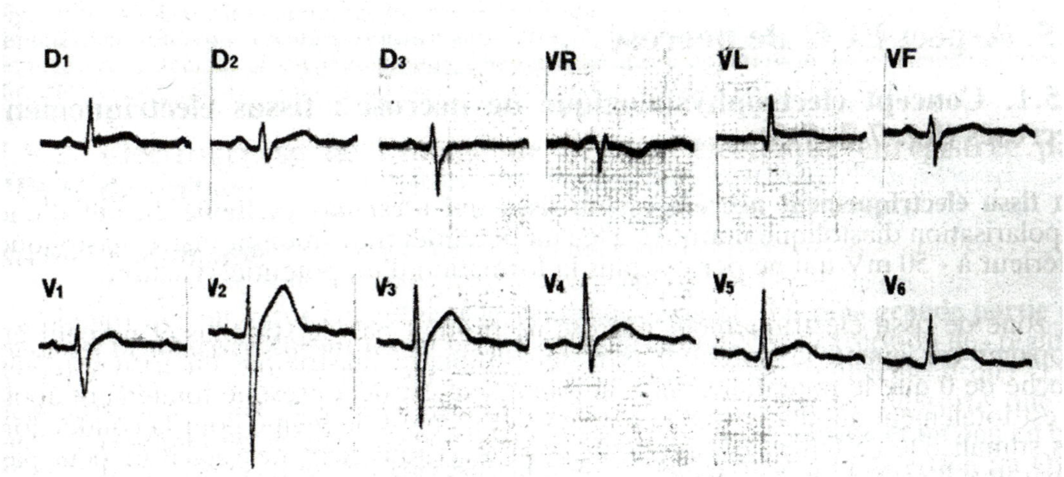

Fig. 16.25. Péricardite au stade initial.
Noter ici l'anomalie diffuse du segment ST d'aspect plutôt convexe que concave, sans image en miroir.

3. Préexcitation

Le syndrome de Wolff-Parkinson-White traduit la présence d'une fibre ectopique connectant l'atrium au ventricule (faisceau de Kent), il associe un PR court (< 120 ms) et un élargissement de QRS, par empâtement du pied de QRS ou onde δ, à des anomalies de repolarisation (fig. 16.26).

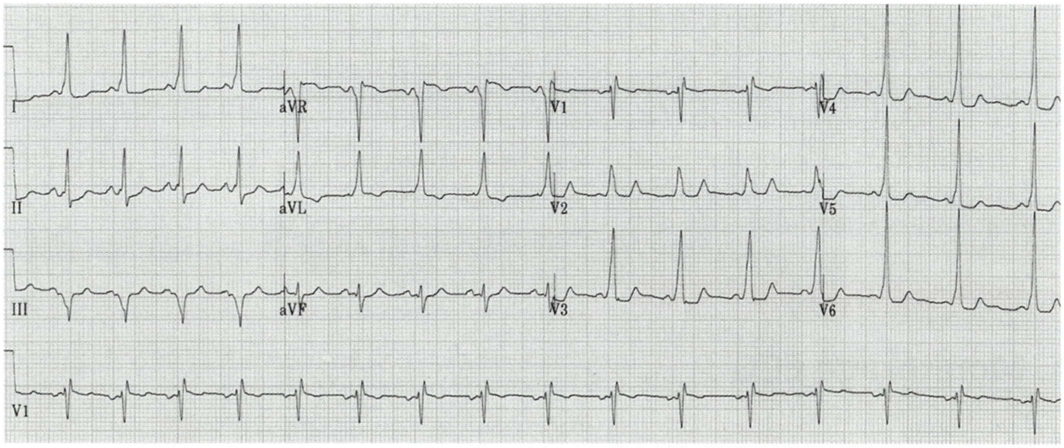

Fig. 16.26. Syndrome de Wolff-Parkinson-White réalisant une préexcitation.

4. Maladie coronaire

Cf. chapitre 4 « Syndromes coronariens aigus ».

Syndromes avec sus-décalage de ST (SCA avec ST)

- Attention à rechercher les dérivations du sus-décalage qui indiquent le territoire lésé puis chercher le miroir sous la forme d'un sous-décalage et non l'inverse.
- Exiger 2 mm dans les précordiales et 1 mm dans les frontales.
- Exiger ce signe sur au moins deux dérivations adjacentes.
- Sus-décalage de ST englobant l'onde T ou onde de Pardee.
- Ne pas oublier que la constatation d'*un bloc de branche gauche complet amène au même diagnostic de SCA avec ST* sauf en cas de certitude sur le fait que le BBG préexistait de longue date.
- Ne pas oublier les dérivations postérieures V7, V8 et V9, ni les dérivations droites V3R et V4R.
- Savoir que les ondes T géantes qui précèdent le sus-décalage de ST ne sont jamais vues en pratique.
- Le sus-décalage régresse rapidement avec la reperfusion et dure plusieurs jours en l'absence de reperfusion ; il peut persister indéfiniment en cas d'évolution anévrismale.
- À ne pas confondre avec les anomalies de repolarisation de l'hypertrophie ventriculaire gauche ou de l'embolie pulmonaire.
- La présence d'un QRS entraîné électroniquement par un stimulateur cardiaque (pacemaker) empêche toute interprétation de la repolarisation, on utilise la troponinémie, l'échocardiographie ou la coronarographie en cas de doute.
- L'évolution normale après 48 heures se fait vers une onde T négative dite « ischémique » parfois pendant très longtemps.

Ondes Q de nécrose

- Parfois précoces au cours du SCA avec ST sus-décalé.
- Ne doivent pas faire considérer à tort qu'une reperfusion serait inutile car trop tardive.
- Apparaissent en principe vers la 6e heure font au moins 1/3 (ou 1/4) du QRS en amplitude et > 40 ms de durée.
- À ne pas confondre avec l'onde Q fine de dépolarisation septale physiologique.
- Elles peuvent être remplacées par un écrêtement ou rabotage de l'onde R, surtout décrit en V2-V3-V4.

Syndromes coronaires aigus sans sus-décalage de ST (SCA sans ST)

On peut observer :

- un sous-décalage de ST (courant de lésion sous-endocardique) ou une inversion des ondes T (ondes T « ischémiques ») ;
- une pseudo-normalisation d'ondes T antérieurement négatives ;
- un aplatissement des ondes T.

L'ECG peut rester normal.

Les anomalies peuvent être masquées par un pacemaker.

II. Indications de l'ECG

A. Monitorage ECG

- Toutes situations d'urgence ou de réanimation et transferts médicalisés.
- En surveillance aux soins intensifs cardiologiques pour pathologie aiguë (syndrome coronaire, par exemple).

- En peropératoire et en salle de réveil postanesthésique.
- Pendant les exercices de réadaptation des cardiaques.
- Le plus souvent, quatre électrodes aux racines des membres et affichage continu monopiste.
- Alarmes réglées sur des bornes haute et basse de fréquence cardiaque ajustées selon le contexte.

B. ECG conventionnel 12 dérivations ou plus

- Systématique dans les centres de santé, au moment des bilans de santé proposés par l'assurance maladie.
- Pour aptitude professionnelle (conducteurs, pilotes) ou sportive (sports à risque ou compétition ou sportifs professionnels).
- En bilan préopératoire après 40 ans chez l'homme et après 50 ans chez la femme.
- Dans les enquêtes familiales pour certaines cardiopathies héréditaires.
- En cas de symptôme : palpitations, douleurs thoraciques, dyspnée aiguë ou chronique, malaise, perte de connaissance ou syncope.
- Obligatoire dans le cadre du bilan OMS de l'hypertension artérielle.
- Dans le bilan initial ou la surveillance ultérieure des pathologies cardiaques ou de pathologies non cardiaques pouvant donner lieu à des complications cardiovasculaires (surveillance du diabétique, par exemple).

C. Méthode de Holter

- ECG de longue durée, 2 à 12 dérivations simultanées pour 24 à 96 heures maximum sur support numérique avec analyse en différé (centre de lecture).
- Évaluation des malaises, syncopes et pertes de connaissance ou de palpitations épisodiques lorsque l'ECG standard n'a pas apporté de diagnostic et *lorsqu'il y a une probabilité que les symptômes se répètent pendant la durée de l'enregistrement*.
- Symptômes rares ne relevant pas de cette méthode d'enregistrement mais de méthodes de très longue durée (*cf. infra*).
- Méthode la plus sensible pour faire le diagnostic de dysfonction sinusale.
- Intérêt pour évaluer l'efficacité thérapeutique des médicaments bradycardisants soit en rythme sinusal dans la maladie coronaire ou l'insuffisance cardiaque, soit en fibrillation atriale.
- Surveillance ou réglage des pacemakers et défibrillateurs en milieu spécialisé.
- Pour évaluer le risque rythmique par détection de salves de tachycardies ventriculaires asymptomatiques après infarctus ou dans les cardiomyopathies.

D. Méthodes de longue durée

- ECG ambulatoire de longue durée à 2 ou 3 dérivations pour des durées jusqu'à 21 jours, permettant de faire les enregistrements à heures fixes ou en cas de symptômes. Même utilisation que le Holter mais lorsque les symptômes sont très espacés.
- Moniteur électrocardiographique implantable (Reveal®) pour un suivi jusqu'à trois ans, en pratique employé pour les diagnostics étiologiques de syncopes inexpliquées.

Points clés

- Apprentissage non intuitif, développer la mémoire visuelle par la pratique soit au chevet du malade, soit sur des cahiers d'exercices.
- Regarder *en premier la fréquence cardiaque* et décider si elle est normale ou lente (bradycardie < 60 bpm) ou trop rapide (tachycardie > 100 bpm), déterminer si le rythme est sinusal ou non.
- Si bradycardie, examiner l'activité atriale et l'intervalle PR, rechercher des ondes P bloquées, elles donnent le diagnostic de BAV dont il faut ensuite préciser le degré et le type.
- Si tachycardie, examiner la largeur des QRS.
- Ne pas évoquer le diagnostic de BAV lorsque l'activité atriale n'est pas visible ; s'il s'agit d'une bradycardie, il est probable que le bon diagnostic soit une dysfonction sinusale.
- Retenir l'indice de Sokolow comme bon marqueur d'hypertrophie ventriculaire gauche, se souvenir que ce diagnostic peut s'associer à des anomalies de repolarisation.
- Savoir que les signes d'hypertrophie ventriculaire droite sont proches de ceux de l'hémi-bloc postérieur gauche, ne pas confondre les anomalies de la repolarisation en V1 et V2 avec la maladie coronaire.
- Se souvenir que le diagnostic d'hypertrophie ventriculaire gauche repose sur des critères d'amplitude de QRS, celui de bloc de branche sur la durée et celui d'hémi-bloc sur l'axe de QRS (savoir évaluer rapidement ce dernier paramètre).
- Se souvenir que la fibrillation atriale est le seul diagnostic en cas de tachycardie complètement irrégulière à QRS fins.
- Ne pas oublier l'apport des manœuvres vagales au diagnostic des tachycardies à QRS fins.
- Ne pas évoquer un flutter atrial dès que les mailles de fibrillation atriale sont amples.
- Se souvenir qu'un bloc de branche ne change pas la fréquence cardiaque, que le diagnostic nécessite un rythme sinusal et un élargissement de QRS à plus de 120 ms.
- Devant un QRS large, ne pas confondre le diagnostic de bloc de branche (bénin) avec celui de TV (mortel).
- Toute tachycardie à QRS larges est une TV jusqu'à preuve du contraire.
- Ne pas savoir reconnaître une fibrillation ventriculaire est une faute inadmissible.
- Ne pas évoquer indûment le diagnostic rare de torsades de pointes devant une FV à grandes mailles.
- Au cours des SCA avec ST ne pas confondre la lésion et son miroir, ne pas confondre non plus une onde de Pardee avec un élargissement de QRS.

Pour en savoir plus

De Roy L, El Allaf D, Renard M. Pour pratiquer davantage, lire l'excellent ouvrage d'exercices corrigés. In : Les troubles du rythme cardiaque dans la pratique médicale. 4e éd. : Masson Elsevier ; 2006.

CHAPITRE
17

Item 235 – UE 8 – Palpitations

Objectifs pédagogiques

Nationaux

- Chez un sujet se plaignant de palpitations, argumenter les principales hypothèses diagnostiques et justifier les examens complémentaires pertinents.

CNEC

- Connaître la définition des palpitations.
- Savoir d'emblée identifier les signes de gravité liés au terrain ou à des signes d'accompagnement.
- Connaître la gravité immédiate liée au diagnostic de tachycardie ventriculaire.
- Comprendre la notion de corrélation électroclinique, les différents moyens d'enregistrement ECG disponibles pour l'obtenir.
- Connaître les principaux types de troubles du rythme générant des palpitations.
- Connaître les étiologies extracardiaques des extrasystoles et de la tachycardie sinusale.
- Savoir que dans la majorité des cas la tachycardie sinusale est un mécanisme adaptatif.
- Connaître les causes psychiatriques des palpitations en diagnostic d'élimination et savoir quand les évoquer.

I. Définition et diagnostic

A. Définition

- Perception anormale de battements cardiaques normaux ou anormaux, décrite comme « le cœur se débattant » dans la poitrine.
- Sensation que le cœur bat trop fort, ou trop vite ou irrégulièrement.
- Parfois accompagnée des mêmes sensations latérocervicales le long des axes carotides.
- Trouble subjectif témoignant ou non d'une anomalie cardiaque.
- Souvent anxiogène.

B. Diagnostic

C'est une notion d'interrogatoire, il faut en faire préciser :

- la durée : secondes, minutes, heures ;
- le caractère permanent ou au contraire paroxystique ;

- la survenue à l'effort ou au repos;
- la fréquence ou la rareté;
- la régularité ou l'irrégularité des sensations anormales.

Bien rechercher d'emblée d'autres symptômes qui *changeraient immédiatement la prise en charge*, c'est le cas devant :

- une douleur thoracique;
- une perte de connaissance ou une syncope;
- une dyspnée.

Cette distinction est cruciale pour dégager le degré d'urgence, mais en pratique elle n'est pas toujours simple, souvent les patients décrivent une oppression thoracique indéfinissable.

Il est souvent utile de faire mimer la perception en demandant au patient de tapoter avec son doigt sur le bord d'une table.

II. Diagnostic de gravité

A. Anamnèse alarmante

Il faut faire préciser rapidement :

- les antécédents personnels :
  - postinfarctus ou autre cardiopathie,
  - hypertension artérielle,
  - antécédents connus de trouble du rythme,
  - patient appareillé d'un stimulateur ou d'un défibrillateur,
  - prises médicamenteuses;
- les antécédents familiaux :
  - surtout devant un enfant ou un adolescent,
  - mort subite du nourrisson ou avant 35 ans dans la famille oriente vers des arythmies de cause génétique (faire l'arbre généalogique).

B. Signes cliniques de gravité

- Pouls > 150 bpm.
- Hypotension artérielle, signes d'hypoperfusion périphérique.
- Angor (parfois fonctionnel).
- Signes d'insuffisance cardiaque.
- Signes neurologiques (trouble de conscience).

C. Électrocardiogramme

Urgence absolue si tachycardie régulière à QRS large, évocatrice de TV jusqu'à preuve du contraire +++, se préparer à réanimer.

Mise en évidence d'une autre anomalie ECG grave :

- anomalie de repolarisation faisant craindre un SCA, surtout si « gêne » thoracique, mais le tableau peut correspondre à un angor fonctionnel (surtout si FC > 200 bpm);
- bloc atrioventriculaire du second ou troisième degré (très rarement);
- tachycardie à QRS fins > 150 bpm surtout si signes cliniques de gravité.

Mais bien souvent l'ECG initial est normal.

III. Diagnostic étiologique

A. Principes

Il s'agit de :

- identifier une cardiopathie sous-jacente ou d'aboutir au diagnostic de palpitations sur cœur sain ;
- rechercher une cause extracardiaque éventuelle si l'état cardiovasculaire est normal ;
- effectuer une *corrélation électroclinique*, c'est-à-dire d'obtenir un ECG *concomitant* des palpitations.

B. Moyens

- Interrogatoire et examen, notamment cardiovasculaire, complets :
  - prise d'excitants : alcool +++, tabac, café, cocaïne, amphétamines ;
  - prise de sympathomimétiques, d'hormones thyroïdiennes… ;
  - signes de grossesse ;
  - hyperthyroïdie ;
  - fièvre +++ ;
  - déshydratation ;
  - signes en faveur d'un syndrome d'apnée du sommeil.
- Éléments d'orientation :
  - une crise polyurique finale évoque un trouble du rythme ;
  - début brutal et fin brutale, démarrage au changement brusque de position évoquent une tachycardie jonctionnelle.
- Rechercher des signes ECG de cardiopathie sous-jacente, hypertrophie ventriculaire gauche, bloc de branche gauche par exemple.
- Réalisation de tests biologiques de routine, ionogramme, NFS, alcoolémie, troponinémie, β-HCG, TSH notamment.
- Échocardiographie de bonne pratique.
- Test d'effort (ECG d'effort) dont l'intérêt est double en cas de doute sur un angor et pour documenter les palpitations si elles surviennent à l'effort.
- Autres examens en fonction du contexte ou de points d'appel.

C. ECG percritique

- Rarement obtenu aux urgences ou à la consultation.
- Intérêt de la méthode de Holter si les palpitations surviennent fréquemment, cet enregistrement peut varier de 24 à 96 heures.
- ECG ambulatoire de longue durée (21 j) si palpitations peu fréquentes (> 1 fois/semaine), il peut être utile si une cause rythmique semble probable.
- Sur avis spécialisé, on peut discuter de la réalisation d'une étude électrophysiologique endocavitaire qui peut s'avérer à la fois diagnostique et thérapeutique si une arythmie accessible à une ablation par radiofréquence est identifiée.
- Sur avis spécialisé, on peut aussi discuter un moniteur ECG implantable (MEI) en sous-cutané (jusqu'à trois ans de monitorage).

IV. Étiologies les plus fréquentes

Se reporter au chapitre 16 « Électrocardiogramme ».

A. Extrasystoles

Elles peuvent être supraventriculaires ou ventriculaires.

Elles ne constituent pas un élément pathologique en elles-mêmes, mais sont un indice pour rechercher une cardiopathie sous-jacente ou une pathologie extracardiaque.

Isolées, elles peuvent expliquer les symptômes mais attention de s'assurer qu'elles ne masquent pas une arythmie plus grave (tachycardie ventriculaire par exemple).

Parmi les causes générales, on trouve :

- alcoolisation ;
- électrocution ;
- pneumopathies ou néoplasie bronchique ;
- hyperthyroïdie ;
- anomalie électrolytique ;
- anxiété, dépression ;
- grossesse ;
- syndrome d'apnée du sommeil.

Chez l'obèse ou le diabétique, *a fortiori* hypertendu, *se méfier d'une association extrasystoles et fibrillation atriales*, savoir répéter les enregistrements Holter chez ces patients dont la FA serait emboligène et dont le prochain symptôme pourrait être un accident vasculaire cérébral embolique.

B. Tachycardie sinusale

Elle peut survenir sur cardiopathie, accompagnée de dyspnée au cours de l'insuffisance cardiaque, ou au cours d'une embolie pulmonaire, d'un épanchement péricardique... Dans tous ces cas elle est adaptative.

Elle peut être adaptative sur une pathologie extracardiaque :

- fièvre, sepsis ;
- anémie, hypovolémie ;
- hypoxie ;
- hyperthyroïdie ;
- grossesse ;
- alcoolisme ;
- hypotension artérielle, notamment iatrogène ;
- syndrome d'apnée du sommeil ;
- sevrage brutal en β-bloqueurs ;
- pathologie psychiatrique, sevrage alcoolique ;
- médicaments (sympathomimétiques, vasodilatateurs, atropiniques...).

Exceptionnellement, elle est isolée, on parle de tachycardie sinusale inappropriée.

C. Troubles du rythme supraventriculaire

Cf. chapitre 14 « Fibrillation atriale ».

- Flutters ou tachycardie atriale.
- Patients dont le profil clinique est en général identique à celui de la fibrillation atriale.
- Tachycardie jonctionnelle (en France, il est d'usage de parler de maladie de Bouveret) :
  - sujet jeune (adolescent, adulte jeune) ;
  - cœur normal ;

- palpitations avec parfois battements cervicaux;
- polyurie en fin d'accès qui est parfois très prolongé (quelques minutes à plusieurs heures);
- arrêtée par manœuvre vagale ou injection d'adénosine (Krenosin®) ou d'adénosine-5'-triphosphorique (Striadyne®);
- ECG de base soit normal soit révélateur d'une préexcitation ventriculaire (syndrome de Wolff-Parkinson-White);
- diagnostic parfois porté grâce à une étude électrophysiologique endocavitaire.

D. Troubles du rythme ventriculaire

Ils sont rarement rencontrés dans la problématique des palpitations mais plutôt dans celle des syncopes (voir le chapitre 13 « Malaise, perte de connaissance, crise comitiale chez l'adulte »).

Ils concernent les TV non soutenues (< 30 secondes) ou soutenues.

En général sur cardiopathie (postinfarctus dans 80 % des cas), et les TV sont souvent accompagnées de signes de gravité (angor, collapsus, état de choc ou arrêt cardiaque).

Lorsque des palpitations sont révélatrices, il peut s'agir de TV sur cœur sain, dites TV idiopathiques, mais c'est un diagnostic d'élimination porté en milieu spécialisé.

E. Névrose cardiaque

C'est un diagnostic d'élimination, parfois auto-entretenu par la prise en charge ou les consultations itératives, mais assez fréquent, lié à une crainte irraisonnée de mourir subitement.

Le diagnostic repose sur un ECG strictement normal au moment des palpitations, souvent obtenu grâce au monitorage de longue durée.

Savoir évoquer le diagnostic quand :

- les examens cliniques et paracliniques sont tous normaux;
- il n'y a pas de pathologie extracardiaque identifiée;
- le patient présente des signes de dépression ou d'anxiété.

Savoir stopper les investigations à visée cardiologique et *rassurer* le patient, ne pas tenir un langage inadapté, ne pas parler de spasmophilie, etc.

Avis psychiatrique souhaitable.

Points clés

- Perception anormale des battements cardiaques.
- Symptôme banal qui s'efface derrière un éventuel symptôme plus grave de type syncope, douleur thoracique ou dyspnée.
- Le premier objectif de la prise en charge est d'écarter des signes de gravité liés au terrain, à une mauvaise tolérance hémodynamique ou à l'enregistrement immédiat d'un trouble du rythme ventriculaire.
- L'urgence immédiate gérée, les deux objectifs suivants sont la recherche d'une cardiopathie ou d'une maladie extracardiaque et la documentation électrocardiographique.
- La documentation ECG simultanée des symptômes mène à la notion de corrélation électroclinique.
- La corrélation électroclinique peut requérir dans un ordre de complexité croissante, ECG standard, Holter de 24–96 heures, monitorage ambulatoire de 21 jours, étude électrophysiologique endocavitaire et moniteur implantable.

- Le diagnostic final peut se limiter à une tachycardie sinusale ou à des extrasystoles dont il faut connaître les causes extracardiaques.
- Parmi les troubles du rythme responsables de palpitations, fibrillation et flutters atriaux sont les plus fréquents puis les tachycardies jonctionnelles.
- Penser systématiquement à une éventuelle TV soutenue ou en salves mais dont ce n'est pas le mode de révélation usuel.
- Parmi les causes classiques de tachycardie sinusale retenir grossesse, hyperthyroïdie, syndrome d'apnée du sommeil et alcoolisme.
- En diagnostic d'élimination se souvenir des causes psychologiques ou psychiatriques parfois involontairement entretenues par les professionnels de santé eux-mêmes.

Pour en savoir plus

Josephson ME. STachyarythmies. In : Principes de médecine interne. Harrison, Ed. 16e éd. Médecine Sciences Flammarion, 2006; pp 1342–58 chapitre 214.

IV

Insuffisance cardiaque

CHAPITRE

18

Item 232 – UE 8 – Insuffisance cardiaque de l'adulte

Objectifs pédagogiques

Nationaux

- Diagnostiquer une insuffisance cardiaque de l'adulte.
- Identifier les situations d'urgence et planifier leur prise en charge.
- Argumenter l'attitude thérapeutique et planifier le suivi du patient.

CNEC

- Connaître les définitions de l'insuffisance cardiaque et de ses variantes, notamment la forme à fonction systolique préservée.
- Connaître les bases de la mécanique cardiaque et de ses dysfonctions, ainsi que la physiopathologie succincte de l'activation neuro-hormonale au cours de l'insuffisance cardiaque.
- Savoir classer les symptômes d'un patient selon la NYHA.
- Connaître la notion de décompensation cardiaque et savoir identifier les principaux facteurs déclenchants.
- Connaître les principales étiologies et savoir mener le diagnostic étiologique en utilisant les examens paracliniques appropriés devant une insuffisance cardiaque.
- Connaître les principaux apports de l'échocardiographie au diagnostic, à l'enquête étiologique et au pronostic de l'insuffisance cardiaque, savoir interpréter une mesure de la fraction d'éjection du ventricule gauche.
- Savoir interpréter un dosage de BNP ou NT-proBNP.
- Savoir faire le diagnostic d'un OAP, connaître les signes de bas débit cardiaque.
- Connaître le traitement en urgence de l'OAP (sans les posologies).
- Connaître le détail (sans les posologies) des règles hygiéno-diététiques et du traitement pharmacologique de l'insuffisance cardiaque stabilisée, les différentes classes thérapeutiques et leurs effets sur les symptômes et sur la mortalité.
- Connaître les possibilités non médicamenteuses : dispositifs implantables, assistance circulatoire et transplantation.

I. Généralités

A. Définition

La plupart des pathologies cardiaques si elles ne sont pas dépistées ou traitées à temps peuvent conduire à l'insuffisance cardiaque, qui est en quelque sorte la conséquence ultime de ces maladies.

D'un point de vue physiopathologique, l'insuffisance cardiaque (IC) peut être définie comme l'incapacité du cœur à délivrer un débit suffisant aux besoins de l'organisme, à un niveau normal de pressions de remplissage.

D'un point de vue clinique (encadré 18.1), l'IC est un syndrome qui peut être défini comme **l'association de symptômes et de signes** (dyspnée ou fatigue à l'effort ou au repos, œdèmes des membres inférieurs…) **à un dysfonctionnement cardiaque** objectivé généralement par une échocardiographie, dysfonctionnement qui peut être d'origine myocardique, valvulaire ou péricardique. **Dans les cas douteux, la réponse clinique favorable à un traitement approprié (diurétique) peut être un argument en faveur du diagnostic.**

Le diagnostic peut être difficile car les symptômes ne sont pas spécifiques et les signes ne sont pas sensibles (dans la mesure où la rétention hydrosodée peut disparaître rapidement sous traitement).

Encadré 18.1

Définition de l'insuffisance cardiaque proposée par la Société européenne de cardiologie (2012)

- Symptômes d'insuffisance cardiaque (dyspnée, œdème des chevilles, fatigue…).
- Signes d'insuffisance cardiaque (crépitants, turgescence jugulaire…).
- Associés à une anomalie de structure ou de fonction du cœur (le plus souvent évaluée par une échocardiographie) orientant vers un diagnostic étiologique.

B. Épidémiologie

On estime que la **prévalence de l'insuffisance cardiaque dans la population générale est entre 1 et 2 %**. Toutes les études sont concordantes pour retrouver une **augmentation de la prévalence avec l'âge**, l'âge moyen du diagnostic en Europe se situant autour de **75 ans**. Le vieillissement de la population avec la meilleure prise en charge des facteurs de risque cardiovasculaire et des événements coronariens, et le fait que cette pathologie soit actuellement mieux dépistée et sans doute mieux prise en charge, expliquent que la prévalence de l'IC ait tendance à augmenter.

C. Physiopathologie

1. Quelques rappels simples

Le débit cardiaque (DC) dépend du volume d'éjection systolique ventriculaire (VES) et de la fréquence cardiaque (FC) : DC = VES × FC.

Le VES dépend de la **précharge** (degré de remplissage du VG et d'étirement des fibres en fin de diastole), de la **postcharge** (ensemble des forces s'opposant à l'éjection) et de la **contractilité** du cœur (inotropie).

Le VES est la différence entre le volume ventriculaire maximal en fin de diastole (ou volume télédiastolique, VTD) et le volume ventriculaire minimal en fin de systole (ou volume télésystolique, VTS).

La fraction d'éjection (FE) est la fraction de sang éjectée à chaque systole en pourcentage du VTD : FE = VES/VTD = (VTD-VTS)/VTD. **La fraction d'éjection est le paramètre le plus utilisé pour caractériser la fonction systolique.**

2. En cas de dysfonctionnement cardiaque

L'organisme va réagir en mettant en jeu un certain nombre de mécanismes compensateurs. Tous ces mécanismes compensateurs sont bénéfiques à court terme car ils ont pour objet de maintenir le débit cardiaque et les pressions de perfusion des différents organes. Mais leurs effets sont le plus souvent délétères à long terme car ils contribuent à augmenter le travail et la consommation en oxygène du cœur.

Mécanismes cardiaques

- Le remodelage cardiaque se définit comme les changements de la géométrie des cavités cardiaques :
  - la dilatation ventriculaire : en cas d'altération de la fraction d'éjection (ex : infarctus du myocarde, cardiomyopathie dilatée), le volume télésystolique (volume résiduel après l'éjection ventriculaire) est augmenté. Lors de la diastole suivante, la pression télédiastolique va avoir tendance à augmenter, d'où une augmentation de la contrainte sur les parois, qui va progressivement contribuer à augmenter le volume télédiastolique (remodelage ou hypertrophie excentrique). Cette dilatation ventriculaire est un processus très important dans la compensation. Par exemple, si un volume télédiastolique passe de 100 mL à 200 mL lorsque la fraction d'éjection ventriculaire gauche chute de 60 % à 30 %, on s'aperçoit que le volume d'éjection ventriculaire reste conservé à 60 mL. Effet délétère : augmentation de la contrainte pariétale (qui est proportionnelle au rayon de la cavité) ;
  - l'hypertrophie des parois pour faire face à une augmentation de pression systolique (ex : HTA, sténose aortique) : l'augmentation de l'épaisseur des parois permet de normaliser la contrainte de la paroi ventriculaire selon la loi de Laplace (hypertrophie concentrique) : contrainte = P développée × rayon de la cavité/épaisseur. Effet délétère : augmentation du travail cardiaque et augmentation de la rigidité des parois.
- Selon la loi de Starling, l'étirement des fibres lié à l'augmentation de la pression au moment du remplissage cardiaque (précharge) s'accompagne d'une augmentation de l'inotropie du ventricule jusqu'à une certaine limite de dilatation.
- La tachycardie sous la dépendance de l'activation du système sympathique contribue également à maintenir le débit cardiaque (DC = VES × FC). Effet délétère : augmentation du travail cardiaque et de la consommation en oxygène du cœur.

Mécanismes extracardiaques

- La vasoconstriction en réponse à l'activation du système sympathique et du système rénine angiotensine contribue à maintenir une pression de perfusion. Elle est inhomogène car elle épargne certains territoires (circulation cérébrale et coronaire) aux dépens d'autres territoires (cutanés, muscles, rate, rein…). Effet délétère : augmentation du travail cardiaque.
- La rétention hydrosodée liée à la baisse de la perfusion rénale et à la diminution de l'excrétion sodée (liée à l'activation du système rénine angiotensine) contribue à augmenter le volume circulant et à augmenter la précharge (loi de Starling). Effet délétère : signes congestifs cliniques (œdèmes, épanchements…).
- Activation neurohormonale : de nombreux systèmes neurohormonaux sont activés mais les plus importants sont le système sympathique et le système rénine angiotensine aldostérone avec les conséquences que nous avons déjà vues. Effets délétères : augmentation du travail cardiaque, effets proarythmiques, effets toxiques directs des catécholamines sur les myocytes…

3. Désynchronisation

La désynchronisation cardiaque peut aggraver une insuffisance cardiaque. On parle de désynchronisation quand tous les segments myocardiques ne se contractent pas de manière synchrone du fait d'un trouble de conduction : dans le bloc de branche gauche qui est l'exemple le plus démonstratif associé, la dépolarisation va se faire de proche en proche en commençant par le septum interventriculaire pour finir par la paroi latérale, d'où une contraction retardée de la paroi latérale. Ce phénomène contribue à aggraver une insuffisance cardiaque.

4. Insuffisance cardiaque systolique ou diastolique

Une fois qu'on a éliminé une cause d'IC réversible ou curable (ex : valvulopathie), on distingue deux mécanismes principaux d'insuffisance cardiaque :

- IC à fonction systolique diminuée (ou IC à FE basse ou IC systolique) : le mécanisme principal est un défaut de contraction et donc d'éjection du VG. Moins de sang est éjecté à chaque systole et le VG a tendance à se dilater. Elle est définie par une fraction d'éjection < 50 % (ou parfois < 40 ou 45 % suivant les définitions) ;
- IC à fonction systolique préservée (ou IC à FE préservée ou IC diastolique) : le mécanisme principal est un problème de remplissage ; le cœur se vide bien mais ne se remplit pas bien. En général la cavité VG n'est pas dilatée et les parois sont souvent épaissies : le VG est donc plus rigide et toute augmentation de volume va entraîner une augmentation importante de pression diastolique. Cette IC est définie par une FE > 50 % (parfois > 40-45 % suivant les définitions). Ce mécanisme d'IC est plus fréquent chez le sujet âgé et chez la femme et plus souvent associé à l'HTA.

La différence entre ces deux mécanismes a surtout des implications thérapeutiques.

II. Diagnostic

A. Signes fonctionnels

1. Symptômes respiratoires

La dyspnée d'effort est le signe clinique le plus commun mais le moins spécifique, souvent révélateur de la maladie. Le degré d'effort pour lequel apparaît la dyspnée permet de quantifier la tolérance fonctionnelle de la maladie et représente un bon reflet de sa sévérité. La classification de loin la plus utilisée est celle de la New York Heart Association (NYHA) (encadré 18.2).

L'orthopnée, plus spécifique, est une dyspnée survenant lors du décubitus et obligeant le patient à dormir en ayant la tête surélevée par des oreillers, voire dans un fauteuil en position assise. Elle est liée à la redistribution des volumes sanguins vers le thorax qui s'associe à une augmentation de pression dans la circulation pulmonaire et surtout dans le capillaire pulmonaire.

La dyspnée paroxystique nocturne, également plus spécifique, réveille le patient au cours de la nuit et l'oblige à se lever pour reprendre son souffle (début d'œdème pulmonaire).

Encadré 18.2

Classification NYHA

- Stade I : absence de dyspnée, palpitations ou fatigue pour les efforts habituels : aucune gêne n'est ressentie dans la vie courante.
- Stade II : dyspnée, palpitations ou fatigue pour des efforts importants habituels, tels que la marche rapide ou en côte ou la montée des escaliers (≥ 2 étages).
- Stade III : dyspnée, palpitations ou fatigue pour des efforts peu intenses de la vie courante, tels que la marche en terrain plat ou la montée des escaliers (< 2 étages).
- Stade IV : dyspnée, palpitations ou fatigue permanente de repos ou pour des efforts minimes (s'habiller, par exemple).

Certains signes respiratoires peuvent être trompeurs :

- l'asthme cardiaque est une bradypnée expiratoire avec respiration sifflante pouvant faussement orienter vers une cause pulmonaire ;
- la toux qui, lorsqu'elle survient électivement à l'effort ou au décubitus, doit faire évoquer le diagnostic d'insuffisance cardiaque ;
- les hémoptysies, rarement isolées, traduisent l'hypertension veineuse pulmonaire.

L'insuffisance cardiaque peut aussi se manifester par une dyspnée aiguë de repos, au cours de l'œdème aigu pulmonaire (voir insuffisance cardiaque aiguë, paragraphe IV p. 270) : cette crise d'étouffement oblige le patient à rester en position assise, s'accompagne d'anxiété, de sueurs, d'un grésillement laryngé, avec toux ramenant une expectoration mousseuse. Lorsque la crise est spontanément résolutive on parle de subœdème pulmonaire.

2. Autres symptômes

L'insuffisance cardiaque peut aussi s'accompagner de :

- fatigue de repos liée à l'hypotension artérielle, ou à l'effort ;
- faiblesse musculaire, qui doit parfois faire rechercher une myopathie associée, surtout dans le cas d'une cardiomyopathie dilatée ;
- palpitations.

En cas d'insuffisance cardiaque sévère ou terminale, on peut observer des troubles :

- respiratoires (syndrome d'apnée du sommeil avec respiration de Cheynes-Stokes). La prévalence du syndrome d'apnée du sommeil est augmentée dans l'IC ;
- neurologiques (confusion liée à un bas débit cérébral) ;
- digestifs (douleurs abdominales, nausées, vomissements).

3. Symptômes d'insuffisance cardiaque droite

L'hépatalgie d'effort ou de repos est une pesanteur douloureuse de l'hypochondre droit survenant d'abord à l'effort puis au repos, secondaire à la distension de la capsule hépatique. Ces signes peuvent s'associer aux signes précédents dans l'insuffisance cardiaque globale ou à une dyspnée liée à la maladie pulmonaire sous-jacente.

B. Signes physiques

En dehors d'une poussée aiguë de la maladie, l'examen physique de l'insuffisant cardiaque est souvent assez pauvre, notamment lorsqu'il est traité. La présence de signes physiques d'insuffisance cardiaque est donc un élément de gravité, traduisant une rétention hydrosodée ou un bas débit périphérique.

Au niveau cardiaque, la palpation permet parfois de noter un choc de pointe dévié en bas et à gauche, lié à une dilatation ventriculaire gauche. L'auscultation peut retrouver :

- une tachycardie souvent modérée, et de plus en plus souvent absente chez les patients sous bêtabloquant, parfois un rythme irrégulier en cas de fibrillation ou flutter auriculaire ou d'extrasystoles auriculaires ou ventriculaires ;
- un bruit de galop protodiastolique (B3), difficile à rechercher par le non-spécialiste ;
- un éclat du B2 au foyer pulmonaire en cas d'hypertension artérielle pulmonaire ;
- un souffle d'insuffisance mitrale ou d'insuffisance tricuspidienne fonctionnelles liées à la dilatation de l'anneau mitral ou de l'anneau tricuspide ;
- enfin, un souffle anormal en faveur d'une valvulopathie organique (insuffisance mitrale, insuffisance aortique, rétrécissement aortique, rétrécissement mitral).

Au niveau pulmonaire, l'auscultation pulmonaire recherche :

- la présence de râles crépitants ou sous-crépitants, qui sont le plus souvent bilatéraux ;
- l'existence d'un éventuel épanchement pleural. S'il est confirmé par la radiographie thoracique et suffisamment abondant, la ponction pleurale permettra de confirmer le caractère transsudatif de l'épanchement (concentration en protides < 30 g/L).

Au niveau artériel, le pouls peut être rapide (fréquence cardiaque accélérée), mais ce signe est souvent absent chez les patients recevant des bêtabloquants. La pression artérielle systolique peut être normale, basse ou élevée ; lorsqu'elle est basse (PAS < 100 mmHg) c'est un facteur de gravité traduisant la baisse du volume d'éjection systolique ou les effets hypotenseurs des médicaments. Néanmoins, en cas d'insuffisance cardiaque d'origine hypertensive, une pression artérielle élevée peut être contemporaine d'une insuffisance cardiaque.

Les signes périphériques d'insuffisance cardiaque droite traduisent une rétention hydrosodée et une augmentation de la pression dans la circulation veineuse systémique liée à la diminution du retour veineux elle-même secondaire à l'augmentation de pression dans les cavités droites :

- la turgescence jugulaire est une dilatation anormale de la veine jugulaire, chez un patient en décubitus en position demi-assise. Il s'agit d'un excellent signe qui est toutefois difficile à rechercher chez les sujets obèses ;
- le reflux hépatojugulaire est une dilatation anormale de la veine jugulaire après compression manuelle du foie, due à la congestion hépatique et à l'incapacité du cœur droit à assimiler le volume sanguin supplémentaire ainsi déplacé par la compression ; elle se recherche dans la même position que précédemment ;
- l'hépatomégalie est régulière, ferme et douloureuse à la compression. L'existence d'une fuite tricuspidienne volumineuse peut être à l'origine d'une expansion systolique palpable du foie ;
- les œdèmes périphériques sont mous, blancs, indolores, prennent le godet et prédominent au niveau des parties déclives du corps (membres inférieurs, région lombaire chez le patient alité) ;
- l'ascite est souvent tardive, sauf dans les atteintes organiques de la valve tricuspide ou la péricardite chronique constrictive. Elle peut être trompeuse et orienter vers une cause hépatique. D'autres séreuses peuvent être touchées par cette accumulation de liquide, comme le péricarde, ce qui réalise parfois de véritables états d'anasarque.

À un stade très avancé, l'insuffisance cardiaque peut s'accompagner d'un pouls alternant, d'une oligurie, d'une fonte musculaire, réalisant parfois un véritable état cachectique. Cette cachexie peut être due à une perte d'appétit, au déconditionnement physique, ou aux troubles digestifs (malabsorption, hypoperfusion mésentérique et hépatique). Une dyspnée de Cheynes-Stokes est parfois notée chez le patient insuffisant cardiaque au cours du sommeil secondaire à une diminution de la sensibilité des centres respiratoires au CO_2.

C. Électrocardiogramme

L'ECG est peu contributif pour le diagnostic d'insuffisance cardiaque, même si un tracé strictement normal rend le diagnostic peu probable. Il permet parfois d'orienter vers une étiologie (onde Q de nécrose en faveur d'un infarctus ancien ou trouble du rythme par exemple) (fig. 18.1). Des signes d'hypertrophie auriculaire ou ventriculaire gauche ou droite sont parfois notés en fonction de l'étiologie. L'existence d'un bloc de branche en particulier gauche (durée du QRS > 120 ms), est un élément important à prendre en compte vu les implications thérapeutiques actuelles.

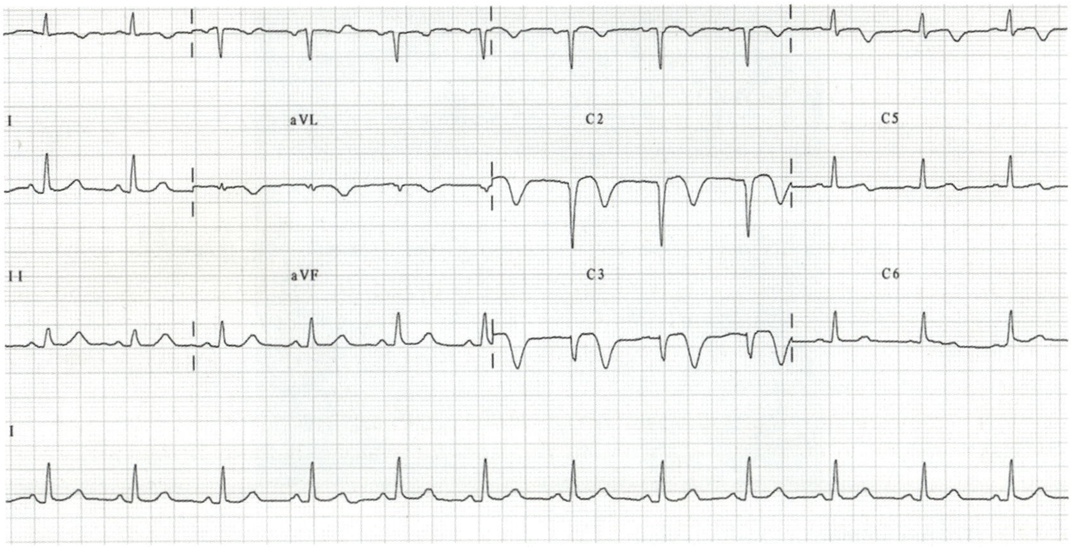

Fig. 18.1. Ondes Q en antéroseptal évoquant une séquelle d'infarctus du myocarde.

D. Radiographie thoracique

Même si elle a perdu de l'intérêt depuis l'essor de l'échocardiographie pour apprécier la taille du cœur, elle reste primordiale pour apprécier le retentissement pleuropulmonaire.

En cas de dilatation cardiaque, la silhouette cardiaque est augmentée de volume, et le rapport cardiothoracique (RCT) est augmenté (> 0,5) (fig. 18.2). L'absence de cardiomégalie ne doit pas faire remettre en cause le diagnostic d'insuffisance cardiaque (insuffisance cardiaque à fraction d'éjection préservée).

Les signes radiologiques traduisant la stase pulmonaire sont selon une gravité croissante :

- une tendance à la redistribution vasculaire de la base vers les sommets ;
- un œdème interstitiel avec lignes B de Kerley, aspect flou des gros vaisseaux hilaires et images réticulonodulaires prédominant aux bases ;

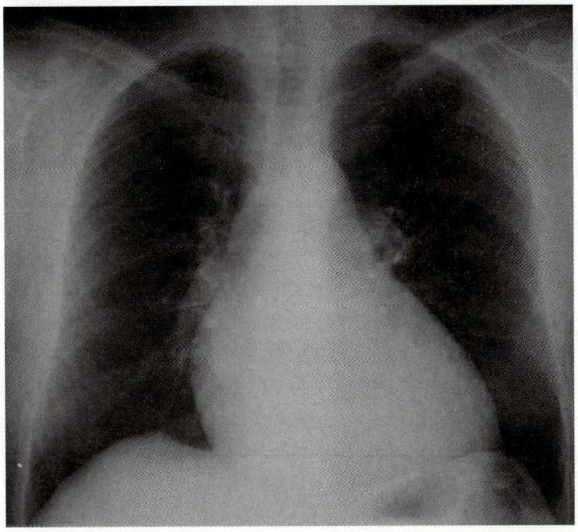

Fig. 18.2. Cardiomégalie et redistribution vasculaire vers les sommets.

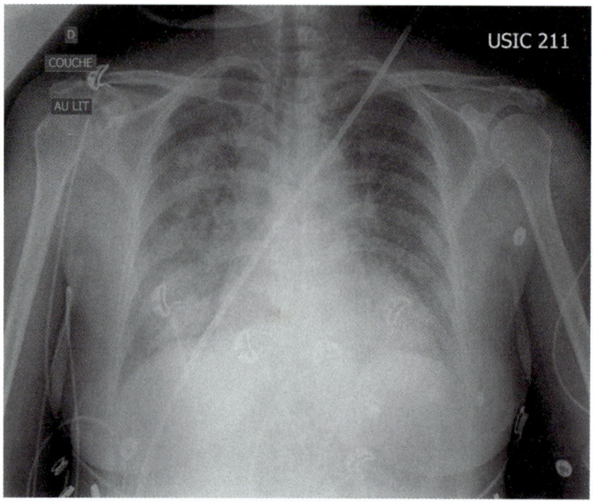

Fig. 18.3. Œdème pulmonaire radiologique.

- l'œdème alvéolaire qui se traduit par des opacités floconneuses à contours flous partant des hiles vers la périphérie (aspect dit « en ailes de papillon »). Ces opacités sont le plus souvent bilatérales mais des formes unilatérales trompeuses peuvent se voir (fig. 18.3).

Enfin, la radiographie thoracique mettra en évidence des épanchements pleuraux uni- ou bilatéraux.

E. Examens biologiques standard

Devant une insuffisance cardiaque ou une suspicion d'insuffisance cardiaque, les examens biologiques simples suivants sont demandés :

- natrémie ;
- kaliémie ;
- créatininémie ;
- bilan hépatique ;
- TSH us ;
- numération globulaire ;
- fer sérique, ferritine, capacité de transfert de la transferrine.

F. Dosage des peptides natriurétiques (BNP ou NT-proBNP)

Le BNP ou le NT-proBNP peuvent aider au diagnostic de l'insuffisance cardiaque, avec une bonne valeur prédictive négative ; ces peptides natriurétiques sont synthétisés et libérés dans la circulation par les myocytes cardiaques lorsqu'ils sont étirés (c'est-à-dire en présence d'une augmentation de pression à l'intérieur des cavités droites ou gauches); ainsi, des valeurs normales de BNP (<100 pg/mL) ou de NT-proBNP (<125 pg/mL) rendent le diagnostic d'insuffisance cardiaque très improbable en présence d'une dyspnée aiguë avec une bonne valeur prédictive négative.

À l'opposé, ces marqueurs permettent d'orienter le diagnostic lorsque les concentrations sont très élevées (les valeurs seuils suivantes ont été proposées en faveur d'une origine cardiaque à une dyspnée : BNP > 300 pg/mL ou NT-proBNP > 450 pg/mL chez le sujet de moins de 50 ans, > 900 pg/mL de 50 à 75 ans, > 1 800 pg/mL > 75 ans).

Des seuils plus bas ont été récemment proposés pour des présentations cliniques non aiguës (ex : patient vu en consultation pour une dyspnée chronique ou l'apparition d'œdème des membres inférieurs).

Il existe donc des valeurs de BNP/NT-proBNP pour lesquelles le diagnostic est incertain et comme avec tout marqueur biologique, l'interprétation doit **impérativement** tenir compte des données cliniques.

Enfin, certains facteurs tendent à augmenter (âge, insuffisance rénale) ou diminuer (obésité) les concentrations de BNP/NT-proBNP.

G. Échocardiographie transthoracique (ETT)

Couplée au doppler, c'est l'examen clé indispensable en cas d'insuffisance cardiaque ou de suspicion d'insuffisance cardiaque.

L'ETT renseigne sur (vidéo 18.1, vidéo 18.2) :

- la taille du ventricule gauche qui peut être mesurée par les diamètres (diamètre diastolique [DDVG] et systolique [DSVG] du VG) ou les volumes (volume télédiastolique [VTD] ou télésystolique [VTS] du VG) (fig. 18.4);
- la fonction systolique du ventricule gauche mesurée par des indices tels que la fraction de raccourcissement (FR = DDVG-DSVG/DDVG, valeur normale > 30 %) ou mieux la fraction d'éjection (VTD-VTS/VTD, valeurs normales > 60 %);
- la taille et la fonction du ventricule droit, la taille de la veine cave inférieure;
- la taille des oreillettes;
- l'aspect des valves cardiaques;
- le niveau des pressions de remplissage évaluées de manière qualitative par les flux doppler;

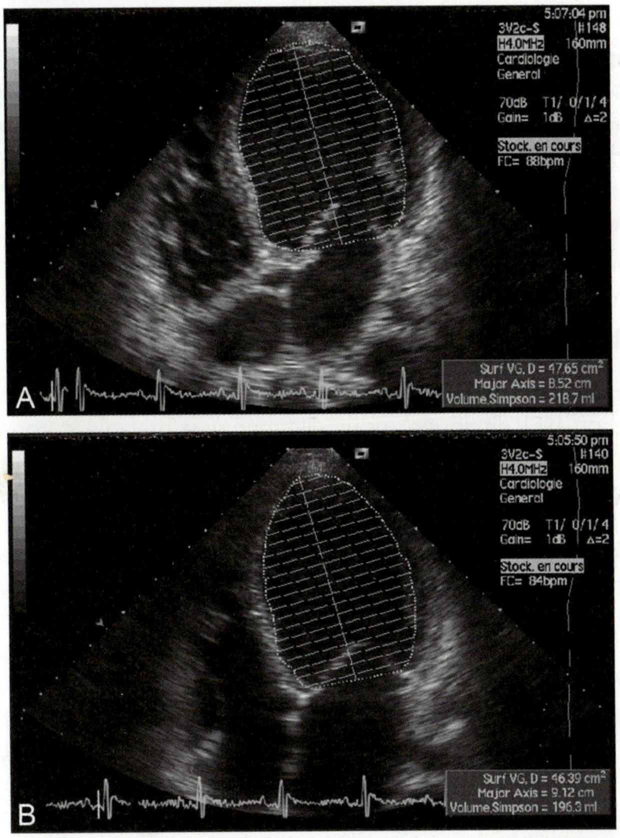

Fig. 18.4. Mesure échocardiographique du volume télédiastolique (A) et télésystolique (B) du ventricule gauche chez un patient ayant une cardiomyopathie dilatée permettant de calculer la fraction d'éjection ventriculaire gauche.

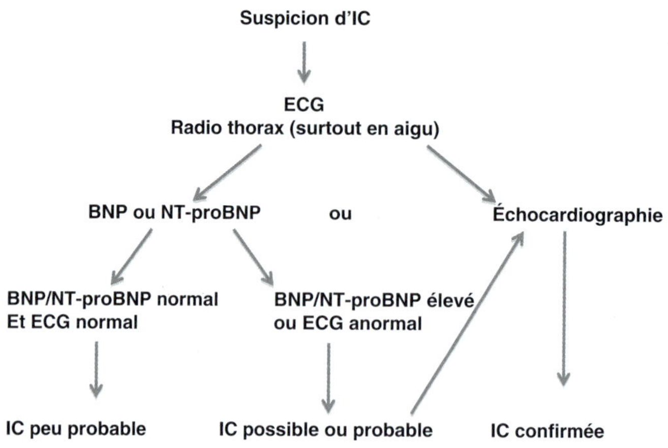

Fig. 18.5. Algorithme pour le diagnostic d'insuffisance cardiaque.

- des indices hémodynamiques tels que le débit cardiaque et les pressions dans la circulation pulmonaire ;
- les diamètres de l'aorte thoracique.

L'ETT peut en plus orienter vers une étiologie :

- anomalie de la cinétique segmentaire pouvant évoquer une pathologie ischémique ;
- valvulopathie organique (ex : insuffisance mitrale ou aortique, rétrécissement mitral ou aortique) ;
- hypertrophie en faveur d'une cardiopathie hypertensive, hypertrophie asymétrique (c'est-à-dire prédominant sur le SIV) en faveur d'une cardiomyopathie hypertrophique.

Au terme de ce bilan, le diagnostic d'insuffisance cardiaque est le plus souvent posé et une orientation étiologique peut être évoquée (fig. 18.5). D'autres examens peuvent être nécessaires d'une part pour affiner le diagnostic étiologique, et d'autre part pour évaluer la sévérité de l'insuffisance cardiaque.

H. Autres examens complémentaires

La **coronarographie** est en général proposée en cas d'altération de la fonction systolique (fraction d'éjection [FE] diminuée) pour éliminer une maladie coronaire. Ce point est très important car les cardiopathies ischémiques représentent la première cause d'insuffisance cardiaque, et si une ou des sténoses coronaires s'accompagnent d'une ischémie ou d'une viabilité myocardique (dysfonction contractile d'origine ischémique potentiellement réversible en cas de revascularisation) documentée, une revascularisation devra être discutée. À l'opposé, en cas de FE basse, la normalité du réseau coronaire et l'absence d'autres causes orienteront vers une cardiomyopathie dilatée (maladie du muscle cardiaque).

Chez le sujet jeune, la coronarographie est parfois remplacée par un coroscanner, mais cette approche est encore en cours d'évaluation.

L'IRM cardiaque peut parfois compléter l'échocardiographie, notamment dans les rares cas où le patient n'est pas suffisamment échogène, pour mesurer la fraction d'éjection et parfois orienter le bilan étiologique (myocardite, dysplasie arythmogène du VD, sarcoïdose cardiaque, amylose cardiaque). L'IRM peut également aider au diagnostic de cardiopathie ischémique (rehaussement tardif sous-endocardique en faveur d'une séquelle d'infarctus du myocarde) et à l'évaluation de la viabilité afin d'orienter un geste de revascularisation. Enfin, dans la cardiomyopathie dilatée, la présence et l'importance du rehaussement tardif (qui est un marqueur de fibrose) pourraient représenter un facteur pronostique péjoratif.

La scintigraphie isotopique peut d'une part aider à la mesure de la fraction d'éjection chez les patients non échogènes (FE isotopique exceptionnellement pratiquée), et d'autre part évaluer la viabilité.

Un enregistrement de Holter sur 24 heures permet de dépister des troubles du rythme ventriculaire (ESV, TV non soutenue) ou supraventriculaire (fibrillation auriculaire).

Une épreuve d'effort avec mesure de la consommation d'oxygène (VO_2) permet une évaluation plus précise de la tolérance fonctionnelle à l'effort des patients que les données de l'interrogatoire qui sont plus subjectives.

Le cathétérisme droit permettre de mesurer directement les pressions pulmonaires et le débit cardiaque par la technique de thermodilution. Il consiste à introduire un cathéter par voie veineuse qui est monté dans l'artère pulmonaire *via* les cavités droites, puis dans une branche artérielle pulmonaire. Il permet de mesurer la pression dans l'oreillette droite (normale <5 mmHg), dans le ventricule droit (normale 25/0), dans l'artère pulmonaire, puis dans le capillaire pulmonaire (PCAP ou PAPO [pression artérielle pulmonaire d'occlusion] <15 mmHg). L'hypertension artérielle pulmonaire est définie comme une PAP moyenne supérieure à 25 mmHg. Enfin, le débit cardiaque normal est de 5 L/min, l'index cardiaque de 3 L/min/m^2. La mesure simultanée de la pression et du débit permet de mesurer les résistances pulmonaires qui sont un paramètre important à prendre en compte avant une éventuelle greffe cardiaque (lorsque les résistances artérielles pulmonaires sont >5 unités Wood, la greffe cardiaque est contre-indiquée). On peut le compléter par un cathétérisme gauche qui permet de mesurer la pression télédiastolique du ventricule gauche.

III. Diagnostic étiologique

Toutes les pathologies cardiaques peuvent aboutir à l'insuffisance cardiaque.

A. Cardiopathies ischémiques

Elles représentent aujourd'hui la première cause d'insuffisance cardiaque.

Il s'agit le plus souvent de la conséquence d'un ou de plusieurs infarctus du myocarde qui vont diminuer le nombre de myocytes fonctionnels, les remplacer par de la fibrose et entraîner une perte de la contractilité d'un ou plusieurs segments du ventricule gauche, d'où une baisse de la fraction d'éjection (vidéo 18.3).

Parfois, il n'y a pas eu d'infarctus du myocarde, mais l'ischémie chronique provoquée par la maladie coronaire est responsable d'une altération de la fraction d'éjection, qui peut être réversible lorsque le patient est revascularisé (viabilité myocardique).

B. HTA

L'HTA est également un facteur ou un cofacteur important d'insuffisance cardiaque.

Elle agit soit :

- par le développement d'une hypertrophie cardiaque souvent associée à de la fibrose qui en premier lieu va provoquer une altération de la fonction diastolique et du remplissage ventriculaire. Ce mécanisme est fréquemment en cause dans l'insuffisance cardiaque diastolique qu'on appelle aujourd'hui insuffisance cardiaque à fonction systolique préservée (ou à fraction d'éjection préservée). Ce type d'insuffisance cardiaque est fréquent chez le sujet âgé (plus de 50 % des formes d'insuffisance cardiaque);
- en favorisant le développement d'une maladie coronaire classique (HTA = principal facteur de risque d'athérosclérose) à l'origine d'infarctus du myocarde ou d'une atteinte des petites artères coronaires;

- par l'intrication des deux mécanismes précédents ;
- en entraînant une altération de fraction d'éjection du fait de l'augmentation chronique de la postcharge. Dans ce cas, la baisse de la FE VG s'accompagne souvent d'une hypertrophie des parois (formes plus fréquentes chez le sujet noir).

C. Cardiomyopathies

Ce sont des maladies du muscle cardiaque, leur diagnostic suppose donc qu'on ait éliminé une cause ischémique, valvulaire, congénitale ou une HTA.

Les cardiomyopathies dilatées (CMD) sont définies par une atteinte du muscle cardiaque qui aboutit à une dilatation et une baisse de la fraction d'éjection du VG (*cf.* vidéo 18.2 : échocardiographie d'un patient porteur d'une cardiomyopathie dilatée). Cette pathologie peut parfois toucher des sujets jeunes (où elle représente la première cause d'insuffisance cardiaque et de transplantation). Il existe de nombreuses causes de CMD :

- dans environ 25 % des cas, il s'agit d'une maladie familiale (au moins deux apparentés au 1er degré atteints dans la même famille) en rapport avec une maladie monogénique (mutation sur un gène). La transmission est le plus souvent (mais non exclusivement) autosomique dominante, et la pénétrance est variable habituellement augmentant avec l'âge. De nombreux gènes peuvent être impliqués (gènes codant pour les protéines du sarcomère, du cytosquelette ou de la membrane nucléaire comme la lamine…) et, pour chaque gène, de nombreuses mutations différentes sont en cause ;
- toxique (alcool, drogues comme la cocaïne) ;
- myocardite (infectieuses, auto-immune) ;
- endocrine (dysthyroïdie…) ;
- nutritionnelle (carence en thiamine) ;
- grossesse (cardiomyopathie du post-partum) ;
- médicaments, chimiothérapie (anthracycline, herceptine).

Les cardiomyopathies hypertrophiques (CMH) sont caractérisées par une hypertrophie anormale des parois le plus souvent asymétrique et prédominant sur le SIV avec une cavité de taille normale ou petite, une fraction d'éjection conservée et un trouble du remplissage cardiaque (vidéo 18.4). Dans environ 25 %, elle s'accompagne d'une obstruction au niveau sous aortique lors de l'éjection du fait de l'hypertrophie qui fait saillie dans la chambre de chasse du VG et d'un gradient de pression en systole entre le VG et l'aorte : on parle alors de CMH obstructive. Il s'agit le plus souvent d'une maladie familiale monogénique dont la transmission est le plus souvent autosomique dominante, en rapport avec des mutations sur les gènes codant pour les protéines du sarcomères (les plus fréquemment en cause sont le gène codant pour la chaîne lourde bêta de la myosine et celui codant pour la protéine C cardiaque). Il existe une grande variabilité clinique avec des patients pouvant rester totalement asymptomatiques, mais la CMH peut se compliquer de mort subite (première cause de mort subite chez le jeune athlète), d'insuffisance cardiaque ou de fibrillation auriculaire. D'autres causes plus rares existent (ex : glycogénoses comme la maladie de Fabry, maladie génétique liée à un déficit de l'enzyme alpha-galactosidase).

Les cardiomyopathies restrictives sont plus rares : la plus fréquente est représentée par **l'amylose cardiaque** (qu'on classe parfois également dans les cardiomyopathies hypertrophiques) dont les dépôts amyloïdes vont progressivement entraîner une infiltration extracellulaire à l'origine d'une augmentation d'épaisseur diffuse des parois, qui deviennent rigides et moins compliantes, d'où une difficulté majeure du remplissage cardiaque, la fonction systolique étant généralement atteinte dans un deuxième temps. Le pronostic de l'amylose cardiaque est en général sévère lorsque des manifestations d'insuffisance cardiaque apparaissent.

D. Valvulopathies

Toutes les **valvulopathies** gauches peuvent se compliquer d'insuffisance cardiaque (insuffisance mitrale ou aortique, rétrécissement mitral ou aortique). Il s'agit toujours d'un tournant évolutif grave qui justifie une prise en charge radicale de la valvulopathie (remplacement valvulaire, plastie ou traitement percutané). La particularité du rétrécissement mitral est qu'il peut être à l'origine de manifestations d'insuffisance cardiaque gauche (OAP) voire droite (liée au retentissement sur le ventricule droit de l'élévation des pressions pulmonaires), alors même que le ventricule gauche n'est pas atteint.

E. Troubles du rythme ventriculaire

Les **troubles du rythme ventriculaire ou supraventriculaire ou de conduction** peuvent être à l'origine d'insuffisance cardiaque. Ils peuvent agir comme des facteurs déclenchants. Ils peuvent également entraîner une altération de la fraction d'éjection : par exemple, une fibrillation auriculaire rapide permanente et prolongée peut entraîner une cardiomyopathie (tachycardiomyopathie).

F. Causes péricardiques

Épanchement péricardique abondant, tamponnade, péricardite chronique constrictive.

G. Étiologies de l'insuffisance cardiaque droite

- **L'insuffisance cardiaque gauche représente la cause la plus fréquente d'insuffisance cardiaque droite** par l'augmentation induite des pressions dans la circulation pulmonaire. On parle dans ce cas d'insuffisance cardiaque globale.

Il existe cependant des causes d'insuffisance cardiaque droite isolée, comme par exemple :

- toutes les pathologies pulmonaires qui par le biais de l'hypoxémie vont entraîner une vasoconstriction artérielle et une augmentation de la pression pulmonaire pouvant conduire à l'insuffisance cardiaque droite (on parle de cœur pulmonaire). L'embolie pulmonaire aiguë peut entraîner une insuffisance cardiaque droite aiguë brutale (cœur pulmonaire aigu), et les séquelles d'embolie pulmonaire grave conduire à un cœur pulmonaire chronique ;
- l'hypertension artérielle pulmonaire primitive ou secondaire à certaines connectivites (sclérodermie) (*cf.* chapitre 19 « HTAP ») ;
- la cardiomyopathie ventriculaire droite arythmogène (atteinte spécifique du ventricule droit) ;
- les pathologies tricuspidiennes isolées : insuffisance tricuspide (IT) volumineuse post-traumatique après accident de la circulation, IT postendocarditique chez un toxicomane, IT des syndromes carcinoïdes) ;
- l'infarctus du ventricule droit ;
- la péricardite chronique constrictive.

H. Insuffisance cardiaque à débit augmenté

Une augmentation permanente du débit peut entraîner une surcharge en volume du cœur et entraîner une insuffisance cardiaque. Cette situation se rencontre dans les anémies chroniques, les fistules artérioveineuses (FAV acquises chez les patients insuffisants rénaux en hémodialyse, FAV dans le cadre d'une maladie de Rendu-Osler), l'hyperthyroïdie, la carence en thiamine (béribéri).

IV. Formes cliniques

A. Insuffisance cardiaque aiguë

L'insuffisance cardiaque aiguë peut être définie comme l'apparition généralement rapide de symptômes et de signes en rapport avec une altération de la fonction de la pompe cardiaque. Il peut s'agir parfois d'une symptomatologie *de novo* chez un patient sans cardiopathie connue ; d'autres fois, c'est l'aggravation des symptômes chez un patient qui est porteur d'une cardiopathie connue.

La forme la plus typique est **l'œdème aigu pulmonaire (OAP)** qui représente une des grandes urgences cardiovasculaires.

Il s'agit d'une détresse respiratoire aiguë liée à une inondation alvéolaire du fait d'une augmentation très importante de la pression capillaire (transsudat qui passe du capillaire dans les alvéoles).

Le tableau associe une polypnée et une orthopnée obligeant le patient à garder la position assise, des sueurs, une anxiété, une cyanose, un grésillement laryngé, une toux ramenant classiquement une expectoration « mousseuse saumonée ».

L'examen clinique retrouve à l'auscultation pulmonaire des râles crépitants remontant d'autant plus haut dans les champs pulmonaires que le tableau est sévère (« marée montante des râles crépitants »).

L'OAP nécessite une prise en charge immédiate.

Une poussée hypertensive peut s'accompagner d'un œdème pulmonaire.

Remarque

Un œdème pulmonaire chez un sujet jeune migrant, en particulier s'il s'associe à une fibrillation auriculaire, doit faire évoquer le diagnostic de valvulopathie rhumatismale en particulier mitrale (dont l'auscultation est parfois difficile dans ces conditions).

Parfois, le tableau est moins aigu : il s'agit d'une aggravation progressive de la dyspnée qui devient invalidante et qui est associée à l'apparition ou l'aggravation de signes congestifs (œdèmes).

Dans d'autres cas, il peut s'agir d'un tableau d'insuffisance cardiaque droite isolée.

Il peut aussi s'agir d'une insuffisance cardiaque aiguë survenant au cours d'un syndrome coronarien aigu, qui pose des problèmes particuliers dans la mesure où il faudra à la fois prendre en charge le syndrome coronarien et traiter la poussée d'insuffisance cardiaque.

Enfin, il peut s'agir également d'un état de choc cardiogénique, qui se caractérise par une hypotension artérielle (pression artérielle systolique <85 mmHg), une froideur des extrémités, des marbrures, une oligurie, en rapport avec un bas débit cardiaque (index cardiaque <2,2 L/min/m²).

Devant tout épisode d'insuffisance cardiaque aiguë, il faut rechercher des **facteurs favorisants** (encadré 18.3), en particulier si le patient présente une cardiopathie connue ou est insuffisant cardiaque chronique, le premier facteur étant une rupture de traitement ou de régime sans sel.

Encadré 18.3

Principaux facteurs déclenchants d'insuffisance cardiaque

- Rupture ou compliance imparfaite au traitement.
- Écarts de régime.
- Surinfection bronchique.
- Troubles du rythme (fibrillation auriculaire).
- Anémie.
- Embolie pulmonaire.
- Dysthyroïdie (amiodarone).
- Causes iatrogènes : antiarythmique déprimant la fonction cardiaque, bêtabloquants, anti-inflammatoires non stéroïdien, calcium bloqueur (diltiazem, vérapamil), diminution trop importante de la précharge (diurétiques, vasodilatateurs).
- Poussée hypertensive.

B. Insuffisance cardiaque chronique

L'insuffisance cardiaque chronique définit l'état du patient en dehors d'une décompensation aiguë. Le patient est ambulatoire (n'est plus hospitalisé), il garde une gêne fonctionnelle plus ou moins importante en fonction de la gravité de sa maladie, et suit le traitement prescrit.

C. Insuffisance cardiaque à fonction systolique conservée (ou IC à FE préservée)

Elle représente au moins 50 % des causes d'insuffisance cardiaque, en particulier chez la femme ou le sujet âgé.

Le diagnostic repose sur la présence de symptômes ou de signes d'insuffisance cardiaque, d'une fonction systolique normale à l'échocardiographie (en l'absence de valvulopathie significative, d'anomalie du rythme ou de la conduction et de pathologie péricardique), associée éventuellement soit à une augmentation des pressions de remplissage ou à une hypertrophie ventriculaire gauche (HVG) ou une dilatation de l'oreillette gauche en échocardiographie, soit une augmentation du BNP.

Les décompensations cardiaques ont souvent comme facteurs déclenchants une fibrillation atriale, une poussée hypertensive ou une surcharge volémique.

V. Évolution, complication, pronostic

A. Histoire naturelle, évolution

Le délai entre l'apparition d'une dysfonction cardiaque et les premiers signes d'insuffisance cardiaque est très variable et peut aller de quelques minutes (infarctus étendu, insuffisance valvulaire aiguë…) à plusieurs années (fig. 18.6); il est lié d'une part à l'importance et au caractère progressif (hypertension artérielle) ou soudain (infarctus du myocarde, insuffisance valvulaire aiguë) de l'agression initiale, et d'autre part à la capacité de la pompe cardiaque à mettre en jeu des processus efficaces d'adaptation. Lorsque des mécanismes de compensation ont le temps de se mettre en place, l'évolution est progressive, avec d'abord une période de dysfonction cardiaque asymptomatique au cours de laquelle le processus de remodelage cardiaque s'installe, puis une période où la dysfonction cardiaque devient telle que des mani-

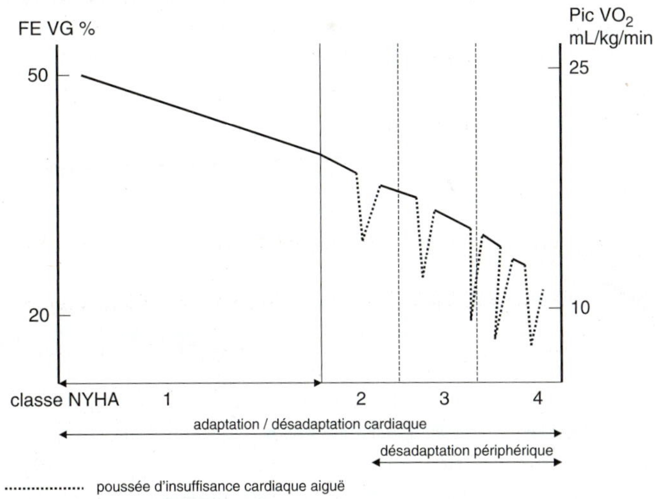

Fig. 18.6. Évolution de l'insuffisance cardiaque.

festations d'insuffisance cardiaque apparaissent. L'état clinique du patient oscille alors entre des périodes de stabilité où la gêne fonctionnelle est plus ou moins importante et des épisodes d'insuffisance cardiaque aiguë souvent déclenchée par des facteurs favorisants. Il n'est cependant pas rare que sous l'effet du traitement de l'insuffisance cardiaque ou de son étiologie (arrêt d'un toxique, guérison d'une myocardite, traitement d'une HTA ou d'une arythmie), la fonction cardiaque s'améliore voire même se normalise (remodelage inverse).

B. Principales complications

- Décès : la mortalité reste élevée dans l'insuffisance cardiaque, elle est en moyenne de 50 % à cinq ans mais peut atteindre jusqu'à 40 à 50 % par an dans l'insuffisance cardiaque grave (NYHA IV). La mortalité est le plus souvent secondaire soit à une mort subite (décès brutal) généralement liée à des troubles du rythme ventriculaire, soit à une insuffisance cardiaque réfractaire au traitement.
- Épisodes d'insuffisance cardiaque aiguë nécessitant une hospitalisation pour une administration de diurétiques intraveineux ou d'inotropes en cas de bas débit. Ces hospitalisations sont très fréquentes, on considère que l'IC est la première cause d'hospitalisation après 65 ans. Une hospitalisation pour décompensation cardiaque représente toujours un facteur de gravité.
- Troubles du rythme ventriculaire (ESV, TV non soutenues ou soutenues) ou supraventriculaire (fibrillation auriculaire).
- Complications thromboemboliques : embolies systémiques (AVC…) par formation de thrombus dans les cavités gauches dilatées favorisées par le bas débit, embolie pulmonaire notamment lors des épisodes d'alitement ou d'hospitalisation (patients à risque).
- Hypotension artérielle parfois aggravée par les médicaments.
- Troubles hydroélectrolytiques (hypo- ou hyperkaliémie, hyponatrémie), insuffisance rénale favorisée par le bas débit rénal et les traitements.
- L'insuffisance cardiaque peut s'accompagner d'une anémie, d'une carence martiale, d'un syndrome d'apnée du sommeil.

C. Principaux facteurs pronostiques

- Clinique : classe NYHA III ou IV *versus* I ou II, réhospitalisations répétées.
- Hémodynamique : fraction d'éjection basse, débit cardiaque diminué, pressions pulmonaires augmentées.
- ECG : augmentation de la durée des QRS > 120 ms (bloc de branche gauche).
- Biologique : hyponatrémie, augmentation du BNP.
- Diminution du pic de consommation d'oxygène lors de l'épreuve d'effort métabolique.

VI. Traitement de l'insuffisance cardiaque chronique

A. Traitement étiologique et préventif

La prévention de l'insuffisance cardiaque passe par la prise en charge de tous les facteurs pouvant la causer. Elle commence par la prise en charge des facteurs de risque cardiovasculaires. Il peut s'agir de diminuer le travail imposé au ventricule gauche dans les surcharges de pression (HTA, RA) ou de volume (IM), ou d'épargner du muscle cardiaque de l'ischémie et la nécrose : le traitement de l'hypertension artérielle, la reperfusion précoce à la phase aiguë de l'infarctus de myocarde destinée à limiter la taille de la nécrose et à préserver le muscle cardiaque, la revascularisation d'un muscle cardiaque ischémique, la correction chirurgicale d'une valvulopathie avant un retentissement irréversible sur le ventricule ou l'éviction des toxiques sont autant d'actions destinées à préserver la structure et la fonction du myocarde et les meilleurs traitements à long terme.

B. Mesures hygiénodiététiques

Ces mesures générales s'adressent à presque tous les patients et restent fondamentales, bien qu'aucun essai ne les ait validées. Comme dans toutes les maladies chroniques, le succès du traitement dépend étroitement de l'éducation du patient et de la compréhension qu'il aura de sa maladie.

1. *Régime pauvre en sel*

Toujours de mise, il consiste à bannir la salière de la table, à ne plus saler l'eau de cuisson des aliments, et à remettre au patient la liste détaillée des aliments contenant le plus de sel. On vise à ne pas dépasser 5 à 6 g de sel par jour. Chez certains malades, le régime sans sel peut être nuisible en conduisant à un certain degré de dénutrition ; l'aide d'une diététicienne peut dans ce cas s'avérer utile pour indiquer au patient d'autres agents de sapidité en remplacement (épices, éviter les sels de régime qui contiennent du potassium). Si un écart de régime est fait, on peut alors conseiller au patient d'augmenter sa dose de diurétiques le jour même, voire le lendemain.

2. *Surveillance du poids et des symptômes*

La pesée régulière permet au patient de consulter rapidement si une prise de poids de 2 à 3 kg est constatée *a fortiori* si elle est soudaine, en deux à trois jours. *A contrario*, une perte de poids progressive en l'absence d'œdème signe un certain degré de dénutrition, qui témoigne souvent de la gravité de l'insuffisance cardiaque et indique un mauvais pronostic. L'aggravation de la dyspnée, l'apparition d'une orthopnée ou l'apparition d'œdèmes des membres inférieurs ou d'un météorisme abdominal doivent aussi alerter et inciter le patient à consulter sans attendre.

3. *Alcool et tabac*

En cas de cardiomyopathie dilatée, lorsqu'une consommation excessive a été repérée, l'arrêt total de l'alcool peut dans certains cas s'accompagner d'une régression partielle voire totale de la cardiopathie. Ce conseil vaut également pour les autres causes, compte tenu du caractère potentiellement aggravant de l'alcool ; dans ce cas, il est licite de conseiller une réduction de la consommation même si aucune donnée n'existe pour attester de l'efficacité de ces mesures. L'arrêt du tabac est impératif chez tous les patients *a fortiori* s'ils sont atteints d'une cardiopathie ischémique.

4. *Activité physique*

L'exercice doit être encouragé en dehors des épisodes de décompensation. Contrairement à ce qui était préconisé il y a quelques années, le repos strict n'est pas souhaitable, car le désentraînement physique progressif (déconditionnement) ne fait qu'aggraver les symptômes à l'effort. On conseillera une activité physique régulière et prolongée (marche par exemple) à un rythme n'essoufflant pas le malade.

5. *Travail et réinsertion professionnelle*

Dans l'insuffisance cardiaque avérée, la poursuite d'une activité professionnelle nécessitant des efforts physiques importants (manutention, port de charge, bâtiment et travaux publics) est proscrite, de même que certains emplois à risque (chauffeur de poids lourds ou de transport en commun par exemple) ainsi que les horaires décalés. Dans les cas les plus graves, une demande d'invalidité doit être envisagée.

6. *Vaccinations*

Les patients insuffisants cardiaques sont plus fragiles et une surinfection bronchopulmonaire peut parfois être à l'origine d'un épisode de décompensation. C'est la raison pour laquelle la vaccination antigrippale est à conseiller surtout chez les sujets âgés ainsi que la vaccination antipneumococcique.

7. Contraception

La grossesse expose à des risques : cela vaut pour l'insuffisance cardiaque sévère où le pronostic vital de la mère peut être engagé, mais aussi pour l'insuffisance cardiaque plus modérée, en raison de l'effet délétère possible d'une grossesse sur la cardiopathie. Le choix peut se porter sur des contraceptifs minidosés en estrogènes ou sur des dispositifs intra-utérins.

C. Traitements médicamenteux de l'insuffisance cardiaque associée à une fraction d'éjection basse (FE < 40 %) (insuffisance cardiaque systolique)

Cf. fig. 18.7.

1. Inhibiteurs de l'enzyme de conversion (IEC)

Les IEC diminuent la transformation de l'angiotensine I en angiotensine II en bloquant l'enzyme de conversion. Ils doivent être prescrits chez tous les patients ayant une FE diminuée quelle que soit la classe fonctionnelle NYHA. Ils permettent d'améliorer les symptômes et de diminuer la mortalité et la fréquence des hospitalisations pour décompensations cardiaques.

Étape 1

Diurétiques pour diminuer les signes de congestion

+

IEC (ARA2 si intolérance)

+

Bêtabloquants

+

Si encore en stade II-IV de la NYHA : ARM

Étape 2

Encore en stade II-IV NYHA, FEVG ≤ 35% et rythme sinusal ≥ 70/min :

+

Ivabradine

Étape 3

Encore en stade II-IV NYHA et FE < 35 %

Soit QRS ≥ 120 ms: resynchronisation + DAI

Soit QRS < 120 ms : DAI seul

Étape 4

Encore en stade III-IV

Envisager digoxine ou nitrés

Si IC avancée : greffe ou assistance

Fig. 18.7. Algorithme du traitement de l'insuffisance cardiaque à fraction d'éjection VG diminuée (d'après les recommandations de la Société européenne de cardiologie 2012).

IEC : inhibiteurs de l'enzyme de conversion ; ARA2 : antagonistes des récepteurs de l'angiotensine 2 ; ARM : antagonistes des récepteurs aux minéralo-corticoïdes.

Les principaux effets secondaires possibles sont la toux, l'hypotension artérielle et l'insuffisance rénale. Il est actuellement conseillé d'utiliser des doses le plus proche possible des doses utilisées dans les essais thérapeutiques (par exemple : énalapril 20 mg, captopril 150 mg, ramipril 10 mg) à condition qu'elles soient tolérées par le patient (encadré 18.4).

2. Bêtabloquants

Les **bêtabloquants** doivent être prescrits dans le traitement de l'insuffisance cardiaque avec FE diminuée quelle que soit la gravité fonctionnelle basée sur la classification NYHA. Leur efficacité a été démontrée pour quatre molécules (carvédilol, métoprolol, bisoprolol et nébivolol) à tous les stades de gravité de l'insuffisance cardiaque. Les bêtabloquants permettent d'améliorer les symptômes et de diminuer la mortalité et la fréquence des hospitalisations pour IC aiguë. Ils diminuent aussi le risque de mort subite par arythmie.

Les conditions d'administration restent assez strictes chez des patients stabilisés en commençant avec des doses très faibles et en augmentant la posologie très progressivement (encadré 18.5). Au cours d'une poussée d'insuffisance cardiaque aiguë, le traitement ne doit être introduit que lorsque le patient est stabilisé au bout de quelques jours. **La prescription immédiate serait une faute. En cas d'hospitalisation pour décompensation cardiaque chez un patient déjà traité par bêtabloquant il n'est pas recommandé d'arrêter le bêtabloquant, sauf en cas de difficulté de réponse au traitement ou d'état de choc cardiogénique.**

3. Diurétiques

Les **diurétiques** doivent être prescrits pour traiter la rétention hydrosodée; les plus utilisés sont les diurétiques de l'anse de Henlé (furosémide ou Lasilix®, bumétamide ou Burinex®). Cependant, leur efficacité en chronique n'a pas été validée par des essais thérapeutiques. Le furosémide est donné par voie orale à dose variable en fonction des apports sodés (on essaie

Encadré 18.4

Procédures d'introduction et de surveillance d'un traitement par IEC

- Commencer à faibles doses.
- Surveiller la pression artérielle, la créatininémie et la kaliémie une semaine après introduction et après chaque augmentation de doses; arrêt ou diminution de la posologie si hypotension artérielle ou augmentation de la créatinine de plus de 20–30 %.
- Attention, si introduction chez un patient âgé, déshydraté ou ayant reçu de fortes doses de diurétiques, diabétique, insuffisant rénal ou ayant déjà une hypotension artérielle (PAS < 100 mmHg).
- Éviter d'introduire simultanément IEC et antialdostérones; les anti-inflammatoires non stéroïdiens sont à proscrire.
- Contre-indications : sténose bilatérale des artères rénales, antécédent d'angiœdème, grossesse, hyperkaliémie.

Encadré 18.5

Procédures d'introduction et de surveillance d'un traitement bêtabloquant dans l'insuffisance cardiaque

- Introduction chez un patient stabilisé sans signe de décompensation (peut être introduit au décours d'une poussée d'insuffisance cardiaque avant la sortie).
- Commencer par de très faibles doses (en règle 1/8e de la dose maximale, par exemple : 3,125 mg de carvedilol ou 1,25 mg de bisoprolol).
- Augmentation par palier hebdomadaire jusqu'à une dose maximale de 25 mg × 2 de carvedilol ou de 10 mg de bisoprolol, en fonction de la tolérance.
- Surveillance de la fréquence cardiaque et de la pression artérielle.
- Contre-indications : asthme, BPCO sévère, bradycardie ou hypotension symptomatique, BAV 2 ou 3.

de trouver la dose minimale permettant de contrôler les œdèmes) pouvant aller de 20 mg dans les formes légères à 1 g par jour dans les formes les plus sévères. Lorsque le patient est éduqué, il peut adapter la posologie à ses apports sodés.

Les diurétiques thiazidiques (ex : hydrochlorothiazide) sont réservés aux formes graves d'insuffisance cardiaque, en cas de résistance aux diurétiques (persistance de signes de rétention hydrosodée malgré de fortes doses de furosémide). Dans ce cas, on les donne en association au furosémide.

4. Antialdostérones ou antagonistes des récepteurs aux minéralocorticoïdes (ARM) (spironolactone et éplérénone)

Ce sont aussi des diurétiques – épargneurs potassiques – mais on les classe à part car ils ont fait l'objet d'études spécifiques. Ils sont indiqués chez tous les patients insuffisants cardiaques avec FE basse (classe II à IV de la NYHA). Leur prescription s'accompagne d'une réduction de la mortalité et des épisodes de décompensation. De même, l'adjonction d'éplérénone au traitement conventionnel (BASIC) après un infarctus étendu, avec fraction d'éjection < 40 % et/ou signes d'insuffisance cardiaque, permet de diminuer encore la mortalité, le risque de mort subite et les récidives d'insuffisance cardiaque. Les risques de ces traitements sont l'hyperkaliémie et l'insuffisance rénale, notamment lorsqu'ils sont prescrits avec un IEC. Ils sont donc contre-indiqués en cas d'hyperkaliémie et d'insuffisance rénale. Outre l'hyperkaliémie, les effets secondaires les plus fréquents de la spironolactone (Aldactone®) sont la gynécomastie et l'impuissance.

5. Antagonistes des récepteurs de l'angiotensine 2 (ARA 2)

Ces médicaments agissent comme les IEC en bloquant le système rénine angiotensine mais de manière plus spécifique en bloquant le récepteur AT1 de l'angiotensine 2. Ils ont l'avantage d'être mieux tolérés, en particulier d'induire moins de phénomènes de toux. On considère que leur efficacité est à peu près comparable à celle des IEC mais en raison de leur coût plus élevé, on les réserve aux patients intolérants aux IEC. Les règles de prescription sont les mêmes que celle des IEC. On peut également dans de rares cas les associer aux IEC chez les patients restant symptomatiques sous IEC et bêtabloquant **à condition toutefois que le patient ne reçoive pas d'antialdostérone**; en effet, **la triple association IEC-ARA 2-spironolactone est contre-indiquée en raison du risque d'hyperkaliémie**.

6. Ivabradine

C'est un nouveau médicament dont le seul effet est de diminuer la fréquence cardiaque, en bloquant le canal If (courant de dépolarisation à l'origine du potentiel d'action). On le réserve aux patients symptomatiques (classe NYHA II à IV), en rythme sinusal, gardant une fréquence cardiaque élevée (> 70 ou 75/min), qui reçoivent la dose maximale tolérée de bêtabloquant, qui ont une contre-indication aux bêtabloquants ou qui ne les tolèrent pas. Dans cette indication, l'ivabradine a montré qu'en réduisant la fréquence cardiaque, elle diminuait le risque d'hospitalisation pour insuffisance cardiaque.

7. Digoxine

La **digoxine**, qui est la plus ancienne molécule utilisée dans le traitement de l'insuffisance cardiaque, peut améliorer les symptômes des patients qui gardent des symptômes malgré un traitement optimal. Par contre, elle a un effet neutre sur la survie. Sa faible marge thérapeutique et le risque de surdosage, notamment en cas d'insuffisance rénale associée, ses effets potentiellement proarythmogènes en font actuellement un traitement de « seconde intention » (c'est-à-dire en association aux traitements précédents chez les patients ayant une insuffisance cardiaque grave). Par contre, elle garde sa place en cas de fibrillation auriculaire où elle permet de ralentir la fréquence cardiaque. Sa prescription justifie un dosage régulier de sa concentration plasmatique.

8. Dérivés nitrés

Les dérivés nitrés sont des vasodilatateurs principalement veineux **considérés comme un traitement d'appoint** chez les patients symptomatiques qui gardent des pressions de remplissage élevées.

9. Autres traitements

- **Les inhibiteurs calciques** ne sont pas des traitements de l'insuffisance cardiaque. **Le diltiazem et le vérapamil sont contre-indiqués dans l'IC systolique.** Les dihydropyridines (félodipine et amlodipine) ont un effet neutre sur la mortalité et peuvent donc être prescrites lorsqu'une indication associée est présente (angor, HTA).
- **L'amiodarone** n'a pas fait la preuve de son efficacité dans la réduction de la mortalité ou des morts subites chez l'insuffisant cardiaque. Sa prescription est réservée aux patients présentant des troubles du rythme ventriculaire grave ou une fibrillation auriculaire réduite, pour prévenir les récidives. Elle peut être associée au traitement bêtabloquant.
- **Les autres antiarythmiques (classe I comme la flécaïnide) sont contre-indiqués.**
- **Les antiagrégants plaquettaires et les anticoagulants** : leur prescription est mal codifiée. Il est habituel de traiter par aspirine les patients présentant une cardiopathie ischémique stable. Les patients ayant fait un syndrome coronarien aigu ou ayant eu un stent coronaire doivent recevoir une double antiagrégation plaquettaire. Les antivitamines K sont réservées aux patients en fibrillation auriculaire, ayant un thrombus intracavitaire ou ayant fait des AVC emboliques. La place des nouveaux anticoagulants (anti-Xa ou anti-IIa) n'est pas actuellement précisée. Il est recommandé de calculer pour l'évaluation du risque embolique le score CHA2DS2-VASc et pour le risque hémorragique le score HAS-BLED.

D. Traitement non médicamenteux de l'insuffisance cardiaque avec altération de la fraction d'éjection

1. Resynchronisation ventriculaire par un stimulateur biventriculaire (ou pacemaker triple chambre)

Ce traitement est réservé aux patients ayant une insuffisance cardiaque grave stade III et IV de la NYHA, en rythme sinusal, avec une fraction d'éjection ventriculaire gauche ≤35 % et un allongement de la durée de QRS ≥120 ms (en particulier en cas de bloc de branche gauche). Il consiste à mettre en place une sonde dans l'OD, une dans le VD et une en regard de la paroi latérale du VG en l'insérant *via* le sinus coronaire. La stimulation simultanée des deux zones ventriculaire permet de restaurer une contraction synchrone et harmonieuse. La resynchronisation se discute également en cas de bloc de branche gauche chez certains patients en classe II de la NYHA.

2. Défibrillateur automatique implantable

Il doit être proposé en prévention secondaire chez les patients après arrêt cardiaque ou ayant des antécédents d'arythmie ventriculaire symptomatique et doit se discuter en prévention primaire chez les patients symptomatiques (II-IV de la NYHA) ayant une fraction d'éjection ≤35 % sur une cardiopathie ischémique à distance d'un geste de revascularisation ou d'un infarctus du myocarde (après 6 semaines) ou sur une cardiopathie non ischémique (après 3 mois) de traitement médical. Ce dispositif est réservé aux patients dont la probabilité de survie est supérieure à un an. Lorsqu'il existe aussi une indication de resynchronisation, on peut choisir un dispositif qui a les deux fonctions.

3. Transplantation cardiaque

Les indications de la greffe sont l'insuffisance cardiaque sévère définie par des symptômes invalidants, un mauvais pronostic et aucune autre alternative thérapeutique (ce qui suppose que le traitement médical et non médical soit considéré comme maximal et optimal). Cela suppose que le patient soit motivé et capable de suivre le traitement immunosuppresseur en postgreffe. Le principal obstacle de la greffe cardiaque est le nombre limité de greffons disponibles. Les principales contre-indications sont l'âge (il n'y a pas de vraie limite car cela dépend de l'âge physiologique mais il est rare que l'on greffe un patient de plus de 65–70 ans), l'existence d'une pathologie qui limiterait l'espérance de vie (cancer par exemple), une infection active, une insuffisance rénale, une HTAP fixée (résistances pulmonaires > 5 unités Wood), une atteinte artérielle périphérique diffuse, etc. Le suivi nécessitera la prise chronique d'un traitement immunosuppresseur pour diminuer les risques de rejet. Les complications de la greffe sont liées aux épisodes de rejet, aux effets secondaires des immunosuppresseurs (infection, cancers, HTA, insuffisance rénale) et à la maladie coronaire du greffon (sorte d'athérome coronaire précoce et diffus) pouvant entraîner à terme un dysfonctionnement du greffon.

4. Systèmes d'assistance ventriculaire

Des progrès importants ont été faits dans ce domaine avec l'apparition de dispositifs de plus en plus petits et de plus en plus fiables. On distingue les systèmes qui permettent une assistance de courte durée (type ECMO : *extracorporeal membrane oxygenation*), et les systèmes permettant une assistance de plus longue durée (mono- ou biventriculaire). Ces systèmes sont mis en place en attente d'une greffe cardiaque, lorsque l'état du patient ne permet pas l'attente d'un greffon compatible disponible. Ils peuvent également être envisagés comme traitement définitif chez un patient ne relevant pas de la greffe cardiaque.

E. Traitement médicamenteux de l'insuffisance cardiaque à fraction d'éjection conservée

Contrairement au traitement de l'IC à fonction systolique altérée, le traitement de l'IC à fonction systolique préservée est encore très mal codifié car il a fait l'objet de peu d'études et aucun médicament n'a pour le moment démontré d'efficacité. Le traitement consiste donc à éviter les facteurs déclenchants qui sont rapidement source de décompensations dans ce type de cardiopathie, en particulier :

- les poussées hypertensives par un meilleur contrôle de la pression artérielle ;
- les épisodes de fibrillation auriculaire ou les autres troubles de rythme ;
- les surcharges volumiques (apports de solutés, examens radiologiques iodés).

Le traitement de fond pourra faire appel :

- aux médicaments bloqueurs du système rénine angiotensine (IEC ou ARA 2), qui peuvent en théorie améliorer la relaxation et faire régresser l'hypertrophie VG chez l'hypertendu ;
- au traitement bêtabloquant ou aux calcium bloqueurs ralentisseurs (diltiazem, vérapamil) qui peuvent ralentir la fréquence cardiaque, allonger la diastole et assurer un meilleur remplissage du cœur ;
- au traitement diurétique de fond par thiazidiques ou inhibiteur de l'anse de Henlé, en particulier lorsque des manifestations congestives sont présentes.

On voit donc que ce traitement est finalement semblable à celui de l'IC à fonction systolique altérée.

F. Prise en charge globale

Après une première hospitalisation pour insuffisance cardiaque le risque de réhospitalisation est important, et il est très important de contrôler au mieux les signes congestifs et poursuivre l'optimisation ambulatoire du traitement avec le cardiologue et le médecin généraliste. Le patient (et son entourage) devra bénéficier d'une approche éducative, si possible avec une équipe pluridisciplinaire, lui permettant de développer des compétences d'autoprise en charge de la maladie et connaître en particulier les signes d'alerte d'une décompensation afin de prévenir au plus tôt son médecin.

Au stade d'insuffisance cardiaque avancée et si la greffe ou l'assistance circulatoire n'est pas envisageable il sera nécessaire d'accompagner le patient avec l'intervention des soins de support ou de soins palliatifs.

G. Traitement de l'insuffisance cardiaque aiguë

1. Traitement de l'OAP

- Au domicile du patient : position assise, injection de furosémide en intraveineux (1 mg/kg, à répéter si nécessaire), dérivés nitrés sublinguaux, appel du SAMU en fonction de la gravité clinique et hospitalisation.
- À l'hôpital (soins intensifs) ou à l'arrivée de SAMU :
  – position assise, mise en place d'une voie d'apport veineuse avec du G5 %, monitorage (fréquence cardiaque, pression artérielle, saturation, scope) oxygénothérapie à la sonde nasale, au masque, objectif $SaO_2 > 90$ %, précautions chez les patients à risque d'hypercapnie ;
  – injection de furosémide (1 mg/kg) à adapter ensuite en fonction de la diurèse ;
  – injection de dérivés nitrés (trinitrine 1 mg/h à adapter en fonction de la pression artérielle) si la pression artérielle systolique est > 100 mmHg ;
  – en cas d'anxiété importante non contrôlée ou de douleur thoracique, proposer morphine i.v. ;
  – traitement d'un facteur déclenchant : digoxine i.v. et anticoagulation efficace si fibrillation auriculaire rapide, traitement d'une poussée hypertensive par perfusion de nicardipidine i.v. (1 à 5 mg/heure) ;
  – anticoagulation préventive par HBPM systématique.

En cas de non-réponse aux traitements médicamenteux, la ventilation par CPAP (*continuous positive airway pressure*) peut améliorer les symptômes et la saturation en oxygène.

En l'absence de réponse satisfaisante, de persistance de signes d'insuffisance respiratoire aiguë et d'épuisement respiratoire : intubation nasotrachéale et ventilation invasive.

Le traitement bêtabloquant ne doit pas être introduit au cours d'une poussée, si le patient est déjà sous bêtabloquant il est généralement arrêté ou sa posologie est diminuée.

Les IEC ne sont débutés que secondairement après la poussée.

2. Poussée d'insuffisance cardiaque globale sans OAP franc

- Hospitalisation fréquente mais non systématique chez un patient IC chronique connu (parfois une simple augmentation de la posologie orale des diurétiques peut être suffisante).
- Cure de diurétiques i.v.
- Rééquilibration du traitement *per os* (posologies d'IEC, associations médicamenteuses).
- Recherche de la cause de la déstabilisation.

3. Choc cardiogénique

En cas de choc cardiogénique (pression artérielle <90 mmHg, oligurie, marbrures cutanées) administration d'inotropes : perfusion de dobutamine i.v. ou inhibiteurs des phosphodiestérases (énoximone, si le patient est sous bêtabloquant), sonde urinaire systématique, monitorage invasif de la pression artérielle (cathéter radial). Le lévosimendan est un sensibilisateur des protéines contractiles au calcium, avec des propriétés à la fois inotropes et vasodilatatrices (non commercialisé en France), parfois utilisé en ATU (autorisation temporaire d'utilisation) chez les patients qu'on ne peut sevrer du traitement par les inotropes.

En cas de non-réponse au traitement, on peut être amené à discuter une assistance circulatoire (de courte durée type ECMO, ou de plus longue assistance uni- ou biventriculaire), d'un cœur artificiel ou d'une greffe cardiaque en urgence.

Points clés

- L'insuffisance cardiaque est définie par l'association de symptômes (dyspnée) et de signes cliniques à un dysfonctionnement de la pompe cardiaque ; c'est une affection fréquente (1 à 2 % de la population), en particulier chez le sujet âgé (âge moyen du diagnostic : 75 ans). Le pronostic est sévère : environ 50 % de mortalité 5 ans après le diagnostic. La mortalité est le plus souvent due une mort subite par troubles du rythme ou une insuffisance cardiaque réfractaire.
- Le signe fonctionnel le plus fréquent est la dyspnée d'effort qui est quantifiée par la classification de NYHA, mais qui n'est pas spécifique.
- Outre l'ECG et la radiographie de thorax, les examens complémentaires pour confirmer le diagnostic sont l'échocardiographie et le dosage du BNP ou du NT-proBNP.
- Les principales étiologies sont représentées par les cardiopathies ischémiques, l'HTA, les maladies du muscle cardiaque (cardiomyopathies). Néanmoins, toutes les affections cardiovasculaires peuvent aboutir à l'insuffisance cardiaque (pathologie valvulaire, troubles du rythme, maladie du péricarde...).
- Lors du bilan, il est donc important d'éliminer une cardiopathie ischémique si elle n'est pas connue, et cela passe souvent par la réalisation d'une coronarographie.
- L'insuffisance cardiaque aiguë caractérise un patient ayant des signes de congestion (hypervolémie, pressions de remplissage élevées) et/ou un bas débit cardiaque. Il faut rechercher des facteurs déclenchants. Le patient doit en général être hospitalisé pour recevoir des traitements intra-veineux (diurétique, dérivés nitrés voire inotropes en cas de choc cardiogénique). Le tableau le plus caractéristique est l'OAP qui est une des grandes urgences cardiovasculaires.
- L'insuffisance cardiaque droite est le plus souvent secondaire à une pathologie du cœur gauche, mais il existe des étiologies d'insuffisance cardiaque droite isolée.
- On oppose aussi les insuffisances cardiaques à fraction d'éjection abaissée aux insuffisances cardiaques à fraction d'éjection préservée, qui est une forme prédominante chez le sujet âgé.
- Le traitement repose toujours sur la correction d'une cause curable éventuelle (revascularisation coronaire si possible, correction d'une anomalie valvulaire).
- Le traitement symptomatique repose d'abord sur l'éducation du patient et les mesures hygiéno-diététiques (régime pauvre en sel, maintien d'une activité physique, vaccination...).
- Le traitement médicamenteux est bien codifié dans l'insuffisance cardiaque à FE basse (diurétiques, IEC, bétabloquants, antialdostérone).
- Le traitement « électrique » du cœur peut faire appel au défibrillateur automatique implantable pour diminuer le risque de mort subite par FV et/ou au pacemaker biventriculaire quand il y a une désynchronisation (BBG large).
- En cas de résistance au traitement médical, le traitement est la greffe cardiaque ou parfois la mise en place de pompe d'assistance ventriculaire, soit en attente de la greffe, soit définitive.
- Le traitement de l'insuffisance cardiaque à FE préservée n'est pas codifié mais repose actuellement sur la prévention de la fibrillation atriale, des poussées hypertensives, et de la surcharge volumique ainsi que sur le traitement de l'ischémie myocardique.

Compléments en ligne

Vous pouvez accéder aux compléments numériques de ce chapitre en vous connectant sur http://www.em-consulte.com/e-complement/471550 et suivre les instructions.

Vidéo 18.1. Ventricule gauche normal en incidence apicale 4 cavités.

Vidéo 18.2. Ventricule gauche dilaté globalement hypokinétique avec baisse de la fraction d'éjection VG d'un patient porteur d'une cardiomyopathie dilatée.

Vidéo 18.3. Échocardiographie d'un patient ayant un infarctus étendu antéro-apical et latéral.

Vidéo 18.4. Échocardiographie d'un patient porteur d'une cardiomyopathie hypertrophique.

CHAPITRE

19

Item 222 – UE 8 – Hypertension artérielle pulmonaire de l'enfant et de l'adulte

Objectifs pédagogiques

Nationaux

- Diagnostiquer une hypertension artérielle pulmonaire de l'enfant et de l'adulte.

CNEC

- Connaître la définition de l'hypertension pulmonaire.
- Savoir distinguer une hypertension pulmonaire précapillaire et postcapillaire.
- Connaître la classification OMS des hypertensions pulmonaires.
- Connaître quelques éléments épidémiologiques et de physiopathologie.
- Savoir évoquer et diagnostiquer une HTAP chez l'enfant et chez l'adulte.

Hypertension artérielle pulmonaire de l'adulte

I. Généralités

A. Définitions

L'hypertension artérielle pulmonaire (HTAP) est une maladie rare, secondaire à un processus pathologique touchant de façon assez diffuse les artères de petit calibre et les artérioles du lit vasculaire pulmonaire. Ce processus entraîne une augmentation de la résistance à l'écoulement sanguin et donc une augmentation de la pression dans l'ensemble des artères pulmonaires.

L'HTAP est une forme particulière d'hypertension pulmonaire (HTP) dont il existe de nombreuses autres formes physiopathologiques et étiologiques qui ont été classées par l'Organisation mondiale de la santé (OMS). L'HTAP correspond au groupe 1 de cette classification (*cf.* ci-dessous).

La définition de l'HTAP est hémodynamique (obtenue par cathétérisme cardiaque droit) et associe :

- une pression pulmonaire moyenne (PAPm) ≥ 25 mmHg ;
- avec une pression artérielle pulmonaire d'occlusion (PAPO), anciennement appelée « pression capillaire pulmonaire » et qui reflète la pression dans l'oreillette gauche, ≤ à 15 mmHg ;
- et avec un débit cardiaque normal ou diminué.

L'HTAP peut survenir sans cause connue à ce jour ni contexte particulier : on parle d'HTAP idiopathique. Elle peut aussi survenir dans un contexte particulier :

- antécédents familiaux d'HTAP : on parle alors d'HTAP familiale ou « héritable » qui a dans la plupart des cas une origine génétique (ce qui n'est pas le cas le plus fréquent des HTAP idiopathiques) ;
- exposition à certains médicaments ou toxiques, en particulier les anorexigènes proches des amphétamines comme la dexfenfluramine (Isoméride® ou Pondéral®) et le benfluorex (Médiator®), d'autres substances pouvant aussi être associées à l'apparition d'une HTAP ;
- association à une autre pathologie chronique dont l'augmentation de fréquence de l'HTAP en fait un facteur de risque plus qu'une cause : les connectivites (en premier lieu la sclérodermie cutanée), l'infection par le virus de l'immunodéficience humaine (VIH), les cirrhoses et hypertensions portales, certaines cardiopathies congénitales.

B. Données épidémiologiques : prévalence et pronostic

Il s'agit d'une maladie rare dont on peut estimer la prévalence à 1,5/100 000 habitants. Cette prévalence est sans doute sous-estimée, comme le montrent les enquêtes de dépistage qui s'accompagnent d'une augmentation de la prévalence de la maladie et d'un changement de présentation clinique des patients. Cette sous-estimation du diagnostic est multifactorielle : la consultation assez tardive des patients en raison de symptômes discrets au départ de la maladie et non spécifiques (*cf.* « Diagnostic »), la méconnaissance de cette maladie par les médecins, enfin peut-être la réticence de la confirmation du diagnostic par un examen invasif (en particulier chez des personnes âgées et/ou un peu éloignées d'un centre où cet examen est pratiqué en routine).

Il s'agit d'une maladie grave. En l'absence totale de traitement (évolution « naturelle »), il n'y a pas de possibilité de régression spontanée et la maladie est fatale dans 100 % des cas. Malgré l'arrivée de thérapeutiques spécifiques les 15 dernières années, il n'existe à ce jour pas de thérapeutique qui permette une guérison. Ainsi, les patients gardent un traitement au long cours. Ce traitement permet une amélioration des symptômes et de l'espérance de vie des patients.

Le pronostic vital dépend de la gravité de la maladie au moment du diagnostic (et donc de la précocité du diagnostic), de son potentiel évolutif (il existe des patients à progression rapide et des patients à progression lente), de la pathologie associée éventuelle (connectivite, VIH, etc.) et enfin de la réponse au traitement. Actuellement, pour l'HTAP idiopathique, héritable ou associée aux anorexigènes, la survie est estimée à 86 %, 70 % et 55 %, respectivement à un, deux et trois ans après le diagnostic. Pour les patients dont les thérapeutiques ont permis une régression franche des symptômes et une quasi-normalisation du débit cardiaque, il est observé une survie prolongée de nombreuses années même si la maladie garde à terme un potentiel évolutif.

II. Classification hémodynamique

Chez les sujets sains, la circulation pulmonaire (artères, artérioles, capillaires, veinules et veines pulmonaires qui se drainent dans l'oreillette gauche) est une circulation à basse pression car à très bas niveau de résistance.

Une PAPm ≥ 25 mmHg définit une élévation de la pression dans les artères pulmonaires : on parle alors d'hypertension pulmonaire ou HTP (sans le terme « artérielle »).

On distingue les HTP passives, secondaires à une élévation de pression dans l'oreillette gauche et transmise aux veines, capillaires et artères pulmonaires. La pression est donc élevée en aval de la zone des capillaires, on parle d'HTP postcapillaire. Les étiologies sont : l'insuffisance ventriculaire gauche (systolique ou à fraction d'éjection préservée), les rétrécissements ou régurgitations significatives de la valve mitrale, les rétrécissements ou régurgitations significatives de la valve aortique, en particulier s'il existe un retentissement sur le ventricule gauche.

Lorsque la pression est normale dans l'oreillette gauche, les veines et les capillaires pulmonaires, on parle alors d'HTP précapillaire. Cela veut dire que l'origine de la pathologie est située en amont des capillaires donc au niveau des artérioles. Parmi les HTP précapillaires, on distingue les HTAP, les HTP des maladies de l'appareil respiratoire, les HTP des maladies thromboemboliques chroniques (secondaires à des embolies pulmonaires importantes et/ou répétées souvent anciennes), et les HTP de certaines maladies très rares et/ou de mécanismes complexes.

III. Notions de physiopathologie

Que l'HTAP soit idiopathique, héritable ou associée, la physiopathologie et les lésions histologiques sont les mêmes. La cause initiale est à ce jour encore inconnue. La physiopathologie associe ensuite à des degrés divers : une dysfonction endothéliale, une vasoconstriction artériolaire et une prolifération des cellules endothéliales et des cellules musculaires lisses. L'ensemble aboutit à un épaississement important de la paroi avec réduction de la lumière artériolaire, perte des capacités de vasodilatation et risque d'obstruction très distale par des microthromboses in situ. Ces phénomènes sont favorisés par la dérégulation de médiateurs vasodilatateurs et antiproliférant qui sont diminués (en particulier, le monoxyde d'azote ou NO et la prostacycline) et des substances vasoconstrictrices et proliférant qui sont augmentées (en particulier l'endothéline 1).

Progressivement, la réduction de calibre et l'obstruction distales des artérioles pulmonaires génèrent un obstacle à l'écoulement sanguin : c'est l'augmentation des résistances vasculaires pulmonaires. Cela entraîne une augmentation de la postcharge (gêne à l'éjection) du ventricule droit. Ce processus étant sans doute très progressif, le ventricule droit va initialement compenser, ce qui s'accompagne d'une dilatation des cavités droites et d'un certain degré d'hypertrophie de la paroi. Sans traitement, l'évolution se fait vers l'insuffisance cardiaque droite puis le décès par défaillance du ventricule droit.

IV. Classification mondiale des hypertensions pulmonaires

Il est important de connaître cette classification car elle repose sur les données de physiopathologie et elle constitue la base des principes thérapeutiques. Cette classification sert de support à la démarche diagnostique en cas d'hypertension pulmonaire.

Il existe cinq groupes d'hypertensions pulmonaires :

- groupe 1 : regroupe les différentes formes d'HTAP (les hypertensions artérielles pulmonaires appartiennent toutes au groupe 1) :
  - HTAP idiopathique,
  - HTAP héréditaire,
  - HTAP des maladies associées : anorexigènes et autres toxiques, connectivites, VIH, hypertensions portales et cirrhoses, cardiopathies congénitales,
  - maladie pulmonaire veino-occlusive et HTP persistante du nouveau-né ;
- groupe 2 : HTP des maladies cardiaques gauches (seules à être postcapillaires, c'est-à-dire PAPO > 15 mmHg) ;

- groupe 3 : HTP des maladies de l'appareil respiratoires et/ou hypoxémiantes (BPCO, fibrose pulmonaire, pathologies respiratoires liées au sommeil, syndromes d'hypoventilation alvéolaire) ;
- groupe 4 : HTP des maladies thromboemboliques chroniques ;
- groupe 5 : HTP de mécanismes multiples et/ou complexes (étiologies à ne pas connaître, juste pour exemples : sarcoïdose, histiocytose X, insuffisance rénale chronique hémodialysée).

V. Diagnostics positifs et différentiels

A. Circonstances de découverte et signes fonctionnels

Il n'y pas de terrain « type ». L'HTAP peut toucher les hommes comme les femmes, les enfants dès le plus jeune âge (*cf.* question dédiée) comme les personnes âgées. Cependant, il existe une prédominance féminine assez nette (60–70 %), et l'âge moyen au diagnostic est entre 40–50 ans.

Il n'existe à ce jour aucun facteur de risque identifié en dehors de l'exposition à certains médicaments ou toxiques, et en dehors des maladies avec lesquelles l'HTAP est parfois associée : connectivites (sclérodermie principalement), infection par le VIH, maladie du foie avec cirrhose et/ou hypertension portale et cardiopathies congénitales. Il est donc important d'évoquer l'HTAP chez les patients connus avec l'une ou l'autre de ces conditions. Il est même recommandé un dépistage systématique régulier chez les patients sclérodermiques.

Les signes fonctionnels sont largement dominés par la dyspnée qui est quasi constante. Il s'agit d'une dyspnée très progressive, survenant d'abord pour les efforts importants. Il n'est pas rare que dans ces conditions les patients diminuent leurs activités physiques, ce qui retarde la plainte fonctionnelle et donc le diagnostic. Cette dyspnée peut évoluer sur plusieurs mois voire quelques années. Il faut noter ici que l'examen clinique et les examens complémentaires simples sont normaux. Il en résulte souvent une errance diagnostique initiale.

Ainsi, à l'instar de l'embolie pulmonaire dans les dyspnées aiguës, l'HTAP est à évoquer devant une dyspnée inhabituelle, constante et croissante, et ce d'autant plus que l'examen clinique est normal (comme pour l'embolie pulmonaire).

La dyspnée va progressivement s'aggraver pour survenir ensuite au moindre effort, à la parole puis au repos.

Les autres signes fonctionnels associent fréquemment, mais à un stade un peu plus avancé : une asthénie, une fatigabilité (intolérance) à l'effort, des douleurs thoraciques d'allure angineuse (par ischémie du ventricule droit), des palpitations, des lipothymies voire des syncopes survenant surtout à l'effort.

Enfin, les signes peuvent être ceux d'une insuffisance cardiaque droite : hépatalgie d'effort ou de repos, lourdeur et prise poids avec œdèmes des membres inférieurs. Les signes fonctionnels ne sont donc pas spécifiques.

L'HTAP peut être découverte suite à un symptôme, mais également à l'occasion d'une aggravation brutale (détresse respiratoire, décompensation cardiaque droite ou état de choc) lors d'un événement intercurrent : infection en particulier bronchopulmonaire, grossesse, traumatisme, etc.

L'interrogatoire recherche les antécédents familiaux d'HTAP, l'exposition à un médicament en particulier anorexigène, la consommation régulière de toxiques (stupéfiants type amphétamine, cocaïne, etc.), l'existence d'une maladie associée susceptible de s'associer à une HTAP. L'interrogatoire recherche en particulier un syndrome de Raynaud et/ou une dysphagie, une dyspepsie qui sont évocateurs d'une sclérodermie.

L'interrogatoire recherche également les éléments en faveur de diagnostics différentiels qui sont les autres hypertensions pulmonaires : antécédent de maladies respiratoires (asthme, tabagisme, BPCO, etc.), de maladies cardiaques (chirurgie valvulaire, rhumatisme articulaire, infarctus, cardiomyopathie, etc.), antécédents personnels ou familiaux d'embolie pulmonaire et/ou de thrombose veineuse profonde.

B. Examen clinique et signes physiques

L'examen clinique est très longtemps normal : à l'instar de l'embolie pulmonaire face à une dyspnée aiguë, il faut évoquer l'HTAP face à une dyspnée d'effort inhabituelle, constante et croissante, inexpliquée par l'examen clinique.

L'auscultation pulmonaire reste normale, même aux stades les plus évolués, et cette discordance avec la sévérité de la dyspnée doit orienter vers l'HTAP. Certains patients pourront présenter quelques râles crépitants secs, aux bases, surtout si l'HTAP se développe sur un terrain de sclérodermie.

L'examen cardiovasculaire attentif peut assez souvent percevoir des anomalies évocatrices d'hypertension pulmonaire (non spécifiques à l'HTAP) : un éclat du B2 au foyer pulmonaire, une tachycardie sinusale, un souffle systolique de régurgitation tricuspide majorée en inspiration. À un stade plus évolué, peuvent s'observer des signes physiques d'insuffisance cardiaque droite (œdèmes, turgescence jugulaire, reflux hépatojugulaire avec hépatomégalie sensible voire douloureuse), et à un stade plus évolué encore, des signes d'hypoxémie et/ou de bas débit (extrémités froides et cyanosées, cyanose labiale et unguéale, marbrures cutanées sur les genoux).

L'examen sera aussi attentif aux signes cutanés en faveur d'une sclérodermie (sclérodactylie, télangiectasies, calcifications sous-cutanées, ulcérations digitales) ou de signes de cirrhose et/ou d'hypertension portale.

C. Examens complémentaires

1. Résultats des examens complémentaires habituels d'une dyspnée

La **radiographie de thorax** montre un parenchyme pulmonaire normal ce qui, de nouveau face à une dyspnée chronique permanente, doit faire évoquer la possibilité d'une HTAP. Les signes radiologiques associent : une hypertrophie des hiles pulmonaires droit et gauche et de la vascularisation proximale, plus tardivement une cardiomégalie aux dépens des cavités cardiaques droites.

La radiographie recherchera, dans le cadre du diagnostic différentiel d'hypertension pulmonaire sur maladie respiratoire et/ou hypoxémiante : une fibrose pulmonaire importante, des signes de bronchoemphysème chronique, des signes de sarcoïdose (qui fait partie des HTP du groupe 5 de mécanismes multiples et/complexes).

Les **épreuves fonctionnelles respiratoires** sont dans la grande majorité des cas sensiblement normales (pour l'HTAP c'est-à-dire le groupe 1). L'existence d'un trouble ventilatoire obstructif et/ou restrictif oriente l'étiologie de la dyspnée et en cas d'hypertension pulmonaire, classe l'HTP en groupe 3 (ces données devant être confortées par un scanner thoracique à haute résolution).

La **gazométrie artérielle** est également souvent normale ou avec une hypoxémie très modérée ; une hypocapnie est assez fréquente du fait de l'hyperventilation alvéolaire ; une hypoxémie profonde est possible dans les formes sévères ou surtout compliquée (ex : réouverture du foramen ovale avec shunt droit-gauche ou communication interatriale).

2. Électrocardiogramme

L'électrocardiogramme peut être normal. Souvent cependant, il montre les signes de retentissement de l'HTAP sur les cavités droites. Ainsi, les signes ECG ne sont pas spécifiques, ils sont proches de ceux observés dans l'embolie pulmonaire avec cœur pulmonaire aigu. Sont en faveur de l'HTAP :

- une hypertrophie électrique de l'oreillette droite : grande amplitude de l'onde P ;
- la déviation axiale droite avec éventuellement aspect SI-QIII ;
- un bloc incomplet ou complet de la branche droite, parfois de grande amplitude ;
- un trouble de repolarisation type onde T négatives, asymétriques dans les dérivations antéroseptales (parfois même antérieure étendue) et inférieures.

3. Échocardiographie : examen clé du dépistage

L'échocardiographie (par voie transthoracique) est l'examen clé de dépistage et du diagnostic initial des hypertensions pulmonaires (tous les groupes). Il n'y a pas de signe spécifique de l'HTAP (groupe 1). Assez facilement, l'échocardiographie distingue l'hypertension pulmonaire du groupe 2, postcapillaire, secondaire aux maladies valvulaires et ventriculaires gauches des autres hypertensions précapillaires. Sans détailler, l'échocardiographie montre :

- une dilatation du ventricule droit et de l'oreillette droite ;
- souvent, une hypertrophie de la paroi du ventricule droit ;
- une augmentation de la pression artérielle pulmonaire systolique (PAPs) qui peut être estimée à partir de la mesure de la vitesse maximale de la régurgitation valvulaire tricuspide (insuffisance tricuspide) ;
- une augmentation des pressions artérielles pulmonaires moyenne et diastolique, qui peuvent aussi être estimées à partir des mesures de la régurgitation valvulaire pulmonaire (insuffisance pulmonaire) ;
- en faveur de l'origine précapillaire : la taille normale de l'oreillette gauche (dilatée en cas de maladie chronique d'une valve ou du ventricule gauche) ; la normalité des pressions de remplissage du VG (estimées par l'échocardiographie) ; l'inversion de la courbure du septum interventriculaire qui « bombe » du ventricule droit vers le ventricule gauche, dont l'aspect est parfois totalement refoulé ;
- en faveur de l'origine postcapillaire : une altération de la fraction d'éjection du ventricule gauche, d'un trouble de fonction diastolique du VG, d'une maladie valvulaire mitrale ou aortique.

4. Cathétérisme cardiaque droit : examen indispensable de confirmation diagnostique

Le cathétérisme cardiaque droit correspond à la mesure invasive des pressions dans les cavités cardiaques droites et la circulation pulmonaire. L'examen est réalisé en plaçant un cathéter souple dont une extrémité est reliée à une tête de pression, et l'autre extrémité, introduite par voie veineuse (veine superficielle du bras ou veine profonde), est au contact des pressions sanguines. Cette extrémité est avancée progressivement dans l'oreillette droite (POD), dans le ventricule droit, dans le tronc puis une artère pulmonaire (PAP) puis, lorsque le cathéter est occlusif dans une petite artère pulmonaire, on obtient une mesure de la PAP d'occlusion ou PAPO qui reflète la pression dans l'oreillette gauche.

Cet examen est indispensable au diagnostic car c'est le seul permettant une mesure très précise de la pression pulmonaire et de la pression reflétant la pression dans l'oreillette gauche. C'est lors de ce cathétérisme que l'HTAP est définie par une PAPm $\geq$ 25 mmHg avec PAPO $\leq$ 15 mmHg. Le cathétérisme cardiaque donne également d'importantes informations pronostiques : POD et débit cardiaque.

Bien que cet examen soit invasif, lorsqu'il est réalisé par des centres et des équipes expérimentés, les risques sont minimes.

Hypertension artérielle pulmonaire de l'enfant

I. Particularités physiopathologiques chez l'enfant

La pression artérielle est le produit du **débit** (Q) et des **résistances** (R) vasculaires (loi de Poiseuille : DP = Q × R). L'hypertension pulmonaire peut ainsi être due à une augmentation de débit dans un lit artériolaire pulmonaire « sain » à résistances vasculaires pulmonaires basses (shunt gauche-droite) ou à une augmentation des résistances vasculaires pulmonaires par atteinte intrinsèque du lit artériolaire pulmonaire dont la physiopathologie reste mal comprise.

A. Rôle de l'endothélium vasculaire

L'endothélium vasculaire joue un rôle déterminant dans la régulation du tonus vasculaire. Il libère des substances vasodilatatrices et antiprolifératives, au premier rang desquelles figurent le monoxide d'azote (NO) et la prostacycline et des substances vasoconstrictrices dont la plus puissante est représentée par l'endothéline. Dans les situations physiologiques (effort) ou pathologiques (shunt gauche-droite) d'augmentation de débit, l'augmentation des forces de cisaillement (ou *shear stress*) conduit à une vasodilatation et à la baisse des résistances vasculaires pulmonaires afin de limiter l'élévation des pressions pulmonaires. Cette vasodilatation est un phénomène d'adaptation témoignant d'une fonction endothéliale préservée, mais majore le débit pulmonaire responsable des symptômes respiratoires chez les enfants ayant un shunt intracardiaque. Dans certaines situations pathologiques, ces mécanismes adaptatifs sont altérés du fait d'une dysfonction endothéliale aboutissant à un remodelage vasculaire et à l'hypertension artérielle pulmonaire par élévation des résistances. À terme, une insuffisance ventriculaire droite s'installe, pouvant conduire au décès du patient. La progression de la maladie vasculaire pulmonaire dépend de l'étiologie mais aussi de facteurs individuels et génétiques.

B. Facteurs génétiques

La voie de signalisation du TGF-β, impliquée dans de nombreuses affections cardiovasculaires intervient dans le développement de l'HTAP. Des mutations du gène BMPR2 (*bone morphogenic protein receptor 2*) ont été identifiées dans les HTAP familiales. D'autres gènes sont en cours d'identification.

C. Dysrégulation apoptotique et néoangiogenèse

La protéine BMP joue un rôle régulateur dans l'apoptose et la mutation de son récepteur, retrouvé dans les HTAP familiales, induit une prolifération des cellules vasculaires. Même en l'absence de mutation BMPR2, une dysrégulation apoptotique a été décrite chez les enfants atteints d'HTAP associée aux cardiopathies congénitales. La prolifération incontrôlée des cellules endothéliales résistantes à l'apoptose aboutit à l'obstruction de la lumière vasculaire et à l'élévation des résistances.

D. Rôle de l'inflammation

Le rôle de l'inflammation dans l'HTP a initialement été étudié dans l'HTP associée aux maladies de système. L'augmentation de chémokines et chimiokines circulantes a été retrouvée chez les patients atteints d'HTAP idiopathique, et l'étude des biopsies pulmonaires révèle l'existence d'infiltrats inflammatoires au contact des artérioles pathologiques dans l'HTAP associée aux cardiopathies congénitales. Ces constatations associées au fait que certains HTAP ont pu régresser sous traitement immunosuppresseur confortent l'hypothèse du rôle complexe de l'inflammation dans l'HTAP.

II. Étiologies chez l'enfant

Chez l'enfant, les cardiopathies congénitales sont la première cause d'hypertension pulmonaire. Les cardiopédiatres avaient coutume de classer les hypertensions pulmonaires en pré- et postcapillaire selon l'étiologie :

- HTAP précapillaire :
  - par augmentation du débit (tous les **shunts gauche-droite**) avec résistances basses dans un premier temps. Le risque évolutif, si le shunt n'est pas supprimé à temps, est l'élévation des résistances d'abord réversibles puis fixées (syndrome d'Eisenmenger) dans des délais variables selon la cardiopathie et le patient,
  - par atteinte du lit artériolaire pulmonaire (HTAP idiopathique, connectivite, anorexigènes…) ;
- HTP postcapillaire : par élévation de la pression dans les veines pulmonaires qui retentit en amont : obstacle au retour veineux pulmonaire, pathologie mitrale, dysfonction diastolique ventriculaire gauche avec élévation des pressions de remplissage. La levée de l'obstacle s'accompagne toujours d'une baisse des pressions pulmonaires.

Le congrès mondial de l'HTAP a proposé une nouvelle classification, distinguant cinq classes d'hypertension pulmonaires selon l'étiologie (*cf.* paragraphe IV, « HTAP de l'adulte »).

Chez le nouveau-né, les pressions pulmonaires sont élevées et baissent en quelques heures. Dans de rares cas, les résistances vasculaires pulmonaires restent élevées, et l'hypertension pulmonaire se manifeste par une cyanose et détresse respiratoire dans les premières heures ou premiers jours de vie. Il s'agit d'une **hypertension pulmonaire persistante du nouveau-né,** dont l'incidence est de 6 pour mille et qui évolue favorablement en quelques jours.

III. Diagnostic de l'HTAP chez l'enfant

A. Présentations cliniques

1. Chez le nouveau-né

L'hypertension pulmonaire est révélée par :

- une cyanose réfractaire à l'oxygène ;
- une détresse respiratoire ou circulatoire.

L'échocardiographie demandée en urgence posera soit le diagnostic de cardiopathie soit d'hypertension persistante du nouveau-né.

2. Chez l'enfant

L'hypertension artérielle pulmonaire est de diagnostic retardé car les signes cliniques sont aspécifiques et ne surviennent qu'à un stade très avancé de la maladie :

- dyspnée d'effort ;
- syncope ;
- notion de fatigue et d'enfant considéré comme capricieux, exigeant qu'on le porte souvent. Les malaises sont souvent attribués à un spasme du sanglot chez le nourrisson ou à un malaise vagal chez le plus grand enfant, retardant le diagnostic et donc le traitement avec un net impact pronostique.

Certaines situations conduisent à un **dépistage systématique** permettant un diagnostic à un stade précoce de la maladie :

- cardiopathie congénitale ;
- pathologie respiratoire chronique ;
- maladie de système ;
- antécédents familiaux.

B. Examens complémentaires

Le diagnostic d'HTP repose sur les examens complémentaires.

1. Radiographie de thorax et ECG

La radiographie de thorax et l'ECG sont aspécifiques mais peuvent orienter le diagnostic :

- artère pulmonaire large avec un arc moyen convexe ;
- trame vasculaire pauvre sauf en cas d'hyperdébit pulmonaire par shunt gauche-droite ;
- surcharge ventriculaire droite.

2. Échocardiographie

L'échocardiographie pose le diagnostic d'hypertension pulmonaire par analyse :

- de la pression artérielle pulmonaire systolique (vélocité systolique de la fuite tricuspide) ;
- de la pression diastolique et moyenne (vélocité de la fuite pulmonaire) ;
- du ventricule droit qui apparaît hypertrophié, puis dilaté avec une courbure septale modifiée.

L'échocardiographie recherche une cardiopathie. La plupart des cardiopathies sont de diagnostic facile lorsque l'échographie est réalisée par un spécialiste, certaines sont en revanche très difficiles à découvrir lorsque l'hypertension pulmonaire est sévère, car le shunt disparaît lorsque les pressions s'égalisent entre les ventricules (communication interventriculaire) ou entre l'aorte et l'artère pulmonaire (canal artériel).

3. Cathétérisme

Le cathétérisme confirme le diagnostic en mesurant :

- les pressions et saturations ;
- les résistances vasculaires pulmonaires ;
- les débits à l'état basal et après tests pharmacodynamiques au NO et oxygène.

4. Scanner thoracique

Un scanner thoracique est demandé à la recherche d'une pathologie parenchymateuse sous-jacente.

5. Échographie hépatique

Une échographie hépatique est réalisée dans le bilan étiologique à la recherche de shunt porto-cave.

6. Biopsie pulmonaire

Une biopsie pulmonaire est rarement indiquée mais peut orienter le traitement dans certains cas litigieux.

C. Traitements de l'HTP (pour information, hors programme)

Les hypertensions pulmonaires secondaires aux cardiopathies congénitales ou aux affections respiratoires chroniques régressent après le traitement de la cause.

Dans les autres cas d'HTAP, des traitements spécifiques ont été développés ces dernières années agissant sur les différentes voies physiopathologiques de l'HTAP, avec des résultats encourageants mais malheureusement sans effet curateur. Le choix de la drogue dépend de la clinique et des tests hémodynamiques selon un algorithme établi par les sociétés savantes.

- **Le monoxide d'azote ou NO inhalé**, gaz à demi-vie très courte donc uniquement efficace en situation aiguë.
- **Les antagonistes des récepteurs de l'endothéline**, le bosentan (Tracleer®) a été le premier traitement *per os* développé dans l'HTAP. Il améliore le statut fonctionnel des patients. Ce traitement impose un contrôle mensuel des enzymes hépatiques bien que l'hépatotoxicité soit rare chez l'enfant.
- **Les inhibiteurs de la phosphodiestérase de type 5**, sildénafil (Revatio®) améliore l'état fonctionnel des patients. Ce traitement n'impose aucune surveillance biologique et a peu d'effets secondaires.
- **Les prostanoïdes**, traitement contraignant mais améliorant le statut fonctionnel :
  - en perfusion continue intraveineuse (époprosténol) avec les inconvénients d'un cathéter central à demeure chez l'enfant ;
  - en sous-cutané continu (tréprostinil) douloureux ;
  - en inhalation (iloprost), utilisation limitée du fait de la fréquence des inhalations et des bronchoconstrictions induites.
- **Les inhibiteurs calciques** ne sont indiqués que chez les patients répondeurs aux tests de réactivité au NO lors de l'exploration hémodynamique diagnostique, soit 5 % des enfants.
- **La transplantation pulmonaire** reste la seule option en cas d'échappement aux traitements mais les greffons sont très rares chez l'enfant.

Points clés

L'HTAP de l'adulte

L'HTAP doit être évoquée devant toute dyspnée inhabituelle chronique et constante, d'aggravation progressive, dont l'examen clinique en particulier pulmonaire est sensiblement normal.

L'examen pour rechercher le diagnostic d'HTAP est l'échocardiographie.

Ensuite, il est nécessaire de confirmer le diagnostic d'HTP précapillaire par le cathétérisme cardiaque droit.

Le diagnostic d'HTAP est un diagnostic d'élimination : 1) d'une maladie respiratoire hypoxémiante par des EFR et un scanner thoracique à haute résolution ; 2) d'une maladie thromboembolique veinopulmonaire chronique par la réalisation d'une scintigraphie pulmonaire de ventilation et/de perfusion (et non par un scanner injecté des artères pulmonaires car souvent normal en l'absence d'embolie pulmonaire aiguë, et moins sensible pour rechercher des lésions chroniques d'obstruction distale).

Enfin, une « enquête » soignée doit être faite à la recherche d'une condition associée :

- antécédent familial ;
- exposition à un anorexigène ;
- sclérodermie ou autre connectivite ;
- hypertension portale ou cirrhose ;
- infection par le VIH ;
- cardiopathie congénitale corrigée ou non. S'il n'est pas retrouvé de condition associée, le diagnostic d'HTAP idiopathique est alors retenu.

L'hypertension pulmonaire idiopathique de l'enfant est une affection très rare, de pronostic effroyable malgré l'apport de nouvelles drogues qui permettent de différer la transplantation, seule option thérapeutique mais malheureusement très rarement réalisée par manque de greffons.

L'hypertension artérielle pulmonaire secondaire aux cardiopathies congénitales à débit pulmonaire élevé est toujours curable si la prise en charge est réalisée correctement, d'où l'importance d'un diagnostic précoce par échocardiographie chez tout enfant ayant un souffle ou une stagnation pondérale. Les shunts fermés tardivement vont conduire à une HTAP évolutive de pronostic comparable à celui des HTAP idiopathiques.

Le pronostic effroyable de cette affection conduit à proposer des séquences thérapeutiques plus agressives dès le diagnostic dans l'espoir de limiter l'évolutivité et maintenir une tolérance fonctionnelle compatible avec une vie d'enfant.

CHAPITRE

20

Item 199 – UE 7 – Dyspnée aiguë et chronique

Objectifs pédagogiques

Nationaux[3]

- Diagnostiquer une dyspnée aiguë chez l'adulte et l'enfant.
- Diagnostiquer une dyspnée chronique.

CNEC (objectifs concernant surtout le domaine de la cardiologie)

- Connaître les classifications des dyspnées en stades, notamment la classification NYHA.
- Savoir identifier les signes de gravité qui incluent les signes de :
  - épuisement ventilatoire ;
  - défaillance circulatoire (collapsus, choc) ;
  - hypoxémie ;
  - hypercapnie.
- Connaître les principales causes des dyspnées aiguës et chroniques.
- Devant une dyspnée aiguë, savoir classer cliniquement les signes en faveur d'une origine : laryngée, bronchique, alvéolaire, cardiaque, pleurale ou pariétale, extrathoracique.
- Ne pas méconnaître la gravité des causes laryngées ou des causes neuromusculaires.
- Connaître l'apport des examens paracliniques simples : ECG, radiographie thoracique, gazométrie artérielle, BNP, D-dimères et savoir les interpréter.
- Savoir diagnostiquer les formes de dyspnée difficiles ou trompeuses, notamment le pseudo-asthme cardiaque, l'embolie pulmonaire des bronchopathies chroniques ou le syndrome d'hypertension artérielle pulmonaire.

I. Généralités

A. Définition de la dyspnée

- Inconfort, difficulté respiratoire survenant pour un niveau d'activité usuelle n'entraînant normalement aucune gêne.
- Sensation subjective.
- Symptôme très fréquent.
- Multiples causes : ORL, pneumologiques, cardiologiques, neurologiques.
- Distinguer dyspnée aiguë (d'apparition récente) et dyspnée chronique.
- Distinguer la dyspnée de l'insuffisance respiratoire, les deux termes ne sont pas synonymes :

3. Nous pensons que les objectifs de l'ancien programme doivent être gardés (Diagnostiquer une dyspnée aiguë et chronique/Identifier les situations d'urgence et planifier leur prise en charge). Par contre, la dyspnée aiguë de l'enfant ne sera pas traitée dans ce chapitre.

- une dyspnée peut s'observer en l'absence d'insuffisance respiratoire, par exemple dans l'anémie aiguë ;
- une insuffisance respiratoire peut survenir sans dyspnée, par exemple au cours d'un coma.

B. Analyse séméiologique

1. Interrogatoire

Apprécier le terrain : antécédents, comorbidités, traitement en cours.

Caractériser la dyspnée :

- rapidité d'installation : aiguë ou chronique ;
- circonstances de survenue :
  - repos ou effort,
  - position : décubitus (orthopnée) ou orthostatisme (platypnée),
  - facteurs saisonniers, climatiques, environnementaux ou toxiques déclenchant la dyspnée,
  - horaire.

Évaluer l'intensité :

- la classification de New York Heart Association (NYHA) est la plus utilisée :
  - stade I : absence de dyspnée pour les efforts habituels : aucune gêne n'est ressentie dans la vie courante,
  - stade II : dyspnée pour des efforts importants habituels, tels que la marche rapide ou en côte ou la montée des escaliers (≥ 2 étages),
  - stade III : dyspnée pour des efforts peu intenses de la vie courante, tels que la marche en terrain plat ou la montée des escaliers (< 2 étages),
  - stade IV : dyspnée permanente de repos ou pour des efforts minimes (enfiler un vêtement, par exemple) ;
- nombre d'oreillers utilisés pendant la nuit si orthopnée ;
- l'échelle de Sadoul est utilisée par les pneumologues :
  - stade I : dyspnée pour des efforts importants,
  - stade II : dyspnée lors de la marche rapide ou en pente légère,
  - stade III : dyspnée lors de la marche à plat à allure normale,
  - stade IV : dyspnée lors de la marche lente,
  - stade V : dyspnée au moindre effort.

Rechercher des signes fonctionnels associés : généraux, respiratoires, cardiologiques, ORL, neurologiques.

2. Examen clinique

Caractériser la dyspnée

- Déterminer la phase du cycle respiratoire concerné : dyspnée inspiratoire, expiratoire ou aux deux temps.
- Évaluer :
  - la fréquence respiratoire : tachypnée (> 20 cycles/min), bradypnée (< 10 cycles/min) ;
  - le rythme respiratoire : régulier ou irrégulier : dyspnée de Kussmaul : alternance inspiration, pause, expiration, pause, (acidose métabolique), dyspnée de Cheynes-Stokes : succession de périodes de polypnée croissante puis décroissante entrecoupées de période

d'apnée, se voit dans l'IC grave (dyspnée d'origine centrale, bas débit au niveau des centres respiratoires ou du tronc cérébral);
- l'intensité : polypnée (respiration rapide et superficielle), hypopnée ou oligopnée (diminution de la ventilation).

Rechercher des éléments d'orientation étiologique

- Recherche de signes généraux : fièvre, frissons, amaigrissement…
- Auscultation pulmonaire : normale, crépitants, sibilants…
- Examens :
  - cardiovasculaire complet à la recherche, en particulier, de signe d'insuffisance cardiaque et de signes de thrombose veineuse profonde;
  - ORL;
  - thyroïdien;
  - neuromusculaire.

Rechercher des signes de gravité devant une dyspnée aiguë

- Mise en jeu des muscles respiratoires accessoires : tirage sus-sternal ou sus-claviculaire, creusement intercostal, battement des ailes du nez, balancement thoraco-abdominal, contracture active expiratoire abdominale.
- Cyanose, sueurs, tachycardie > 120/min, signes de choc (marbrures), angoisse, $SpO_2 < 90$ %.
- Retentissement neurologique : encéphalopathie respiratoire (astérixis), agitation, somnolence, sueurs, coma.

C. Examens complémentaires à discuter en première intention

- Gazométrie artérielle : apprécie la gravité (hypoxémie et hypercapnie témoignant d'une insuffisance respiratoire), parfois orientation étiologique. Attention, une $SpO_2 < 90$ % témoigne d'une hypoxémie et indique l'administration d'oxygène.
- Électrocardiogramme : rechercher des signes en faveur d'une embolie pulmonaire, d'une coronaropathie, un trouble du rythme…
- Radiographie du thorax : rechercher une anomalie de la paroi thoracique, une anomalie pleurale, parenchymateuse pulmonaire, médiastinale, une cardiomégalie.
- Bilan biologique : numération formule plaquettaire, ionogramme sanguin, glycémie, BNP (*brain natriuretic peptide*), D-dimères (en cas de suspicion d'embolie pulmonaire). Devant une dyspnée aiguë, un BNP < 100 pg/mL (ou un NT-proBNP < 450 pg/mL avant 50 ans, < 900 pg/mL de 50 à 75 ans, et < 1 800 pg/mL après 75 ans) rend le diagnostic d'insuffisance cardiaque peu probable. De même, un dosage de D-dimères < 500 µg/mL permet d'exclure le diagnostic d'embolie pulmonaire.

D. Autres examens complémentaires

En fonction du contexte et de l'orientation étiologique, on discute de la réalisation de divers examens complémentaires. Par exemple, échographie-doppler veineux des membres inférieurs et/ou angioscanner thoracique et/ou scintigraphie pulmonaire de ventilation/perfusion en cas de suspicion d'embolie pulmonaire; échocardiographie avec doppler, épreuves fonctionnelles respiratoires, cathétérisme cardiaque, épreuve d'effort métabolique…

II. Orientation diagnostique devant une dyspnée aiguë (tableau 20.1)

La dyspnée aiguë est un motif extrêmement fréquent de consultation dans les services d'urgence. Les diagnostics les plus fréquents chez l'adulte sont l'œdème aigu du poumon (ou l'insuffisance cardiaque aiguë), l'embolie pulmonaire et la décompensation aiguë d'une pathologie respiratoire chronique souvent à l'occasion d'une surinfection.

Outre l'interrogatoire et l'examen clinique, les principaux examens complémentaires réalisés seront :

- bilan sanguin, avec en particulier une numération globulaire ;
- ECG ;
- radiographie de thorax ;
- gazométrie artérielle ;
- D-dimères, BNP (ou NT-proBNP) ;
- puis en fonction de l'orientation initiale : angioscanner pulmonaire, ou scanner pulmonaire, échocardiographie.

Tableau 20.1. Étiologies principales des dyspnées aiguës et chroniques.

Étiologies des dyspnées aiguës	Étiologies des dyspnées chroniques
1. Étiologies d'origine cardiaque : – œdème aigu du poumon – pseudo-asthme cardiaque – tamponnade – troubles du rythme cardiaque mal tolérés – choc cardiogénique 2. Embolie pulmonaire 3. Étiologies pulmonaires et pleurales : – crise d'asthme – exacerbation d'une BPCO – pneumopathie infectieuse – syndrome de détresse respiratoire aigu de l'adulte (SDRA) – décompensation d'une insuffisance respiratoire chronique – atélectasie pulmonaire bénigne ou maligne – pneumothorax – épanchement pleural – complications d'un traumatisme thoracique 4. Étiologies laryngotrachéales : – œdème de Quincke – inhalation corps étranger – étiologies infectieuses chez l'enfant : épiglottite, laryngite – étiologies trachéales : sténose tumorale endoluminale ou extraluminale, corps étranger, granulome post-intubation 5. Autres étiologies : – états de choc – acidose métabolique – causes neurologiques : atteintes bulbaires, polyradiculonévrite, myasthénie… – intoxication au monoxyde de carbone – anémie aiguë, hyperthermie aiguë – syndrome d'hyperventilation ou dyspnée psychogène	1. Étiologies d'origine cardiaque : – insuffisance cardiaque – constriction péricardique 2. Étiologies pulmonaires et pleurales : – BPCO – asthme à dyspnée continue – pneumopathies infiltrantes diffuses – pneumoconioses – séquelles pleurales post-tuberculeuses – paralysie phrénique – cyphoscoliose 3. Hypertension artérielle pulmonaire : – idiopathique – familiale – associée à une connectivite (le plus souvent sclérodermie) – associée à un shunt intracardiaque – associée à une infection à VIH – d'origine toxique 4. Hypertension pulmonaire postembolique 5. Autres étiologies : – obstacles sur les voies aériennes supérieures : tumeur ORL, corps étranger méconnu, tumeurs trachéales ou médiastinales – anémie – acidose métabolique – causes d'origine neuromusculaire (myopathie) – syndrome d'hyperventilation ou dyspnée psychogène – pathologies du transport de l'oxygène : sulf-hémoglobinémie et met-hémoglobinémie – intoxication au monoxyde de carbone

A. Étiologies d'origine cardiaque

1. Œdème aigu du poumon

L'étiologie d'origine cardiaque est la plus fréquente.
Ses principales caractéristiques cliniques sont :

- orthopnée, wheezing ;
- présence de crépitants bilatéraux à l'auscultation pulmonaire ;
- expectoration rose saumonée ;
- terrain : cardiopathie connue, antécédent d'infarctus, facteurs déclenchants ;
- radiographie de thorax : œdème alvéolaire, cardiomégalie ;
- ECG : anomalie (onde Q de nécrose), fibrillation auriculaire rapide ;
- BNP (ou NT-proBNP) augmenté.

La réponse à un traitement adapté (diurétique ou trinitrine i.v.) peut être un argument rétrospectif en faveur du diagnostic.

2. Pseudo-asthme cardiaque

Il doit être considéré comme un équivalent d'OAP.
Ses caractéristiques cliniques sont :

- orthopnée ;
- présence de sibilants ± crépitants à l'auscultation pulmonaire.

3. Tamponnade

- Complication des péricardites avec épanchement péricardique.
- Orthopnée.
- Tachycardie.
- Auscultation cardiaque : assourdissement des bruits du cœur.
- Auscultation pulmonaire normale.
- Turgescence jugulaire.
- Pouls paradoxal (diminuant à l'inspiration profonde).

En général, c'est un tableau de collapsus ou d'état de choc avec signes d'insuffisance ventriculaire droite.

4. Troubles du rythme cardiaque mal tolérés

Troubles du rythme supraventriculaire et tachycardie ventriculaire.

5. Choc cardiogénique

La dyspnée n'est pas au premier plan, on note un collapsus et des signes d'hypoperfusion.

B. Embolie pulmonaire

- Très fréquente, souvent de diagnostic difficile.
- Rechercher un contexte favorisant (alitement, voyage de longue durée, immobilisation sous plâtre, contexte postopératoire…).
- Survenue en règle très brutale mais dyspnée d'intensité variable, la dyspnée s'associe en règle à une douleur thoracique.

- Auscultation cardiaque et pulmonaire le plus souvent normale.
- Gazométrie artérielle : effet shunt (hypoxie – hypocapnie).

C. Étiologies d'origines pulmonaires et pleurales

1. Crise d'asthme

Elle est caractérisée par une dyspnée expiratoire avec sibilants à l'auscultation pulmonaire.

Il faut distinguer la crise d'asthme de l'asthme aigu grave, dans ce dernier cas le thorax est bloqué en inflation, les sibilants ne sont plus retrouvés ni le murmure vésiculaire, un pouls paradoxal est possible, l'élocution est impossible, c'est une urgence vitale.

2. Exacerbation d'une bronchite chronique obstructive

- Souvent à l'occasion d'une surinfection bronchique.
- Patient ayant des antécédents de tabagisme, de BPCO ou d'emphysème connus.
- Caractérisée par une dyspnée expiratoire avec sibilants, un hippocratisme digital.
- Attention à la possibilité d'une embolie pulmonaire associée.

3. Pneumopathie infectieuse

- Syndrome infectieux, fièvre + toux majorée ou expectoration purulente ou parfois douleur thoracique.
- Auscultation pulmonaire : foyer de crépitants ± syndrome de condensation.
- Radiographie du thorax : foyer avec opacité parenchymateuse systématisée.

4. Syndrome de détresse respiratoire aiguë (SDRA)

- Forme très sévère de défaillance pulmonaire aiguë.
- Augmentation de la perméabilité de la membrane alvéolocapillaire.
- Mortalité élevée.
- Œdème pulmonaire lésionnel dont le principal diagnostic différentiel est l'œdème pulmonaire hémodynamique.
- Causes multiples : pneumopathies infectieuses, sepsis, inhalation, embolie pulmonaire, traumatisme, état de choc, origine toxique…
- Traitement nécessitant une hospitalisation en réanimation.

5. Décompensation aiguë d'une insuffisance respiratoire chronique

On parle d'*exacerbation* en cas de majoration de la dyspnée, de la toux, du volume ou de la purulence des expectorations (*cf. supra*).

Rechercher des signes de gravité : dyspnée de repos, cyanose, désaturation, polypnée > 25/minutes, défaillance hémodynamique, signes neurologiques, hypercapnie… faisant évoquer une *décompensation* engageant le pronostic vital.

Traitement par oxygène à bas débit, kinésithérapie et bronchodilatateurs, ventilation non invasive si signes de gravité, antibiothérapie et corticothérapie à discuter en seconde intention.

Remarque

Parfois, une surinfection brochopulmonaire dans un contexte de BPCO va contribuer à déclencher une poussée d'insuffisance cardiaque (intrication des deux pathologies).

6. Atélectasies pulmonaires d'origine maligne ou bénigne

Diagnostic radiologique.

7. Étiologies pleurales

- Pneumothorax et épanchement pleural.
- Asymétrie auscultatoire à l'auscultation pulmonaire.
- Diagnostic positif fait à la radiographie du thorax.

8. Traumatismes du thorax

Hémopéricarde, contusion pulmonaire, pneumothorax, pneumomédiastin, hémothorax, volet thoracique.

D. Étiologies laryngotrachéales

- Souvent caractérisées par une dyspnée inspiratoire avec bradypnée inspiratoire, cornage, tirage.
- Dysphonie souvent associée en cas d'origine laryngée.
- Peuvent s'intégrer à un œdème de Quincke avec œdème de la glotte, souvent dans un contexte de choc anaphylactique.
- Inhalation d'un corps étranger (le plus souvent chez l'enfant).
- Étiologies infectieuses chez l'enfant : épiglottite, laryngite.
- Étiologies trachéales : sténose tumorale endoluminale ou extraluminale, corps étranger, granulome postintubation.

E. Autres étiologies

- États de choc.
- Acidose métabolique.
- Causes neurologiques : atteintes bulbaires, polyradiculonévrite, myasthénie…
- Intoxication au monoxyde de carbone.
- Anémie aiguë.
- Hyperthermie.
- Syndrome d'hyperventilation ou dyspnée psychogène.

F. Orientation étiologique (fig. 20.1)

- une dyspnée inspiratoire oriente vers une cause laryngée, laisser le patient assis et éviter l'examen de l'oropharynx ; progressive elle évoque une cause néoplasique ;
- une dyspnée expiratoire avec ronchi ou sibilante oriente vers asthme ou BPCO ;
- la présence de crépitants oriente vers l'insuffisance ventriculaire gauche, mais attention au pseudo-asthme cardiaque ou à l'OAP lésionnel (SDRA) ; en présence d'une fièvre et d'un syndrome de condensation ou d'une toux, penser à la pneumopathie ;
- un syndrome pleural évoque pneumothorax ou épanchement pleural ;
- une dyspnée isolée doit faire rechercher l'embolie pulmonaire (la douleur est inconstante) ou un sepsis sévère ou une anémie ou une acidose métabolique. Par élimination, il peut s'agir d'un syndrome d'hyperventilation ou dyspnée psychogène ;
- dyspnée avec état de choc : la dyspnée s'efface devant la prise en charge du choc ;
- atteinte neuromusculaire : la dyspnée est tardive et peut précéder de peu l'arrêt respiratoire.

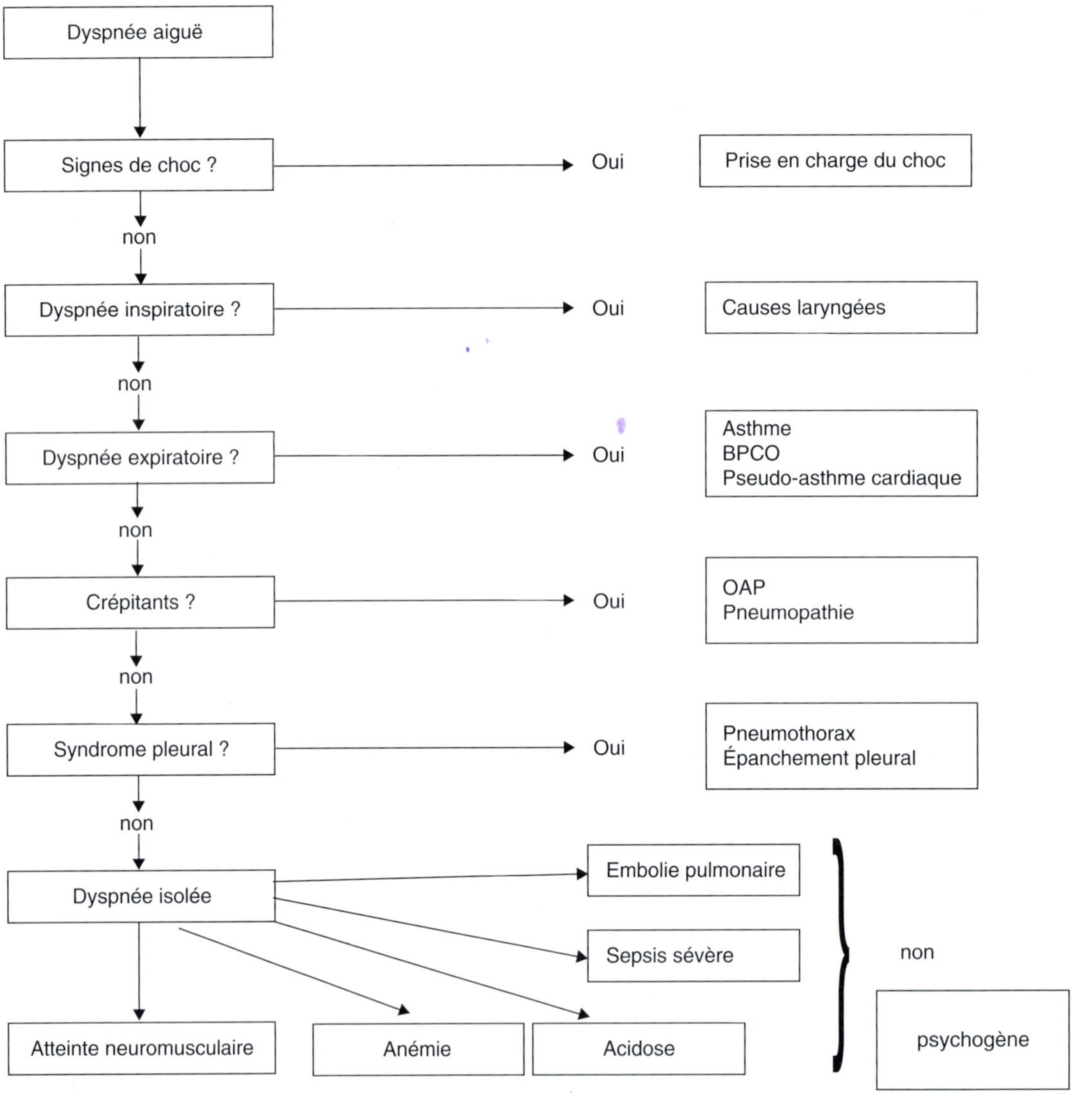

Fig. 20.1. Arbre décisionnel en cas de dyspnée aiguë.

III. Orientation diagnostique devant une dyspnée chronique (*cf.* tableau 20.1)

Toutes les causes de dyspnée aiguë peuvent initialement évoluer de manière chronique ou subaiguë. Comme pour la dyspnée aiguë, les principales causes sont d'origine cardiopulmonaire.

Le bilan peut se faire sans urgence contrairement à la dyspnée aiguë. Les principaux examens complémentaires devant être discutés sont :

- numération formule plaquettaire (toujours éliminer une anémie avant de se lancer dans des bilans plus poussés);
- exploration fonctionnelle respiratoire (EFR) avec gazométrie artérielle;
- électrocardiogramme;
- échocardiographie-doppler;
- radiographie du thorax;

- épreuve d'effort avec mesure des gaz respiratoires et de la consommation d'oxygène (et éventuellement de la saturation à l'effort) : cet examen est extrêmement intéressant car il permet une évaluation plus objective de la gêne respiratoire et une orientation vers une cause plutôt cardiaque ou pulmonaire ;
- scanner thoracique pour l'étude du parenchyme pulmonaire ;
- cathétérisme cardiaque.

A. Étiologies d'origine cardiaque

Elles sont nombreuses et regroupent :

- toutes causes d'insuffisance cardiaque (cardiopathies valvulaires, ischémiques ; cardiomyopathies dilatées primitives ou toxiques ; insuffisance cardiaque à fonction systolique préservée…) ;
- constriction péricardique.

Outre l'examen clinique, l'ECG et la radiographie de thorax permettent d'orienter le diagnostic. Le dosage du BNP (ou du NT-proBNP) peut aider à orienter le diagnotic vers l'insuffisance cardiaque (bien que moins validé que dans une situation aiguë) : un BNP strictement normal rend le diagnostic peu probable. Lorsque le diagnostic est suspecté, une échocardiographie doit être réalisée à la recherche d'une cardiopathie et de signes en faveur d'une augmentation des pressions intracardiaques.

B. Étiologies pulmonaires

- Pathologies associées à un trouble ventilatoire de type obstructif :
  - bronchopneumopathie chronique obstructive (BPCO) ;
  - asthme à dyspnée continue.
- Pathologies associées à un trouble ventilatoire de type restrictif :
  - pneumopathies infiltrantes diffuses : elles regroupent de nombreuses affections ayant pour dénominateur commun une infiltration diffuse de la charpente conjonctive du poumon et souvent des espaces alvéolaires, des bronchioles et des vaisseaux de petit calibre avec atteinte extracellulaire sous forme de fibrose collagène ou dépôt d'autres substances ;
  - pneumoconioses : maladies pulmonaires non néoplasiques résultant de l'inhalation de particules (ex : asbestose) ;
  - séquelles pleurales post-tuberculeuses ;
  - paralysie phrénique ;
  - cyphoscoliose ;
  - obésité morbide.

C. Hypertension artérielle pulmonaire (HTAP)

Les étiologies sont nombreuses dont les plus fréquentes sont :

- HTAP idiopathique (anciennement appelée HTAP primitive) ;
- forme familiale ;
- HTAP associée à :
  - une connectivite (le plus souvent sclérodermie),
  - un shunt intracardiaque (par exemple, communication interauriculaire),
  - une infection à VIH ;

- d'origine toxique avec notamment les antécédents de prise d'anorexigènes (isoméride).

Il s'agit d'une hypertension pulmonaire précapillaire (définie par une PAPm > 25 mmHg au repos ou > 30 mmHg à l'effort et une pression capillaire moyenne < 15 mmHg mesurées lors d'un cathétérisme cardiaque droit).

Il est à noter que le terme d'hypertension artérielle pulmonaire doit être réservé aux hypertensions pulmonaires dans lesquelles il existe une élévation isolée de pression dans les artères pulmonaires. Dans les autres cas, le terme d'hypertension pulmonaire doit être employé (par exemple : hypertension pulmonaire postcapillaire associée à une cardiopathie gauche, hypertension pulmonaire associée à une maladie respiratoire ou postembolique).

Cliniquement, il s'agit d'une dyspnée pouvant survenir chez un patient de tout âge avec un examen cardiologique et pulmonaire pouvant rester normal et sans modification franche de la radiographie du thorax. Le diagnostic est évoqué à l'échocardiographie permettant de mettre en évidence une élévation des pressions pulmonaires et est confirmé par le cathétérisme cardiaque droit.

Le pronostic de cette pathologie, bien que restant réservé, a été récemment nettement amélioré avec l'émergence de nouvelles thérapeutiques telles que les antagonistes des récepteurs de l'endothéline (bosentan : Tracleer®).

D. Hypertension pulmonaire postembolique

Complication grave de la maladie thromboembolique faisant suite à un ou plusieurs épisodes d'embolie pulmonaire avec persistance d'une hypertension pulmonaire précapillaire.

E. Autres causes

- Obstacles sur les voies aériennes supérieures : tumeur ORL, corps étranger méconnu, tumeurs trachéales ou médiastinales.
- Anémie.
- Acidose métabolique.
- Causes d'origine neuromusculaires (myopathie).
- Syndrome d'hyperventilation ou dyspnée psychogène.
- Pathologies du transport de l'oxygène : sulfhémoglobinémie et methémoglobinémie ou intoxication au monoxyde de carbone.

Points clés

- La dyspnée est un symptôme extrêmement fréquent qui se définit comme une sensation d'inconfort, de difficulté respiratoire ne survenant que pour un niveau d'activité usuelle n'entraînant normalement aucune gêne.
- L'interrogatoire permet de distinguer son caractère aigu ou chronique, les circonstances de survenue ainsi que son stade de gravité, il précise le terrain et les antécédents en faveur d'une étiologie cardiaque ou bronchopulmonaire.
- L'examen clinique précise le caractère inspiratoire ou expiratoire de la dyspnée, l'existence d'anomalies auscultatoires (sibilants, ronchi, crépitants) qui ont valeur d'orientation étiologique et recherche des signes de gravité.
- Les signes de gravité sont cliniques : épuisement ventilatoire visible à l'inspection du patient, signes d'hypoxémie et/ou d'hypercapnie, signes de défaillance circulatoire.
- Les examens complémentaires à discuter en première intention sont la gazométrie artérielle, la radiographie du thorax, l'électrocardiogramme et des examens biologiques tels que NFS, D-dimères, BNP...
- D'autres examens complémentaires sont discutés en fonction de l'orientation étiologique (épreuve fonctionnelle respiratoire, échographie cardiaque, scintigraphie pulmonaire de ventilation perfusion, angioscanner thoracique...).

- Les étiologies les plus fréquentes de dyspnée aiguë chez l'adulte sont l'œdème aigu pulmonaire, l'embolie pulmonaire et la décompensation d'une pathologie respiratoire.
- Attention au diagnostic d'œdème aigu du poumon souvent porté par excès chez les patients atteints de bronchopneumopathie chronique obstructive et présentant un encombrement trachéobronchique.
- Attention aux tableaux trompeurs notamment le pseudo-asthme cardiaque réalisant un subœdème pulmonaire à forme bronchospastique, ainsi que l'embolie pulmonaire survenant sur un terrain bronchoemphysémateux.
- Les causes extrathoraciques (acidose, anémie…) entraînent davantage une polypnée qu'une dyspnée.
- Chez l'enfant, les étiologies les plus fréquentes de dyspnée aiguë sont l'inhalation de corps étranger, la laryngite et l'épiglottite.
- La gravité des causes laryngées (œdème de Quincke) de même que celle des causes neuromusculaires (polyradiculonévrites) sont fréquemment sous-estimées.
- Le syndrome de détresse respiratoire aigu (SDRA) est une étiologie gravissime de dyspnée aiguë nécessitant un traitement en réanimation.
- Les étiologies de dyspnée chroniques sont nombreuses et sont le plus souvent d'origine cardiaque ou pulmonaire.

Pour en savoir plus

Collège national des enseignants de réanimation médicale. Réanimation et urgences. Collection Connaissances et Pratiques. 2e éd. Paris; Masson; items 193 : détresse respiratoire aiguë; 226 : asthme aigu et 227 : bronchopneumopathie chronique obstructive.

V

Maladies vasculaires

CHAPITRE

21

Item 224 – UE 8 – Thrombose veineuse profonde et embolie pulmonaire

Objectifs pédagogiques

Nationaux

- Diagnostiquer une thrombose veineuse profonde et/ou une embolie pulmonaire.
- Identifier les situations d'urgence et planifier leur prise
- Argumenter l'attitude thérapeutique et planifier le suivi du patient.
- Connaître les indications et les limites d'un bilan de thrombophilie.

CNEC

- Connaître les facteurs de risque et les situations à risque de thrombose veineuse profonde (TVP), connaître la définition d'une TVP ambulatoire ainsi que la définition d'une thrombophilie.
- Connaître les pronostics bien différents des TVP proximales et des TVP distales ainsi que la bénignité des thromboses veineuses superficielles (TVS).
- Connaître le manque de sensibilité et de spécificité des signes cliniques qui sont utiles pour évoquer le diagnostic mais ne permettent jamais à eux seuls de l'affirmer ou de le réfuter.
- Connaître les particularités des TVP pelviennes et des TVP des membres supérieurs, savoir la gravité des TVP étendues aux veines caves et des phlébites bleues.
- Savoir calculer et utiliser le score de Wells dans le diagnostic des TVP, savoir élaborer un diagnostic différentiel.
- Savoir manier dosage des D-dimères et échographie-doppler veineuse dans le diagnostic de certitude des TVP en fonction du score de présomption clinique.
- Savoir quand prescrire un bilan de thrombophilie et connaître le bilan minimal requis de recherche de néoplasie devant une TVP.
- Connaître les anticoagulants utilisés dans le traitement aigu des TVP et dans leur traitement préventif notamment les posologies des HPBM et du fondaparinux.
- Connaître les durées de prescription du traitement anticoagulant prolongé et la nature des molécules à prescrire avec les posologies selon le siège de la TVP et son contexte, savoir les particularités du traitement en cas de grossesse ou de néoplasie évolutive.
- Connaître l'importance de l'embolie pulmonaire (EP) et son pronostic fréquemment fatal.

- Connaître les éléments de suspicion clinique en faveur du diagnostic d'EP, connaître les limites des apports de la radiographie de thorax de l'ECG et de la gazométrie artérielle.
- Savoir calculer et utiliser le score de Wells dans le diagnostic de l'EP, savoir élaborer un diagnostic différentiel.
- Connaître la signification d'une hypotension artérielle et de signes de choc en faveur d'une EP à haut risque.
- Savoir prescrire les examens de certitude : angioscanner pulmonaire principalement, scintigraphie pulmonaire de ventilation-perfusion accessoirement.
- Connaître l'intérêt de l'échocardiographie dans les formes à haut risque quand le scanner n'est pas disponible.
- Savoir les deux principaux schémas de confirmation diagnostique adaptés aux formes à haut risque et celles à bas risque ou risque intermédiaire.
- Connaître les indications de thrombolyse ou d'embolectomie avec les posologies de rTPA dans les formes à haut risque.
- Connaître les indications et modalités de prescription des anticoagulants utilisés dans le traitement aigu des EP notamment les posologies des HPBM et du fondaparinux.
- Connaître les durées de prescription du traitement anticoagulant prolongé et la nature des molécules à prescrire avec les posologies selon le contexte de l'EP, savoir les particularités du traitement en cas de grossesse ou de néoplasie évolutive.

I. Introduction/généralités

La thrombose veineuse profonde (TVP) et l'embolie pulmonaire (EP) sont deux présentations cliniques de la maladie veineuse thromboembolique (MTEV) et ont les mêmes facteurs prédisposants.

L'objectif de la prise en charge de la TVP est de prévenir ses complications dont les plus redoutées sont :

- l'embolie pulmonaire (EP) (complication précoce) ;
- le syndrome post-thrombotique (SPT) (complication tardive).

L'objectif de la prise en charge de l'EP est de diminuer la mortalité et la morbidité, de diminuer le risque d'évolution vers le cœur pulmonaire postembolique et le risque de récidives.

A. Définition

La TVP se définit comme l'obstruction thrombotique d'un tronc veineux profond localisé le plus souvent au niveau des membres inférieurs : on distingue les TVP proximales (veine poplitée, fémorale, iliaque ou cave), et les TVP distales (veines jambières : tibiale antérieure ou postérieure et fibulaire ; veines surales : veine soléaire et gastrocnémienne). Le risque d'EP est beaucoup plus important en cas de TVP proximale que distale.

L'EP est la conséquence de l'obstruction des artères pulmonaires ou de leurs branches par des thrombi et est le plus souvent secondaire à une TVP (70 %). Environ 50 % des patients ayant une TVP proximale ont aussi une EP sur l'angioscanner pulmonaire mais cliniquement asymptomatique.

B. Épidémiologie

L'incidence réelle de la MTEV est difficile à évaluer étant donné la difficulté diagnostique, mais une étude récente franco-britannique rapportait une incidence de MTEV et d'EP respectivement à 1,83 et 0,60/1 000/an (≈100 000 cas/an en France).

L'EP serait la troisième cause de décès après les maladies cardiovasculaires et le cancer (5 000 à 10 000 décès/an en France).

Dans les études d'autopsie, la prévalence de la maladie thromboembolique veineuse (MTEV) est de 20 à 40 % et serait stable dans le temps malgré la réduction des TVP postopératoires, grâce aux mesures prophylactiques. Ceci serait lié à l'augmentation de l'espérance de vie et aux polypathologies.

C. Facteurs prédisposants

Les différents facteurs de risque de TVP sont représentés sur le tableau 21.1. La TV peut survenir dans un contexte hospitalier postopératoire, obstétrical ou médical (facteur de risque transitoire). Une TVP est plus fréquente en postopératoire de chirurgie orthopédique que de chirurgie générale. Le risque de MTEV postopératoire est élevé pendant les deux semaines postopératoires mais reste haut pendant deux à trois mois. **Les facteurs de risque persistants** sont propres au patient (cliniques ou biologiques, et en particulier certaines prédispositions génétiques) et peuvent favoriser le développement de la TV de façon spontanée ou à l'occasion de situation thrombogène. Le niveau de risque thromboembolique doit tenir compte à la fois de l'existence de facteurs de risque liés au patient et du contexte de survenue (tableau 21.2), ce qui conditionne la durée du traitement.

D. Physiopathologie

- Mécanisme de formation du thrombus : il s'agit de la triade décrite par Virchow : stase veineuse, lésions pariétales, anomalies de l'hémostase. Le point de départ du thrombus est le plus souvent distal et se situe dans des zones de ralentissement du flux (veines soléaires, valvules, abouchement de collatérales). Il évolue vers une aggravation de l'obstruction et/ou une

Tableau 21.1. Principaux facteurs prédisposant de MTEV.

Facteurs prédisposants temporaires
Majeurs : – chirurgie : orthopédie (prothèse hanche, genou, fracture hanche), neurochirurgie, abdominale lourde ou carcinologique – traumatisme : fractures des MI < 3 mois, immobilisation prolongée par plâtre ou attelle – immobilisation, alitement > 3 jours (AVC, paralysie MI, insuffisance cardiaque…) **Mineurs :** – voyage (>5 heures avion) – compression veineuse (tumeur, hématome) – grossesse et post-partum – contraception orale par estrogènes ou traitement hormonal substitutif – traitement par EPO – situations médicales aiguës – voie veineuse centrale
Facteurs permanents
Antécédents personnels de MTEV Cancer et hémopathie en cours de traitement (hormonal, chimiothérapie, radiothérapie) Thrombophilie constitutionnelle : mutations facteur II et V, déficit protéine C/protéine S/antithrombine, élévation facteur VIII Thrombophilie acquise : syndrome des antiphospholipides Âge, obésité Maladie inflammatoire chronique intestinale Syndrome néphrotique Hémoglobinurie paroxystique nocturne

Tableau 21.2. **Chirurgie et niveaux de risque de MTEV.**

Risque faible	Chirurgie mineure non compliquée + âge < 40 ans
Risque modéré	Chirurgie majeure ou mineure + âge 40–60 ans Chirurgie majeure + âge < 40 ans Chirurgie mineure + facteur de risque
Risque élevé	Chirurgie majeure + âge > 60 ans Chirurgie majeure + âge 40–60 ans + facteurs de risque Infarctus du myocarde, contexte médical + facteurs de risque
Risque très élevé	Chirurgie majeure + âge > 40 ans + antécédents de maladie thromboembolique ou cancer ou hypercoagulabilité Chirurgie orthopédique réglée des membres inférieurs, fracture du col du fémur, accident vasculaire cérébral, polytraumatisme, lésions médullaires

extension avec une migration embolique possible, ou vers une lyse spontanée qui peut survenir lorsque le thrombus est peu volumineux et que le facteur étiologique disparaît rapidement. Sous l'effet du traitement, une recanalisation progressive est la règle avec séquelles possibles (thrombus résiduel, épaississement pariétal, lésions valvulaires avec reflux veineux profond).

- Migration embolique dans la circulation artérielle pulmonaire : la première conséquence d'une EP aiguë est hémodynamique avec apparition de symptômes quand 30–50 % du lit artériel pulmonaire est occlus. Une augmentation rapide des résistances artérielles pulmonaires se produit, pouvant aboutir à une mort subite, à une hypertension artérielle pulmonaire (HTAP) et à une surcharge brutale en pression des cavités droites qui se dilatent (cœur pulmonaire aigu). Un septum paradoxal avec baisse du débit cardiaque systémique peut entraîner une dysfonction systolique ventriculaire gauche. En l'absence de dysfonction VD, une stimulation du système sympathique permet une augmentation des pressions artérielles pulmonaires pour restaurer un flux pulmonaire. En parallèle, une vasoconstriction systémique permet de stabiliser la PA. Ceci est important car une diminution de la PA systémique peut altérer le débit coronaire et la fonction VG.

Une deuxième phase hémodynamique peut se produire dans les 24–48 heures par embolies récurrentes et/ou aggravation de la dysfonction VD. En parallèle, une augmentation de la demande en oxygène du myocarde VD et une baisse de la perfusion coronaire droite peut provoquer une ischémie du VD. Ces mécanismes associés entraînent une dysfonction VD pouvant aboutir à une issue fatale. Une pathologie cardiovasculaire préexistante peut diminuer l'efficacité des mécanismes compensateurs et altérer le pronostic.

L'insuffisance respiratoire est la conséquence des anomalies hémodynamiques. Plusieurs éléments induisent une hypoxie : modification du rapport ventilation-perfusion avec effet shunt, baisse du débit cardiaque systémique, plus rarement shunt droit-gauche par un foramen ovale perméable aggravant l'hypoxie.

Les embolies distales et petites peuvent sans altérer l'hémodynamique provoquer des hémorragies intra-alvéolaires responsables d'hémoptysies, épanchement pleural voire d'infarctus pulmonaire.

E. Histoire naturelle

Elle est liée principalement au contexte étiologique et à la localisation. On distingue les TVP selon leur :

- localisation **distale** (sous-poplitée) ou **proximale** (sus-poplitée) ;
- expression clinique (asymptomatique, TVP ou EP symptomatique, SPT).

Les **TVP distales asymptomatiques**, qui surviennent en postopératoire, sont plus fréquentes après chirurgie orthopédique qu'après chirurgie générale ; elles s'étendent dans 20 % des cas aux veines proximales, s'exprimant rarement au plan veineux ou pulmonaire. On ne connaît pas l'évolution des TVP distales asymptomatiques apparemment primaires.

Les **TVP distales symptomatiques** donneraient une récidive dans 30 % des cas en l'absence de traitement, et dans 9 % à trois mois après six semaines d'anticoagulation. Bien que leur traitement et leur détection fassent l'objet de discussion, il est recommandé de faire une anticoagulation dès lors qu'elles sont mises en évidence.

Les **TVP proximales symptomatiques** ont un risque évolutif extrême nécessitant une anticoagulation précoce et adéquate.

L'incidence du SPT est actuellement en diminution grâce à une meilleure prise en charge thérapeutique avec un délai d'apparition plus précoce, en moyenne dans les deux premières années. La contention veineuse, instaurée dès la phase initiale de la TVP et pendant au moins trois mois, réduit de 50 % le risque de SPT.

L'EP arrive dans les 3 à 7 jours suivant le début d'une TVP et peut être mortelle dès la première heure de début dans 10 % des cas. Une EP avec choc ou hypotension arrive dans 5–10 % des cas, et dans 50 % des cas l'EP s'accompagne de signes biologiques ou échographiques de gravité. Après une EP, deux tiers des patients ont une reperfusion pulmonaire complète. La plupart des décès (> 90 %) surviennent car le diagnostic de MTEV n'avait pas été porté. Une hypertension pulmonaire chronique postembolique survient dans 0,5–5 % des patients traités.

Une récidive se manifeste souvent de la même façon que le premier épisode (TVP ou EP). Elle est plus fréquente dans le cadre de MTEV idiopathique (9 % à un an *versus* 3 % en cas de MTEV provoquée). En l'absence d'anticoagulation, 50 % des patients ayant une MTEV symptomatique récidive dans les trois mois.

II. Thrombose veineuse profonde

A. Diagnostic clinique

La clinique seule (interrogatoire, examen clinique et recherche de contexte thrombogène) n'a qu'une valeur d'orientation et ne permet pas de confirmer le diagnostic.

Les signes évocateurs sont :

- une douleur spontanée ou provoquée du membre inférieur (MI) ;
- un œdème unilatéral de la jambe ou de l'ensemble du MI, d'autant plus étendu que la TV est proximale (avec une différence de circonférence de plus 3 cm avec le MI controlatéral) ;
- des signes inflammatoires ;
- une dilatation des veines superficielles.

Le tableau clinique évocateur de TVP des membres inférieurs est la classique *phlegmatia alba dolens* avec une atteinte typiquement unilatérale ou asymétrique et plus évocatrice lorsque la survenue est brutale.

Mais la TVP peut être totalement asymptomatique et découverte dans le bilan d'une EP.

NB : le signe de Homans (douleur provoquée à la dorsiflexion du pied) est peu sensible et peu spécifique.

B. Diagnostic clinique différentiel

Lorsque les signes sont dissociés, le diagnostic de différentes affections peut être évoqué :

- lésion musculaire ou tendineuse (traumatisme, claquage musculaire) ;
- affection ostéoarticulaire (kyste synovial) ;
- SPT, insuffisance veineuse primaire (superficielle ou profonde) ;

- affection neurologique (sciatique), compression extrinsèque (adénopathies, tumeur, syndrome de Cockett, utérus gravide…);
- érysipèle, lymphangite, cellulite;
- lymphœdème;
- insuffisance cardiaque droite ou rénale ou hépatique.

C. Scores de probabilité clinique

Le score de Wells est un score clinique établi pour les patients hospitalisés ou ambulatoires, et qui permet de classer l'épisode en probabilité clinique faible (3 %), intermédiaire (17 %) ou forte (75 %) de TVP (tableau 21.3). L'analyse est faite *a priori* avant les tests paracliniques et permet de renforcer la valeur de ces tests lorsqu'elle va dans le même sens.

D. Diagnostic paraclinique

Il est essentiel. Le diagnostic de TVP doit être fondé sur une méthode objective. Parmi les tests utilisés pour le diagnostic, le dosage biologique des D-dimères et l'écho-doppler veineux occupent une place privilégiée. La phlébographie n'est plus utilisée. Le phléboscanner associé à l'angioscanner pulmonaire a été étudié pour rechercher une TVP lors d'une suspicion d'EP.

1. D-dimères

Ce sont des produits de dégradation spécifiques de la fibrine, issus de la formation puis de la lyse d'un thrombus évolutif. Ils sont dosés soit par méthode ELISA (Enzyme-Linked Immunosorbent Assay), soit par méthode au latex. La méthode ELISA est la plus efficace (sensibilité supérieure à 95 %); en cas de test négatif, le risque d'erreur est inférieur à 5 % (valeur prédictive négative supérieure

Tableau 21.3. **Score de probabilité clinique de Wells.**

Score Wells	
Variable	**Points**
Facteurs prédisposants	
Parésie, paralysie ou immobilisation plâtrée récente d'un MI	1
Chirurgie récente < 4 semaines ou alitement récent > 3 jours	1
Cancer évolutif connu (traitement en cours ou < 6 mois ou palliatif)	1
Signes cliniques	
Sensibilité le long du trajet veineux profond	1
Œdème généralisé du MI	1
Œdème du mollet > 3 cm par rapport au mollet controlatéral (mesuré 10 cm sous la tubérosité tibiale antérieure)	1
Œdème unilatéral prenant le godet	1
Circulation collatérale superficielle non variqueuse	1
Diagnostic différentiel de TVP au moins aussi probable que celui de TVP	-2
Probabilité clinique (3 niveaux)	**Total**
Faible (3 %)	< 0
Intermédiaire (17 %)	1 ou 2
Forte (75 %)	> 3

à 95 %). De façon générale, la spécificité est faible car les D-dimères sont aussi élevés dans des états autres que la TVP : âge avancé, inflammation, cancer, traumatisme, hématome, période postopératoire, grossesse, post-partum… Au total, **le dosage des D-dimères est utile à l'élimination du diagnostic de TVP à la condition d'utiliser un test ELISA rapide**. Si le test est positif, il faut avoir recours à l'écho-doppler veineux pour confirmer le diagnostic de TVP et localiser le thrombus.

2. Écho-doppler veineux des membres inferieurs

C'est **l'examen de première intention** pour confirmer ou infirmer le diagnostic de TVP avec une **excellente sensibilité et spécificité** (> 95 %). Il permet à la fois une exploration morphologique et hémodynamique grâce à l'échographie et au doppler.

L'axe veineux est observé en coupe transversale, puis longitudinale, sous compression : veine cave inférieure jusqu'aux veines distales, système profond et superficiel. Le doppler complète l'examen, en particulier aux confluents veineux (fémoro-iliaque, poplité). Le doppler couleur peut être utilisé pour explorer certains territoires veineux de repérage difficile.

Les critères d'une veine normale sont :

- l'absence de matériel endoluminal ;
- la possibilité de la comprimer avec la sonde ;
- la perception d'un signal doppler rythmé par la respiration et augmenté par la chasse veineuse manuelle.

Les critères de TVP sont variables :

- l'image directe du thrombus, signe très fréquent et spécifique ;
- l'incompressibilité de la veine à la pression sous la sonde, comme seul signe de thrombose, est recherchée par certaines équipes et limitée aux seuls axes fémoral et poplité, afin de rendre l'examen plus rapide et plus facile ;
- les modifications du signal doppler recherchées sont une diminution ou une abolition du signal spontané ou provoqué lors des manœuvres dynamiques ;
- en doppler couleur, il est noté un remplissage partiel ou une absence de remplissage au sein du thrombus.

D'autres signes indirects de la présence du thrombus sont décrits et intéressent le calibre veineux, la cinétique de la paroi veineuse et des valvules, l'existence de circulation collatérale.

Les limites de l'examen sont liées à des exigences d'appareillage (haute résolution et sonde adaptée à la profondeur de la zone examinée), d'opérateur (expérimenté) et de conditions techniques optimales (absence de contractions musculaires).

3. Autres examens

- La phlébographie des MI n'est actuellement plus utilisée. Elle est obtenue après injection de 60 mL de produit iodé dans une veine dorsale de chacun des pieds. Un garrot est placé à la cheville et à la cuisse pour opacifier le réseau veineux profond. Les critères de TVP sont la lacune (image radioclaire) et l'arrêt en cupule. L'absence de segment veineux principal et la présence d'une circulation collatérale ne sont pas spécifiques. La nécessité d'une injection de produit de contraste en limite les indications. Il s'agit d'un examen coûteux et peu confortable, dont il faut respecter les contre-indications.
- L'angioscanner peut compléter l'écho-doppler, au niveau abdominopelvien, quand celui-ci ne permet pas de conclure.

E. Stratégies diagnostiques

Les stratégies diagnostiques vont se fonder sur le score de probabilité clinique, le dosage des D-dimères et l'écho-doppler veineux des membres inférieurs (fig. 21.1).

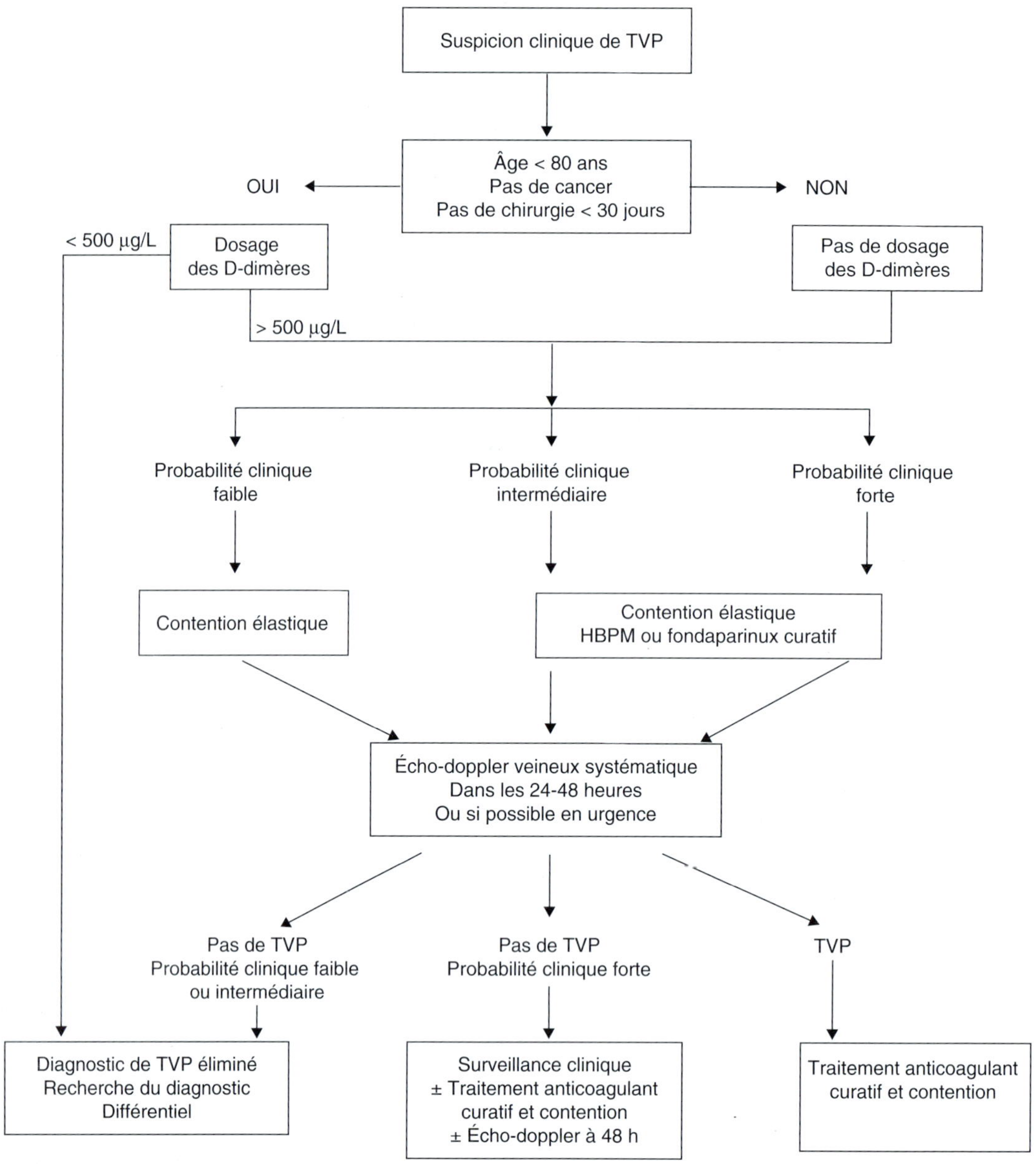

Fig. 21.1. Stratégies diagnostiques devant une suspicion de TVP.

F. Diagnostic étiologique

1. Recherche d'un facteur déclenchant transitoire

Les facteurs reconnus comme transitoires et qui interviennent dans le choix de la durée du traitement sont :

- une chirurgie ou une fracture des membres inférieurs dans les trois mois ;
- une immobilisation prolongée au-delà de trois jours.

Dans ces cas, la TVP est dite secondaire ou provoquée.

En l'absence de ces facteurs, la TVP est dite idiopathique ou non provoquée ou spontanée ou ambulatoire, et un bilan à visée étiologique doit être réalisé.

2. Recherche d'une thrombophilie (facteur biologique de risque)

Les indications du bilan de thrombophilie ont été récemment définies :

- premier épisode non provoqué de MTEV proximale < 60 ans ;
- premier épisode provoqué ou non de MTEV proximale chez la femme en âge de procréer ;
- récidive provoquée ou non de MTEV proximale < 60 ans ;
- récidive de TVP distale non provoquée < 60 ans.

Au-delà de 60 ans, il n'est pas recommandé de rechercher un facteur biologique de risque de MTEV.

Les facteurs recherchés sont :

- les thrombophilies constitutionnelles (mutation du facteur V ou V Leiden ou résistance à la protéine C activée, mutation du facteur II ou II Leiden, déficit en protéine C ou S ou antithrombine, élévation du facteur VIII, hyperhomocystéinémie) ;
- les thrombophilies acquises (ACAN, anticoagulant circulants, AC-anticardiolipines, AC-anti-B2GP1).

Il est recommandé de faire le bilan de thrombophilie à distance de la phase initiale de la thrombose, de préférence deux à trois semaines après l'arrêt du traitement anticoagulant ou sous traitement préventif par HBPM si l'on considère le risque thrombotique important. Lorsque le patient est sous héparine, le dosage de l'antithrombine est perturbé, de même que la recherche d'anticoagulant lupique. Les dosages de la protéine C et de la protéine S sont modifiés par le traitement AVK. Le facteur VIII est perturbé par l'inflammation. Les estrogènes et la grossesse modifient l'antithrombine, le facteur VIII, la protéine S et la RPCA (résistance à la protéine C activée).

3. Recherche d'une néoplasie

L'incidence de cancer varie entre 6 et 28 %, mais le risque est réel comparativement à l'incidence de cancer dans la population générale. L'incidence est significativement plus élevée chez les patients ayant une TVP idiopathique ou récidivante et serait plus importante dans les 6 à 12 premiers mois. L'utilité de la découverte d'un cancer occulte, en termes de survie et surtout de qualité de vie, n'est pas connue, de même que l'ampleur du bilan nécessaire à mettre en route pour le dépistage.

Une recherche de cancer est réalisée, surtout chez les sujets de plus de 40 ans, ou en cas de bilan de thrombophilie négatif : dosage des PSA (antigènes spécifiques de prostate) chez l'homme, examen gynécologique avec mammographie et échographie pelvienne chez la femme. Une recherche de sang dans les selles et une radiographie du thorax sont effectuées dans les deux sexes. Les endoscopies digestives, l'échographie abdominopelvienne et le scanner thoraco-abdominal ne sont pas systématiques mais sont utiles s'il existe des signes d'orientation clinique. Une surveillance clinique répétée sur au moins un an est indispensable.

G. Formes particulières

1. En fonction de la localisation

- TVP distales : si une TVP distale est diagnostiquée, elle doit être prise en charge comme une TVP proximale.
- Thromboses veineuses superficielles (TVS) : siège habituel sur le trajet de la grande veine saphène, douleur spontanée ou provoquée sur le trajet veineux, rougeur et inflammation, sensation de cordon induré. L'écho-doppler permet de confirmer le diagnostic, de préciser la localisation, de vérifier l'extension au réseau veineux profond (TVP associée dans 10 % des cas) et de décrire l'aspect variqueux ou non du réseau superficiel. Une TV superficielle sur veines apparemment saines non variqueuses doit faire rechercher une cause systémique : cancer, maladie de Buerger, maladie de Behçet, maladies hématologiques, pathologie auto-immune, thrombophilie constitutionnelle ou acquise.

- TVP pelviennes (utéro-ovariennes, hypogastriques) : elles donnent des signes urinaires, utérovaginaux, digestifs (douleurs abdominales, masse sensible du flanc, iléus) ou un tableau fébrile, voire septique. Le diagnostic est orienté par le contexte de survenue : intervention sur le petit bassin (prostatectomie, hystérectomie), grossesse ou post-partum.
- Thrombose de la veine cave inférieure, typiquement, donne des signes bilatéraux d'emblée ou par alternance. Les signes peuvent être unilatéraux et la thrombose cave découverte uniquement aux explorations. Il faut rechercher dans ce contexte une malformation veineuse congénitale. L'atteinte de la veine cave inférieure sus-rénale est rencontrée dans les thromboses néoplasiques par extension à partir de la veine rénale d'un cancer du rein.

2. En fonction des circonstances de survenue

Au cours de la grossesse

Les signes cliniques sont difficiles à interpréter du fait de la stase veineuse induite par la grossesse. Le diagnostic par écho-doppler est le test habituellement utilisé et le plus souvent suffisant pour le diagnostic. Il peut être gêné au niveau iliocave. Toutes les anomalies de l'hémostase peuvent être rencontrées et justifient la pratique systématique d'un bilan de thrombophilie chez toute femme en âge de procréer ayant des antécédents personnels ou familiaux de MTEV, pour avis sur une contraception demandée ou un désir de grossesse.

En cas de cancer

Une thrombose veineuse survenant dans un contexte néoplasique témoigne de l'activité de la maladie et doit être traitée par les HBPM au long cours.

3. En fonction de la sévérité

La phlébite bleue ou *plegmatia cearulea* est très rare mais plus grave car elle associe des signes d'ischémie à la douleur et à l'œdème, une cyanose et parfois un état de choc. L'ischémie est liée à l'importance de l'obstruction et à l'étendue de la TV, mais aussi à l'œdème compressif et au spasme.

H. Évolution et complications

Le pronostic fonctionnel et le pronostic vital sont liés au terrain (cancer) avec ses risques thromboemboliques et hémorragiques, ainsi qu'à la sévérité de la TVP.

- Lorsque le traitement est bien conduit, le plus souvent la TVP évolue favorablement sans séquelle.
- Risque de récidive : il est toujours présent et d'autant plus important que le facteur favorisant est permanent. Il justifie un traitement préventif lorsque des circonstances favorisantes se représentent.

1. Syndrome post-thrombotique veineux

Le SPT veineux en rapport avec des anomalies anatomiques ou hémodynamiques séquellaires apparaît quelques mois ou années après une TVP. Les manifestations cliniques sont de sévérité variable : lourdeur de jambe, dilatations veineuses superficielles, œdème de cheville, troubles trophiques sans ulcère (hypodermite, dermite ocre, atrophie blanche), ulcères sus-malléolaires spontanés ou provoqués, claudication veineuse de cuisse exceptionnelle. Le diagnostic paraclinique a pour but de rattacher les signes cliniques au SPT et d'en noter le degré de sévérité. L'écho-doppler veineux est le meilleur examen et permet de détecter l'obstruction et le reflux veineux.

2. Embolie pulmonaire

Cf. infra paragraphe III.

III. Embolie pulmonaire

A. Diagnostic clinique et examens standard

Les **signes et symptômes** ne sont pas spécifiques.

- Symptômes : dans 90 % des cas, l'EP est suspectée devant une dyspnée, une douleur thoracique ou une syncope, signes qui peuvent être plus ou moins associés :
  - la dyspnée peut être brutale ou d'apparition progressive sur plusieurs semaines, ou encore peut aggraver une dyspnée chronique sur une maladie cardiorespiratoire préexistante ;
  - la douleur thoracique est typiquement une douleur pleurale à type de point de côté brutal mais peut revêtir des aspects trompeurs. Une douleur thoracique prolongée peut être secondaire à l'irritation pleurale lors des embolies distales ;
  - la syncope est rare mais témoigne d'une réduction sévère du flux sanguin systémique ;
  - l'EP peut aussi s'accompagner de crachats hémoptoïques rapportés à la constitution d'un infarctus pulmonaire ;
  - enfin, il n'est pas rare qu'elle soit asymptomatique.
- Le contexte : une recherche des facteurs prédisposants cités ci-dessus est capitale. Cependant, 20 à 30 % des EP sont spontanées ou idiopathiques.
- L'examen clinique recherche une tachycardie et des signes de retentissement hémodynamique (hypotension artérielle, signes d'insuffisance cardiaque droite). La recherche de signes cliniques en faveur d'une thrombose veineuse associée est importante bien que souvent négative.

La **radiographie du thorax** est habituellement anormale mais les signes radiographiques retrouvés sont aspécifiques (atélectasies en bande, épanchement pleural, élévation d'une coupole diaphragmatique, opacité triangulaire à base pleurale correspondant à un infarctus pulmonaire, élargissement des artères pulmonaires). Elle permet aussi d'éliminer une autre cause de dyspnée. **Une radio du thorax normale n'élimine pas le diagnostic d'EP.**

La **gazométrie artérielle** retrouve généralement une hypoxémie avec un effet shunt (hypoxie-hypocapnie). Cet effet shunt correspond aux zones ventilées non perfusées du fait de l'obstruction artérielle. L'hyperventilation réactionnelle à l'hypoxie est responsable de l'hypocapnie. Elle peut être normale dans 20 % des cas.

L'**ECG** peut être normal ou montrer simplement une tachycardie sinusale. Il peut aussi retrouver des signes de souffrance VD : un aspect S1Q3 (onde S en D1 et onde Q en D3) correspondant à la déviation axiale droite, un BBD complet ou incomplet, une arythmie supraventriculaire voire une inversion des ondes T de V1 à V4, témoin de l'ischémie du VD.

En résumé, les signes cliniques et les examens de routine sont insuffisants pour confirmer ou exclure une EP, mais ils précisent nettement le degré de suspicion.

B. Scores de probabilité clinique

Deux scores de probabilité clinique sont utilisés en pratique courante : le score de Wells et le score révisé de Genève (tableau 21.4) : ils permettent d'accéder en urgence à une estimation sur la probabilité du diagnostic d'embolie pulmonaire avant tout examen paraclinique plus complexe. La probabilité d'avoir une EP lorsque la suspicion est faible est de 10 %, 30 % pour une suspicion modérée, et 65 % pour une suspicion forte.

Tableau 21.4. Scores de probabilité clinique de PE : score révisé de Genève et score de Wells.

Score révisé de Genève		Score de Wells	
Variable	Points	Variable	Points
Facteurs prédisposants		Facteurs prédisposants	
Âge > 65 ans	1	Antécédent TVP ou EP	1,5
Antécédent TVP ou EP	3	Chirurgie récente ou immobilisation	1,5
Chirurgie ou fracture dans le mois	2	Cancer	1
Néoplasie active	2		
Symptômes		Symptômes	
Douleur unilatérale mollet	3	Hémoptysie	1
Hémoptysie	2		
Signes cliniques		Signes cliniques	
Pouls		Pouls > 100 bpm	1,5
75-94 bpm	3	Signes cliniques de TVP	3
≥ 95 bpm	5	Diagnostic différentiel peu probable	3
Douleur et œdème mollet palpation	4		
Probabilité clinique	Total	Probabilité clinique (3 niveaux)	Total
Faible	0 à 3	Faible	0 à 1
Intermédiaire	4 à 10	Intermédiaire	2 à 6
Forte	≥ 11	Forte	≥ 7
		Probabilité clinique (2 niveaux)	
		Peu probable	0 à 4
		Probable	> 4

C. Diagnostic paraclinique

1. D-dimères (cf. TVP)

Les D-dimères sont les produits de dégradation de la fibrine. Le taux sanguin de D-dimères témoigne, s'il est élevé, de la présence d'un caillot aigu du fait de l'activation simultanée de la coagulation et de la fibrinolyse. **Un taux de D-dimères normal rend très peu probable le diagnostic de MTEV** (valeur prédictive négative forte). En parallèle, les D-dimères sont très spécifiques de la fibrine qui peut être élevée dans plusieurs circonstances cliniques (âge, cancer, inflammation, infection, nécrose, dissection aortique, grossesse = valeur prédictive positive faible). Ainsi, les D-dimères sont intéressants pour exclure une MTEV, mais pas pour confirmer sa présence. Les tests de dosages sont nombreux : le test ELISA a une sensibilité supérieure à 95 % et une spécificité de 40 %. La valeur seuil utilisée est habituellement de 500 µg/L. Un taux normal de D-dimères permet d'exclure une EP chez les patients avec une probabilité clinique faible ou intermédiaire. En cas de probabilité clinique forte, ils sont inutiles et il faut d'emblée demander un angioscanner pulmonaire.

2. Angioscanner pulmonaire

Il est devenu l'examen le plus performant depuis l'avènement des scanners multibarrettes. La sensibilité est de 83 % et la spécificité supérieure à 90 % (4 barrettes). Un angioscanner pulmonaire multicoupe négatif permet d'exclure une EP chez des patients à probabilité faible et intermédiaire clinique. En présence d'une forte probabilité clinique et d'un scanner négatif, un autre examen comme une scintigraphie, voire une angiographie, doit être réalisé. Il nécessite cependant une injection de produits iodés et il faut donc respecter les contre-indications.

3. Autres examens

Si l'angioscanner ne peut être réalisé (indisponible ou contre-indications), les examens suivants peuvent contribuer au diagnostic.

Écho-doppler veineux (EDV) des membres inférieurs (*cf.* TVP)

Dans 90 % des cas, l'origine de la TVP est au niveau des membres inférieurs. L'EDV a largement supplanté la phlébographie : il a une sensibilité supérieure à 90 % et une spécificité proche de 95 %. L'EDV des MI retrouve une TVP dans 30–50 % des EP. **En cas de suspicion d'EP, la présence d'une TVP proximale est suffisante pour confirmer le diagnostic et débuter un traitement anticoagulant sans nécessité d'autres examens.** Par contre, en cas de suspicion d'EP, **la découverte d'une TVP distale n'est pas suffisante** pour le diagnostic et justifie le recours à d'autres examens. Enfin, un EDV des membres inférieurs normal ne permet pas d'éliminer le diagnostic d'EP. Outre l'intérêt diagnostique, l'EDV fait partie du bilan devant une EP pour évaluer le risque éventuel de récidive.

Le phléboscanner couplé à l'angioscanner pulmonaire a été étudié mais le taux d'irradiation est trop élevé pour le réaliser en routine.

Scintigraphie pulmonaire de ventilation-perfusion

Le principe repose sur une injection de technétium (Tc)-99m couplé à des macroagrégats de particules d'albumine qui se bloquent dans les capillaires pulmonaires et permettent d'apprécier la perfusion pulmonaire. Lors d'une obstruction artérielle, les particules n'arrivent pas jusqu'aux capillaires et on observe un défect de perfusion. En parallèle, un traceur radiomarqué est inhalé pour apprécier la ventilation pulmonaire. Lors d'une embolie pulmonaire, il y aura un défaut de perfusion avec une ventilation normale (discordance ou « mismatch » ventilation-perfusion). L'existence d'une pathologie cardiorespiratoire limite cet examen car perturbe la ventilation pulmonaire. Le résultat d'une scintigraphie est donné en trois niveaux de probabilité : probabilité élevée, examen non diagnostique, examen normal. La combinaison d'une scintigraphie normale avec un score de probabilité clinique faible permet d'exclure une EP. Une scintigraphie positive chez un patient à faible probabilité clinique doit motiver la réalisation d'autres examens pour confirmer le diagnostic.

Échocardiographie transthoracique (ETT)

L'ETT peut montrer des signes indirects de surcharge des cavités droites ou signes de « cœur pulmonaire aigu » : dilatation VD, septum paradoxal, hypokinésie VD, élévation des pressions pulmonaires. Beaucoup plus rarement, l'ETT peut révéler l'existence d'un thrombus dans les cavités droites, voire de manière exceptionnelle dans les gros troncs pulmonaires. L'ETT peut être faite au lit du patient.

En cas de suspicion d'EP grave (avec choc ou hypotension artérielle), si l'angioscanner pulmonaire n'est pas disponible ou que le patient est trop instable pour le réaliser, l'ETT permet d'éliminer les autres causes de choc cardiogénique et l'existence de signes de surcharge des cavités droites peut suffire pour poser le diagnostic d'EP et pour entreprendre une fibrinolyse en urgence. À l'inverse, l'absence de signes de surcharges des cavités droites rend le diagnostic d'EP peu probable.

En l'absence de choc, la présence de ces signes permet de classer le patient comme étant à risque intermédiaire.

Angiographie pulmonaire conventionnelle

Cet examen n'est plus pratiqué.

D. Stratégie diagnostique

Les EP doivent être séparées en à haut risque et non à haut risque car les stratégies diagnostiques et thérapeutiques diffèrent en fonction de la gravité. Deux algorithmes sont proposés en fonction du caractère à haut risque ou non d'une EP (fig. 21.2 et fig. 21.3). Pour les EP non à haut risque, même si l'angioscanner multicoupe est conseillé en première intention, l'EDV a toute sa place en l'absence ou en cas de contre-indication au scanner (insuffisance rénale,

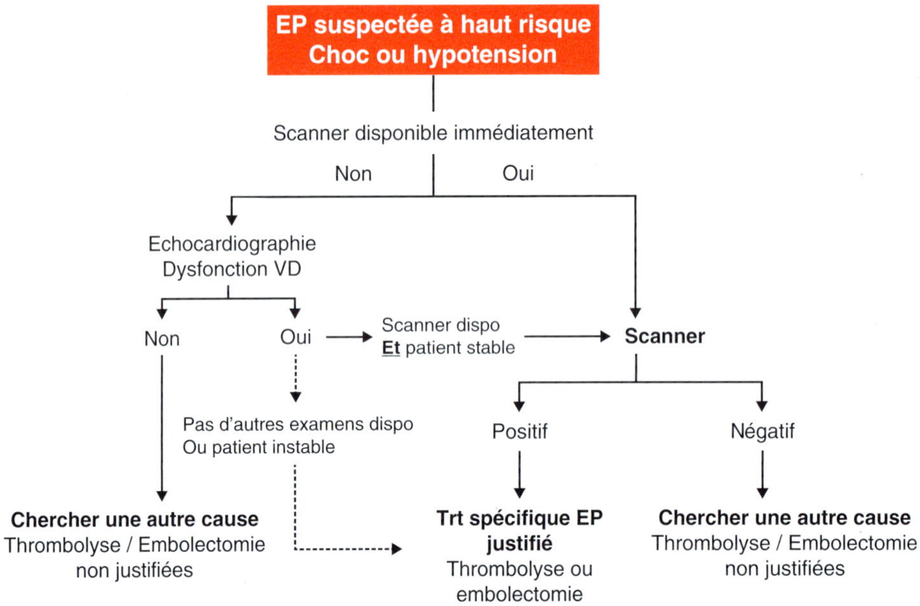

Fig. 21.2. **Algorithme décisionnel pour les patients suspectés d'EP à haut risque.**

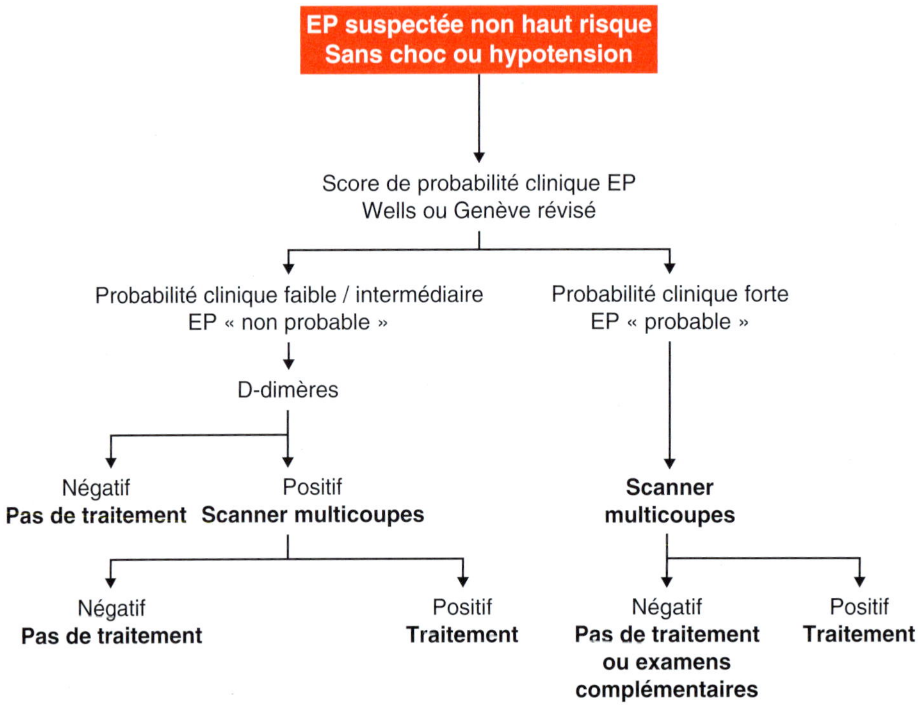

Fig. 21.3. **Algorithme décisionnel pour les patients suspectés d'EP non à haut risque.**

allergie à l'iode, grossesse) ou pour apprécier le risque de récidive (une EP avec TVP récidive plus qu'une EP sans TVP). De même pour les EP à haut risque, l'EDV peut permettre d'aider au diagnostic.

E. Diagnostic différentiel

Devant une douleur thoracique, on évoque toujours un infarctus du myocarde, une péricardite, une dissection aortique, un pneumothorax. Devant une dyspnée aiguë, on doit évoquer un œdème aigu pulmonaire, une crise d'asthme, une décompensation de BPCO, une pneumopathie.

F. Diagnostic étiologique

Cf. TVP.

G. Pronostic (tableau 21.5)

- EP grave ou à haut risque (mortalité > 15 %) : choc ou hypotension artérielle définie par une PAS < 90 mmHg ou une baisse de la PAS de plus de 40 mmHg pendant plus de 15 minutes sans cause rythmique, hypovolémique ou septique.
- EP à risque intermédiaire (mortalité 3 à 15 %) en cas de :
  - marqueurs de dysfonction VD :
    - à l'ETT : dilatation VD, hypokinésie, augmentation du rapport diamètres VD/VG, augmentation de vitesse du flux d'insuffisance tricuspide (signes présents dans au moins 25 % des cas). En complément, l'échocardiographie peut dépister un foramen ovale perméable pouvant aggraver l'hypoxie et la présence de thrombi dans les cavités droites qui est associée à une augmentation du risque de récidive,
    - l'angioscanner pulmonaire permet aussi d'apprécier la dilatation VD en calculant le rapport des diamètres VD/VG,
    - le dosage sanguin du BNP (*brain natriuretic peptide*) reflète la distension VD lors de l'EP aiguë et son taux est corrélé à la sévérité de la dysfonction VD (BNP ou NT-proBNP),
    - d'autres signes doivent alerter sur la présence d'une dysfonction VD : distension des veines jugulaires, souffle d'insuffisance tricuspide, des signes ECG (T négatives de V1 à V4, SIQIII, BBD).

Tableau 21.5. Stratification du risque d'une EP en fonction du taux de mortalité précoce.

Mortalité précoce		Marqueurs de risque			Traitement
		Clinique (choc ou hypotension)	Dysfonction VD	Ischémie	
Haut risque > 15 %		+	(+)	(+)	Thrombolyse ou embolectomie
Non haut risque	Intermédiaire 3–15 %	–	+ + –	+ – +	Hospitalisation
	Faible < 1 %	–	–	–	Traitement à domicile ou hospitalisation courte

La dysfonction VD est corrélée à un risque de mortalité intermédiaire compris entre 3 à 15 %, le problème étant l'absence de définition consensuelle de cette dysfonction VD ;

- marqueurs d'ischémie myocardique : le taux sanguin de troponine T ou I est corrélé à la sévérité de l'ischémie myocardique VD. Comme dans le paragraphe précédent, il n'y a pas de définition consensuelle de cette ischémie, ce qui en limite son utilisation ;
- marqueurs additionnels : d'autres signes sont corrélés à la gravité d'une EP et doivent être recherchés pour aider à la stratification : l'âge élevé, le sexe masculin, un cancer, une insuffisance cardiaque, une pathologie pulmonaire chronique, une tachycardie (> 110 bpm), une PAS < 100 mmHg, une fréquence respiratoire ≥ 30/min, une hypothermie < 36 °C, un trouble de la conscience, une saturation en oxygène < 90 %.

H. Évolution, complications

Le plus souvent, l'EP évolue favorablement. Néanmoins, les complications suivantes peuvent se rencontrer :

- choc cardiogénique réfractaire aboutissant au décès (court terme) ;
- récidive (court et moyen terme) ;
- HTAP chronique postembolique : complication rare mais grave en cas de persistance d'une obstruction significative du lit artériel pulmonaire (moyen terme). L'endartériectomie pulmonaire donne de bons résultats lorsqu'elle est réalisée par des équipes entraînées et doit être le traitement de choix.

I. Formes cliniques particulières

- Cancer : *cf.* TVP.
- Grossesse : le dosage des D-dimères peut être faussement positif. Un EDV est réalisé en première intention. S'il est non contributif, le scanner comme la scintigraphie peuvent être utilisés sans risque pour le fœtus. Un traitement par HBPM est recommandé dès confirmation diagnostique. Le traitement par AVK n'est pas recommandé aux premier et troisième trimestres.
- Thrombi intracardiaques : la présence de thrombi dans les cavités cardiaques droites, d'autant plus qu'ils sont mobiles, est associée à un haut risque de mortalité précoce. Un traitement urgent est recommandé, mais la place de la thrombolyse ou de l'embolectomie n'est pas encore bien validée.
- EP non thrombotique : certains épisodes emboliques ne sont pas fibrinocruoriques et il faut savoir évoquer ces situations (embolies septiques, gazeuses, graisseuses, amniotiques, tumorales). Le traitement passe par le traitement étiologique.

IV. Traitement curatif de la MTEV

A. Traitement anticoagulant initial

L'objectif du traitement est d'améliorer les symptômes et d'éviter l'extension et les récidives ainsi que leurs conséquences cliniques sur la morbidité (EP, SPT, hypertension artérielle pulmonaire aiguë ou chronique) et sur la mortalité (EP fatale). Il repose sur le traitement anticoagulant et sur des bases identiques dans la TVP ou l'EP.

En raison du risque potentiel du traitement, le diagnostic de MTEV (TVP ou EP) doit être confirmé. Néanmoins, en l'absence de risque hémorragique important, le traitement peut être commencé en cas de probabilité clinique forte ou intermédiaire, en attendant la confirmation ou l'exclusion du diagnostic par les examens paracliniques (*cf.* fig. 21.1).

En cas d'indication thérapeutique, un hémogramme avec plaquettes, un bilan initial d'hémostase (temps de Quick, TCA, fibrinogène) et un bilan rénal (créatininémie avec débit de filtration glomérulaire) sont nécessaires.

Le traitement curatif initial de la MTEV (TVP ou EP) peut reposer au choix sur :

- l'HNF (héparine non fractionnée) ;
- les HBPM (héparine de bas poids moléculaire) ;
- le fondaparinux ;
- plus récemment, les nouveaux anticoagulants.

1. Héparine non fractionnée (HNF)

- Elle peut être prescrite indifféremment par voie sous-cutanée ou intraveineuse continue.
- Elle doit être prescrite selon une posologie adaptée au poids corporel (500 UI/kg/jour) puis adaptée à un test d'hémostase comme le TCA (1,5–2,5 le témoin) ou par la mesure de l'activité antifacteur X activé (0,3 et 0,7 unité). La détermination du TCA ou de l'activité antifacteur Xa se fait entre deux injections lorsque l'HNF est administrée par voie sous-cutanée ou quatre heures après le début du traitement par voie intraveineuse continue et quatre heures après chaque changement posologique.
- Elle représente à ce jour le traitement recommandé chez les patients insuffisants rénaux sévères (clairance de la créatinine < 30 mL/min) et pour les patients instables ou susceptibles de subir des interventions nécessitant un arrêt temporaire du traitement.

2. Héparine de bas poids moléculaire (HBPM) et fondaparinux

Ils sont préférés à l'HNF compte tenu : d'une plus grande commodité d'emploi, de l'absence d'adaptation des doses à des tests d'hémostase, d'une réduction du risque de thrombocytopénie induite. Les doses utilisées sont :

- pour les HBPM en deux injections sous-cutanées par 24 heures :
  - daltéparine (Fragmine®) : 100 UI/kg/12 h,
  - nadroparine (Fraxiparine®) : 85 UI/kg/12 h,
  - énoxaparine (Lovenox®) : 100 UI/kg/12 h (soit 1 mg/kg/12 h) ;
- pour les HBPM en une injection sous-cutanée par 24 heures :
  - nadroparine (Fraxodi®) : 171 UI/kg/24 h,
  - tinzaparine (Innohep®) : 175 UI/kg/24 h.

En France, l'AMM pour le traitement curatif de l'EP avec ou sans TVP n'est accordée que pour l'enoxaparine et la tinzaparine aux mêmes posologies ;

- pour le fondaparinux (Arixtra®) en une injection sous-cutanée par 24 heures : 7,5 mg/24 h pour un poids entre 50 et 100 kg.

Les HBPM ne nécessitent pas de surveillance biologique systématique de l'activité antifacteur Xa. Cette surveillance est suggérée en cas de situation à risque d'accumulation et/ou de risque hémorragique (insuffisant rénal modéré, âge élevé, petit poids corporel ou obésité…) quatre heures après l'initiation.

Le fondaparinux ne nécessite pas de surveillance biologique systématique de l'activité antifacteur Xa.

Une mesure de la créatininémie en début de traitement, et le plus tôt possible, est recommandée pour évaluer la fonction rénale à partir d'une estimation de la clairance de la créatinine avant tout traitement anticoagulant parentéral, ou le plus tôt possible après l'instauration du traitement.

3. Surveillance des plaquettes

Un allègement de la surveillance plaquettaire pour les produits associés à un faible risque de thrombopénie induite par l'héparine (TIH) comme avec les HBPM ou fondaparinux est accepté depuis peu par les nouvelles recommandations françaises de l'ANSM.

Le diagnostic des TIH repose avant toute chose sur la mise en évidence d'une thrombopénie définie par un compte plaquettaire inférieur à 150 giga/L ou par une diminution des plaquettes de 50 % par rapport au compte plaquettaire avant tout traitement. Il est donc indispensable d'obtenir une numération plaquettaire avant tout traitement héparinique ou par fondaparinux, ou le plus tôt possible après l'instauration du traitement. En cas de traitement ambulatoire, le patient doit être informé de la possibilité de survenue d'une TIH et des manifestations pouvant faire évoquer le diagnostic.

Une surveillance systématique de la numération plaquettaire n'est pas recommandée en cas de traitement par :

- HBPM à dose prophylactique ou curative en dehors d'un contexte postopératoire ;
- fondaparinux à dose prophylactique ou à dose curative.

Une surveillance systématique de la numération plaquettaire est recommandée :

- en cas de traitement par HNF avec une numération plaquettaire deux fois par semaine pendant 21 jours ;
- en cas de traitement par HBPM en cas d'administration préalable de traitement par HNF ou en cas de traitement d'une MTEV postopératoire avec une numération plaquettaire deux fois par semaine pendant un mois ;
- devant tout nouvel épisode thromboembolique artériel et/ou veineux ;
- devant toute lésion cutanée douloureuse au site d'injection ;
- devant toute manifestation anaphylactoïde en cas d'administration d'HNF intraveineuse faisant suite à un traitement héparinique prescrit dans les trois à six mois précédents.

Si une surveillance plaquettaire est préconisée pendant un mois et que le traitement héparinique est poursuivi, notamment chez les patients cancéreux avec un épisode de MTEV, une surveillance régulière systématique ne semble pas nécessaire au-delà du premier mois.

B. Thrombolytiques

Un traitement fibrinolytique est recommandé chez les malades atteints d'embolie pulmonaire grave (état de choc ou hypotension artérielle sévère). La posologie recommandée est de 10 mg d'altéplase (Actilyse®) en bolus puis 90 mg en 2H associée à l'HNF (60 UI/kg puis 18 UI/kg/heure). Chez les patients sans état de choc, en cas d'embolie pulmonaire de gravité intermédiaire, il n'est pas recommandé d'administrer systématiquement de traitement fibrinolytique. Des essais sont en cours pour répondre à cette question.

L'utilisation des thrombolytiques n'est pas recommandée en première intention à la phase aiguë d'une TVP. Ils peuvent être utilisés par voie veineuse en cas de syndrome obstructif sévère ou *phlegmentia caerulea* en situation de sauvetage de membre.

C. Relais *per os* du traitement initial par les antivitamines K (AVK) dans la TVP et l'EP

Après confirmation du diagnostic, un relais du traitement anticoagulant initial par les AVK est recommandé. Le relais peut être débuté précocement dès le premier jour de traitement parentéral. L'HNF, l'HBPM ou le fondaparinux pourront être arrêtés au bout de cinq jours à condition que deux INR consécutifs à 24 heures d'intervalle soient supérieurs à 2. La dose visera à obtenir un INR cible de 2,5 (intervalle 2 à 3).

Une éducation doit être donnée aux patients et un carnet de suivi remis.

1. Surveillance des AVK

Les traitements antivitamines K doivent être surveillés par la mesure de l'INR. L'INR cible est 2,5 (entre 2 et 3). En cas de récidive malgré un traitement AVK optimal, un INR cible voisin de 3 est suggéré. Au-delà de six mois de traitement, un INR cible entre 1,5 et 2 peut être recommandé chez des patients avec des INR préalables instables ou chez des patients à haut risque hémorragique. Après la période d'initiation du traitement, un intervalle de trois ou quatre semaines entre deux contrôles de l'INR est recommandé.

2. Durée optimale du traitement anticoagulant (TVP et EP)

Quel que soit le contexte clinique, **une durée minimale de trois mois de traitement anticoagulant en cas de TVP proximale et/ou d'EP est recommandée**. Au-delà de trois mois, le contexte clinique de survenue de l'événement thromboembolique veineux est le paramètre déterminant du risque de récidive thromboembolique et de la durée du traitement anticoagulant (tableau 21.6).

D'autres facteurs vont moduler la durée de traitement :

- thrombophilie majeure connue (déficit en antithrombine, facteur V Leiden homozygote, mutation homozygote sur le gène de la prothrombine, thrombophilie multiple) ;
- récidive de TVP proximale ou EP ;
- mise en place d'un filtre cave permanent ;
- HTAP ;
- EP associée à un état de choc ;
- préférence du patient.

En présence d'un des facteurs ci-dessus, la durée totale recommandée du traitement est :

- en cas de MTEV avec facteur déclenchant majeur transitoire : six mois ;
- en cas de premier épisode de MTEV idiopathique : un à deux ans ;
- en cas de MTEV idiopathique récidivante : au long cours.

Tableau 21.6. Contexte clinique déterminant la durée du traitement anticoagulant.

	Facteurs	Risque annuel de récidive après arrêt d'un traitement de 3 mois	Durée de traitement recommandée	Grade de recommandation
MTEV avec facteur déclenchant majeur transitoire	– Chirurgie – Immobilisation prolongée ≥ 3 jours – Fracture des membres inférieurs dans les 3 derniers mois	Faible (3 %)	3 mois	Grade A
MTEV avec facteur de risque persistant majeur	– Cancer en cours de traitement – Syndrome des antiphospholipides	Élevé (9 %)	≥ 6 mois, prolongé tant que le facteur persiste	Accord professionnel
MTEV idiopathique	– Absence de facteur déclenchant majeur – Absence de facteur de risque persistant majeur	Élevé (9 %)	≥ 6 mois	Grade B

D. Compression élastique et alitement

- Le port de chaussettes ou bas de compression veineuse élastique délivrant 30 à 40 mmHg à la cheville (classe 3 française) est recommandé dès que possible après le diagnostic de TVP et l'instauration du traitement anticoagulant, pour une durée minimale de deux ans (ou plus s'il persiste des symptômes).
- Un alitement systématique n'est pas recommandé ; au contraire, une mobilisation précoce (lever) est recommandée dès qu'elle est possible (après 24 heures d'anticoagulation efficace en cas d'EP).

E. Traitement complémentaire en cas d'EP grave

- Oxygénothérapie, voire ventilation invasive.
- Remplissage/inotropes.
- Surveillance en USI/réanimation (monitoring FC, PA, saturation).

F. Stratégie de traitement initial

En cas de TVP proximale, il est recommandé d'hospitaliser :

- les patients insuffisants rénaux sévères (clairance de la créatinine < 30 mL/min) ;
- les patients nécessitant un traitement anticoagulant et présentant une pathologie à risque hémorragique ;
- les TVP proximales avec syndrome obstructif sévère ou de localisation iliocave ;
- les patients dont le contexte psychosocial et l'environnement géographique et médical ne permettent pas une prise en charge optimale à domicile.

Dans les autres cas, les patients avec TVP proximales peuvent être traités par HBPM en ambulatoire ou après une courte hospitalisation après avoir évalué les risques de récidives thromboemboliques et hémorragiques.

En cas d'EP, l'hospitalisation est la règle mais cela peut être discuté dans les EP de faible gravité et en l'absence des facteurs ci-dessus.

Si un traitement ambulatoire de la MTEV est envisagé, il est recommandé :

- d'obtenir un diagnostic de certitude de la pathologie thromboembolique ;
- de rappeler l'absolue nécessité de prévoir un temps d'éducation des patients à leur traitement médicamenteux et non médicamenteux ;
- de prescrire et d'organiser la surveillance des traitements anticoagulants en concertation avec le médecin traitant et l'infirmière ;
- d'évaluer les facteurs de risque de récidives thromboemboliques et hémorragiques ;
- d'évaluer les facteurs psychosociaux limitant cette prise en charge.

G. Interruption partielle de la veine cave inférieure

L'insertion d'un filtre cave n'est pas recommandée de façon systématique chez des patients ayant une TVP proximale, avec ou sans EP.

L'insertion d'un filtre cave est suggérée :

- chez les patients ayant une contre-indication au traitement anticoagulant ou ayant récidivé sous traitement bien conduit ;
- dans les suites d'une embolectomie pour embolie aiguë massive.

H. Cas particuliers

1. Traitement des TVP distales

Si une TVP distale symptomatique isolée est confirmée objectivement, un traitement anticoagulant à dose curative est suggéré. À la phase initiale, essentiellement par extrapolation des données issues du traitement des TVP proximales, une HBPM ou le fondaparinux peuvent être préférés à une HNF. Si un traitement anticoagulant est mis en route, un relais précoce par AVK est recommandé.

En cas de premier épisode de TVP distale symptomatique avec facteur déclenchant évident et en l'absence de facteurs de risque persistants, un traitement anticoagulant à dose curative **raccourci à six semaines** est recommandé.

La prolongation du traitement à trois mois au moins est recommandée en cas de TVP distale symptomatique :

- idiopathique ;
- ou associée à un facteur de risque persistant ;
- ou récidivante ;
- ou survenant dans un contexte de cancer évolutif.

Le port de chaussettes de compression veineuse élastique délivrant 30 à 40 mmHg à la cheville (classe 3 française 4) est suggéré dès que possible après le diagnostic de thrombose veineuse distale et à l'instauration du traitement anticoagulant, pour une durée minimale de deux ans (ou plus s'il persiste des symptômes) dès lors qu'il s'agit de TVP étendues des veines tibiales postérieures ou fibulaires.

Un alitement systématique n'est pas recommandé ; au contraire, une mobilisation précoce (lever) est recommandée dès qu'elle est possible. Le traitement devra, sauf cas particulier, être ambulatoire avec les mêmes précautions que pour une TVP proximale.

2. Traitement des TVS

Les données disponibles à ce jour sont issues d'essais de faible puissance et sur des critères intermédiaires.

Dans ce contexte, ce qui n'est pas recommandé :

- les AINS administrés par voie générale ne sont pas recommandés en première intention (et n'ont qu'un effet antalgique par voie locale) pour prévenir les complications thromboemboliques des TVS ;
- les anticoagulants à dose curative de la MTEV ne sont pas recommandés en première intention pour le traitement des TVS ;
- la chirurgie n'est pas recommandée en première intention dans le traitement des TVS n'atteignant pas la jonction grandes saphènes-veines fémorales.

Ce qui est ou peut être recommandé :

- la prescription d'une compression veineuse, de préférence par bandage, est recommandée à la phase aiguë d'une TVS d'un membre en l'absence de contre-indication ;
- les TVS étendues à la jonction grande saphène-veines fémorales peuvent relever d'un traitement anticogulant à dose curative de la MTEV ou d'un traitement chirurgical ;
- les HBPM à dose prophylactique de la MTEV sont suggérées dans le traitement des TVS pour prévenir le risque de complications thromboemboliques (grade C) ;
- par extrapolation, le fondaparinux à dose prophylactique de la MTEV est suggéré dans le traitement des TVS pour prévenir le risque de complications thromboemboliques.

Si un traitement anticoagulant est instauré, il est suggéré de traiter 7 à 30 jours, seules durées de traitement évaluées dans les essais.

3. Traitement de la MTEV en présence d'un cancer

Le traitement de la MTEV par AVK en présence d'un cancer évolutif est moins efficace et moins bien toléré que chez les patients indemnes de cancer. En présence d'un cancer, le traitement prolongé par HBPM permet une réduction significative et importante du risque de récidive sans réduction de tolérance. Ces résultats ont été obtenus avec des posologies d'HBPM légèrement inférieures aux posologies curatives habituelles, sauf pour la tinzaparine.

Devant une MTEV confirmée objectivement survenant au cours d'un cancer, une HBPM en relais du traitement initial est recommandée. Il est recommandé d'utiliser les posologies évaluées dans les études :

- daltéparine (Fragmine®) 200 UI/kg une fois par jour pendant un mois puis 150 UI/kg une fois par jour ;
- tinzaparine (Innohep®) 175 UI/kg une fois par jour ;
- énoxaparine (Lovenox®) 150 UI/kg une fois par jour.

En cas de thrombopénie survenant au décours d'une chimiothérapie (plaquettes < 50 g/L), il est recommandé d'interrompre le traitement par HBPM et de le reprendre quand la concentration des plaquettes est à nouveau supérieure à cette valeur.

Dans cette situation, la durée du traitement par HBPM doit idéalement être de trois à six mois en fonction de la tolérance et de l'évolution du cancer ainsi que des modifications de son traitement.

Au-delà de six mois, le traitement anticoagulant est nécessaire :

- si le cancer est toujours traité et si le patient tolère le traitement héparinique, il est recommandé de poursuivre les HBPM ;
- si le cancer n'est plus traité ou si le patient ne tolère plus les HBPM, il est recommandé d'instaurer un relais par AVK.

Le choix entre HBPM et AVK dépend de la balance bénéfice-risque (interactions médicamenteuses, chimiothérapie, procédures invasives, état général) et de l'acceptabilité du traitement.

V. Traitement préventif de la MTEV

La prévention doit être adaptée au niveau de risque et à la fonction rénale (tableau 21.7). La compression élastique est associée au traitement curatif injectable ou prescrite seule lors d'un risque hémorragique élevé. L'aspirine n'est pas indiquée dans le traitement préventif de la MTEV.

Tableau 21.7. Traitement préventif de la MTEV en fonction des niveaux de risque.

Niveaux de risque	Risque de TVP sans prophylaxie (%)	Prévention suggérée
Bas risque		
Chirurgie mineure et patients valides Patients médicalisés mais valides	< 10	Lever précoce
Risque modéré		
Chirurgie générale, gynécologique ou urologique Patients médicalisés allongés Risque modéré + risque hémorragique	10 à 40	HBPM énoxaparine/Lovenox® 2 000 UI/24 h HNF 0,2 mL × 2 par jour Fondaparinux/Arixtra® 2,5 mg/24 h Compression élastique
Haut risque		
Arthroplastie de hanche ou genou Traumatisme majeur Haut risque + risque hémorragique	> 40	HBPM énoxaparine/Lovenox® 4 000 UI/24 h Fondaparinux/Arixtra® 2,5 mg/24 h Compression élastique

Lors d'un voyage de plus de huit heures, il est recommandé de ne pas porter des vêtements serrés, de s'hydrater et d'effectuer une contraction active et régulière des mollets. En présence de facteurs prédisposants associés, il est recommandé de porter des chaussettes de contentions de classe 2 ou 3 plus ou moins associées à une injection préventive d'HBPM avant le départ.

La durée du traitement préventif doit couvrir toute la période d'immobilisation mais doit être prolongée quatre à six semaines en cas de chirurgie orthopédique lourde (ex : prothèse de hanche).

VI. Nouveaux anticoagulants oraux

Le rivaroxaban/Xarelto® est le premier inhibiteur direct et sélectif du facteur Xa par voie orale. Il a obtenu l'AMM dans deux indications :

- en 2009, en prévention des événements thromboemboliques veineux chez les adultes bénéficiant d'une chirurgie programmée de la hanche ou du genou : la dose est de 10 mg en une prise par jour 6–10 heures après l'intervention. La durée est de deux semaines après une prothèse totale de genou et de cinq semaines après une prothèse totale de hanche;
- plus récemment, en traitement curatif des TVP et de l'EP et prévention des récidives sous forme de TVP et d'EP suite à une TVP aiguë de l'adulte : la dose initiale est de 15 mg en deux prises par jour à la phase aiguë pendant 21 jours; puis la dose d'entretien est de 20 mg en une prise par jour. En cas d'insuffisance rénale modérée à sévère (clairance de créatinine 15–49 mL/min), la dose initiale reste identique, la dose d'entretien est de 15 mg en une prise par jour.

Le rivaroxaban ne doit pas être prescrit lors d'une insuffisance rénale sévère (clairance de créatinine < 15 mL/min) et lors d'une insuffisance hépatique associée à une coagulopathie.

Le rivaroxaban ne doit pas être prescrit en association avec des antifongiques de type azolé, des inhibiteurs spécifiques de la protéase du VIH et la dronédarone. Il doit être utilisé avec prudence en association : aux AINS/antiplaquettaires, anticoagulants, inducteurs puissants du CYP3A4.

Le rivaroxaban doit être prescrit au moment des repas, il ne nécessite pas de surveillance biologique en routine.

L'apixaben (Eliquis®) vient aussi d'obtenir l'AMM pour le traitement de TVP et de l'EP chez l'adulte.

Points clés

Thrombose veineuse profonde

- Les conditions de constitution d'une TVP sont retrouvées dans la triade de Virchow qui associe stase veineuse, lésion de la paroi de la veine et anomalie de l'hémostase.
- Le point de départ du thrombus est le plus souvent distal, il peut s'étendre en amont, être occlusif ou se fragmenter pour migrer vers le champ pulmonaire. Une lyse spontanée peut survenir lorsque le thrombus est peu volumineux et si le facteur étiologique disparaît rapidement.
- Les TVP distales, souvent asymptomatiques, sont rarement responsables d'une EP ayant des conséquences cliniques importantes, mais environ 25 % des TVP distales asymptomatiques font l'objet d'une extension proximale. La récidive d'une TVP distale est deux fois moins fréquente que celle d'une TVP proximale.
- À l'inverse, une TVP proximale est symptomatique dans 80 % des cas. Elle a une forte probabilité de s'associer à une EP. En l'absence de traitement anticoagulant, une TVP proximale symptomatique récidive une fois sur deux dans les trois mois.
- Le risque de récidive est plus élevé en cas de TVP ambulatoire ou si le facteur déclenchant persiste qu'après une chirurgie exposant à un risque temporaire.
- Les situations chirurgicales les plus à risque regroupent la chirurgie orthopédique réglée des membres inférieurs, les fractures du col du fémur, les polytraumatismes, les lésions médullaires ou les chirurgies majeures chez les patients cancéreux ou avec antécédents de MTEV.

- Les situations médicales les plus à risque concernent les patients :
  – âgés ;
  – ayant présenté ou présentant un accident vasculaire cérébral ;
  – avec antécédent de MTEV ou avec cancer (+++).
- L'obésité, la grossesse et le post-partum, les estrogènes (contraception ou substitution) sont également des facteurs de risque. Les accès veineux profonds (cathéters) sont responsables de TVP iatrogènes.
- La TVP peut survenir sans facteur déclenchant (TVP dite ambulatoire) ou chez des patients présentant une thrombophilie constitutionnelle (mutations facteurs II et V ; déficit protéine C, protéine S, antithrombine III) ou acquise (syndrome des antiphospholipides).
- La douleur est le signe d'appel le plus fréquent mais elle peut être spontanée, minime ou absente. Le signe de Homans n'est pas spécifique et peut s'observer dans certaines atteintes musculotendineuses ou articulaires (+++).
- L'œdème n'est présent que lorsque la thrombose entraîne une gêne au retour veineux. Il est dur, résistant et ne prend pas le godet, la peau est de couleur blanche luisante avec une augmentation de la température locale et une dilatation des veines superficielles.
- En cas d'ischémie artérielle associée par œdème massif et brutal, c'est la phlébite bleue qui constitue une urgence thérapeutique.
- Au diagnostic différentiel, il faut savoir évoquer la rupture d'un kyste synovial, un hématome intramusculaire, une cellulite inflammatoire ou une compression extrinsèque. Devant des œdèmes, ne pas confondre avec un lymphœdème ou une insuffisance cardiaque droite.
- Les TVP pelviennes compliquent les interventions sur le petit bassin, la grossesse et l'accouchement. Les TVP de la veine cave inférieure se traduisent par des signes bilatéraux ou à bascule.
- Le score de Wells prend en compte les facteurs prédisposants pour 1 point chacun (immobilisation, chirurgie de moins de 30 jours ou alitement de plus de 3 jours et notion de cancer). Il prend en compte les signes cliniques pour 1 point chacun (sensibilité veineuse, œdème généralisé, œdème prenant le godet, asymétrie de diamètre des mollets, présence d'une circulation collatérale). On y retranche 2 points si un autre diagnostic est probable. Au total, probabilité forte si score > 3, faible si score < 0.
- Le dosage des D-dimères est utilisé essentiellement pour exclure le diagnostic de MTEV chez les patients dont le score de probabilité clinique est faible ou intermédiaire.
- L'échographie-doppler veineuse est effectuée si les D-dimères sont positifs (seuil > 500 µg/L) ou si le score est d'emblée élevé. C'est la technique de référence. Le traitement est débuté sans en attendre le résultat si le score de Wells est élevé ou intermédiaire.
- Le bilan de thrombophilie est indiqué en cas de :
  – TVP proximale ambulatoire chez le sujet de moins de 60 ans ;
  – TVP proximale chez une femme enceinte ou susceptible de l'être ;
  – TVP récidivante.
- L'utilité de la découverte d'un cancer occulte, en termes de survie et surtout de qualité de vie, n'est pas connue et le bilan de dépistage nécessaire n'est pas codifié. Après 40 ans, on propose un dosage des PSA chez l'homme, un examen gynécologique avec mammographie et échographie pelvienne chez la femme. Une recherche de sang dans les selles et une radiographie du thorax sont effectuées dans les deux sexes.
- L'objectif du traitement est d'améliorer les symptômes et d'éviter l'extension et les récidives ainsi que leurs conséquences cliniques sur la morbidité et sur la mortalité.
- Le traitement peut être commencé dès la suspicion de TVP s'il n'existe pas de risque hémorragique en attendant la confirmation ou l'exclusion du diagnostic par une méthode objective validée.
- Les HBPM sont préférés à l'HNF sauf chez l'insuffisant rénal. On utilise l'énoxaparine (Lovenox®), 100 UI/kg/12 h ou tinzaparine (Innohep®), 175 UI/kg/24 h. On peut utiliser le fondaparinux (Arixtra®) en une injection sous-cutanée par 24 heures : 7,5 mg/24 h pour un poids entre 50 et 100 kg.
- Le traitement AVK prévient la récidive thromboembolique. L'INR doit être maintenu entre 2 et 3 pendant une durée de trois mois en cas de TVP proximale dont le facteur déclenchant est réversible. La durée est supérieure à trois mois en l'absence de facteur déclenchant (TVP ambulatoire). Dans ce contexte, elle peut être illimitée surtout s'il s'agit d'une forme récidivante ou en cas de thrombophilie.

- En cas de premier épisode de TVP distale symptomatique avec facteur déclenchant évident, le traitement par antivitamines K est maintenu seulement six semaines. Le traitement est prolongé à trois mois au moins en cas de :
  - forme idiopathique ;
  - facteur de risque persistant ;
  - forme récidivante ou survenant dans un contexte de cancer évolutif.
- Le port de bas de compression veineuse (classe 3) est recommandé dès l'instauration du traitement anticoagulant pour une durée de deux ans.
- La prévention doit être adaptée au niveau de risque et à la fonction rénale. HBPM à dose préventive, par exemple énoxaparine (Lovenox®) : 2 000 UI/j si risque modéré ou 4 000 UI/j si risque élevé. La compression élastique est associée au traitement injectable ou prescrite seule si le risque hémorragique est élevé. Le fondaparinux peut être proposé à 2,5 mg/j.
- Au cours de la grossesse, les signes cliniques sont difficiles à interpréter, les D-dimères peuvent être faussement positifs, le diagnostic par écho-doppler est le test habituellement utilisé, un traitement par HBPM est recommandé dès confirmation diagnostique et les AVK ne sont pas recommandés aux premier et troisième trimestres.
- Une thrombose veineuse survenant dans un contexte néoplasique est traitée par des HBPM au long cours, car le traitement par AVK est moins efficace et moins bien toléré que chez les patients indemnes de cancer. La tinzaparine à la dose de 175 UI/j est recommandée.
- Dans les TVS, les HBPM et le fondaparinux *à dose prophylactique* peuvent être proposés pendant une à quatre semaines.

Embolie pulmonaire

- L'embolie pulmonaire (EP) et la TVP sont deux présentations cliniques de la MTEV et l'EP est le plus souvent (70 %) secondaire à une TVP.
- Le risque de décès ou de récidive est plus fréquent après EP qu'après TVP.
- Une EP symptomatique n'est associée à une TVP symptomatique que moins d'une fois sur quatre.
- Près de 10 % des EP sont mortelles dans l'heure suivant leur constitution (+++).
- L'EP est compliquée d'un choc dans 5–10 % des cas et d'une dysfonction ventriculaire droite une fois sur deux.
- Dans 90 % des cas, l'EP est suspectée devant une dyspnée, une douleur thoracique, une syncope, inconstamment associées. Évoquer le diagnostic en cas d'aggravation soudaine d'une dyspnée préexistante.
- Les autres symptômes sont les précordialgies, une toux ou une hémoptysie noirâtre. L'examen clinique recherche tachypnée > 20/min, tachycardie > 100 bpm, signes de TVP ou cyanose. La fièvre est également possible. Les signes de TVP sont absents dans deux tiers des cas.
- La radiographie du thorax est surtout utile pour éliminer une autre cause de dyspnée. La gazométrie artérielle retrouve habituellement une hypoxémie et une hypocapnie (effet shunt). L'ECG retrouve inconstamment des signes de souffrance VD, mais attention aux faux aspects de SCA avec ST ou sans ST.
- Le score de Wells retient une probabilité forte au-dessus de 6. Il prend en compte :
  - pour 3 points chacun, l'absence de diagnostic différentiel et les signes de TVP ;
  - pour 1,5 point chacun, les antécédents de MTEV, une chirurgie ou immobilisation récente et une tachycardie ;
  - pour 1 point chacun, les notions de cancer ou d'hémoptysie.
- La scintigraphie pulmonaire de ventilation-perfusion identifie l'EP par la mise en évidence d'une ventilation normale au niveau d'un segment pulmonaire avec défaut de perfusion. Une scintigraphie positive chez un patient à faible probabilité clinique doit ainsi motiver la réalisation d'autres examens pour confirmer le diagnostic mais la combinaison d'une scintigraphie normale avec un score clinique faible permet d'exclure une EP.
- L'angioscanner pulmonaire a une sensibilité et une spécificité excellentes jusqu'aux artères segmentaires ou sous-segmentaires mais requiert une évaluation de la fonction rénale, l'arrêt des biguanides, la prévention d'une réaction allergique, et est contre-indiqué en cas de grossesse. Un angioscanner pulmonaire négatif permet d'exclure une EP chez des patients dont le score de probabilité est faible ou intermédiaire. En revanche, si le score de probabilité est élevé et l'angioscanner négatif, un autre examen doit être réalisé.
- Chez les patients à forte probabilité clinique, en état de choc, ou présentant une hypotension artérielle, une ETT normale permet raisonnablement d'exclure le diagnostic d'EP, et chez les patients peu symptomatiques, des critères de retentissement sur le VD permettent d'identifier une population à risque intermédiaire.

- L'algorithme de prise en charge d'une EP avec choc ou hypotension impose d'emblée le scanner pour confirmation et traitement. Si le scanner est indisponible, l'ETT a valeur de diagnostic si elle montre une souffrance du VD autorisant le traitement. Négative, elle oriente vers un état de choc d'une autre étiologie.
- L'algorithme de prise en charge d'une EP sans choc ni hypotension dépend du score de Wells :
  - si score > 6, on effectue d'emblée le scanner pour confirmation et traitement ;
  - si score < 6, les D-dimères orientent ou non vers sa réalisation.
- L'échographie veineuse peut être utile en cas de TVP ou de contre-indication au scanner.
- Classification du risque :
  - EP à haut risque devant l'existence d'un choc ou d'une hypotension persistante ;
  - EP à risque intermédiaire devant un patient normotendu qui présente des signes de dysfonction VD cliniques, à l'ECG ou échographiques ou une souffrance myocardique (BNP, troponinémie élevés) ;
  - EP à bas risque devant des marqueurs morphologiques et biologiques normaux.
- L'assistance hémodynamique et respiratoire est nécessaire lorsque l'EP est compliquée d'un choc ou d'une hypotension artérielle sévère.
- Actilyse® 10 mg en bolus puis 90 mg en 2 heures (si poids < 70 kg, alors 1,5 mg/kg), associée à HNF 60 UI/kg puis 18 UI/kg/h, chez les patients qui présentent une EP à haut risque compliquée d'un choc ou d'une hypotension artérielle sévère, avec dans ce cas un nombre limité de contre-indications.
- Les contre-indications principales, faisant discuter l'embolectomie, sont :
  - hémorragie cérébrale ;
  - AVC récent < 3 mois ;
  - maladie hémorragique ;
  - chirurgie majeure récente ;
  - ponction artérielle sans possibilité de compression.
- L'embolectomie chirurgicale sous CEC est envisagée chez des patients à haut risque en cas de contre-indication ou d'échec de la thrombolyse.
- Anticoagulation par HNF, HBPM ou fondaparinux dès que le diagnostic de l'EP est confirmé et chez les patients présentant une probabilité forte ou intermédiaire dans l'attente d'une confirmation.
- L'HNF est indiquée en cas d'insuffisance rénale sévère (clairance < 30 mL/min), de risque hémorragique (réversibilité d'effet rapide après arrêt) et dans l'EP à haut risque associée au rTPA. Posologie d'HNF de 60 UI/kg en bolus i.v. puis 18 UI/kg/h en perfusion adaptée au TCA (2 à 3 fois la valeur du témoin).
- HBPM et fondaparinux sont préférés à l'HNF dans les autres cas. Énoxaparine 100 UI/kg toutes les 12 heures en sous-cutané ou fondaparinux 5 mg (poids < 50 kg), 7,5 mg (50–70 kg), 10 mg (poids > 100 kg) en sous-cutané une fois par 24 heures.
- HNF ou HBPM poursuivis au moins 5 jours (+++) mais le traitement par AVK doit être débuté dès le premier jour et son efficacité évaluée par la mesure de l'INR. Arrêt de l'héparine dès que l'INR est entre 2 et 3 sur deux mesures réalisées à 48 heures d'intervalle.

Les nouveaux anticoagulants représentent une alternative dans le traitement curatif de l'EP et de la TVP.

- L'immobilisation au lit n'est pas justifiée mais lever assorti de la pose de bas de contention.
- Le traitement AVK dépend du contexte :
  - 3 mois si EP dont le facteur déclenchant est réversible ;
  - > 3 mois en l'absence de facteur déclenchant (EP ambulatoire) ;
  - illimité si récidive ou si thrombophilie acquise ou innée.
- L'HBPM est prolongée en cas de cancer.
- Indication de filtre cave si contre-indication à l'anticoagulation. Si la contre-indication est provisoire, un filtre temporaire est placé.
- En cas de grossesse, les examens paracliniques invasifs (irradiation, injection d'iode) doivent être réservés aux situations à haut risque après réalisation d'un écho-doppler veineux des membres inférieurs et d'un ETT.
- L'hypertension pulmonaire chronique postembolique est une complication rare mais grave de l'EP. L'endartériectomie pulmonaire est de réalisation beaucoup plus complexe que l'embolectomie. Elle donne de bons résultats lorsqu'elle est réalisée par des équipes entraînées.

Pour en savoir plus

ESC – Committee for Practice Guidelines. Guidelines on the diagnosis and management of acute pulmonary embolism. 2008 ; pp 2276–2315, 29.

http://www.escardio.org/guidelines-surveys/esc-guidelines/GuidelinesDocuments/guidelines-peripheral-AD-FT.pdf.

AFSSAPS. Prévention et traitement de la maladie thromboembolique veineuse en médecine ; novembre 2009.

Antithrombotic therapy for venous thromboembolic disease : 9th ed American College of Chest Physicians Evidence-Based Clinical practice guidelines. Chest, 141 ; 2012 ; pp e419S–494S.

http://ansm.sante.fr/var/ansm_site/storage/original/application/ae4209ebc36d7164d4b7c876ddeaabab.pdf

CHAPITRE

22

Item 221 – UE 8 – Hypertension artérielle de l'adulte

Objectifs pédagogiques

Nationaux

- Expliquer l'épidémiologie, les principales causes et l'histoire naturelle de l'hypertension artérielle de l'adulte.
- Réaliser le bilan initial d'une hypertension artérielle de l'adulte.
- Argumenter l'attitude thérapeutique et planifier le suivi du patient (voir item 326).
- Décrire les principes de la prise en charge au long cours.

CNEC

- Connaître l'épidémiologie, la signification pronostique et les principales causes de l'hypertension artérielle de l'adulte.
- Connaître la classification de sévérité de l'HTA.
- Savoir mesurer correctement la pression artérielle et connaître les causes d'erreur de mesure, savoir rechercher une hypotension orthostatique.
- Connaître l'intérêt de la MAPA et de l'automesure.
- Connaître les anomalies ECG retrouvées chez l'hypertendu.
- Savoir réaliser le bilan initial d'une hypertension artérielle de l'adulte et particulièrement :
  - la recherche de facteurs de risque associés ;
  - le calcul du risque cardiovasculaire global ;
  - la recherche d'atteinte clinique des organes cibles ;
  - la recherche d'atteinte infraclinique des organes cibles ;
  - savoir quand et comment réaliser un bilan étiologique initial.
- Connaître les principales étiologies d'HTA secondaire et les examens complémentaires à demander en présence de signes d'appel.
- Savoir initier un premier traitement de l'HTA en justifiant le choix de la classe thérapeutique en fonction des comorbidités (sans les posologies).
- Savoir quelle attitude thérapeutique adopter en cas d'échec ou de mauvaise tolérance du premier traitement (sans les posologies).
- Connaître les objectifs tensionnels à atteindre en fonction du risque cardiovasculaire du patient.

Cardiologie

- Savoir identifier, prendre en charge et débuter le traitement d'une urgence hypertensive.
- Connaître les indications du traitement antiagrégant plaquettaire chez l'hypertendu.
- Connaître la définition d'une HTA résistante.
- Connaître les modalités de suivi d'un patient hypertendu en fonction de son risque cardiovasculaire.

I. Définition et classification de l'HTA

La distribution des pressions artérielles (PA) ou tensions artérielles (TA) dans la population est continue, sans rupture de courbe franche. En revanche, il existe une relation *forte, indépendante, continue, progressive, constante ayant une valeur de prédiction*, entre le niveau de la PA et l'incidence des accidents cardiaques (insuffisance ventriculaire gauche) et vasculaires (accidents coronariens aigus, AVC). Les limites de l'HTA sont définies en fonction des niveaux de PA à partir desquels le risque cardiovasculaire augmente de façon significative et rapidement progressive, mais baisse en revanche si une intervention thérapeutique ramène la pression artérielle à des valeurs plus basses.

Le tableau 22.1 résume la classification des niveaux de PA.

Toutefois, le seuil réel de définition de l'HTA doit être considéré comme variable, plus ou moins élevé en fonction du risque cardiovasculaire global de chaque individu.

L'HTA grades 1 et 2, sur les mesures faites au cabinet médical, est confirmée au minimum par deux mesures par consultation, au cours de trois consultations successives sur une période de 3 à 6 mois.

L'HTA grade 3 est confirmée par deux mesures par consultation, au cours de deux consultations rapprochées.

II. Épidémiologie

A. Prévalence

L'HTA affecte surtout les populations des pays industriels (10 à 15 % des sujets).

Environ 10 millions de Français sont hypertendus (les trois quarts connaissent cette hypertension et la majorité suit un traitement, mais ce dernier n'est pas toujours bien conduit et en fin de compte, un tiers des sujets hypertendus seulement bénéficient d'un traitement efficace).

Beaucoup de Français sont hypertendus sans le savoir, et l'HTA toucherait en réalité 15 millions d'habitants.

La forme de loin la plus commune aujourd'hui est l'HTA modérée.

Tableau 22.1. Classification des niveaux de PA.

Catégorie	PA systolique [a] (mmHg)	PA diastolique* (mmHg)
PA optimale	< 120 et	< 80
PA normale	120–129 et/ou	80–84
PA normale haute (pré-HTA)	130–139 et/ou	85–89
Hypertension grade 1	140–159 et/ou	90–99
Hypertension grade 2	160–179 et/ou	100–109
Hypertension grade 3	≥ 180 et/ou	≥ 110
HTA systolique isolée	≥ 140 et	< 90

[a] Il s'agit des pressions de sujets adultes de 18 ans ou plus.

La prévalence de l'HTA augmente avec l'âge, le pourcentage d'hypertendus est de l'ordre de :

- 1 % dans la tranche d'âge 20–29 ans ;
- 20 % dans la tranche d'âge 60–69 ans ;
- > 50 % au-delà de 80 ans.

Le vieillissement normal s'accompagne d'une perte de distensibilité des artères élastiques (gros troncs artériels), ce qui entraîne obligatoirement une augmentation de la pression artérielle systolique. L'HTA systolique isolée est donc un problème fréquent chez la personne âgée.

L'HTA est plus fréquente chez la femme et le sujet noir.

L'HTA est plus fréquente chez les obèses, dans les populations à forte consommation de sel et dans les couches défavorisées. D'autres facteurs prédisposent à l'hypertension : consommation d'alcool, vie sédentaire et exposition à des stress répétés.

Il existe une prédisposition génétique dans 30 % des cas environ.

L'hypertension est un des facteurs de risque majeurs de l'athérosclérose.

B. Histoire naturelle

La PA est un indicateur indépendant du risque vasculaire. L'indication du risque est fournie autant par la pression systolique que par la pression diastolique. Par contre, au-delà de 60 ans, la pression artérielle systolique et la pression pulsée, qui représente la différence entre la pression artérielle systolique et la pression artérielle diastolique, deviennent les indicateurs dominants.

Chez les hypertendus et comparés à des patients normotendus, la mortalité cardiovasculaire est doublée du fait d'une plus grande incidence des :

- accident vasculaire cérébral (× 7) ;
- insuffisance cardiaque (× 4) ;
- insuffisance coronaire (× 3) ;
- artériopathie des membres inférieurs (× 2).

La réversibilité du risque par correction des chiffres tensionnels est bien meilleure en ce qui concerne les accidents vasculaires cérébraux que les accidents coronariens. Une réduction de pression artérielle diastolique de 5 à 6 mmHg et une réduction de 10 mmHg de la pression artérielle systolique permettent de diminuer le risque d'accident vasculaire cérébral de 1/3 et le risque d'insuffisance coronarienne de 1/6e.

III. Physiopathologie

A. Rappel des systèmes régulateurs

La régulation à court terme de la PA se fait par le système sympathique *via* le baroréflexe carotidien et aortique, les centres dans la réticulée du tronc cérébral (centre vasopresseur), les voies effectrices à destinée artérielle depuis les chaînes sympathiques latérovertébrales ainsi que les médullosurrénales. Les neuromédiateurs sont α1-adrénergiques vasoconstricteurs ou β2-adrénergiques vasodilatateurs.

La régulation à moyen terme de la volémie et de la vasomotricité se fait par le système rénine-angiotensine-aldostérone (RAA) et les peptides natriurétiques (ANP et BNP).

La régulation à long terme se fait par le phénomène dit de natriurèse de pression qui correspond à une excrétion d'ions sodium par le rein en cas de surcharge de pression et par le système arginine-vasopressine.

D'autres systèmes interviennent : bradykinine, PGI2, endothéline, voie du NO qui assure un contrôle paracrine *via* l'endothélium…

B. Hypothèses physiopathologiques

Plus de 90 % des cas d'HTA sont dits HTA essentielle contre 10 % de cas d'HTA secondaire.

Un défaut d'excrétion du sodium à long terme a été mis en avant comme mécanisme principal de l'HTA essentielle.

D'autres hypothèses concernent le système nerveux autonome ou le système rénine-angiotensine-aldostérone, l'angiotensine II induirait une surcharge calcique de la paroi artérielle *via* la signalisation IP3/DAG.

Ces hypothèses sont regroupées dans la notion de maladie polygénique.

Des facteurs liés au mode de vie (*cf. supra*) agissent comme facteurs d'aggravation, notamment concernant la consommation de sel, la surcharge pondérale, la consommation d'alcool, des apports insuffisants en fruits et légumes, une sédentarité excessive…

IV. Manifestations cliniques, complications et évolution de l'HTA

A. Circonstances de découverte

Le plus souvent, l'HTA est totalement latente et n'est qu'une découverte d'examen systématique.

Il est banal en outre de repérer une élévation tensionnelle à l'occasion d'une consultation pour de petits symptômes :

- céphalée occipitale légèrement battante, matinale, qui résiste volontiers aux antalgiques habituels et cède en quelques minutes au lever ou progressivement dans la matinée ;
- phosphènes ;
- fatigabilité anormale, nervosité, insomnie ;
- épistaxis.

En fait, il n'est pas du tout certain que l'HTA soit vraiment à l'origine de ces symptômes. Le lien de causalité est très difficile à affirmer. La réalité d'une HTA ne peut pas être affirmée sur cette seule symptomatologie. Les critères habituels du diagnostic doivent être exigés et les autres causes possibles de ces manifestations fonctionnelles recherchées. Enfin, ces tableaux ne justifient pas un traitement d'urgence.

B. Complications

L'HTA peut être compliquée et la liste des complications de l'HTA est longue.

1. Complications neurosensorielles

- Accident vasculaire cérébral ischémique :
  - transitoire ;
  - constitué.
- Hémorragie cérébrale (intraparenchymateuse par rupture de micro-anévrisme ou par nécrose fibrinoïde), méningée (dans cette éventualité une association avec une malformation vasculaire est souvent retrouvée), parfois cérébroméningée.
- Encéphalopathie hypertensive, possible dans toutes les formes d'hypertension mais surtout dans les hypertensions s'élevant vite (hypertension maligne, toxémie gravidique, glomérulonéphrite aiguës) : céphalées occipitales puis généralisées, accrues au moindre effort, vomissements, troubles de la conscience, convulsions, évolution naturelle vers le coma ou la mort.

- Lacune cérébrale.
- Démence vasculaire.
- Rétinopathie hypertensive : elle est non corrélée à la sévérité de l'HTA sauf pour les urgences hypertensives (*cf. infra*).

2. Complications cardiovasculaires

- Insuffisance cardiaque systolique :
  - conséquence d'une atteinte ischémique (infarctus du myocarde) liée à l'insuffisance coronarienne ;
  - ou liée à l'hypertension artérielle elle-même, du fait de l'augmentation permanente de la postcharge (se rencontre dans l'HTA sévère ou prolongée, plus souvent chez les sujets noirs).

Il s'agit alors d'une insuffisance ventriculaire gauche avec diminution de la fraction d'éjection sur un cœur à la fois dilaté et hypertrophié (HVG).

- Insuffisance ventriculaire gauche par anomalie du remplissage ventriculaire (troubles de la compliance et de la relaxation), liée à l'HVG et souvent à la fibrose VG. Il s'agit alors d'une insuffisance cardiaque dite à fonction systolique conservée (ou à fraction d'éjection préservée) sur un cœur hypertrophié et non dilaté.
- Cardiopathie ischémique : SCA, angor, infarctus du myocarde. L'angine de poitrine chez un hypertendu peut être liée à une athérosclérose coronaire ou à l'HTA elle-même (diminution de la réserve coronaire due à l'HVG) ou aux deux.
- Fibrillation atriale (FA) dont l'HTA est la première cause (un sujet en fibrillation atriale sur deux est hypertendu). La FA est liée aux anomalies de remplissage secondaire à l'HVG qui s'accompagne d'une augmentation de la pression diastolique ventriculaire gauche à l'origine d'une dilatation progressive de l'OG. La phase d'installation de la FA est parfois très mal tolérée, marquée par une insuffisance cardiaque aiguë due au fait que le raccourcissement de nombreuses diastoles (tachyarythmie) et la perte de la systole auriculaire sont particulièrement mal supportés par le ventricule lorsqu'il connaît des difficultés de remplissage liées à l'HVG. L'HTA est un facteur de risque thromboembolique au cours de la FA (1 point dans le score CHADS2).
- Les enregistrements électriques continus montrent la fréquence d'épisodes de tachycardie ventriculaire méconnus. L'incidence des arythmies ventriculaires est d'autant plus importante qu'il existe une HVG et une ischémie.
- Le risque de mort subite est multiplié par trois chez l'hypertendu.
- Complications artérielles liées à l'athérosclérose : artériopathie des membres inférieurs, sténose carotide, anévrisme de l'aorte abdominale…
- La mortalité cardiovasculaire est accrue chez l'hypertendu, multipliée par cinq chez l'homme et par trois chez la femme.

3. Complications rénales

Cf. item 260 « Néphropathie vasculaire » (non traité dans cet ouvrage).

La néphro-angiosclérose peut évoluer vers l'insuffisance rénale par réduction néphronique qui à son tour aggrave l'HTA. Un signe précoce est l'apparition d'une microalbuminurie (> 30 mg/24 h).

L'HTA peut aussi conduire indirectement à l'insuffisance rénale par l'intermédiaire d'une sténose athéromateuse de l'artère rénale ou d'embolies de cholestérol.

Au cours du traitement d'une hypertension artérielle, une élévation de la créatininémie peut s'observer dans diverses circonstances :

- chez un hypertendu en insuffisance cardiaque, ayant une hypoperfusion rénale et recevant pour son état cardiaque un traitement diurétique important, une augmentation souvent modérée (10 à 25 %) de la créatininémie est possible après l'administration d'un antihypertenseur inotrope négatif (baisse du débit sanguin rénal) ou d'un produit (IEC, ARA II) affaiblissant le rôle de l'angiotensine dans le maintien d'une pression de filtration satisfaisante (diminution du tonus de l'artère efférente glomérulaire);

- de même, une insuffisance rénale fonctionnelle peut apparaître à la suite de la prescription de diurétiques thiazidiques ou diurétiques de l'anse entraînant une déshydratation extracellulaire;
- une insuffisance rénale aiguë ou rapide sévère peut se voir après prescription d'un IEC en cas de sténose bilatérale des artères rénales ou de sténose de l'artère d'un rein unique;
- une élévation modérée de la créatininémie, supérieure toutefois à 25 %, peut traduire la baisse du débit de filtration glomérulaire après prescription d'IEC sur une sténose unilatérale de l'artère rénale.

C. Urgences hypertensives

Ne pas confondre avec la crise hypertensive qui se définit par une HTA de grade 3 isolée (PA > 180-110 mmHg) et qui n'est pas une urgence.

L'urgence hypertensive (dont fait partie l'HTA maligne, *cf. infra*) se caractérise par une HTA le plus souvent sévère (ou installée rapidement chez un patient normotendu) et qui est associée à une atteinte aiguë des organes cibles. Ces urgences sont rares mais mettent en jeu le pronostic vital. Le traitement de l'hypertension doit être rapide, mais il faut éviter une chute trop brutale de la pression artérielle afin d'empêcher les conséquences de la perte de l'autorégulation de la pression artérielle, entraînant une hypoperfusion cérébrale, une ischémie myocardique ou rénale.

Les principales urgences hypertensives sont :

- HTA avec syndrome coronarien aigu avec ou sans sus-ST;
- HTA avec insuffisance ventriculaire gauche (OAP);
- HTA avec dissection aortique;
- encéphalopathie hypertensive (HTA avec hypertension intracrânienne);
- HTA avec hémorragie méningée ou AVC;
- HTA du phéochromocytome;
- HTA liée à l'usage d'amphétamines, de LSD, de cocaïne, d'ecstasy;
- HTA péri-opératoire (attention à la rétention aiguë d'urine comme facteur déclenchant);
- prééclampsie sévère ou éclampsie;
- HTA du syndrome hémolytique et urémique.

Diagnostic clinique sur des chiffres de TA élevés souvent > 180–110 mmHg et point d'appel sur l'une ou l'autre de ces atteintes viscérales.

Examens paracliniques à adapter en fonction du contexte :

- biologie de routine avec urée créatinine et recherche de protéinurie, plaquettes et bilan de coagulation (CIVD), troponine (SCA), dosage de toxiques (cocaïne), NFS, recherche de schizocytes, bilirubine libre haptoglobine (anémie hémolytique);
- ECG à la recherche d'un syndrome coronaire aigu;
- radiographie de thorax à la recherche de signes de surcharge (OAP);
- échocardiographie (fonction VG, infarctus, pressions de remplissage);
- fond d'œil pour rechercher une occlusion de veine centrale de rétine ou un stade 4;
- scanner ou IRM cérébrale en cas de suspicion d'hémorragie ou d'AVC;
- imagerie aortique (scanner, ETO, IRM) si suspicion de dissection aortique.

D. HTA maligne

Elle est devenue rare aujourd'hui dans les pays développés en raison de la large diffusion du traitement antihypertenseur.

Son mécanisme comporte une part d'hypovolémie liée à une augmentation de la natriurèse avec hyperaldostéronisme secondaire et hypokaliémie. Ce cercle vicieux aggrave l'encéphalopathie hypertensive et contre-indique les diurétiques.

Le tableau comporte une diastolique élevée supérieure à 130 mmHg (systolique souvent > 210 mmHg), un œdème papillaire au fond d'œil (stade 4), une insuffisance ventriculaire gauche, une insuffisance rénale aiguë avec élévation de la créatininémie +++, une protéinurie abondante, une hématurie fréquente.

On retrouve souvent aussi :

- asthénie, amaigrissement, avec altération de l'état général ;
- troubles digestifs (douleurs abdominales, nausées, vomissements), soif, signes possibles de déshydratation ;
- troubles neurologiques : troubles visuels, céphalées violentes liées à l'hypertension intracrânienne, réalisant le tableau d'une encéphalopathie hypertensive avec parfois signes de focalisation pouvant aller au coma.

On note fréquemment une hypokaliémie et une anémie hémolytique régénérative.

L'HTA maligne est caractérisée surtout (+++) par une évolution particulièrement rapide aboutissant en quelques mois en l'absence de traitement approprié à une grande insuffisance rénale irréversible et mortelle.

V. Bilan initial d'une hypertension artérielle de l'adulte

La démarche diagnostique au cours d'une HTA doit préciser le niveau de la pression artérielle, rechercher une HTA secondaire le cas échéant, évaluer le risque cardiovasculaire global du patient en examinant d'autres facteurs de risque, une atteinte infraclinique des organes cibles, des pathologies associées et d'éventuelles complications.

A. Mesure de la pression artérielle

1. Pression artérielle de consultation

La méthode la plus utilisée est la méthode auscultatoire : la PA systolique (PAS) correspond à l'apparition du premier bruit (phase I de Korotkoff), la disparition des bruits (phase V de Korotkoff) correspondant à la PA diastolique (PAD), la différence des deux à la pression pulsée (PP), on parle d'élévation de la PP à partir de 65 mmHg (c'est un reflet de la rigidité artérielle).

Les recommandations suivantes sont à respecter : sujet assis ou allongé au repos physique et psychique depuis plus de 5 minutes, à distance de plus de 30 minutes d'un effort physique, d'une prise de café ou d'exposition à la cigarette.

Faire au moins deux mesures espacées de 1 à 2 minutes, à répéter si les deux premières mesures sont très différentes.

Utiliser un brassard adapté à la taille du bras (disposer de trois tailles : obèse, standard, enfant) et positionné à hauteur du cœur.

Mesurer la PA aux deux bras à la première consultation pour rechercher une asymétrie tensionnelle (atteinte artérielle périphérique). Dans ce cas, utiliser la valeur la plus élevée comme pression de référence.

Le chiffre retenu est la moyenne des tensions artérielles évaluées après deux à trois mesures.

Mesurer la PA 1, 2 et 3 minutes après le passage en orthostatisme dans les cas où une hypotension orthostatique est suspectée, notamment chez le sujet âgé et chez le diabétique. Le diagnostic d'hypotension orthostatique sera confirmé en présence d'une baisse d'au moins 20 mmHg pour la PAS et/ou d'une baisse d'au moins 10 mmHg de la PAD.

Mesurer la fréquence cardiaque par la palpation du pouls sur au moins 30 secondes.

Plusieurs causes d'erreur doivent être soulignées :

- l'*effet blouse blanche* ou hypertension isolée de consultation : pression artérielle de consultation élevée, alors que la MAPA (mesure ambulatoire de la pression artérielle) ou l'automesure donnent des valeurs normales (15 % de la population générale) ;
- l'HTA ambulatoire isolée ou *HTA masquée* : il s'agit de sujets dont la PA est normale en consultation, mais élevée en MAPA ou en automesure ;
- chez le sujet âgé, une *rigidité extrême* des artères, notamment en cas d'artères calcifiées, pouvant aboutir à une élévation de la PA prise au brassard supérieure de 20 mmHg (et parfois de 40 à 50 mmHg) à la pression intra-artérielle. Chez de tels patients, il est possible de constater que le pouls brachial ou encore un cordon induré huméral ou radial restent perçus quand le brassard est gonflé au-dessus du niveau de la PAS, niveau jugé sur la disparition des bruits (manœuvre d'Osler). Le même phénomène peut se rencontrer chez le diabétique et/ou chez l'hémodialysé.

On recommande aujourd'hui de mesurer la PA en dehors de la consultation pour confirmer l'HTA avant le début du traitement antihypertenseur médicamenteux (par MAPA ou automesure), sauf en cas d'HTA sévère (PA ≥ 180/110 mmHg).

2. Mesure ambulatoire de la pression artérielle (MAPA)

La MAPA améliore la prédiction du risque cardiovasculaire, est mieux corrélée à l'atteinte des organes cibles, et évalue mieux la réduction de pression sous traitement.

La MAPA doit être faite sur 24 heures et correspondre à une période d'activité habituelle. Le brassard doit être adapté à la taille du bras. Il est important que le déroulement de l'examen soit expliqué au patient. Celui-ci doit recevoir un journal d'activité servant à consigner les heures réelles du coucher et du lever, éventuellement les heures de prise de médicaments ou l'horaire d'apparition d'un symptôme. Il est recommandé de procéder à des mesures suffisamment rapprochées, soit une mesure toutes les 15 minutes ou encore une mesure toutes les 15 minutes pendant la période diurne et toutes les 30 minutes pendant la période nocturne.

Les limites supérieures des valeurs normales sont : < 135/85 mmHg en période de jour, < 120/70 mmHg en période de nuit, et < 130/80 mmHg sur 24 heures.

Les indications reconnues à la MAPA sont :

- grande variabilité de la pression artérielle, la MAPA a la capacité de mieux apprécier la réalité d'une HTA jugée limite et d'aider ainsi la décision thérapeutique ;
- PA de consultation élevée chez un patient à faible risque cardiovasculaire ;
- discordance entre PA mesurées en consultation et au domicile : hypertension artérielle « blouse blanche » ou HTA masquée ;
- HTA résistante ;
- suspicion d'hypotension artérielle chez les diabétiques ou les sujets âgés.

3. Automesure à domicile

L'automesure tensionnelle à domicile (mesure de la PA par le sujet lui-même) améliore également la prédiction du risque cardiovasculaire, est mieux corrélée à l'atteinte des organes cibles et améliore l'adhésion du patient à son traitement.

Il faut utiliser un appareil validé semi-automatique et éviter la mesure au poignet. Une éducation du patient est nécessaire. Outre l'apprentissage du maniement de l'appareil, il faut indiquer la chronologie des mesures et les conditions de la mesure (au calme, assis, réalisation d'une première mesure dont on ne tient pas compte et d'une deuxième mesure 5 minutes plus tard, notée par écrit ou éditée). Selon l'objectif poursuivi, les mesures sont faites au lever, avant le dîner, au coucher.

La Société française d'HTA recommande le schéma suivant : réaliser trois mesures en position assise le matin au petit déjeuner, le soir avant le coucher, trois jours de suite, les mesures étant espacées de quelques minutes (les mesures sont à noter et à présenter au médecin lors de la consultation).

Les limites supérieures des valeurs normales sont fixées : < 135/85 mmHg.

B. Évaluation initiale du patient hypertendu

Ce bilan comporte deux aspects : le bilan étiologique et le bilan de gravité reposant sur le degré d'élévation des chiffres tensionnels, la présence de signes cliniques d'atteinte viscérale et/ou de manifestations infracliniques d'atteinte d'un organe cible et la présence de facteurs de risque.

1. Interrogatoire

Il précise :

- l'ancienneté de l'HTA et les valeurs antérieures, le traitement antihypertenseur antérieur (efficacité, effets secondaires éventuels) ;
- les facteurs de risque associés : dyslipidémie, diabète, tabagisme, antécédents familiaux cardiovasculaires précoces, habitudes alimentaires (graisses animales, sel, alcool), activité physique, obésité ou prise de poids, ronflement et apnée du sommeil ;
- les antécédents et symptômes évocateurs d'une atteinte des organes cibles :
  - ATCD de maladie coronaire, d'insuffisance cardiaque, d'accident vasculaire cérébral, d'atteinte vasculaire périphérique, de néphropathie,
  - cerveau et yeux : céphalées, vertiges, troubles visuels, AIT, déficit sensitif ou moteur,
  - cœur : palpitations, douleur thoracique, dyspnée, œdèmes des membres inférieurs,
  - rein : soif, polyurie, nycturie, hématurie,
  - artères périphériques : extrémités froides, claudication intermittente ;
- les symptômes évocateurs d'une HTA secondaire :
  - histoire familiale de néphropathie (polykystose familiale) ou de polyendocrinopathies,
  - maladie rénale, infections urinaires, hématurie, consommation d'antalgiques (néphropathie parenchymateuse),
  - *médicaments et substances* : contraceptifs oraux (+++), réglisse et boissons anisées, carbénoxolone, gouttes nasales vasoconstrictrices, cocaïne, amphétamines, corticoïdes, AINS (+++), érythropoïétine, ciclosporine, dérivés de l'ergot,
  - céphalées, sueurs, palpitations (triade de Ménard du phéochromocytome),
  - faiblesse musculaire, tétanie (hyperaldostéronisme primaire).

2. Examen clinique

Il recherche :

- les signes évocateurs d'une atteinte des organes cibles :
  - cerveau : souffles carotidiens, déficit moteur ou sensitif,
  - anomalies du fond d'œil de stade 3 : artères sclérosées ou spasmées, exsudats floconneux, hémorragies ponctuelles ou en nappes ; stade 4 : stade 3 + œdème papillaire,

  - cœur : tachycardie, troubles du rythme, galop, râles pulmonaires, œdèmes des membres inférieurs,
  - artères périphériques : absence, diminution ou asymétrie des pouls, extrémités froides, lésions cutanées d'allure ischémique ;
- les signes évocateurs d'une HTA secondaire :
  - souffle précordial, diminution ou abolition des pouls fémoraux (coarctation),
  - souffle aortique abdominal (HTA rénovasculaire),
  - gros reins palpables (polykystose),
  - signes cutanés de neurofibromatose (phéochromocytome),
  - éléments du syndrome de Cushing ;
- une obésité viscérale :
  - poids, indice de masse corporelle : surpoids ≥ 25 kg/m^2 ; obésité ≥ 30 kg/m^2,
  - tour de taille en position debout : homme > 102 cm ; femme > 88 cm.

3. Examens complémentaires systématiques

Il s'agit des recommandations OMS reprises par l'HAS en 2005 pour la France. Le but de ces examens est de rechercher d'autres facteurs de risque, une atteinte infraclinique des organes cibles ou une HTA secondaire :

- glycémie à jeun, test de tolérance au glucose si glycémie à jeun $\geq 5{,}6$ mmol/L (1 g/L) ;
- cholestérol total, HDL-cholestérol, triglycérides, calcul du LDL ;
- kaliémie sans garrot ;
- créatinine, estimation de la clairance de la créatinine (formule de Cockcroft et Gault) ou de la filtration glomérulaire (formule MDRD) ;
- bandelette réactive urinaire pour recherche de protéinurie et d'hématurie, quantification si bandelette positive sur échantillon d'urine ;
- ECG de repos ;
- il est habituel d'y adjoindre le dosage de l'hémoglobine et de l'hématocrite et le dosage de l'uricémie ;
- autres examens complémentaires non systématiques mais conseillés en fonction du contexte afin de dépister une atteinte infraclinique des organes cibles :
  - échocardiographie (HVG),
  - écho-doppler carotidienne (augmentation de l'épaisseur intima-média),
  - index de pression systolique (IPS),
  - vitesse de l'onde de pouls si appareillage disponible (mesure de la rigidité artérielle),
  - fond d'œil,
  - β-HCG en cas de suspicion de grossesse.

4. Atteinte infraclinique et cœur

Anomalies ECG

- HVG (la présence de signes électriques d'HVG traduit une HVG déjà importante car l'ECG est un examen relativement peu sensible).
- Séquelles d'un infarctus du myocarde passé inaperçu (éventualité non exceptionnelle).
- Anomalies de la repolarisation d'interprétation plus difficile car les conséquences électriques de l'HVG (surcharge ventriculaire gauche) ou d'une ischémie associée ont des expressions assez voisines.
- Troubles de la repolarisation en relation avec le traitement (par exemple, un traitement diurétique abaissant la kaliémie).

- Hypertrophie atriale gauche.
- Trouble du rythme, notamment fibrillation atriale.
- ECG de départ normal qui peut ultérieurement servir de repère en cas d'accident évolutif.

Échocardiographie

- Plus sensible que l'ECG pour dépister une HVG et prédire le risque cardiovasculaire. Elle améliore la stratification du risque (géométrie : HVG concentrique de plus mauvais pronostic, taille de l'oreillette gauche) et aide du choix de la thérapeutique.
- HVG définie par une masse VG > 125 g/m² chez l'homme et 110 g/m² chez la femme.
- Étude de la fonction VG, d'abord anomalies du remplissage (doppler transmitral) puis diminution des indices de fonction systolique. La dysfonction diastolique est fréquente chez l'hypertendu (même en l'absence d'HVG) et explique une grande partie des insuffisances cardiaques chez le sujet âgé.

5. Atteinte infraclinique et vaisseaux

L'échographie des carotides avec mesure de l'épaisseur intima-média (> 0,9 mm au niveau de la carotide primitive) et recherche de plaques athéromateuses (bifurcations, carotides internes) affine la stratification du risque.

Un index de pression systolique cheville/bras inférieur à 0,9 signe une artériopathie des membres inférieurs.

La mesure de la vitesse de l'onde de pouls carotidofémorale (disponibilité encore limitée en dehors des centres de recherche), reflet de la rigidité artérielle des grosses artères, a une valeur prédictive indépendante pour la mortalité, la morbidité cardiovasculaire, les événements coronariens et les AVC.

6. Atteinte infraclinique et rein

Une augmentation de la créatinine ou une baisse de la clairance de la créatinine sont le reflet d'une baisse de la filtration glomérulaire, alors que la présence d'une protéinurie traduit une altération de la surface filtrante.

On parle de microalbuminurie de 30 à 300 mg/24 heures et de protéinurie au-delà de 500 mg/24 heures.

La recherche de micro-albuminurie n'est systématique que chez le diabétique.

7. Fond d'œil

Les stades 1 (rétrécissement artériolaire focal ou diffus) et 2 (signe du croisement) correspondent à des altérations artériolaires peu spécifiques, sauf chez les sujets jeunes.

Au contraire, les stades 3 (hémorragies ou exsudats) et 4 (œdème papillaire) sont associés à un risque accru d'événements cardiovasculaires.

C. Calcul du risque cardiovasculaire global

1. Facteurs de risque à retenir (selon les recommandations HAS, 2005[4])

- Âge (> 50 ans chez l'homme et > 60 ans chez la femme).
- Tabagisme (actuel ou arrêté depuis moins de trois ans).

4 Noter toutefois que ces recommandations ont été suspendues dans l'attente de nouvelles recommandations.

- Antécédents familiaux d'accident cardiovasculaire précoce :
  - infarctus du myocarde ou mort subite avant l'âge de 55 ans chez le père ;
  - infarctus du myocarde ou mort subite avant l'âge de 65 ans chez la mère ;
  - AVC précoce (< 45 ans).
- Diabète.
- Dyslipidémie :
  - LDL-cholestérol ≥ 1,60 g/L ;
  - HDL-cholestérol ≤ 0,40 g/L.

2. Atteintes d'organes cibles et/ou maladies

- Atteintes d'organe cible : HVG ou microalbuminurie (30 à 300 mg/24 h).
- Maladies avérées :
  - atteinte artérielle aorte ou membres inférieurs ;
  - atteinte coronarienne ;
  - insuffisance rénale (DFG < 60 mL/min) ;
  - protéinurie > 500 mg/24 h ;
  - AVC ou AIT.

3. Tableau de calcul (tableau 22.2)

Les risques faible, moyen et élevé correspondent à des probabilités d'événement cardiovasculaire à dix ans : respectivement < 10 %, entre 10 et 20 % et > 20 %.

VI. HTA secondaire

A. Quand en faire le dépistage ?

- Sur point d'appel obtenu lors de l'interrogatoire précis, de l'examen clinique et des examens biologiques simples du bilan initial.
- En cas d'HTA grade 3, notamment d'apparition brutale ou d'aggravation rapide.
- En cas d'âge < 30 ans.
- En cas d'HTA résistante.

Tableau 22.2. Calcul du risque cardiovasculaire global.

Autres facteurs de risque, atteinte infraclinique ou maladie	HTA grade 1 (PAS 140–159 ou PAD 90-99 mmHg)	HTA grade 2 (PAS 160–179 ou PAD 100–109 mmHg)	HTA grade 3 (PAS ≥ 180 ou PAD ≥ 110 mmHg)
Pas d'autre facteur de risque	Risque faible	Risque moyen	Risque élevé
1-2 facteurs de risque	Risque moyen		
≥ 3 facteurs de risque ou atteinte infraclinique des organes cibles ou maladie cardiovasculaire avérée ou néphropathie	Risque élevé	Risque élevé	

B. Néphropathies parenchymateuses

- Glomérulopathies chroniques et polykystose rénale représentent les causes les plus fréquentes d'HTA secondaire.
- En cas de palpation de masses abdominales bilatérales (polykystose rénale), on réalise une échographie abdominale : taille des reins, contour, épaisseur corticale, obstacle sur les voies excrétrices ou tumeurs.
- Créatinine, protéinurie, examen du sédiment urinaire (hématies et leucocytes).

C. HTA rénovasculaire

- Elle doit être suspectée d'autant plus qu'une artériopathie des membres inférieurs ou des facteurs de risque d'athérosclérose sont présents.
- Cause la plus fréquente : athérosclérose et/ou thrombose touchant le 1/3 proximal de l'artère.
- La dysplasie fibromusculaire plus rare touche la femme jeune et les 2/3 distaux de l'artère.
- Diagnostic clinique devant un souffle abdominal latéralisé ou un OAP récidivant sans explication évidente d'ordre cardiaque.
- Diagnostic biologique en cas d'hypokaliémie associée à un hyperaldostéronisme secondaire (augmentation de la rénine et de l'aldostérone plasmatique) ou devant une insuffisance rénale.
- Diagnostic échographique par mesure de la taille des reins : une différence de plus de 1,5 cm entre les deux reins est retrouvée dans 60–70 % des cas. Le doppler couleur permet le diagnostic de sténose de l'artère rénale surtout dans les formes ostiales et détermine un index de résistance utile dans la discussion d'une éventuelle angioplastie.
- Confirmation du diagnostic par l'angiographie IRM 3D avec injection de gadolinium préférable au scanner spiralé, qui offre une sensibilité identique, mais nécessite l'injection d'iode et expose à une irradiation.
- L'artériographie rénale, qui reste le gold standard, n'est réalisée que dans l'idée de pratiquer une angioplastie.
- Traitement : règles hygiénodiététiques, aspirine, statine et médicaments antihypertenseurs.
- Revascularisation, surtout par angioplastie : reste controversée et se discute en présence d'une HTA de moins de dix ans, résistante au traitement médical, ou d'une altération progressive de la fonction rénale et en présence d'une sténose significative. L'angioplastie seule est le traitement de choix de la fibrodysplasie. L'angioplastie avec pose d'une endoprothèse (stent) est préférable dans la sténose athéromateuse où l'incidence de la resténose est forte.

D. Phéochromocytome

- Cause très rare, associée à une HTA dans seulement 70 % des cas.
- HTA permanente ou paroxystique et alors accompagnée de la triade de Ménard associant céphalées, sueurs, palpitations.
- Troubles du rythme possibles, polyglobulie, hyperleucocytose.

- Plusieurs affections familiales sont associées au phéochromocytome devant faire proposer aux patients et à leur famille des tests génétiques :
  - néoplasie endocrine multiple de type 2 (NEM 2) ;
  - maladie de von Hippel-Lindau ;
  - neurofibromatose de type 1 ;
  - paragangliomes familiaux.
- Diagnostic sur le dosage urinaire des métanéphrines et catécholamines.
- Si l'augmentation est modérée :
  - test de stimulation par le glucagon et/ou test de freination par la clonidine ;
  - ou scanner ou IRM pour localiser la tumeur.
- Localisation de la tumeur par scanner et surtout l'IRM des surrénales (hypersignal en T2). Scintigraphie au MIBG pour localiser un phéochromocytome extrasurrénalien ou des métastases, ou simplement pour apporter une confirmation fonctionnelle à la visualisation de la tumeur en imagerie.
- Traitement par α-bloqueurs débutés à petites doses, puis augmentés progressivement et associés aux β-bloqueurs. Exérèse chirurgicale de la tumeur par laparoscopie à risque : poussée hypertensive, déplétion volémique avec hypotension sévère.

E. Hyperaldostéronisme primaire ou syndrome de Conn

- Il est dû à un adénome surrénal (30 %) ou à une hyperplasie bilatérale des surrénales (70 %), rarement un corticosurrénalome malin.
- Dépistage par le dosage de la kaliémie, mais peu de patients présentent une hypokaliémie (< 3,9 mmol/L) à un stade précoce, la natrémie est normale.
- Augmentation de l'aldostéronémie associée à une baisse de la rénine plasmatique. Le rapport aldostérone/rénine est très élevé. Ces différents dosages doivent être réalisés après arrêt des antialdostérones depuis six semaines, des IEC, ARA II, diurétiques et β-bloqueurs depuis deux semaines.
- La localisation de la tumeur se fait par le scanner, l'IRM des surrénales, ou par une scintigraphie au cholestérol marqué. Cependant, des adénomes vus en imagerie peuvent s'avérer n'être que des hyperplasies. Un cathétérisme des veines surrénales peut alors être nécessaire pour éviter une surrénalectomie inutile.
- Traitement éventuel d'ablation chirurgicale de l'adénome par laparoscopie. Préalablement à la chirurgie ou en cas d'hyperplasie, un traitement par spironolactone est recommandé. Celui-ci peut être remplacé par l'éplérénone en cas de gynécomastie.

F. Autres étiologies endocriniennes

- Syndrome de Cushing avec pseudo-hyperaldostéronisme et rénine et aldostérone basses.
- Acromégalie.
- Hyperthyroïdie.

G. Coarctation aortique

Elle est observée chez l'enfant et l'adulte jeune.

Le diagnostic clinique révèle :

- souffle mésosystolique ou parfois continu, parasternal gauche et dans le dos ;
- pouls fémoraux absents ;

- HTA aux membres supérieurs associée à une pression artérielle basse aux membres inférieurs.

Le diagnostic est confirmé par l'échocardiographie ou surtout l'IRM, la radiographie de thorax peut montrer des érosions des arcs costaux postérieurs (3e à 6e côtes).

Le traitement est soit chirurgical, soit endoluminal (dilatation avec pose d'une endoprothèse).

H. Syndrome d'apnée du sommeil (SAS)

- Évoqué chez les patients obèses.
- Surtout si l'HTA est résistante ainsi que chez les patients classés non dippers (absence de baisse nocturne de la PA) en MAPA.
- Diagnostic par polysomnographie, appareillage par masque de pression positive (CPAP) si l'indice d'apnée-hypopnée est supérieur à 30 par heure.

I. Médicaments et produits augmentant la pression artérielle

- Cocaïne et amphétamines.
- AINS.
- Corticoïdes.
- Ciclosporine.
- Contraceptifs oraux.
- Réglisse.

J. HTA gravidique

Elle est liée à une anomalie de développement du trophoblaste entre 16 et 22 semaines d'aménorrhée avec atteinte du myomètre et de la circulation utérine, hypotrophie fœtale.

Primipares, souvent après 35 ans, chez les patientes noires ou obèses, éventuellement gémellarité, on trouve fréquemment un terrain avec des facteurs de risque de l'athérome.

On oppose :

- l'HTA gestationnelle au-delà de 20 semaines qui réapparaît à chaque grossesse avec hypotrophie fœtale ;
- la grossesse chez la femme hypertendue dont l'HTA s'aggrave pendant la grossesse ;
- la prééclampsie ou toxémie gravidique en cas de protéinurie supérieure à 300 mg/24 h, grave si supérieure à 1 g/24 heures.

Les complications sont dominées par l'éclampsie : crises convulsives, céphalées, confusion, coma (encéphalopathie hypertensive).

Les autres complications sont : rénales, cardiaques, retard de croissance ou mort fœtale, hématome rétroplacentaire, HELLP syndrome (hémolyse, cytolyse hépatique, thrombopénie).

L'hospitalisation pour traitement médicamenteux est requise si la diastolique est supérieure à 110 mmHg ou en cas de protéinurie, par β-bloqueurs ou calcium bloqueurs, méthyldopa (Aldomet®).

IEC, ARA II et diurétiques sont contre-indiqués, l'aspirine est d'emploi contesté, le régime sans sel est néfaste.

L'extraction du fœtus est parfois nécessaire en cas d'éclampsie ou de souffrance fœtale.

Tableau 22.3. Indication thérapeutique en fonction du risque cardiovasculaire global et du grade de l'HTA.

	Pression artérielle (mmHg)			
Facteur de risque, atteinte des organes cibles, maladie cardiovasculaire symptomatique	Normale haute PAS 130–139 ou PAD 85-89	HTA grade 1 PAS 140–159 ou PAD 90–99	HTA grade 2 PAS 160–179 ou PAD 100–109	HTA grade 3 PAS ≥ 180 ou PAD ≥ 110
0 facteur de risque	Pas d'intervention sur la PA	MHD plusieurs mois, puis traitement antihypertenseur si PA non contrôlée	MHD plusieurs semaines, puis traitement antihypertenseur si PA non contrôlée	MHD + traitement antihypertenseur immédiat
1–2 facteurs de risque	MHD Pas d'intervention sur la PA	MHD plusieurs semaines, puis traitement antihypertenseur si PA non contrôlée	MHD plusieurs semaines, puis traitement antihypertenseur si PA non contrôlée	MHD + traitement antihypertenseur immédiat
≥ 3 facteurs de risque	MHD Pas d'intervention sur la PA	MHD plusieurs semaines, et traitement antihypertenseur	MHD + traitement antihypertenseur immédiat	MHD + traitement antihypertenseur immédiat
Diabète ou atteinte des organes cibles ou maladie cardiovasculaire symptomatique ou maladie rénale chronique	MHD Pas d'intervention sur la PA	MHD + traitement antihypertenseur	MHD + traitement antihypertenseur immédiat	MHD + traitement antihypertenseur immédiat

MHD : mesures hygiénodiététiques.
Cible PA < 140/90 (sauf si diabète < 140/85 mmHg), d'après les recommandations de la Société européenne de cardiologie 2013 et 2014.

VII. Traitement de l'HTA

A. Quand débuter un traitement antihypertenseur ?

La décision de débuter un traitement antihypertenseur dépend du niveau de la PA systolique et de la PA diastolique ainsi que de l'appréciation du risque cardiovasculaire global (*cf.* tableau 22.2 et tableau 22.3).

B. Buts du traitement et objectifs tensionnels

Le principal but du traitement antihypertenseur est de réduire au maximum le risque de morbimortalité cardiovasculaire sur le long terme. Ceci nécessite la prise en charge des chiffres tensionnels mais aussi le traitement de tous les facteurs de risque réversibles associés.

Les objectifs tensionnels : chez tout hypertendu PA < 140/90 mmHg, (chez le diabétique < 140/85 mmHg).

C. Combinaison des stratégies thérapeutiques

Le traitement de l'HTA repose sur quatre approches complémentaires indispensables :

- mesures hygiénodiététiques ;
- traitement des facteurs de risque ;
- traitement médicamenteux ;
- éducation thérapeutique.

D. Mesures hygiénodiététiques

Instituées chez tous les patients, leur but est de diminuer la PA, de contrôler d'autres facteurs de risque ou pathologies, et de minimiser le nombre et la dose des médicaments antihypertenseurs :

- arrêt du tabac ;
- réduction pondérale chez les sujets en surpoids ou obèse. Comme le poids corporel augmente progressivement avec l'âge, une stabilisation du poids peut être considérée comme un objectif intéressant, sinon on vise un IMC < 25 kg/m² ;
- réduction de la consommation d'alcool à < 30 mL/j chez l'homme et 15 chez la femme ;
- activité physique régulière : ≥ 30 minutes ≥ 3 fois par semaine ;
- réduction de l'apport sodé (apport sodé < 6 g/j) ;
- apport alimentaire enrichi en fruits et légumes (attention à l'insuffisance rénale sévère : risque d'hyperkaliémie), avec diminution de l'apport en graisses saturées et en cholestérol, et consommation plus fréquente de poisson.

E. Traitement des facteurs de risque

Cf. chapitre 2 – item 219.

F. Traitement médicamenteux antihypertenseur

Le principal bénéfice du traitement antihypertenseur est lié à la baisse de pression artérielle.

Cinq classes thérapeutiques ont démontré leur efficacité sur la réduction de la mortalité et de la morbidité cardiovasculaires (AVC, SCA et insuffisance cardiaque) et peuvent être prescrites en première intention :

- antagonistes (ou inhibiteurs) calciques (AC) ;
- inhibiteurs de l'enzyme de conversion (IEC) ;
- antagonistes des récepteurs de l'angiotensine II (ARA 2) ;
- bêtabloqueurs (BB) ;
- diurétiques thiazidiques.

Les éléments du choix sont :

- présence d'une *situation clinique particulière* (tableau 22.4) ;
- présence d'une contre-indication médicamenteuse (tableau 22.5) ;
- efficacité et effets secondaires éventuels d'un médicament déjà prescrit dans le passé ;
- effets du médicament sur les facteurs de risque : les β-bloqueurs (sauf carvédilol et nébivolol) favorisent la prise de poids et ont un effet défavorable sur le métabolisme lipidique et sur l'incidence d'un diabète, ils ne sont pas les médicaments de première intention dans l'HTA avec facteurs de risque métaboliques (obésité abdominale, glycémie à jeun limite ou anormale, mauvaise tolérance au glucose). Cela est également vrai pour les diurétiques thiazidiques qui ont à forte dose les mêmes effets ;
- risque d'interaction médicamenteuse ;
- longue durée d'action (24 h), prise unique qui améliore l'observance.

Monothérapie ou association : les éléments du choix :

- quel que soit le traitement, la monothérapie n'est efficace que dans un nombre limité de cas ;
- l'usage d'une association est nécessaire chez la majorité des patients ;
- monothérapie à faible dose si HTA de grade 1 et si risque cardiovasculaire faible ou modéré.

Tableau 22.4. Situations cliniques particulières pouvant orienter le choix d'une classe d'antihypertenseur.

		IEC	ARA II	AC	BB	DIU
Atteinte infraclinique des organes cibles	HVG	X	X	X		
	Athérome asymptomatique	X		X		
	Micro-albuminurie	X	X			
	Dysfonction rénale	X	X			
Pathologie associée	ATCD d'AVC	X	X	X	X	X
	ATCD d'infarctus	X	X		X	
	Angor			X	X	
	Insuffisance cardiaque	X	X		X	X
	Fibrillation atriale paroxystique	X	X			
	Fibrillation atriale permanente			X [a]	X	
	Artériopathie périphérique			X		
	Insuffisance rénale/protéinurie	X	X			X [b]
Situations particulières	Hypertension systolique isolée			X		X
	Syndrome métabolique	X	X	X		
	Diabète	X	X			
	Grossesse			X	X	
	Sujet noir			X		X

IEC : inhibiteurs de l'enzyme de conversion ; ARA 2 : antagonistes des récepteurs de l'angiotensine 2 ; AC : antagonistes ou inhibiteurs calciques ; BB : bêtabloquants ; DIU : diurétiques thiazidiques.

[a] Privilégier les inhibiteurs calciques bradycardisants type vérapamil ou diltiazem en l'absence d'altération de la fonction systolique du VG.

[b] En cas d'insuffisance rénale, remplacer les thiazidiques par les diurétiques de l'anse de Henlé.

Tableau 22.5. Présence d'une contre-indication médicamenteuse.

Contre-indications	Absolues	Relatives
Thiazidiques	Goutte	Syndrome métabolique, intolérance au glucose, grossesse
Bêtabloqueurs	Asthme, BAV 2 et 3	AOMI, syndrome métabolique, intolérance au glucose, BPCO
Antagonistes calciques bradycardisants	BAV 2 et 3, insuffisance cardiaque	
IEC	Grossesse, œdème angioneurotique, hyperkaliémie, sténose bilatérale des artères rénales	
ARA II	Grossesse, hyperkaliémie, sténose bilatérale des artères rénales	

Si la pression artérielle n'est pas contrôlée deux options sont possibles : donner le même médicament à pleine dose ou une autre classe médicamenteuse à faible dose :

- changement de classe nécessaire si le premier médicament a été inefficace ou s'il a induit des effets secondaires (monothérapie séquentielle) ;
- association à faible dose préférable en première intention si l'HTA est de grade 2 ou 3 ou si le risque cardiovasculaire est élevé, ou si l'objectif tensionnel est bas (PA < 130/80).

Si la pression artérielle n'est toujours pas contrôlée, deux options sont possibles : donner l'association à pleine dose ou ajouter un troisième médicament à faible dose :

- les associations fixes simplifient le traitement et favorisent l'observance ;
- les associations d'antihypertenseurs les plus favorables sont présentées dans la figure 22.1.

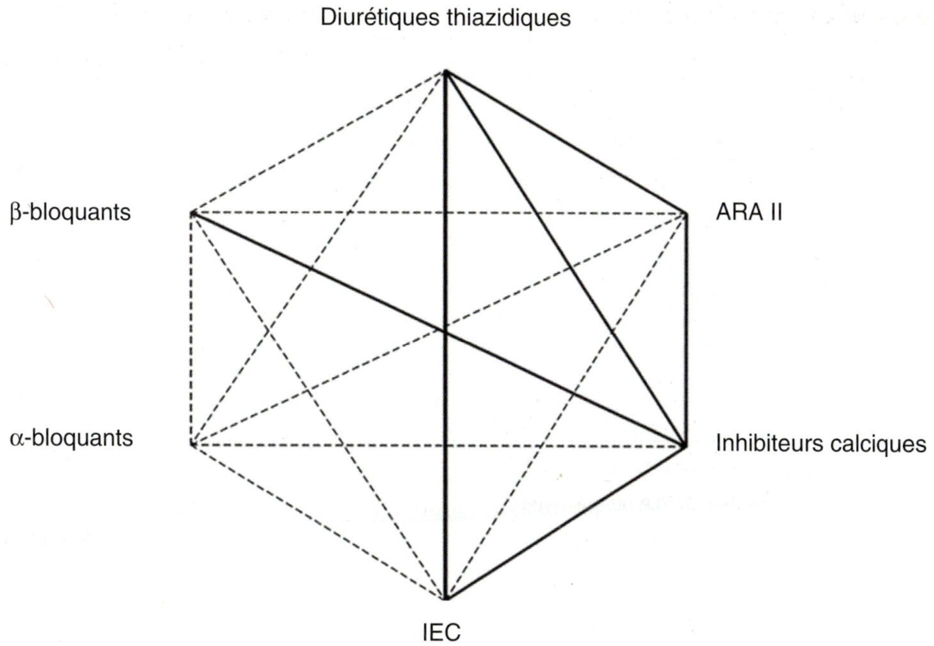

Fig. 22.1. Associations usuelles des classes de médicaments antihypertenseurs.

Tri- ou quadrithérapie peuvent être nécessaires chez certains patients pour atteindre l'objectif tensionnel.

Toute trithérapie doit comporter un diurétique avant de parler d'HTA résistante.

Dans tous les cas, il faut savoir patienter au moins quatre semaines avant d'observer l'effet sur les chiffres de TA.

G. Traitement antiagrégant plaquettaire

- Indication de l'aspirine à faible dose (75 mg/j) chez les patients hypertendus contrôlés avec un antécédent d'événement cardiovasculaire (prévention secondaire).
- En l'absence d'antécédent d'événement cardiovasculaire, l'indication d'aspirine à faibles doses peut être considérée :
  - chez les patients ayant une créatinémie modérément augmentée ;
  - chez les patients ayant un risque cardiovasculaire global élevé.

Le traitement antiagrégant n'est débuté qu'après obtention d'un équilibre tensionnel, ceci afin de minimiser le risque hémorragique.

H. Traitement hypolipémiant

Tous les hypertendus diabétiques de type 2 (> 10 ans) ou présentant une maladie cardiovasculaire doivent recevoir une statine.

De même, les hypertendus à haut risque cardiovasculaire (≥ 20 % à 10 ans) doivent également bénéficier d'un traitement par statine.

L'objectif thérapeutique est un LDL inférieur à 1 g/L (ou 1,15 g/L selon les dernières recommandations européennes).

I. HTA résistante

Définition : persistance de valeurs de pression artérielle supérieures à l'objectif tensionnel malgré la mise en route des mesures hygiénodiététiques et la prescription **d'au moins trois classes médicamenteuses dont un diurétique à dose adéquate**.

Avis cardiologique et MAPA sont systématiques.

Les causes d'HTA résistante :

- fausse HTA résistante : HTA blouse blanche, pseudo-hypertension, brassard inadapté, doses insuffisances des traitements antihypertenseurs ;
- mauvaise observance du traitement ;
- règles hygiénodiététiques non suivies, notamment prise de poids et abus d'alcool ;
- médicaments ou substances augmentant la pression artérielle (*cf.* HTA secondaire) ;
- syndrome d'apnée du sommeil ;
- HTA secondaire méconnue ;
- surcharge volémique : traitement diurétique insuffisant, insuffisance rénale, apport sodé excessif (il faut mesurer la natriurèse des 24 heures pour connaître de façon fiable les apports sodés), hyperaldostéronisme ;
- posologies inadaptées.

J. Sujet âgé (> 80 ans)

- L'âge est un facteur de risque (*cf. supra*).
- L'HTA est plus volontiers systolique et avec augmentation de la pression pulsée.
- La pseudo-HTA par rigidité artérielle est fréquente.
- Le risque d'hypotension orthostatique est élevé et doit être dépisté.
- Le régime sans sel n'est pas adapté.
- Les associations médicamenteuses doivent se limiter à trois substances.
- L'objectif est une PAS < 150 mmHg.
- On préconise diurétiques et calcium bloqueurs.

K. Urgence hypertensive

- Hospitalisation en USIC ou réanimation.
- Surveillance de la TA toutes les 15 minutes.
- Baisser la TA de 25 % en 2 heures pour atteindre 160/110 mmHg dans les 2 à 6 heures, **il est crucial d'éviter une baisse brutale et une hypotension**.
- Une baisse trop rapide expose à une aggravation, cérébrale, rénale ou cardiaque.
- L'urapidil i.v. (α-bloqueur) ou des inhibiteurs calciques comme le nicardipine (contre-indiqué dans l'insuffisance cardiaque) sont à prescrire en première intention.
- Dans le phéochromocytome, emploi du labétalol i.v. (α et β-bloqueur).
- Dans les SCA ou l'OAP, les dérivés nitrés (isosorbide dinitrate i.v.) sont à utiliser de première intention.
- *Cas particulier des AVC : on ne traite pas l'HTA dans la première semaine d'un AVC, sauf pour des valeurs très élevées (en cas d'hémorragie cérébrale à partir de 180/110 et à partir de 220/120 mmHg dans l'AVC secondairement hémorragique).* En effet, l'HTA aggrave le saignement intracérébral, mais en contrepartie la baisse de TA diminue la perfusion du parenchyme cérébral dans la zone de pénombre. De plus, l'HTA > 180/110 est une contre-indication à la thrombolyse de l'infarctus cérébral (rTPA dans les trois premières heures de l'AVC).
- Traitement des lésions associées (dissection aortique, revascularisation coronaire…), le cas échéant.

VIII. Suivi du patient hypertendu et prise en charge au long cours

A. Fréquence des consultations de suivi

- Toutes les 2 à 4 semaines durant la phase d'ajustement thérapeutique.
- Pour les patients à faible risque ou dont l'HTA est de grade 1, une fois le contrôle tensionnel atteint, consultation tous les 6 mois (encourager l'automesure à domicile).
- Consultations plus fréquentes (1 à 3 mois) chez les patients à risque élevé ou très élevé, ainsi que chez les patients soumis aux seules mesures hygiénodiététiques.
- Glycémie, bilan lipidique et ECG chez le cardiologue tous les 3 ans si bilan initial normal et en l'absence d'élément nouveau.

B. Objectifs de la consultation de suivi

- Vérifier l'équilibre tensionnel (automesure à domicile, MAPA).
- Évaluer l'observance et la tolérance du traitement.
- S'assurer du contrôle des facteurs de risque.
- Évaluer l'atteinte des organes cibles.

Points clés

- Relation forte, indépendante, continue, progressive, constante ayant une valeur de prédiction entre le niveau de la PA et l'incidence des accidents cardiovasculaires.
- Définition PA $\geq$ 140/90, trois grades manométriques (140/90 à 160/100, puis 160/100 à 180/110 et $>$ 180/110) à confirmer aux grades 1 et 2 lors de trois consultations successives, sur une période de 3 à 6 mois.
- Affecte surtout les populations des pays industriels (10 à 15 % des sujets). Environ 10 millions de Français sont hypertendus. La prévalence de l'HTA augmente avec l'âge, l'HTA systolique isolée est un problème fréquent chez la personne âgée.
- L'HTA est un des facteurs de risque majeurs de l'athérosclérose : risque d'AVC $\times$ 7, d'IC $\times$ 4, d'I coronaire $\times$ 3.
- Plus de 90 % des cas d'HTA sont dits HTA essentielle contre 10 % de cas d'HTA secondaire.
- Un défaut d'excrétion du sodium à long terme a été mis en avant comme mécanisme principal de l'HTA essentielle, notion de maladie polygénique combinée à des facteurs liés au mode de vie, notamment consommation de sel, surcharge pondérale, consommation d'alcool…
- Le plus souvent, l'HTA est totalement latente et n'est qu'une découverte d'examen systématique.
- Complications de l'HTA : neurosensorielles (AIT/AVC, rétinopathies), cardiovasculaires (insuffisance cardiaque systolique ou diastolique, insuffisance coronarienne, fibrillation atriale, HVG, mort subite, artérites), rénales (néphro-angiosclérose, insuffisance rénale, micro-albuminurie).
- Principales urgences hypertensives : SCA, OAP, dissection aortique, HTA maligne ou encéphalopathie hypertensive, AVC ou hémorragie cérébrale ou méningée, phéochromocytome, prééclampsie, HTA du toxicomane, HTA postopératoire, SHU.
- Méthode de mesure, sujet assis ou allongé au repos physique et psychique depuis $>$ 5 minutes, faire au moins deux mesures espacées de 1 à 2 minutes, à répéter si les deux premières mesures sont très différentes, utiliser un brassard adapté à la taille du bras.
- Causes d'erreur : effet blouse blanche, HTA masquée ou pseudo-HTA (rigidité artérielle).
- La MAPA améliore la prédiction du risque cardiovasculaire, est mieux corrélée à l'atteinte des organes cibles et évalue mieux la réduction de pression sous traitement. Limites supérieures 130/80 mmHg sur 24 h. Automesure, limites supérieures fixées à 135/85 mmHg.

- Évaluation initiale : bilan étiologique et bilan de gravité reposant sur le degré d'élévation des chiffres tensionnels, la présence de signes cliniques d'atteinte viscérale et/ou de manifestations infracliniques d'atteinte d'un organe cible (HVG, micro-albuminurie) et la présence de facteurs de risque.
- Bilan OMS : glycémie à jeun, cholestérol total, HDL-cholestérol, triglycérides, calcul du LDL, kaliémie sans garrot, créatinine, bandelette réactive urinaire pour recherche de protéinurie et d'hématurie, ECG de repos, autres examens complémentaires en fonction du contexte.
- Anomalies ECG : HVG, HAG, séquelle infarctus, fibrillation atriale, troubles de repolarisation.
- Une augmentation de la créatinine est le reflet d'une baisse de la filtration glomérulaire alors que la protéinurie traduit une altération de la surface filtrante, micro-albuminurie de 30 à 300 mg/24 h et protéinurie au-delà de 500 mg/24 h. La recherche de micro-albuminurie n'est systématique que chez le diabétique.
- Fond d'œil : les stades 1 et 2 correspondent à des altérations artériolaires peu spécifiques, les stades 3 (hémorragies ou exsudats) et 4 (œdème papillaire) sont associés à un risque accru d'événements cardiovasculaires.
- Calcul du risque cardiovasculaire global par les facteurs de risque (âge : > 50 ans chez l'homme, > 60 ans chez la femme, tabac, antécédents familiaux, diabète, dyslipidémie) et l'atteinte d'organes cibles (cœur, vaisseaux reins, cerveau).
- Dépistage HTA secondaire sur point d'appel, en cas d'HTA de grade 3, avant 30 ans ou en cas d'HTA résistante.
- HTA secondaire de cause rénale : néphropathie parenchymateuse (glomérulopathies chroniques et polykystose rénale), HTA rénovasculaire athéromatose ou dysplasie fibromusculaire chez la femme jeune (écho-doppler, IRM).
- HTA secondaire de cause endocrine : phéochromocytome, adénome de Conn ou hyperplasie bilatérale, de cause congénitale (coarctation) ou syndrome d'apnée du sommeil (+++), ou médicamenteuse (AINS, contraceptifs).
- HTA gravidique soit gestationnelle, soit préexistante, soit grave (prééclampsie) ; risque d'hypotrophie fœtale.
- Décision de débuter un traitement médicamenteux selon grade de l'HTA et risque cardiovasculaire global.
- Principal but du traitement antihypertenseur : réduire au maximum le risque de morbi-mortalité cardiovasculaire sur le long terme.
- Objectifs tensionnels : chez tout hypertendu PA < 140/90 mmHg, PA < 140/85 mmHg chez le diabétique.
- Mesures hygiénodiététiques chez tous les patients : arrêt du tabac, réduction pondérale chez les sujets en surpoids, réduction de la consommation d'alcool, activité physique, réduction de l'apport en sel (<6 g), diminution de l'apport en graisses saturées.
- Cinq classes thérapeutiques prescrites en première intention : antagonistes calciques, IEC, antagonistes des récepteurs de l'angiotensine II, thiazidiques, bêtabloquants.
- Éléments de choix selon la situation clinique, les contre-indications, l'efficacité et les effets secondaires éventuels d'un médicament déjà prescrit, selon :
  - les facteurs de risque (β-bloqueurs et thiazidiques ont un effet défavorable sur le métabolisme lipidique et le diabète) ;
  - le risque d'interaction médicamenteuse et leur durée d'action.
- Monothérapie : n'est efficace que dans un nombre limité de cas, à faible dose si HTA de grade 1 et si risque cardiovasculaire est faible ou modéré ; changement de classe nécessaire si le premier médicament a été inefficace ou s'il a induit des effets secondaires.
- Association à faible dose en première intention si l'HTA est de grade 2 ou 3, si le risque cardiovasculaire est élevé, ou si l'objectif tensionnel est bas (PA < 130/80). Si la pression artérielle n'est pas contrôlée : donner l'association à pleine dose ou ajouter un troisième médicament à faible dose.
- Indication de l'aspirine à 75 mg/j si antécédent d'événement cardiovasculaire après 50 ans, créatinémie augmentée ou risque cardiovasculaire global élevé.
- Statine si diabète, maladie cardiovasculaire ou risque élevé.
- L'HTA résistante, définie par des chiffres élevés sous trithérapie incluant un diurétique, impose l'avis spécialisé.

- Chez le sujet âgé, importance de la PAS, objectif PAS < 150 mmHg, attention au risque d'hypotension orthostatique, pas plus de 3 antihypertenseurs.
- Urgence hypertensive, hospitalisation en USIC, baisser la TA de 25 % en 2 heures pour atteindre 160/110 mmHg dans les 2 à 6 heures. Si baisse trop rapide aggravation cérébrale, rénale ou cardiaque.
- Cas particulier des AVC : on ne traite l'HTA dans d'hémorragie cérébrale qu'à partir de 180/110 mmHg et à partir de 220/120 mmHg dans l'AVC hémorragique.
- Patients à faible risque ou dont l'HTA est de grade 1, consultation tous les 6 mois, 1 à 3 mois chez les patients à risque élevé ou très élevé.

Pour en savoir plus

Prise en charge des patients adultes atteints d'hypertension artérielle essentielle. Actualisation 2005 des recommandations professionnelles de la haute autorité en santé (HAS) http://www.has-sante.fr (noter toutefois que ces recommandations sont suspendues dans l'attente des nouvelles recommandations).

Recommandations de la Société européenne de cardiologie 2013 www.escardio.org.

Recommandations de la Société française d'HTA; 2013 www.sfhta.eu.

	http://www.has-sante.fr/portail/upload/docs/application/pdf/2011-09/hta_2005_-_recommandations.pdf
	http://www.escardio.org/guidelines-surveys/esc-guidelines/GuidelinesDocuments/Guidelines-peripheral-AD-FT.pdf

CHAPITRE

23

Item 225 – UE 8 – Insuffisance veineuse chronique. Varices

Objectifs pédagogiques

Prérequis

- Anatomie veineuse.
- Hémodynamique : biophysique de la circulation.
- Physiologie du retour veineux.

Nationaux

- Diagnostiquer une insuffisance veineuse chronique et/ou des varices.
- Argumenter l'attitude thérapeutique et planifier le suivi du patient.

CNEC (objectifs concernant surtout le domaine de la cardiologie)

- Mettre en place une stratégie préventive d'insuffisance veineuse chronique après une thrombose veineuse profonde et chez un patient porteur de varices.
- Prescrire une compression élastique chez un patient porteur d'insuffisance veineuse chronique.
- Expliquer à un patient les règles d'hygiène veineuse.
- Connaître les différentes techniques invasives de traitement de l'insuffisance veineuse chronique.

I. Physiopathologie

Le retour veineux des membres inférieurs est sous la dépendance de deux réseaux : le réseau veineux profond et le réseau veineux superficiel.

Les veines profondes sont les veines satellites des artères de jambe, et la plupart du temps il existe deux veines profondes pour une artère.

Nous rappelons aussi la présence de veines musculaires, au niveau des jambes, appelées communément veines surales, qui comportent les veines jumelles ou gastrocnémiennes et les veines soléaires.

Le réseau veineux superficiel siège dans le tissu conjonctif sous-cutané et comprend deux veines principales : la veine saphène interne (ou grande saphène) qui chemine le long de la face interne de jambe et de cuisse, pour se jeter dans la veine fémorale en formant une crosse ; et la veine saphène externe (ou petite saphène) qui chemine le long de la face postérieure du mollet pour se jeter dans la veine poplitée.

Les veines des deux réseaux sont munies de valvules qui sont des replis endothéliaux en forme de coupes, qui se remplissent par leur face supérieure. Lorsqu'elles sont remplies, elles ferment la lumière de la veine et empêchent un reflux sanguin en direction distale.

Les veines perforantes, également munies de valvules, acheminent le sang du réseau veineux superficiel vers le réseau profond.

Contrastant avec la richesse anatomique du réseau veineux, l'hémodynamique veineuse est précaire.

Le retour veineux dépend du jeu des valvules ; et également lors de la marche, la contraction des muscles (que l'on appelle la pompe veineuse surale) et l'écrasement de la voûte plantaire provoquent un péristaltisme veineux.

L'insuffisance veineuse chronique (IVC) est provoquée par la dysfonction d'un ou plusieurs de ces systèmes.

Ces mécanismes peuvent être les suivants :

A. Reflux dans le réseau veineux superficiel : les varices

Les varices de jambe sont définies comme des veines sous-cutanées devenues dilatées et tortueuses, avec incontinence de leurs valvules, et d'un calibre supérieur à 3 mm en position debout. Les varices doivent être distinguées des veines réticulaires, varicosités ou télangiectasies, qui sont de diamètre inférieur à 3 mm. On distingue selon le processus étiologique des varices :

- les varices essentielles ou primaires. Les facteurs favorisants sont : un terrain familial d'insuffisance veineuse, une faiblesse de la paroi veineuse, des facteurs environnementaux propices à la stase veineuse… ;
- les varices secondaires : elles sont la plupart du temps séquellaires de thrombose veineuse profonde, ou parfois d'angiodysplasie veineuse ou artérioveineuse, d'une fistule artérioveineuse traumatique, d'une dysgénésie valvulaire profonde.

On distingue également les varices dites systématisées, qui sont développées aux dépens des veines saphènes ou de leurs affluents ; des varices non systématisées qui sont des varices diffuses éparses, sans lien direct avec une incontinence tronculaire, et qui témoignent d'une hyperdistensibilité veineuse.

B. Maladie post-thrombotique

Une maladie post-thrombotique est caractérisée par la présence d'un reflux et/ou d'une obstruction par thrombose mal reperméabilisée sur les troncs veineux profonds.

En effet, lors d'une thrombose veineuse profonde de jambe, le thrombus adhère à la paroi et s'organise progressivement. Cela entraîne une rétraction et un épaississement de la paroi veineuse, et aboutit invariablement à la destruction du jeu normal des valvules intéressées par le processus thrombotique.

En cas de thrombose de petite taille, la fibrinolyse physiologique peut permettre la disparition spontanée et complète du thrombus ; mais parfois il persistera à vie des séquelles du thrombus.

Ainsi, l'incontinence valvulaire provoquée par la destruction valvulaire et éventuellement l'obstruction séquellaire du thrombus sont responsables de la survenue de la maladie veineuse post-thrombotique.

C. Insuffisance valvulaire profonde primitive

Il s'agit d'une cause plus rare, à suspecter en cas de trouble trophique veineux de survenue anormalement précoce.

D. Déficience de la pompe musculaire du mollet

Une déficience de la pompe musculaire du mollet peut être liée à une ankylose de cheville, d'origine musculaire.

II. Épidémiologie et facteurs de risque

La prévalence des varices est élevée dans la population générale des pays industrialisés, touchant 30 à 60 % de la population selon les études. L'âge est le premier facteur de risque des varices, qui sont exceptionnelles chez l'enfant, et augmentent de manière linéaire chez l'adulte. Les autres facteurs de risque sont : les antécédents familiaux, l'obésité, la grossesse, et la plupart des études notent une prédominance féminine.

Les facteurs de risque de la maladie thromboembolique veineuse sont principalement l'immobilisation prolongée, la maladie cancéreuse et les anomalies constitutionnelles ou acquises de l'hémostase responsables de thrombose (thrombophilie).

III. Symptomatologie

Les signes fonctionnels de l'IVC sont : une sensation de jambes lourdes, de fatigue musculaire, de tension douloureuse, d'impatiences. Ces symptômes sont aggravés par la station debout ou assise prolongée, la fatigue vespérale, et la chaleur. Ces symptômes sont calmés par le contact avec le froid, lors de la marche, ou lors de la surélévation des jambes.

IV. Examen clinique

Les signes cliniques d'IVC sont :

- la dermite ocre (coloration brunâtre de la jambe, non spécifique de l'IVC, correspond à des pigments hémosidériniques des hématies extravasées sous l'effet de l'hyperpression veineuse);
- les télangiectasies et veines réticulaires de l'arche plantaire et des régions malléolaire (appelées *corona phlebectatia*);
- l'œdème de cheville;
- la lipodermatosclérose (fibrose du tissu sous-cutané qui fait le lit des ulcères veineux);
- l'atrophie blanche (zone d'ischémie localisée par occlusion d'artérioles du derme superficiel, prenant la forme d'une plaque scléro-atrophique porcelaine, lisse, entourée de télangiectasies);
- les varices. L'examen clinique des varices se pratique en position debout, au mieux sur une estrade avec appui unipodal altéré, afin de mettre en évidence l'hyperpression veineuse ambulatoire.

Le stade ultime de l'IVC est l'ulcère veineux, qui est la cause la plus fréquente d'ulcère de jambe (environ 80 % des ulcères de jambe sont d'origine veineuse), et qui apparaît généralement après plusieurs années d'évolution. Typiquement, l'ulcère veineux est de siège périmalléolaire, de forme rond ou ovale, peu algique, fibrineux, peu creusant, non nécrotique et exsudatif.

La classification CEAP (clinique, étiologique, anatomique et physiopathologique) reprend les signes physiques de l'IVC, sur une échelle de gravité croissante avec la sévérité de la dysfonction veineuse et son ancienneté (tableau 23.1).

Exemple : homme de 66 ans, antécédents de thrombose veineuse profonde du membre inférieur droit et d'ulcères veineux. Se plaint de lourdeur et sensation de pesanteur de la jambe droite en fin de journée. Signes cliniques : nombreuses télangiectasies, œdème du membre inférieur droit, cicatrice d'ulcères. Classification CEAP = C5s, Es, Ad, Po.

V. Examens complémentaires

A. Écho-doppler veineux des membres inférieurs

Cet examen est indispensable dans le bilan d'une insuffisance veineuse chronique. Il précise le mécanisme de l'insuffisance veineuse en recherchant des séquelles de thrombose veineuse

Tableau 23.1. Classification CEAP de l'insuffisance veineuse chronique.

C pour les signes cliniques (grade 0-6)
0 : Pas d'anomalies veineuses visibles ou palpables 1 : Télangiectasies (< 1 mm) ou veines réticulaires (< 3 mm) 2 : Varices (≥ 3 mm) 3 : Œdème 4 : Modifications cutanées : - C4a : pigmentation et/ou eczéma - C4b : lipodermatosclérose et/ou atrophie blanche 5 : Ulcère cicatrisé 6 : Ulcère non cicatrisé Chaque classe doit être complétée par : (A) pour asymptomatique (S) pour symptomatique (douleurs, prurit, jambes lourdes, crampes)
E pour la classification étiologique où l'on retient les qualifications suivantes :
C pour congénital P pour primaire S pour secondaire N pour pas de cause veineuse identifiée
A pour la répartition anatomique suivant le secteur intéressé
S pour superficiel D pour profond (*deep*) P pour perforantes N pour pas de localisation veineuse identifiée
P pour le mécanisme physiopathologique responsable
R pour reflux O pour obstruction R, O pour reflux et obstruction N pour pas de physiopathologie veineuse identifiable

C : *clinical sign* ; E : *etiology* ; A : *anatomic distribution* ; P : *pathophysiology*.

profonde de jambe et en recherchant l'existence d'éventuels reflux. Il fournit des informations sur l'hémodynamique veineuse. La cartographie veineuse correspond à un schéma précis, avec description anatomique et hémodynamique du réseau veineux des membres inférieurs, indispensable dans le bilan préthérapeutique.

B. Examens complémentaires

Les autres examens complémentaires sont très peu utilisés. Les indications de la **phlébographie** sont dorénavant rares, elle reste utile dans certains contextes à visée diagnostique et préthérapeutique.

VI. Traitement médical de l'insuffisance veineuse chronique

Le principe thérapeutique essentiel de l'insuffisance veineuse chronique de jambe est la lutte contre l'hyperpression veineuse ambulatoire.

La compression élastique (anciennement appelée contention élastique) en est un point clé. La compression permet de traiter l'hyperpression veineuse ambulatoire par une contre-pression externe appliquée sur le membre inférieur. Elle permet d'obtenir une diminution de l'œdème, une diminution du volume des veines et des reflux, une accélération du flux veineux, et une amélioration de la microcirculation et du drainage lymphatique. Elle joue un rôle essentiel dans la prévention des ulcères veineux de jambe. Il existe différents moyens de compression :

- la compression par bas : peut faire appel à des chaussettes (également appelées bas jarrets), des bas racine de cuisse ou des collants de compression. En France, ils sont commercialisés selon une force de compression croissante, de la classe I à IV, et il est possible de superposer des bas l'un sur l'autre et dans ce cas les forces s'additionnent ;
- la compression par bandes, plus facile à poser en cas d'ulcère avec pansement, à poser de la racine des orteils jusque sous le genou, et qui peuvent également être superposées pour obtenir un pouvoir compressif plus fort (on appelle cela la compression par bandages multicouches).

On distingue les bandes peu élastiques, qui exercent une force de compression faible au repos et augmentée lors de l'activation de la pompe musculaire du mollet (habituellement mieux tolérées) ; des bandes élastiques, qui exercent un pouvoir compressif contant.

La compression doit être portée dans les deux ans qui suivent un épisode de thrombose veineuse profonde de jambe, en général par chaussettes de compression de classe II.

En cas d'insuffisance veineuse chronique, et particulièrement au stade des ulcères, elle doit être portée quotidiennement et à vie. Différentes études ont prouvé que la force de compression doit être forte c'est-à-dire minimum 30 à 40 mmHg (ce qui correspond à des bas de classe III ou IV), car cela permet de raccourcir les délais de cicatrisation en cas d'ulcères ouverts, et de prévenir l'apparition de récidive d'ulcère veineux de jambe.

En cas d'artériopathie oblitérante des membres inférieurs (AOMI), la compression est contre-indiquée si l'index de pression systolique (IPS) est inférieur à 0,5 ; et elle doit être allégée à maximum 30 mmHg pour les patients avec un IPS compris entre 0,5 et 0,9.

L'hygiène de vie est également importante. Il faut encourager le patient à pratiquer une activité physique régulière, à marcher régulièrement, et lutter contre le surpoids éventuel. Il est également conseillé d'éviter l'exposition solaire prolongée. Lors du décubitus, les pieds doivent être relevés de 15 à 20 centimètres de manière à favoriser le drainage veineux.

Les médicaments veinotoniques ont pour unique indication le traitement symptomatique des signes fonctionnels veineux ; ils n'ont pas démontré leur efficacité dans la prévention de l'aggravation de l'insuffisance veineuse chronique, ni dans la prévention et/ou la cicatrisation des ulcères.

VII. Crénothérapie

Il existe en France des cures thermales spécialisées en phlébologie. Les principales techniques de soins utilisées sont hydrologiques : bains à eaux tièdes et fraîches, massages sous l'eau, drainages lymphatiques et cures de boissons. La durée de la cure thermale est habituellement de 21 jours, et nécessite une entente préalable avec les organismes de santé.

VIII. Traitements invasifs de l'insuffisance veineuse chronique

Il faudra prévenir les patients que l'insuffisance veineuse chronique est par essence évolutive, et aucune technique ne peut définitivement la guérir. Les indications et le choix des traitements devront être posés par un phlébologue expérimenté.

A. Sclérothérapie des varices

La sclérothérapie est un traitement des varices consistant à injecter une substance lésant l'endothélium veineux, pour obtenir progressivement la destruction de la paroi veineuse par fibrose.

Le recours à la sclérothérapie a pour principe la suppression des reflux et des réseaux veineux superficiels pathologiques, en commençant par les points de chute les plus hauts situés.

La sclérothérapie se réalise après bilan clinique, échographique et hémodynamique complet (cartographie veineuse). La principale contre-indication de la sclérothérapie à la mousse est l'existence d'un foramen ovale perméable (FOP) connu et symptomatique. Les événements indésirables graves décrits sont rares : embolie pulmonaire, thrombose veineuse profonde, accidents neurologiques.

B. Traitements endoveineux des varices

Les techniques de destruction par voie endoveineuse font appel à une agression thermique qui peut être obtenue soit par radiofréquence, soit par laser endoveineux. Elles sont réalisées en ambulatoire. La principale complication est l'apparition de dysesthésies.

C. Techniques chirurgicales de l'insuffisance veineuse superficielle

On distingue les techniques conservatrices dont le principe est de modifier l'hémodynamique veineuse en laissant la veine en place, des techniques chirurgicales d'exérèse qui suppriment le réseau veineux pathologique. Depuis environ 20 ans, différentes techniques chirurgicales ont été développées.

Les techniques conservatrices sont principalement :

- la cure hémodynamique de l'insuffisance veineuse en ambulatoire (CHIVA) ;
- la crossectomie, ou ligature simple des saphènes sous anesthésie locale.

Les techniques chirurgicales d'exérèse sont : le stripping ou éveinage de la veine, ou la phlébectomie (particulièrement comme l'a décrite Muller, qui effectue plusieurs petites incisions dans l'axe de la varice, qui est ensuite extraite à l'aide de crochets de différentes tailles).

Les chirurgies de reconstruction valvulaire profonde (valvuloplastie, transposition et transplantation valvulaire) sont très peu pratiquées car les indications sont peu fréquentes et l'efficacité au long cours n'a pas été démontrée.

Point de débat

Les recommandations de l'HAS, fondées uniquement sur un accord professionnel, préconisent, en cas de reflux ostial de la grande saphène, un traitement chirurgical conventionnel en première intention. Dans tous les autres cas, la sclérothérapie et le traitement chirurgical peuvent être discutés en fonction du patient et des conditions anatomiques. Toutefois, les indications doivent être posées par un phlébologue expérimenté ; et les patients doivent être prévenus des avantages et inconvénients des différentes techniques et notamment du risque de récidives.

Une contre-indication absolue aux traitements chirurgicaux des varices est retenue : il s'agit du syndrome obstructif veineux profond, car dans ce cas la grande veine saphène supplée la fonction physiologique des veines profondes.

Par ailleurs, chez le sujet à risque artériel, la prudence s'impose dans les indications, car la veine saphène pourrait être utilisable pour un éventuel pontage.

Les techniques endoveineuses sont en cours de validation, à ce jour la seule indication retenue par l'HAS est l'occlusion de la grande veine saphène par radiofréquence par voie veineuse transcutanée.

D. Recanalisation veineuse profonde endovasculaire

Le développement des techniques de radiologie interventionnelle de ces dernières années a conduit à la réalisation de recanalisation veineuse endovasculaire chez des patients souffrant de syndromes post-thrombotiques invalidants. Cette technique permet de lever l'obstacle en cas de thrombus séquellaire, mais ne guérit pas la destruction valvulaire secondaire à la thrombose. Les résultats des séries semblent encourageants, mais il existe un risque de rethrombose. Actuellement, seules des recommandations de grade C valident ce concept.

Points clés

- Les deux principales causes d'insuffisance veineuse chronique sont :
  - les varices (concerne le réseau veineux superficiel) ;
  - la maladie post-thrombotique (concerne le réseau veineux profond).
- Les facteurs de risque de varices sont : l'âge, l'obésité, la grossesse, les antécédents familiaux de varice, le sexe féminin.
- Les facteurs de risque de thrombose veineuse profonde de jambe sont : l'immobilisation prolongée, la maladie cancéreuse et les anomalies constitutionnelles ou acquises de l'hémostase responsables de thrombose (thrombophilie).
- Les symptômes de l'IVC sont : sensation de jambes lourdes, de fatigue musculaire, de tension douloureuse, d'impatiences ; aggravés par la station debout ou assise prolongée, la fatigue vespérale, et la chaleur ; calmés par le contact avec le froid, lors de la marche, ou lors de la surélévation des jambes.
- Les signes cliniques de l'IVC sont : les télangiectasies (< 1 mm) les veines réticulaires (< 3 mm) les varices (≥ 3 mm), l'œdème de cheville, la dermite ocre, l'eczéma, la lipodermatosclérose, l'atrophie blanche, et l'ulcère veineux de jambe.
- L'examen complémentaire le plus utile dans le bilan d'une IVC est l'écho-doppler veineux des membres inférieurs qui fournit des informations sur le mécanisme de l'IVC et l'hémodynamique veineuse.
- Traitement médical de l'IVC => lutte contre l'hyperpression veineuse ambulatoire :
  - compression élastique (par bas ou par bandes, compression forte en cas d'ulcère) ;
  - règles hygiénodiététiques (réduction pondérale, activité sportive, surélévation des jambes dans le lit).
- Les traitements invasifs des varices sont : la sclérothérapie, les techniques endoveineuses, la chirurgie. Il faudra prévenir les patients que l'insuffisance veineuse chronique est par essence évolutive, et aucune technique ne peut définitivement la guérir, le risque de récidive est toujours présent quelle que soit la technique. Les indications et le choix des traitements devront être posés par un phlébologue expérimenté.

VI

Divers

CHAPITRE

24

Item 233 – UE 8 – Péricardite aiguë

Objectifs pédagogiques

Nationaux

- Diagnostiquer une péricardite aiguë.
- Identifier les situations d'urgence et planifier leur prise en charge.

CNEC

- Savoir reconnaître les symptômes d'un patient suspect de péricardite aiguë.
- Connaître les anomalies ECG présentes au cours d'une péricardite aiguë.
- Connaître les principales étiologies des péricardites aiguës et notamment le tableau de péricardite aiguë présumée virale.
- Connaître les principales complications des péricardites aiguës.
- Connaître les critères de prise en charge spécialisée et d'hospitalisation.
- Reconnaître une tamponnade et connaître les principes de sa prise en charge en urgence.
- Savoir traiter une péricardite aiguë non compliquée (sans les posologies).

Inflammation aiguë des feuillets péricardiques, la péricardite aiguë pose des problèmes de difficultés du diagnostic, expose au risque de tamponnade et pour certaines étiologies au risque d'évolution vers la constriction.

I. Diagnostic d'une péricardite aiguë

Le diagnostic de péricardite aiguë est évoqué devant l'association d'une douleur thoracique évocatrice, d'un éventuel frottement péricardique, de modifications ECG typiques et d'un épanchement péricardique. La présence de deux de ces critères est nécessaire pour confirmer le diagnostic. La réalisation d'un ECG et d'une échocardiographie est donc systématique.

A. Signes cliniques

- Fièvre modérée, présente d'emblée, associée à des myalgies, à une asthénie, souvent précédée d'un épisode grippal. La fièvre est moins fréquente chez le sujet âgé.
- Douleur thoracique, rétrosternale ou précordiale gauche, prolongée, *résistante à la trinitrine*, majorée en décubitus, à *l'inspiration profonde* et à la toux, *calmée par la position assise penchée en avant* (antéflexion).

- Dyspnée parfois associée – également soulagée par la position assise penchée en avant – ou toux sèche, dysphonie et hoquet également possibles.
- Frottement péricardique précoce, systolodiastolique, variant dans le temps et les positions, (crissement de cuir neuf, froissement de soie, bruit de pas dans la neige fraîche...), confirme le diagnostic mais inconstant et fugace. Il s'accompagne souvent d'une tachycardie. Son absence n'élimine pas le diagnostic.
- Épanchement pleural parfois présent.

B. Examens complémentaires

1. ECG

À répéter, peut être normal.

Anomalies diffuses non systématisées sans image en miroir évoluant en quatre stades :

- stade I : sus-décalage ST concave vers le haut, ondes T positives le premier jour ;
- stade II : ondes T plates entre la 24e et la 48e heure ;
- stade III : ondes T négatives la première semaine ;
- stade IV : normalisation au cours du premier mois.

Les autres signes sont :

- *sous-décalage de PQ présent à la phase initiale* ;
- tachycardie sinusale fréquente, parfois extrasystole atriale, fibrillation atriale, flutter atrial ;
- microvoltage si épanchement abondant (amplitude QRS < 5 mm et < 10 mm respectivement dans les dérivations périphériques et précordiales).

2. Bilan biologique initial

Le bilan biologique initial doit être limité en l'absence d'orientation clinique, de signes de gravité ou de récidive :

- marqueurs inflammatoires : NFS, VS, CRP ;
- marqueurs de la nécrose : troponines I ou T, troponines ultrasensibles ou CPK-MB, leur augmentation significative, éventuellement coexistant avec un trouble de cinétique ventriculaire gauche global ou segmentaire, oriente vers une myocardite associée ;
- ionogramme sanguin, urée, créatinine ;
- hémocultures si fièvre, discuter IDR.

3. Radiographie thoracique

- Normale le plus souvent.
- Rectitude du bord gauche ou cardiomégalie avec cœur triangulaire en carafe si épanchement abondant.
- Aide au diagnostic étiologique, notamment en cas de pathologie pulmonaire associée ou d'épanchement pleural.

4. Échocardiographie

Parfois normale (péricardite « sèche »).

Épanchement péricardique : sur l'existence d'un simple décollement des deux feuillets péricardiques ou d'un épanchement péricardique qui apparaît sous la forme d'un espace clair vide d'écho (fig. 24.1 et fig. 24.2). L'échocardiographie apprécie l'abondance, la topographie et la tolérance hémodynamique de l'épanchement péricardique et confirme le diagnostic d'une éventuelle tamponnade.

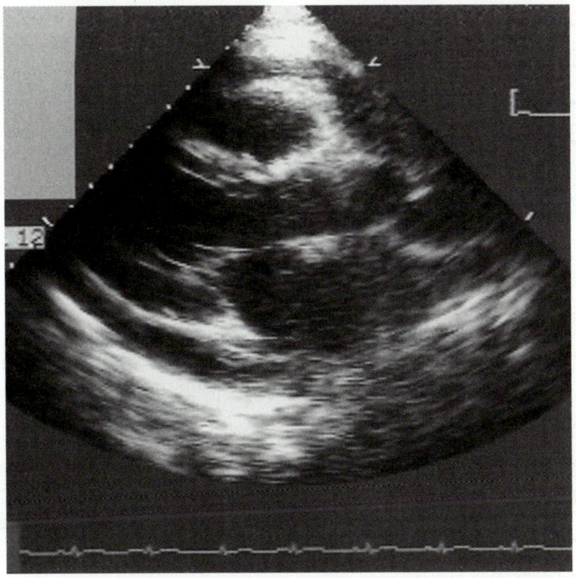

Fig. 24.1. **Échographie d'un épanchement péricardique de moyenne abondance.**

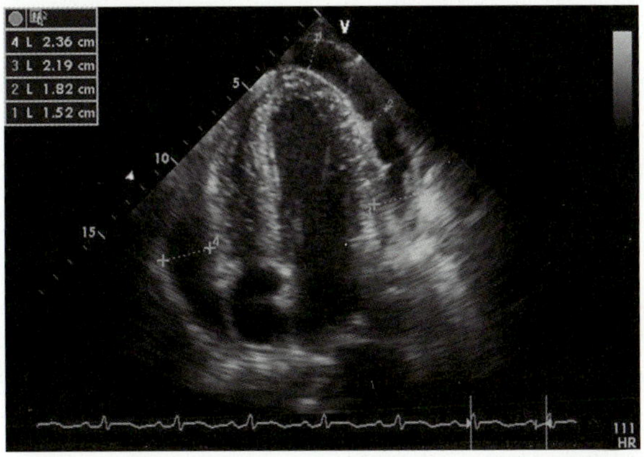

Fig. 24.2. **Épanchement péricardique circonférentiel abondant.**

Masse péricardique : l'échocardiographie permet de visualiser une éventuelle masse localisée dans la cavité péricardique, métastases ou caillots dans le cadre d'une péricardite néoplasique. Des bandes de fibrine aboutissant à un épanchement péricardique cloisonné sont facilement identifiées par l'échographie.

5. Autres examens complémentaires parfois utiles en seconde intention

Le scanner thoracique et l'IRM cardiaque sont parfois utiles en deuxième intention lorsque le patient n'est pas échogène ou en présence d'une péricardite néoplasique ou d'un épanchement péricardique cloisonné. L'IRM a l'avantage de visualiser la cavité péricardique sans injection de produit de contraste ni irradiation.

La ponction péricardique est à envisager en cas de tamponnade, de forte suspicion de péricardite néoplasique, et en présence d'un épanchement péricardique abondant, symptomatique, malgré un traitement médical bien conduit depuis une semaine.

Les analyses réalisées sur les prélèvements du liquide péricardique sont :

- glucose, protides, lactate déshydrogénase ;
- cytologie et analyse microscopique (colorations de Gram et de Ziehl-Nielsen) ;
- mise en culture bactérienne ;
- techniques de PCR (recherche virale et tuberculose).

Un drainage péricardique chirurgical est à privilégier en cas de suspicion de péricardite aiguë purulente. Le liquide péricardique est recueilli pour analyse cytologique et microbiologique.

6. Faut-il hospitaliser le patient ?

Une fois le diagnostic établi, l'hospitalisation ne doit pas être systématique. Elle est utile pour réaliser l'enquête étiologique, dépister une éventuelle complication et débuter le traitement.

- Hospitalisation en cas de tableau clinique orientant vers une étiologie.
- Hospitalisation en cas de facteurs prédictifs d'une origine non idiopathique ou de risque de complications :
  - fièvre supérieure à 38 °C ;
  - symptômes présents depuis plusieurs jours ou semaines ;
  - épanchement péricardique abondant (> 20 mm) ou tamponnade ;
  - résistance au traitement anti-inflammatoire (aspirine ou AINS) prescrit depuis 7 jours ;
  - patient immunodéprimé ;
  - patient sous AVK ;
  - après un traumatisme thoracique ;
  - présence d'une myocardite associée.

C. Étiologies

Dans neuf cas sur dix, la cause est virale ou inconnue (péricardite aiguë idiopathique).

1. Péricardite aiguë virale

Étiologie la plus fréquente, mais rarement prouvée, liée à l'infection virale et à la réaction immune associée.

Le tableau clinique typique est :

- sujet jeune, syndrome grippal récent, prédominance masculine ;
- début brutal, fébrile ;
- douleur thoracique typique augmentant à l'inspiration, frottement péricardique ;
- modifications ECG typiques ;
- échocardiographie normale le plus souvent ;
- épanchement pleural souvent associé.

Les virus en cause sont nombreux : entérovirus (coxsackies A et B), échovirus, adénovirus, cytomégalovirus, parvovirus B19, Epstein-Barr, herpès, VIH, hépatite C, influenza…

Les sérologies répétées à 15 jours d'intervalle peuvent mettre en évidence une élévation des anticorps spécifiques, orientant vers le diagnostic de péricardite virale, mais seul le diagnostic viral (techniques de PCR à partir de l'épanchement péricardique ou d'une biopsie du péricarde) confirme le diagnostic. **Il est cependant inutile dans les formes typiques sans gravité.**

L'évolution est le plus souvent favorable. Le taux de récidive est cependant important allant de 30 à 50 % et représente la complication la plus fréquente. La survenue d'une tamponnade ou l'évolution vers une constriction péricardique reste rare. Dans certaines formes de péricardite chronique récidivante, après diagnostic viral, la prescription de traitements spécifiques (immunoglobulines, interféron α) est discutée.

Au cours de l'infection VIH, la survenue d'une péricardite avec épanchement péricardique est fréquente. Les mécanismes sont multiples ; la péricardite peut être liée à :

- l'infection virale par le VIH ou d'autres virus ;
- une surinfection bactérienne ou fungique chez un patient immunodéprimé ;
- la présence d'un lymphome ou d'un sarcome de Kaposi.

2. Péricardite purulente

Elle est rare mais grave.

Les germes sont : staphylocoques, pneumocoques, streptocoques, bacilles Gram négatif…

Ces péricardites, en nette diminution, touchent essentiellement les sujets immunodéprimés ou porteurs d'infection sévère (septicémie, affection pleuropulmonaire, après chirurgie cardiaque ou thoracique).

Le pronostic est sévère avec survenue fréquente d'une tamponnade ou évolution vers la constriction péricardique.

Le traitement repose sur une antibiothérapie adaptée au germe retrouvé dans le liquide péricardique (ponction péricardique). Le drainage chirurgical est souvent nécessaire.

3. Péricardite tuberculeuse

Il s'agit d'une péricardite subaiguë liquidienne avec altération de l'état général et fièvre modérée persistante, le plus souvent chez :

- un sujet tuberculeux, âgé ou greffé ;
- un patient infecté par le VIH ;
- un patient alcoolique.

Une notion de tuberculose est retrouvée dans l'entourage ou un virage récent de l'IDR est observé (faussement négatif dans près d'un tiers des cas).

Les anomalies pulmonaires radiologiques sont fréquentes.

Recherche du BK (*Mycobacterium tuberculosis*), techniques de PCR (expectoration, liquide pleural et péricardique, tubages gastriques), fortes concentrations d'adénosine déaminase dans le liquide de ponction péricardique. Parfois, une ponction biopsie du péricarde met en évidence un granulome inflammatoire.

L'évolution est fréquente vers une tamponnade, une récidive ou une constriction péricardique.

Le traitement repose sur le traitement antituberculeux associé pour certains aux corticoïdes (prednisone) afin de diminuer le risque d'évolution vers une constriction péricardique.

4. Péricardite néoplasique

Les tumeurs primitives du péricarde (mésothéliome péricardique primitif) sont rares, 40 fois moins fréquentes que les métastases.

Les tumeurs secondaires les plus fréquentes sont : cancer bronchique, cancer du sein, mélanomes, leucémies, lymphomes, sarcome de Kaposi (SIDA).

L'épanchement péricardique hémorragique est fréquent, de même que la survenue d'une tamponnade.

Le diagnostic est confirmé par l'échocardiographie, parfois complétée par un scanner ou une IRM cardiaque.

L'analyse du liquide de ponction péricardique ou la réalisation d'une biopsie péricardique sont essentielles au diagnostic de malignité.

En cas de tamponnade, la ponction péricardique en urgence s'impose.

La récidive de l'épanchement péricardique est fréquente et impose un suivi clinique et échocardiographique.

5. Péricardite au cours des maladies systémiques auto-immunes

Les étiologies les plus fréquentes sont : lupus, polyarthrite rhumatoïde, sclérodermie, périartérite noueuse, dermatomyosite.

Les péricardites auto-immunes sont également fréquentes, mais restent un diagnostic d'élimination. Les critères diagnostiques à retenir sont : augmentation des lymphocytes, présence d'anticorps antisarcolemme dans le liquide péricardique, myocardite associée.

6. Péricardite et infarctus du myocarde

La péricardite précoce (J3–J5) est d'évolution le plus souvent favorable, elle survient au décours d'un infarctus transmural.

La péricardite tardive (2–16e semaine) correspond au syndrome de Dressler, elle associe fièvre, péricardite, pleurésie, arthralgies, altération de l'état général, syndrome inflammatoire important, allongement de l'espace QT à l'ECG. Ce syndrome est devenu rare depuis la reperfusion coronaire précoce.

7. Péricardite et insuffisance rénale chronique

Il faut distinguer la péricardite urémique survenant chez des insuffisants rénaux sévères non encore dialysés ou dans les premières semaines suivant la mise en route de la dialyse et la péricardite chez le patient dialysé au long cours, témoignant le plus souvent d'un traitement épurateur inadapté.

8. Syndrome post-péricardotomie

Le syndrome postpéricardotomie, d'origine inflammatoire, survient dans les jours ou mois suivant une chirurgie cardiaque ou après transplantation cardiaque.

La survenue d'une tamponnade est possible, et la chirurgie cardiaque représente actuellement la première cause de constriction péricardique.

En postopératoire, il peut aussi s'agir d'un hémopéricarde (épanchements précoces).

9. Autres causes

- Dissection aortique avec tamponnade.
- Irradiation thoracique (radiothérapie pour lymphome ou cancer du sein…), en général un an après.
- Traumatismes thoraciques ou cardiaques. Hémopéricarde, au cours des cathétérismes, notamment après ablation d'une arythmie par radiofréquence, après pose d'un stimulateur cardiaque ou en postopératoire immédiat (causes relativement fréquentes).
- Certains médicaments (hydralazine, pénicilline).
- Hypothyroïdie.
- Rhumatisme articulaire aigu.

II. Complications à court et long terme

La péricardite aiguë est le plus souvent d'évolution simple sans complications. Cependant, certaines complications potentiellement graves sont à connaître et nécessitent une prise en charge urgente.

A. Tamponnade

Définition : compression des cavités droites par un épanchement péricardique abondant et/ou d'installation brutale, c'est une urgence et une cause d'arrêt cardiocirculatoire par adiastolie en l'absence de traitement, sa confirmation échographique impose le drainage.

Contexte : péricardites néoplasiques, traumatiques, tuberculeuses, hémopéricardes (notamment post-opératoire), exceptionnellement péricardite aiguë virale.

Signes cliniques :

- douleur thoracique avec dyspnée positionnelle, polypnée puis orthopnée et toux, parfois dysphagie, nausée, hoquet ;
- signes droits : turgescence jugulaire, reflux hépatojugulaire… ;
- signes de choc avec tachycardie et PAS < 90 mmHg ;
- bruits du cœur assourdis ;
- pouls paradoxal : l'inspiration entraîne une augmentation du retour veineux provoquant une dilatation du ventricule droit qui comprime le gauche et aboutit à une baisse de la PAS : PAS inspiration < PAS expiration – 10 mmHg.

Examens complémentaires :

- ECG : microvoltage, parfois alternance électrique (complexes QRS successifs de hauteur différente) ;
- radiographie thoracique : cardiomégalie avec, lorsque l'épanchement péricardique est abondant, un aspect en « carafe » ;
- échocardiographie confirmant le diagnostic de tamponnade avec collapsus diastolique des cavités droites en expiration et compression du ventricule gauche par le droit en inspiration, aspect dit de « *swinging heart* » ou balancement du cœur dans la cavité péricardique ; le déplacement du septum est paradoxal en inspiration, l'épanchement est souvent abondant (vidéo 24.1).

B. Myocardite

- Tableau d'insuffisance cardiaque fébrile, parfois d'état de choc (on parle de myocardite fulminante). Souvent, il ne s'agit que d'une augmentation de la troponine sans dysfonction cardiaque et sans signes cliniques de défaillance cardiaque.
- Souvent de cause inconnue ou virale.
- Intérêt de l'échocardiographie et surtout de l'IRM.

C. Péricardite récidivante

- Survient souvent suite à une durée de traitement insuffisante.
- Complication fréquente entre trois mois et trois ans après une péricardite aiguë d'allure virale.
- La colchicine semble en prévenir la survenue.

D. Péricardite chronique (> 3 mois)

- Pose le problème de son étiologie surtout en l'absence de contexte évocateur de péricardite aiguë virale.
- Peut nécessiter une péricardoscopie par fibres optiques avec prélèvement biopsique dirigé.
- Fait suspecter une péricardite tuberculeuse mais, en pratique, les causes néoplasiques sont celles les plus fréquemment retrouvées.

E. Péricardite chronique constrictive

- Évolution vers une constriction modérée dans moins de 10 % des cas.
- Liée à un épaississement fibreux du péricarde ou fibrocalcaire (calcifications péricardiques parfois visibles sur la radiographie de thorax mais surtout visibles au scanner).
- Donne un tableau d'adiastolie avec égalisation des pressions télédiastoliques des quatre cavités cardiaques.
- Tableau clinique d'insuffisance cardiaque droite (souvent prédominante +++ avec turgescence jugulaire et ascite), et gauche.
- Diagnostic échographique parfois confirmé par les données du cathétérisme droit (aspect en « dip plateau »), diagnostic différentiel avec les myocardiopathies restrictives.
- Traitement parfois chirurgical : péricardectomie.

III. Traitement

A. Péricardite aiguë bénigne

- Hospitalisation (en cas de signes de gravité).
- Repos.
- Traitement de la douleur thoracique.
- Anti-inflammatoires non stéroïdiens (AINS) surtout ibuprofène 300–800 mg toutes les 6–8 heures ou aspirine 300–600 mg toutes les 4–6 heures.
- Protection gastrique.
- Colchicine (0,5 mg × 2) seule ou en association à l'ibuprofène, calme la douleur et diminue les récidives. De nombreuses interactions médicamenteuses potentiellement graves sont à prendre en compte (*via* le cytochrome P450, macrolides, ciclosporine, vérapamil, statines). Une surveillance biologique stricte est à prévoir dans ces situations : transaminases, créatinine, CPK, NFS, plaquettes. Les doses de colchicine sont diminuées de moitié (0,5 mg/j) chez les patients de moins de 70 kg, âgés de plus de 70 ans, et en cas d'insuffisance rénale (clairance > 35 mL/min). La colchicine est contre-indiquée en cas d'insuffisance rénale sévère.
- L'arrêt du traitement AINS ou aspirine se fait progressivement au bout d'un mois, de préférence après réalisation d'une échocardiographie qui s'assure de l'absence d'épanchement péricardique.
- Les corticoïdes ne sont pas indiqués dans la péricardite aiguë bénigne en raison du risque théorique de réplication virale.

B. Tamponnade

- Traitement : urgence médicochirurgicale avec hospitalisation en soins intensifs de cardiologie.
- Remplissage par macromolécules.
- Discuter l'arrêt des traitements anticoagulants ou leur neutralisation.
- Ponction péricardique guidée par l'échocardiographie ou drainage péricardique chirurgical.

Points clés

- Tableau typique de péricardite aiguë : douleur thoracique résistante à la trinitrine, majorée à l'inspiration profonde, calmée par la position assise penchée en avant, avec fièvre modérée, souvent précédée d'un épisode grippal et frottement péricardique.
- ECG à répéter :
  - anomalies diffuses non systématisées sans image en miroir ;
  - évoluant en quatre stades :
  - stade I : sus-décalage ST concave vers le haut, ondes T positives le premier jour, sous-décalage du segment PQ,
  - stade II : ondes T plates entre la 24e et la 48e heure,
  - stade III : ondes T négatives la première semaine,
  - stade IV : normalisation au cours du premier mois.
- Biologie qui montre un syndrome inflammatoire, doser les marqueurs de nécrose : troponine I ou T ou troponine ultrasensible ou CPK-MB.
- Étiologies dominées par la péricardite aiguë virale de bon pronostic (dans neuf cas sur dix, la cause est virale ou inconnue), les péricardites néoplasiques, la péricardite tuberculeuse est en régression, les autres péricardites bactériennes, du VIH ou les formes auto-immunes sont plus rares. Ne pas oublier les deux formes de péricardite au cours de l'infarctus du myocarde (précoce et tardive).
- L'échocardiographie recherche un décollement des deux feuillets péricardiques ou un épanchement péricardique et apprécie l'abondance, la topographie et la tolérance hémodynamique (tamponnade).
- Traitement : hospitalisation dans les formes à risque, repos, AINS surtout ibuprofène ou aspirine. La colchicine seule ou en association à l'ibuprofène calme plus rapidement la douleur et diminue les récidives de péricardite.
- Les complications possibles : épanchement péricardique abondant, tamponnade, péricardite récidivante, péricardite chronique, péricardite chronique constrictive.
- La tamponnade est une urgence médicochirurgicale (tableau de collapsus avec pouls paradoxal) et nécessite une hospitalisation en soins intensifs et la réalisation d'une ponction péricardique guidée par échocardiographie ou d'un drainage chirurgical.
- Suivi clinique systématique avec échocardiographie de contrôle à un mois avant arrêt du traitement anti-inflammatoire.

Compléments en ligne

Vous pouvez accéder aux compléments numériques de ce chapitre en vous connectant sur http://www.em-consulte.com/e-complement/471550 et suivre les instructions.

Vidéo 24.1 Épanchement péricardique abondant avec balancement du cœur et compression des cavités droites.

Pour en savoir plus

Société française de cardiologie. In : Cardiologie et maladies vasculaires. Paris : Elsevier Masson : 2007. P. 815–47 chap. 10, maladie du péricarde.

CHAPITRE

25

Item 327 – UE 11 – Arrêt cardiocirculatoire

Objectifs pédagogiques

Nationaux

- Connaître l'épidémiologie de la mort subite de l'adulte, l'importance de la chaîne de survie dans le pronostic.
- Diagnostiquer un arrêt cardiocirculatoire.
- Prise en charge immédiate préhospitalière et hospitalière (posologies).
- Connaître l'épidémiologie de l'arrêt cardiorespiratoire chez l'enfant et les spécificités de sa prise en charge (non traité dans cette question).

Les arrêts cardiorespiratoires (ACR) sont à l'origine de 300 000 à 450 000 décès par an aux États-Unis. En Europe, les décès sont évalués à 700 000 par an. En France, la fréquence des décès par ACR est comprise entre 50 000 et 70 000 par an (sur 500 000 décès), soit une incidence d'un sur mille dans la population générale.

L'arrêt cardiorespiratoire, s'il est prolongé, au-delà de quelques minutes, aboutit très rapidement au décès du patient.

I. Définitions

Mort subite (OMS) : mort instantanée, soudaine, subite, qui correspond à une maladie aiguë dont les symptômes qui la précèdent ne dépassent pas quelques minutes voire une heure au plus.

L'arrêt cardiorespiratoire (ACR) ou **arrêt cardiocirculatoire** (ACC) ou **arrêt cardiaque** (AC) : se définit par la cessation de l'activité mécanique cardiaque, confirmée par l'absence de pouls et une apnée ou respiration agonique (« gasping »).

Le **délai de mise en route des mesures de réanimation** et de traitement (intervalle de temps entre la survenue de l'arrêt et le début de la réanimation) détermine le pronostic immédiat, intermédiaire et à distance de l'arrêt cardiaque. Ce délai est considéré par les experts comme **étant le déterminant le plus important pour la survie.**

Ce délai est parfois difficile à établir en l'absence de **témoin**. Cet intervalle de temps sans réanimation pendant lequel le patient est en état de « mort apparente » correspond en général à la période dite de « **no flow** » (absence de mécanique cardiaque efficace). Au-delà de 10 minutes d'arrêt sans hémodynamique **(pouls et pression sanguine artérielle imprenable)**, et en dehors du cas particulier de l'hypothermie, le pourcentage de récupération et de survie des patients est très faible. Le diagnostic d'ACR doit donc être rapide et les premières mesures de réanimation mises en route immédiatement avant l'arrivée des premiers secours, souvent trop tardifs.

Le temps de réanimation sans rétablissement d'une hémodynamique convenable (pouls et pression artérielle stable) définit le temps de « **low flow** ». Les durées de *no flow* et *low flow* influencent de manière déterminante le pronostic du patient. Tout doit être fait pour réduire ces temps. Un temps de *no flow* supérieur à 5 minutes est associé à un très mauvais pronostic (décès et séquelles). Au-delà de 10 minutes, la survie est quasi nulle et les récupérations hémodynamiques s'accompagnent généralement d'une évolution vers un état végétatif témoignant de l'altération irrémédiable des fonctions cérébrales supérieures. Au-delà de 10 minutes de *no flow* il est donc licite de s'interroger sur le caractère éthique d'une réanimation.

Si la période nécessaire de *no flow* est brève, la durée du *low flow* est moins déterminante du pronostic. À condition qu'elle soit débutée précocement, une réanimation longue peut s'accompagner d'une récupération fonctionnelle cardiaque et cérébrale.

Lorsque l'hémodynamique stable est récupérée (pouls et pression artérielle convenables) on parle **d'ACR récupéré ou ressuscité**.

L'International Liaison Committee on Resuscitation, connue sous l'acronyme **ILCOR**, se réunit régulièrement pour définir un consensus et des recommandations dans le domaine des ACR.

II. Notion de chaîne de survie, défibrillation

A. Principe de « chaîne de survie »

Le principe de « chaîne de survie » est essentiel. La rapidité de la mise en œuvre de cette chaîne et la complémentarité des différents maillons sont les gages de cette survie. Le concept de « chaîne de survie » a été décrit par Cummins en 1991 qui précise les *quatre étapes* de la réanimation d'un patient en ACC.

Les *deux premiers* maillons relèvent du grand public :

- l'alerte précoce dès le diagnostic fait par le témoin en composant le 15 ;
- la réanimation cardiopulmonaire précoce (RCP).

Le troisième maillon, la défibrillation précoce, la plus précoce possible peut être pratiquée en France non seulement par les médecins mais aussi par les infirmières, les secouristes et les ambulanciers depuis le décret du 27 mars 1998. Depuis peu, il y a généralisation de défibrillateurs semi-automatiques dans les lieux publics notamment (gares, aéroports, stades, grandes administrations…).

On devrait pouvoir dans un bon nombre de cas obtenir le retour à un rythme efficace avant l'arrivée de l'équipe médicale. Il faut souligner malgré tout que le nombre de défibrillateurs « publics » reste bas, notamment dans les cabinets médicaux.

Le quatrième élément de la chaîne est la **RCP spécialisée** commencée sur place par l'équipe du SMUR.

En France, les trois premiers maillons sont faibles puisque seulement 5 % à 10 % de la population ont reçu une formation ou une initiation à la RCP.

Les études montrent l'importance de ces trois premiers maillons, non seulement pour le pronostic vital mais aussi pour prévenir ou minimiser les séquelles neurologiques.

B. Défibrillation

La défibrillation consiste à faire passer à travers le cœur un courant électrique qui va entraîner la dépolarisation simultanée d'une masse critique de cellules myocardiques interrompant les phénomènes de réentrée et donc la fibrillation (FV) ou la tachycardie ventriculaire (TV).

La fibrillation ventriculaire (*cf.* ECG, fig. 25.1 à 25.4) représente le mode électrique initial d'arrêt cardiocirculatoire le plus fréquent et le choc électrique externe (CEE) son seul traitement.

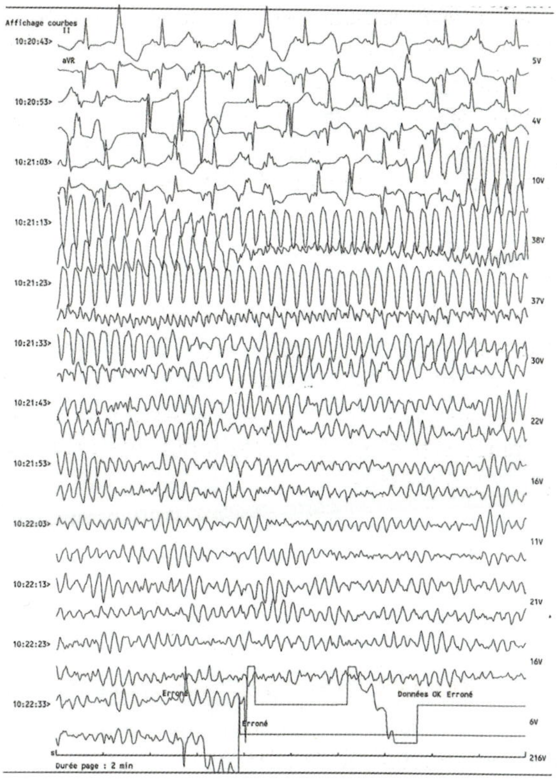

Fig. 25.1. Exemple d'ECG de fibrillation ventriculaire (FV).

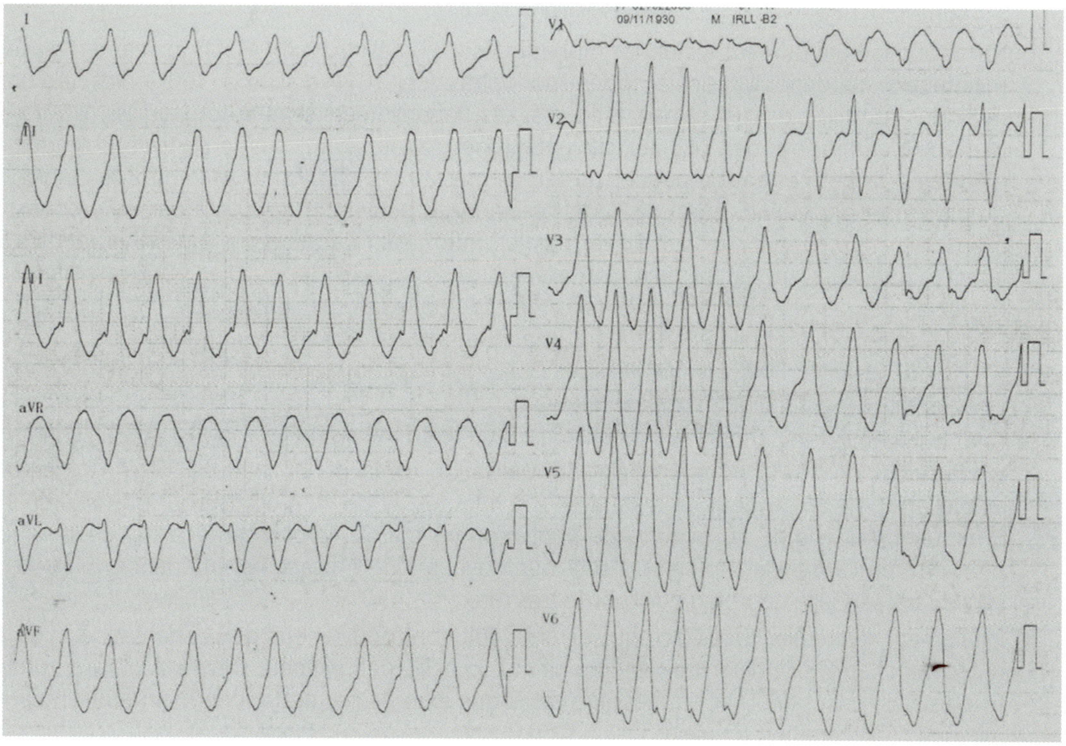

Fig. 25.2. Exemple d'ECG de tachycardie ventriculaire (TV).

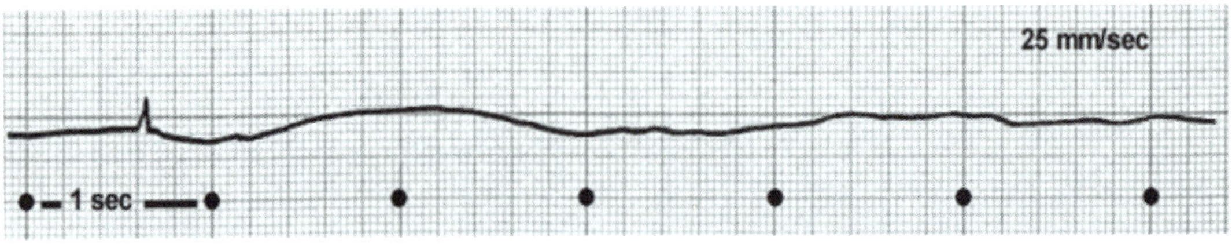

Fig. 25.3. Exemple d'ECG d'asystolie.

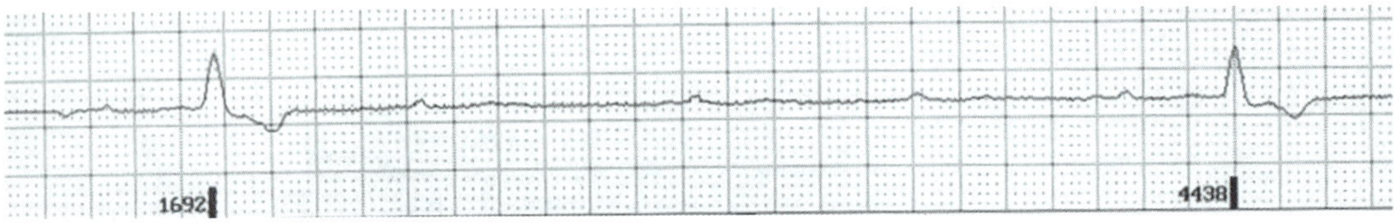

Fig. 25.4. Exemple d'ECG de bradycardie extrême.

Le pronostic dépend de la rapidité de la réalisation du CEE. Le massage cardiaque permet transitoirement, en l'absence de défibrillateur ou d'efficacité de la défibrillation, de maintenir une mécanique cardiaque et une circulation vers les organes périphériques, en premier lieu le cerveau. Malheureusement, au moment du début de la RCP, la fibrillation ventriculaire n'est observée que dans 40 à 50 % des cas. L'asystolie témoigne soit d'une étiologie extra-cardiaque, soit le plus souvent d'une période de « no flow » assez longue. La fibrillation ventriculaire se dégrade (large maille puis petite maille sur le tracé) pour laisser place à un tracé électrique plat d'asystolie. L'asystolie initiale dès la survenue de l'arrêt cardiaque est assez rare.

Les défibrillateurs utilisant les ondes biphasiques (CEE délivré jusqu'à 200 joules) remplacent maintenant les défibrillateurs à ondes monophasiques (CEE délivré à 360 joules). Ils sont reconnus comme plus sûrs et plus efficaces. Les défibrillateurs semi-automatiques (DSA) permettent d'administrer des CEE aux patients le nécessitant avant même l'arrivée des équipes médicales. Ils permettent de gagner un temps précieux. Le DSA analyse le rythme cardiaque du patient et porte l'indication de la défibrillation. Ils peuvent être utilisés par les secouristes ayant reçu une formation spécialisée, par les infirmiers, les masseurs kinésithérapeutes et les manipulateurs en électroradiologie (décret n° 2000-648 du 3 juillet 2000 modifiant le décret n° 98-239 du 27 mars 1998 fixant les catégories de personnes non médecins habilitées à utiliser un défibrillateur semi-automatique. *Journal officiel de la République française* n° 159 du 11 juillet 2000, p. 10498). Ces DSA sont aujourd'hui implantés dans de nombreux lieux publics (aéroport, gares, mairie, stades…).

Les pourcentages de survie des patients en FV, survivant après une défibrillation, sont respectivement de 25 % pour un délai de réalisation de la défibrillation de 7 à 10 minutes après l'arrêt, de 35 % pour un délai de 4 à 6 minutes, et de 40 à 60 % pour un délai de 1 à 3 minutes. Au-delà de 10 minutes de fibrillation ou d'arrêt, le pourcentage de récupération d'un rythme cardiaque permettant une hémodynamique efficace est inférieur à 5 % et la survie sans séquelle neurologique lourde très rare.

Idéalement, le premier choc électrique externe doit donc pouvoir être délivré dans les 3 minutes qui suivent l'arrêt si le diagnostic est rapide et l'accès au défibrillateur simple. À défaut et dans tous les cas, il faut débuter un massage cardiaque externe permettant de maintenir un degré minimal d'oxygénation tissulaire.

III. Étiologies à l'origine d'un arrêt cardiocirculatoire

La cause immédiate la plus fréquente d'un arrêt cardiocirculatoire est une fibrillation ventriculaire. Viennent ensuite les bradycardies extrêmes et les asystolies. En fonction du délai de prise en charge, les constations initiales peuvent différer (*cf.* « Défibrillation »). Les causes cardiaques ou cardiovasculaires à l'origine de ces événements sont les plus fréquentes.

A. Syndromes coronariens aigus inauguraux

La pathologie coronarienne représente une grande part des étiologies des ACR.

En effet, des lésions athéromateuses compliquées à type de rupture de plaque ou de thrombus coronarien ont été fréquemment mises en évidence par des autopsies ou bien d'angiographies réalisées au décours de morts subites.

Le pourcentage des lésions coronaires varie entre 40 % et 77 % selon les études.

B. Autres étiologies cardiaques et vasculaires

- Trouble du rythme sur cardiopathie ischémique ancienne (sur séquelle d'infarctus ancien et existence de zones à conduction lente).
- Cardiomyopathie hypertrophique (mort subite souvent au cours d'un effort, mais pas exclusivement) ou cardiomyopathie dilatée. Dysplasie ventriculaire droite arythmogène.
- Trouble du rythme ou de conduction indépendants : fibrillation ventriculaire idiopathique; syndrome de Brugada; troubles conductifs paroxystiques notamment du sujet âgé; syndromes du QT long congénitaux ou favorisés par les médicaments; syndromes du QT court congénitaux; troubles du rythme favorisés par l'existence d'une voie accessoire (syndrome de Wolff-Parkinson-White).
- Myocardite aiguë.
- Cardiopathies congénitales.
- Tamponnade.
- Dissection aortique.
- Embolie pulmonaire massive.
- Rupture d'anévrisme...

C. Origines non cardiovasculaires de l'ACC

D'après les études, ces étiologies représentent 5 à 25 %. Les plus fréquentes sont les causes toxiques, traumatiques, les insuffisances respiratoires aiguës ou les noyades. Ces causes sont généralement de diagnostic plus aisé, orienté par le contexte.

IV. Diagnostic

Pour les témoins, le diagnostic repose sur la constatation d'un patient inconscient qui ne bouge plus, ne réagit plus et ne respire plus ou respire uniquement de manière très anormale (gasps).

Pour le public formé au secourisme ou pour les premiers secours médicaux ou paramédicaux, il faudra également constater l'absence de pouls carotidien ou fémoral.

Dès le diagnostic posé ou suspecté, il faut appeler le 15 et commencer les manœuvres de réanimation.

V. Conduite à tenir

A. Prise en charge préhospitalière avant l'arrivée de l'ambulance médicalisée

Appliquer les mesures de survie définies de façon universelle par l'acronyme ABCD :

- A : « Airway » (maintien des voies aériennes libres) ;
- B : « Breathing » (assistance respiratoire) ;
- C : « Circulation » (maintenir une circulation) ;
- D : « Defibrillation » (si le rythme initial est une tachycardie ou une fibrillation ventriculaire) et « Drogues ».

Dans l'attente des premiers soins médicalisés, les priorités de la réanimation sont les points A et C après avoir demandé de l'aide autour de soi et appelé le SAMU en composant le 15.

- A : l'ouverture des voies aériennes supérieures (A) se fait en basculant la tête en arrière et surélevant le menton, en vérifiant l'absence de corps étranger, qu'on retirera éventuellement avec les doigts en crochet.
- C : le massage cardiaque externe (MCE) correctement réalisé est **prioritaire** pour limiter le temps de « no flow » et améliorer le pronostic du patient. La victime étant en décubitus dorsal, il consiste pour le sauveteur à appliquer le talon de sa main sur le centre du thorax de la victime et à réaliser des compressions de 4 à 5 cm d'amplitude à une fréquence de 100/min.
- B : avant l'arrivée du SAMU, les insufflations (B) doivent être réalisées par le bouche-à-bouche (ou le bouche-à-nez). Le rythme est de 30 compressions par MCE, interrompues par 2 insufflations de 1 seconde chacune, et ainsi de suite. Mais le MCE reste prioritaire et son interruption doit être la plus limitée possible. Il peut être réalisé isolément si le sauveteur ne sait pas ou ne veut pas faire le bouche-à-bouche. Enfin, si plus d'un sauveteur est présent, il est conseillé de se relayer pour le MCE environ toutes les 2 minutes afin de limiter la fatigue et maintenir l'efficacité de la manœuvre.
- D : si un matériel de défibrillation automatique externe (DAE) est disponible et si le sauveteur sait s'en servir, il doit être utilisé avant l'arrivée de l'ambulance médicalisée. Si le patient est resté plus de 4 à 5 minutes sans réanimation, il est conseillé de faire deux minutes de MCE ± ventilation avant l'application du DAE. De même, il est conseillé de poursuivre la réanimation encore 2 minutes après le choc, avant de vérifier la reprise d'une activité circulatoire efficace.

B. Prise en charge par l'équipe médicalisée (pompiers, SMUR ou SAMU) : RCP médicalisée

L'arrivée de l'équipe médicalisée va permettre de :

- réaliser une défibrillation si elle est appropriée et qu'elle n'a pas encore été réalisée ;
- assurer une oxygénothérapie par ventilation invasive après intubation endotrachéale, qui doit être réalisée rapidement (ne pas interrompre le MCE plus de 30 secondes). En cas de difficulté d'intubation, il faut faire une ventilation au masque ;
- poser une voie d'abord veineuse afin d'administrer des médicaments.

1. Médicaments utilisés en cas d'arrêt cardiocirculatoire

Vasoconstricteurs

Adrénaline

Historiquement, l'adrénaline a été la première drogue utilisée au cours des arrêts cardiaques. Lors de la réanimation cardiorespiratoire, les effets bénéfiques de l'adrénaline sont principalement dus aux récepteurs alpha-adrénergiques. La stimulation de ces récepteurs permet d'augmenter les débits sanguins myocardiques et cérébraux lors de la réanimation. L'importance de ces effets bêta-adrénergiques reste controversée car ils sont responsables d'une augmentation du travail myocardique et d'une réduction de la perfusion sous-endocardique.

C'est un traitement médicamenteux incontournable dans les ACC réfractaires en asystolie.

La dose habituellement utilisée est de 1 mg toutes les 4 minutes par voie intraveineuse ou endotrachéale.

En cas de FV ou TV persistante sans efficacité circulatoire après le premier choc électrique, l'adrénaline doit aussi être injectée après 2 minutes de réanimation immédiatement avant le deuxième ou le troisième choc.

Arginine vasopressine

Son intérêt est discuté, employée seule ou en association avec l'adrénaline (ne pas dépasser 2 injections de 40 U).

Elle a un rôle antidiurétique, sécrétée par l'hypophyse y compris durant l'arrêt cardiaque. Son intérêt est son rôle vasoconstricteur noradrénergique périphérique à forte dose. Elle agit par son activation des récepteurs V1 des muscles lisses qui seraient plus résistants à une acidose métabolique que les récepteurs adrénergiques.

Agents antiarythmiques

Ils sont préconisés dans les ACC réfractaires avec troubles du rythme ventriculaire récidivants après des chocs électriques (2 ou plus).

Amiodarone (Cordarone®)

L'amiodarone est une drogue ayant une activité sur les canaux sodiques, potassiques et calciques, ainsi que des propriétés inhibitrices alpha- et bêta-adrénergiques. Des études prospectives comparant le taux de récupération après l'administration d'amiodarone ou de lidocaïne ont conclu en faveur de l'amiodarone sur la survie à court terme.

L'amiodarone administrée par voix intraveineuse est recommandée pour les TV ou les FV réfractaires aux chocs électriques externes (classe II b) juste avant le troisième ou le quatrième choc. La dose initiale est de 300 mg, diluée dans 20 à 30 mL de sérum salé isotonique et administrée rapidement. Des doses supplémentaires de 150 mg peuvent être renouvelées en cas de tachycardie ou de FV réfractaires ou récidivantes.

Lidocaïne (Xilocaïne®)

La lidocaïne a été utilisée pendant des années comme traitement des FV, de la TV réfractaire, bien qu'elle n'ait jamais apporté de bénéfice à court ou long terme. Elle n'est utilisée que si on n'a pas d'amiodarone.

La posologie est de 1,5 mg/kg en injection intraveineuse lente. La dose totale ne doit pas être supérieure à 3 mg/kg.

Sulfate de magnésium

La posologie est de 2 g en intraveineuse directe dans les FV résistantes aux chocs uniquement en cas de torsades de pointe ou de suspicion d'hypomagnésémie.

Médicaments des bradycardies extrêmes

Atropine

La posologie recommandée lors de bradycardies sinusales extrêmes est de 1 mg répétée toutes les 3 à 5 minutes, jusqu'à une dose totale de 0,04 mg/kg.

Isoprénaline (Isuprel®)

Peut avoir un intérêt dans les bradycardies extrêmes notamment BAV du 3e degré sans hémodynamique efficace.

La posologie est de 5 ampoules à 0,2 mg diluées dans 250 cc de glucosé à 5 % dont le débit est à adapter à la fréquence.

L'atropine et l'Isuprel® ont un intérêt limité aux ACC dont l'étiologie est de façon certaine une étiologie conductive ou vagale maligne (bradycardies extrêmes avec des conséquences sur l'hémodynamique).

Il s'agit d'ACC qui surviennent généralement en milieu intrahospitalier ou médicalisé.

Agents métaboliques

L'arrêt cardiorespiratoire s'accompagne rapidement de désordres métaboliques témoignant de l'anoxie tissulaire et de la souffrance cellulaire. Il existe très rapidement (3 à 4 minutes d'ACR) une acidose métabolique et une hyperkaliémie qu'il faut compenser lors de la réanimation des ACR très prolongés.

Soluté de bicarbonate de sodium équimolaire (alcalinisation)

Son administration reste discutée. L'ischémie lors d'un arrêt cardiorespiratoire induit une acidose métabolique. Celle-ci est le fait d'une diminution du débit sanguin. En rééquilibrant l'équilibre acidobasique, le bicarbonate de sodium aurait un effet positif sur la perfusion myocardique.

Cependant, la plupart des études ne montrent pas d'amélioration significative.

L'alcalinisation est utilisée lors de situations particulières comme des réanimations prolongées, des hyperkaliémies, des acidoses préexistantes, des intoxications au phénobarbital ou aux antidépresseurs tricycliques.

Thrombolyse préhospitalière

L'intérêt de la thrombolyse préhospitalière est de favoriser la reperfusion myocardique et de limiter la nécrose myocardique.

On estime que 20 à 40 % des AC compliquent un infarctus du myocarde (cause majeure des décès extrahospitaliers des cardiopathies ischémiques aiguës).

D'autres études estiment que près de 70 % des patients réanimés pour un AC préhospitalier, présenteraient soit un IDM soit une embolie pulmonaire massive.

Elle n'est pas recommandée mais réservée au cas par cas en cas de d'infarctus du myocarde ou d'embolie pulmonaire massive avérés ou fortement suspectés.

VI. Pronostic et survie au cours d'un ACR à la phase préhospitalière

Le pronostic est effroyable. La mort est quasi certaine si l'arrêt survient en l'absence d'un témoin. La plupart des études évaluent la survie globale des ACR à 5–20 % en différenciant les arrêts cardiocirculatoires survenant en milieu extrahospitalier de ceux survenant en milieu intrahospitalier dont le pronostic est meilleur.

Pour les ACR survenant en milieu extrahospitalier, rétablir un rythme stable et efficace et une hémodynamique permettant au moins la perfusion cérébrale est un objectif majeur. Néanmoins, le succès de cet objectif n'assure pas en soit d'une survie prolongée et surtout du rétablissement *ad integro* des fonctions cognitives. Vingt pour cent des patients arrivés « vivants » en milieu hospitalier pourront ressortir avec ou sans séquelles neurologiques.

ILCOR en novembre 2007 donne un taux moyen de patients sortant vivants de l'hôpital et pouvant reprendre une vie normale entre 2 % et 10 % dans les grandes agglomérations, et exceptionnellement au-dessus de 15 %.

Les facteurs essentiels pour la survie restent la prise en charge précoce de l'ACR. Les mécanismes de l'anoxie tissulaire entraînent une cascade de phénomènes à l'origine de nécrose cardiaque et cérébrale.

Le pourcentage de survie décroît de 10 % pour chaque minute écoulée en l'absence de réanimation. Un autre élément clé est la nature du trouble du rythme enregistré initialement.

L'ACR est le plus souvent la conséquence d'un trouble du rythme ventriculaire, tachycardie ventriculaire (TV), qui peut se dégrader par la suite en une fibrillation ventriculaire (FV) secondaire ou à une FV primitive.

La fibrillation ventriculaire est au départ à grosses mailles puis à petites mailles pour finir en tracé désorganisé, équivalent d'un tracé plat.

Le rapport ILCOR 2007 confirme que le rythme initial retrouvé par les réanimateurs est le plus fréquemment une FV (entre 70 et 80 % des cas), et dans 15 à 20 % une bradycardie extrême incluant les blocs auriculo-ventriculaire de haut degré et l'asystolie.

Pour mémoire, nous retiendrons que les FV peuvent, en l'absence de réanimation, conduire au tracé plat d'asystolie.

Dans une étude, Bayes de Luna (cardiologue espagnol) note que sur 157 patients portant *un enregistrement holter ECG* en ambulatoire et ayant présenté une mort subite (analyse du premier rythme) :

- 62,4 % ont présenté une FV ;
- 16,5 % ont présenté une bradycardie ;
- 12,7 % ont présenté une torsade de pointe ;
- et 8,3 % ont présenté une TV.

Kuisma a décrit le tracé de 205 patients ayant présenté un ACR, sans témoin, avec une réanimation par conséquent tardive :

- asystolie : 73,2 % ;
- dissociation électromécanique : 13,6 % ;
- FV : 13,2 %.

Les résultats apparemment divergents de ces études témoignent de l'importance du délai de diagnostic (immédiat *versus* retardé) sur le rythme observé lors de la réanimation. **Ainsi, une asystolie est le marqueur d'un arrêt généralement déjà ancien.** Dans l'étude d'Hallstrom, 50 % des fibrillations ventriculaires se dégradent en asystolie entre la 4e et la 8e minute. **L'asystolie est donc un marqueur de temps écoulé entre l'arrêt cardiaque et le diagnostic.**

Le type de trouble du rythme est associé au pronostic, meilleur en cas de fibrillation ventriculaire que d'asystolie.

In fine, les facteurs initiaux favorables au cours d'une mort subite sont (fig. 25.5) :

- présence d'un témoin ;
- réanimation précoce ;

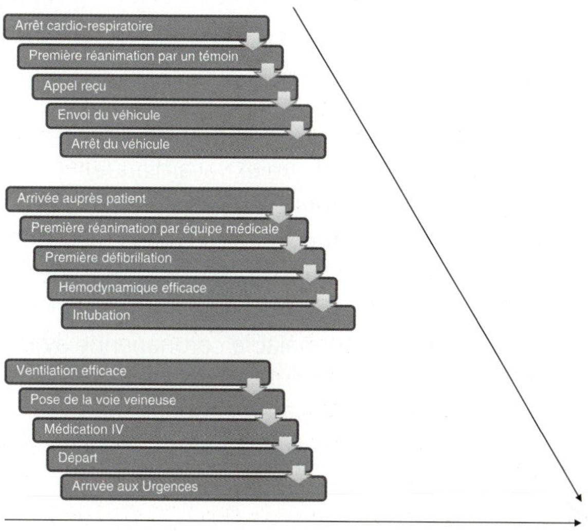

Fig. 25.5. Différents délais et temps qui vont influencer sur le pronostic de l'arrêt cardiorespiratoire.

- rythme initial : fibrillation ventriculaire ;
- défibrillation rapide ;
- durée courte de la réanimation.

VII. Conditionnement hospitalier et pronostic à la phase hospitalière

Après le retour à une circulation spontanée efficace, le pronostic des arrêts cardiaques dépend de la conservation ou de la récupération des fonctions myocardiques et neurologiques. La phase intrahospitalière a donc pour objectifs principaux la restauration partielle, au mieux complète des fonctions cardiaque et cérébrale.

On peut distinguer trois phases évolutives possibles intrahospitalières pouvant influer le pronostic :

- **douze premières heures** : acidose, libération de radicaux libres et d'enzymes musculaires cardiaques lors de l'ischémie tissulaire ;
- **de la douzième heure au troisième jour** : répercussions de la souffrance sur les différents organes pouvant évoluer vers le syndrome de défaillance multiviscérale ;
- **après le troisième jour** : apparition d'un syndrome septique.

A. Préservation de la fonction cardiaque

Dans un certain nombre de cas, la fonction cardiaque peut être transitoirement altérée (phénomène de sidération ou d'hibernation myocardique). Certains facteurs préhospitaliers sont reconnus comme favorisant la sidération myocardique :

- délai long avant la réanimation ;
- action des traitements vasopresseurs ;
- intensité et nombre des chocs électriques.

Le traitement de choix des troubles de la contractilité myocardique est la dobutamine, inotrope positif, mais aucune amélioration sur le pronostic n'a pu être démontrée.

Durant la phase intrahospitalière, le monitoring par échocardiographie de la fonction cardiaque, parfois complété de la mesure des pressions invasives (cathéter de Swan-Ganz) est essentiel. La fonction myocardique peut être soutenue par la contre-pulsion par ballonnet intra-aortique (CPIA). La CPIA permet de maintenir un débit sanguin coronarien efficace et améliore le pronostic chez des patients présentant un état de choc cardiogénique.

On peut souligner que le traitement du « syndrome postressuscitation » par la dobutamine semble apporter de meilleurs résultats que la CPIA (vraisemblablement selon les étiologies).

D'autres méthodes d'assistance mécanique peuvent être utilisées, parfois même en phase préhospitalière (ECMO : support myocardique extracardiaque).

Nous citerons enfin dans les facteurs indirects souvent utiles à la récupération myocardique *l'angioplastie d'éventuelles lésions coronaires*. La fréquence des étiologies coronaires dans les ACR conduit à proposer **la réalisation d'une coronarographie et d'une angioplastie chez les patients pour lesquels ce diagnostic est avéré ou suspecté**.

Chez les patients de moins de 30 ans, la maladie coronarienne ayant une incidence faible, les causes cardiaques d'ACR sont principalement des troubles du rythme ventriculaire non ischémiques et des décompensations de cardiopathies congénitales.

B. Préservation cérébrale

Le cerveau souffre rapidement de l'anoxie cérébrale. Les lésions neurologiques apparaissent dès les premières minutes. Les neurones sont très sensibles aux variations de pression intracrânienne. Les mécanismes d'autorégulation peuvent disparaître lors d'un arrêt cardiorespiratoire. L'obtention d'une tension artérielle efficace conditionne le pronostic cérébral.

1. Oxygénation et ventilation

L'oxygénation et la ventilation sont en première ligne pour lutter contre l'hypoxie.

L'hypoxie et l'hypercapnie sont à l'origine d'une hypertension intracrânienne fatale. Cependant, le maintien d'une hyperoxie modérée permet de limiter la souffrance cérébrale.

2. Sédation

La sédation en mettant le tissu cérébral au repos diminue les besoins en oxygène et permet de lutter contre l'œdème. **Ne pas réveiller trop tôt après un ACR (24 à 48 heures de sédation).**

3. Glycémie

Le glucose est l'élément nutritif unique du tissu cérébral. La glycorachie est maintenue constante dans le liquide cérébrospinal. Cependant, cette homéostasie est perturbée lors d'un arrêt cardiocirculatoire. L'hyperglycémie va entraîner par phénomènes osmotiques un œdème cérébral. La lutte contre l'hyperglycémie est vitale.

4. Glucocorticoïdes

Les études n'ont pas mis au jour leur efficacité.

5. Régulation de la température (refroidissement ou « cooling »)

Le système nerveux central est sensible aux variations de température. Son métabolisme diminue de 8 % pour chaque degré Celsius en moins.

L'hyperthermie laisse des séquelles et doit donc être prévenue.

L'hypothermie modérée contrôlée autour de 34 °C préserve des lésions ischémiques. Elle est aujourd'hui systématiquement réalisée par des systèmes de refroidissement divers et maintenue au moins 24 heures.

Cette phase intrahospitalière qui succède à l'arrêt cardiorespiratoire ressuscité constituerait le cinquième maillon de la chaîne de survie : « post resuscitation care ». La qualité de la prise en charge améliorerait très significativement le pronostic vital et fonctionnel, notamment cérébral.

Au final, l'appréciation du pronostic cérébral se fait sur l'évaluation régulière :

- score de Glasgow ;
- électroencéphalogramme ;
- potentiels évoqués sensitifs.

Ces examens sont répétés ; leur spécificité et sensibilité s'affinent entre le premier et le troisième jour.

Points clés

- Mort subite (MS).
- ACR (arrêt cardiorespiratoire).
- ACC (arrêt cardiocirculatoire).
- 1re étiologie : cardiopathies ischémiques aiguës ou anciennes sur séquelle d'infarctus.
- *No flow* (délai sans réanimation).
- *Low flow* (durée de réanimation avec hémodynamique instable).
- Appeler le 15 et ABCD (A : libérer les voies aériennes, B : respiration [bouche-à-bouche], C : circulation [MCE], D : défibriller).
- Fibrillation ventriculaire (FV), tachycardie ventriculaire (TV).
- Asystolie.
- Importance du témoin pour réduire le *no flow*.
- Défibriller par CEE (choc électrique externe) si TV ou FV.
- Adrénaline i.v. (asystolie).
- Préserver les fonctions cérébrales à la phase intrahospitalière.
- Hypothermie.
- Pronostic catastrophique des ACR.

Pour en savoir plus

SFAR. *Prise en charge de l'arrêt cardiaque* ; 2006.

http://www.sfar.org/_docs/articles/91-ac_rfe07.pdf

VII

Thérapeutique

CHAPITRE

26

Item 264 – UE 8 – Prescription et surveillance des diurétiques

Objectifs pédagogiques

Nationaux

- Prescrire et surveiller un médicament appartenant aux principales classes de diurétiques.

CNEC (à confronter aux objectifs de l'item 265 non traité dans cet ouvrage)

- Connaître les noms des molécules, le site et le mode d'action succinct des trois classes de diurétiques que sont les diurétiques de l'anse de Henlé, les thiazidiques et les diurétiques épargnant le potassium.
- Savoir prescrire les diurétiques habituellement utilisés dans l'hypertension artérielle et ceux utilisés dans l'insuffisance cardiaque (sans les posologies).
- Connaître les associations de diurétiques et leur condition d'emploi.
- Connaître et savoir identifier les situations favorisant les principaux effets indésirables des diurétiques, à savoir : hypotension artérielle, déshydratation, hyponatrémie, hypo- ou hyperkaliémie, insuffisance rénale.
- Connaître les signes de gravité de l'hyperkaliémie induite par les diurétiques, les médicaments ou associations de médicaments et les conditions favorisant son apparition.

I. Différentes classes de diurétiques

Leur classification est fondée sur leur site d'action (fig. 26.1).

On distingue trois grandes classes (tableau 26.1) :

- diurétiques de l'anse de Henlé (branche ascendante de l'anse de Henlé) :
  - chef de file : furosémide (Lasilix®),
  - autres : bumétanide (Burinex®), pirétanide (Eurélix®) ;
- diurétiques thiazidiques (tube contourné distal) :
  - chef de file : hydrochlorothiazide (Esidrex®),
  - autres : indapamide (Fludex®), ciclétanine (Tenstaten®) ;

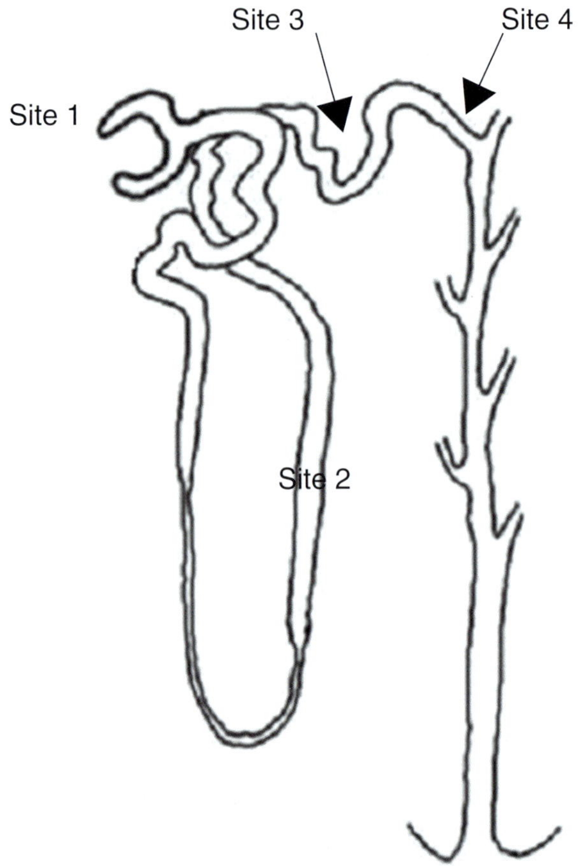

Fig. 26.1. Sites d'action des diurétiques dans le néphron.

Sites : 1. diurétiques osmotiques (tube proximal) ; 2. diurétiques de l'anse (branche ascendante de l'anse de Henlé) ; 3. diurétiques thiazidiques (tube contourné distal) ; 4. diurétiques épargnant le potassium (tube contourné distal).

Tableau 26.1. Propriétés des principaux diurétiques.

Classe	DCI (nom commercial)	Présentation	Principales indications	Principaux effets secondaires	Effets secondaires rares
Diurétiques de l'anse	Furosémide (Lasilix®)	Cp 20 mg Cp 40 mg Gel LP 60 mg [a] Forme injectable i.v.	Œdème aigu du poumon Insuffisance cardiaque État œdémateux Plus rarement, HTA	Hypokaliémie Déshydratation Hypotension orthostatique Hyperuricémie Hyperglycémie	Hyponatrémie Ototoxicité Torsade de pointes par hypokaliémie
	Bumétanide (Burinex®)	Cp 1 mg Cp 5 mg Forme injectable i.v.			
	Pirétanide (Eurélix®)	Gel 6 mg	HTA uniquement		
Diurétiques thiazidiques	Hydrochlorothiazide (Esidrex®)	Cp 25 mg	HTA	Hypokaliémie Hyperuricémie Hyperglycémie	Déshydratation Hyponatrémie Hypotension orthostatique Torsade de pointes (hypokaliémie) Alcalose
	Indapamide (Fludex®)	Cp 1,5 mg			
	Ciclétanine (Tenstaten®)	Gel 50 mg			

Classe	DCI (nom commercial)	Présentation	Principales indications	Principaux effets secondaires	Effets secondaires rares
Diurétiques épargnant le potassium	Spironolactone (Aldactone®) Canrenoate de potassium (Soludactone®)	Cp 25 mg Cp 50 mg IV	HTA Insuffisance cardiaque (dysfonction systolique du VG) Hyper-aldostéronisme primaire	Hyperkaliémie Gynécomastie (spironolactone)	Insuffisance rénale Déshydratation Hyponatrémie Impuissance Troubles menstruels Acidose
	Éplérénone (Inspra®)	Cp 25 mg Cp 50 mg	Insuffisance cardiaque ou FEVG < 40 % après infarctus du myocarde Insuffisance cardiaque stade 2–4 NYHA si FE < 35 %		
	Amiloride (Modamide®)	Cp 5 mg	HTA	Hyperkaliémie	Insuffisance rénale Déshydratation Hyponatrémie Acidose
	Triamtérène (uniquement en association avec le méthyclothiazide : Isobar® ou avec l'hydrochlorothiazide : Prestole®)		HTA		

[a] Cette forme n'est pas recommandée dans l'IC, uniquement HTA.

- diurétiques épargnant le potassium (tube contourné distal et surtout tube collecteur) :
  - antagoniste de l'aldostérone ou inhibiteurs des récepteurs aux minéralocorticoïdes : spironolactone (Aldactone®) et éplérénone (Inspra®) (*per os*), et canrénoate de potassium (Soludactone®) forme i.v. uniquement,
  - autres : amiloride (Modamide®), triamtérène (en association avec le méthyclothiazide : Isobar® ou en association avec l'hydrochlorothiazide : Prestole®).

II. Modes d'action

A. Généralités

Les diurétiques sont des agents pharmacologiques ayant pour but d'augmenter l'excrétion rénale du sodium et, par voie de conséquence, de l'eau.

Quatre-vingt-dix-neuf pour cent du sodium filtré sont réabsorbés.

Deux tiers du sodium du filtrat glomérulaire sont réabsorbés au niveau du tube contourné proximal, 25 % au niveau de l'anse de Henlé et la régulation fine a lieu au niveau du tube contourné distal sous l'action de l'aldostérone.

B. Mécanismes d'action des diurétiques de l'anse

- Ce sont les dérivés sulfamidés dont l'action se situe au niveau de la portion ascendante de l'anse de Henlé.
- Rapidement absorbés par voie orale et sécrétés dans la lumière tubulaire sous forme active soit par filtration glomérulaire soit par sécrétion tubulaire.
- Ils agissent sur le versant luminal de l'anse (effet salidiurétique dépendant surtout de la concentration urinaire) en inhibant le cotransport actif du $Na+$, $K+/Cl-$ dans la branche ascendante de l'anse de Henlé ; ils s'opposent ainsi à la réabsorption du sodium et d'autres ions. Ils entraînent aussi une augmentation de l'excrétion de $Mg2+$ et de $Ca2+$ (propriété intéressante pour le traitement des hypercalcémies).
- Délai et durée d'action courts :
  - voie i.v. : délai de 5 minutes environ, effet maximal en 15 à 30 minutes, demi-vie d'élimination moyenne d'1 heure, durée de l'effet 3 heures ;
  - *per os* : délai de 30 minutes environ, effet maximal en 1 heure, demi-vie d'élimination moyenne de 50 minutes, durée de l'effet 7 heures.
- Effet salidiurétique proportionnel aux doses administrées et persistant en cas d'insuffisance rénale.
- Autre effet : vasodilatation veineuse (effet indépendant de l'effet au niveau rénal), particulièrement lors d'une administration par voie intraveineuse entraînant une diminution de la précharge (utile dans le traitement de l'œdème aigu du poumon).

C. Mécanismes d'action des diurétiques thiazidiques

Ce sont des inhibiteurs de l'anhydrase carbonique.

Ils inhibent la réabsorption du NaCl au niveau du segment proximal du tube contourné distal (segment de dilution).

Ils ont un groupement sulfamidé non substitué.

Administrés par voie orale, ils sont absorbés par voie digestive et ont des métabolismes différents selon la molécule. Pour être actifs, ils doivent atteindre le pôle endoluminal du tube contourné distal où ils inhibent le cotransport du NaCl.

L'augmentation de la natriurèse s'accompagne d'une augmentation proportionnelle de la kaliurèse et de la chlorurie, mais d'une diminution de l'excrétion du calcium.

Effet diurétique et relation dose-effet sont moins importants que pour les diurétiques de l'anse.

Délai et durée d'action sont plus longs que pour les diurétiques de l'anse.

Ils sont inefficaces en cas d'insuffisance rénale sévère (clairance de la créatinine < 20 mL/min).

D. Mécanismes d'action des diurétiques épargnant le potassium

Ce sont des stéroïdes de synthèse qui doivent se fixer au récepteur cytoplasmique des minéralocorticoïdes. Ils empêchent la migration du complexe formé avec le récepteur vers le noyau. Leur forte liposolubilité leur permet une bonne diffusion intracellulaire.

Ils diminuent l'excrétion de $K +$ et de $H +$ au niveau du tube contourné distal et du tube collecteur provoquant une augmentation de la fraction excrétée du sodium (effets opposés à ceux de l'aldostérone).

L'amplitude de leur effet natriurétique dépend du niveau de sécrétion de l'aldostérone mais est toujours inférieure à celui des thiazidiques et des diurétiques de l'anse.

Ils présentent un intérêt dans l'insuffisance cardiaque et dans l'HTA, en particulier dans les hyperaldostéronismes primaires et secondaires.

Amiloride et triamtérène : leur action est indépendante de l'aldostérone; ils entraînent une diminution de la perméabilité luminale au sodium.

III. Indications

A. Hypertension artérielle (HTA)

Ils sont indiqués en monothérapie ou en association, en première ou seconde intention.

Ils peuvent être associés entre eux ou avec tout autre traitement antihypertenseur, on considère qu'une trithérapie antihypertensive doit toujours comporter un diurétique.

Intérêt des faibles doses de thiazidiques (en l'absence d'insuffisance rénale sévère qui est une situation dans laquelle ils sont inefficaces), éventuellement associées à un diurétique épargnant le potassium (amiloride ou triamtérène).

Ils diminuent la morbi-mortalité dans l'HTA et particulièrement le risque d'accident vasculaire cérébral.

L'effet antihypertenseur est obtenu à des doses faibles et non dose-dépendant.

Les diurétiques de l'anse sont peu utilisés (gêne mictionnelle).

Intérêt de la spironolactone en cas d'hyperaldostéronisme primaire; à éviter dans les autres cas, car elle entraîne des troubles hormonaux (troubles des menstruations chez la femme; gynécomastie, trouble de l'érection chez l'homme).

En cas d'insuffisance rénale sévère, seuls les diurétiques de l'anse peuvent être utilisés (diurétiques thiaziques inefficaces, diurétiques épargneurs de potassium contre-indiqués).

B. Insuffisance cardiaque

- Les diurétiques de l'anse sont incontournables : le furosémide est de loin le plus prescrit.
- Ils sont indiqués en cas de rétention hydrosodée mais peuvent être utilisés à tous les stades de l'insuffisance cardiaque.
- Absence d'essai de morbi-mortalité pour les diurétiques de l'anse.
- La plus petite dose efficace possible est recherchée, et ils ne sont généralement pas prescrits au stade I de la NYHA. Chez certains patients il est nécessaire d'augmenter les doses de manière importante (jusqu'à 500 mg voire 1 g de furosémide par jour voire plus) pour contrôler la congestion.
- Dans les situations aiguës, ce sont surtout les diurétiques de l'anse par voie intraveineuse qui sont utilisés (parfois en association avec la soludactone par voie intraveineuse).
- Les anti-aldostérones améliorent la morbi-mortalité en cas de dysfonction systolique du ventricule gauche à partir du stade II de la NYHA (spironolactone et éplérénone) et en postinfarctus (éplérénone).
- Les thiazidiques sont rarement utilisés dans l'insuffisance cardiaque; on peut parfois les prescrire en cas de résistance aux diurétiques de l'anse chez les patients en insuffisance cardiaque grave, en association avec ces derniers.

C. Autres indications

- Décompensation œdémato-ascitique des cirrhoses.
- Hypercalcémie (furosémide).
- Insuffisance rénale (diurétiques de l'anse pour entretenir la diurèse).

IV. Prescription et surveillance

A. Choix du traitement diurétique et règles de prescriptions

Le choix du traitement diurétique dépend de :

- la pathologie traitée ;
- la fonction rénale ;
- la kaliémie ;
- traitements associés ;
- comorbidités.

Bilan préthérapeutique : rechercher les contre-indications des maladies associées pouvant favoriser les troubles hydroélectrolytiques (diarrhée, vomissements), faire un bilan biologique (créatininémie, kaliémie, calcémie, uricémie, glycémie à jeun).

Débuter le traitement par la posologie minimale efficace.

Contrôle de l'efficacité thérapeutique et du bilan biologique à 15 jours ou 1 mois, puis tous les 6 mois à 1 an.

Régime hyposodé toujours associé.

Ils doivent être interrompus 24 à 48 heures avant une injection de produit de contraste iodé.

B. Effets secondaires

1. Effets secondaires hydroélectrolytiques

Déshydratation

- Particulièrement fréquente chez les sujets âgés.
- Peut être favorisée par diarrhée, vomissements, période de fortes chaleurs.
- Peut entraîner une insuffisance rénale aiguë d'origine fonctionnelle.
- Il faut être vigilant avant une injection de produit de contraste iodé car le risque d'insuffisance rénale augmente (quand cela est possible, il est préférable de suspendre transitoirement les diurétiques).

Hyponatrémie

- Les diurétiques peuvent favoriser les hyponatrémies (par déplétion), notamment en cas de régime désodé strict chez les sujets âgés.
- Pathologies associées favorisant l'hyponatrémie (par dilution) : insuffisance cardiaque, cirrhose.
- Il est parfois nécessaire d'interrompre le traitement diurétique afin de traiter l'hyponatrémie et de mettre en place une restriction hydrique s'il existe une part d'hyponatrémie de dilution.

Hypokaliémie (diurétiques de l'anse et thiazidiques)

- Fréquente.
- Souvent modérée.
- Nécessite une surveillance de l'ionogramme sanguin à 15 jours et 1 mois après l'introduction du traitement puis tous les 6 mois à 1 an.
- Traitement : augmentation des apports alimentaires, administration de gélules de potassium ou adjonction d'un diurétique épargneur de potassium.
- Favorise les extrasystoles ventriculaires et troubles du rythme ventriculaire.

Hyperkaliémie (diurétiques épargnant le potassium)

Elle est beaucoup plus menaçante que l'hypokaliémie, car elle peut entraîner bradycardies sévères et troubles du rythme ventriculaire.

Elle est favorisée par l'administration conjointe d'un inhibiteur de l'enzyme de conversion (IEC) ou d'un antagoniste des récepteurs de l'angiotensine II (ARA 2) et par l'insuffisance rénale. Elle nécessite une surveillance régulière de l'ionogramme sanguin et l'éducation du patient vis-à-vis d'éventuels épisodes de déshydratation.

La triple association IEC, ARA 2 et antialdostérone est formellement contre-indiquée.

Hypovolémie

Elle est parfois associée à une *hypotension artérielle orthostatique* (+++) qui peut elle-même être responsable de lipothymies, malaises ou pertes de connaissance, surtout chez le sujet âgé.

2. Autres effets secondaires

- Effet hyperglycémiant :
  - dose-dépendant ;
  - concerne les diurétiques de l'anse et les thiazidiques.
- Hyperuricémie :
  - concerne les diurétiques thiazidiques et les diurétiques de l'anse ;
  - peut parfois exposer à la survenue de crises de goutte.
- Perturbations du bilan lipidique : augmentation du taux de cholestérol et de triglycérides sous thiazidiques.
- Gynécomastie :
  - concerne les antialdostérones (essentiellement la spironolactone) ;
  - des troubles menstruels peuvent également être présents chez les femmes.
- Ototoxicité des diurétiques de l'anse :
  - effets secondaires rares, uniquement en cas de fortes doses, en particulier chez l'insuffisant rénal ;
  - prescription prudente en association avec les aminosides.
- Interactions médicamenteuses :
  - les diurétiques diminuent la clairance rénale du lithium, ils doivent donc être évités chez les patients traités par lithium ;
  - l'association des diurétiques thiazidiques ou des diurétiques de l'anse avec un autre traitement hypokaliémiant (laxatifs) doit faire renforcer la surveillance de la kaliémie ;
  - réduction de l'effet diurétique en cas de coprescription d'AINS ;
  - l'association diurétique épargnant le potassium et inhibiteur de l'enzyme de conversion n'est pas contre-indiquée mais doit faire renforcer la surveillance de la kaliémie.

Points clés

- Les diurétiques sont des agents pharmacologiques ayant pour but d'augmenter l'excrétion rénale du sodium et, par voie de conséquence, de l'eau.
- Trois classes de diurétiques : diurétiques de l'anse (furosémide), diurétiques thiazidiques (hydrochlorothiazide) et diurétiques épargnant le potassium (spironolactone).

Diurétiques de l'anse

- Ils agissent au niveau de la branche ascendante de l'anse de Henlé en inhibant la réabsorption du chlore et par conséquent du sodium.

- Principales indications : lutter contre les signes congestifs de l'insuffisance cardiaque (dont l'OAP), l'insuffisance rénale, les décompensations œdémato-ascitique des cirrhoses.
- Principaux effets secondaires : hypokaliémie, déshydratation.

Diurétiques thiazidiques

- Ils inhibent la réabsorption du NaCl au niveau du tube contourné distal.
- Inefficaces en cas d'insuffisance rénale.
- Principale indication : HTA.
- Principal effet secondaire : hypokaliémie.

Diurétiques épargnant le potassium

- Ils diminuent l'excrétion de K + et de H + et augmentent la fraction excrétée du sodium au niveau du tube contourné distal.
- Principales indications : insuffisance cardiaque avec dysfonction systolique du ventricule gauche (spironolactone, éplérénone), HTA.
- Principaux effets secondaires : hyperkaliémie, insuffisance rénale.

Pour en savoir plus

Dictionnaire Vidal 2014. Édition Anniversaire 100 ans.

CHAPITRE

27

Item 326 – UE 10 – Prescription et surveillance des antithrombotiques Accidents des anticoagulants

Objectifs pédagogiques

Nationaux

- Connaître les mécanismes d'action de classe et des produits individuels, les principes du bon usage, les critères de choix d'un médicament en première intention, les causes d'échec, les principaux effets secondaires et interactions des antithrombotiques.

CNEC

- Savoir classer les différents antithrombotiques par leur mode d'action.
- Connaître les principales indications des antiagrégants plaquettaires et tout particulièrement au cours de la maladie coronaire.
- Connaître les principales indications des anticoagulants et notamment les trois situations cliniques principales de prescription d'antivitamines K que sont la maladie veineuse thromboembolique, la fibrillation atriale et les prothèses valvulaires.
- Connaître les deux principales indications des thrombolytiques que sont le syndrome coronaire aigu avec sus-décalage de ST et l'embolie pulmonaire à haut risque.
- Connaître les posologies de l'aspirine, du clopidogrel, de l'héparine non fractionnée, des principales héparines à bas poids moléculaire et des thrombolytiques dans leurs indications cardiovasculaires principales.
- Connaître les principales contre-indications des antithrombotiques.
- Savoir comment surveiller les traitements anticoagulants et thrombolytiques.
- Connaître le traitement préventif et curatif des surdosages et des accidents hémorragiques liés à l'administration des différents types d'héparine.
- Connaître la gravité des accidents thrombotiques artériels et veineux observés dans les thrombopénies induites par l'héparine (TIH) de type II.
- Savoir faire un diagnostic précoce de TIH de type II et connaître le traitement de substitution.
- Connaître le traitement préventif et curatif des surdosages et des accidents hémorragiques liés à l'administration des antivitamines K.
- Connaître les règles de prescription des antivitamines K permettant de diminuer le risque hémorragique.
- Savoir évaluer le rapport bénéfice-risque d'un traitement anticoagulant.

Les événements cliniques de la maladie athérothrombotique sont dus le plus souvent :

- à une rupture de plaque d'athérome (ou plus rarement une érosion de plaque) qui va activer une réaction thrombotique et ainsi obstruer complètement (SCA ST + ou AVC) ou incomplètement (SCA ST- ou AIT) une artère coronaire ou cérébrale ou une artère de membre inférieur (dans l'AOMI) ;
- ou bien à un phénomène embolique à partir d'une arythmie par fibrillation (stase sanguine : activation de la coagulation) ou d'un embole fibrinocruorique à partir d'une plaque athéromateuse évolutive (SCA ST- ; AIT ; AOMI).

Dans ce contexte, le traitement antithrombotique est un élément capital de la maladie athérothrombotique.

On peut globalement distinguer les :

- agents antiplaquettaires qui agissent sur l'hémostase primaire ;
- anticoagulants qui agissent sur la phase de la coagulation ;
- fibrinolytiques qui agissent en activant la fibrinolyse donc la destruction du caillot une fois que celui-ci a été formé.

I. Antiagrégants plaquettaires

Les antiagrégants plaquettaires (AAP) sont très utilisés en cardiologie.

Ces médicaments ont pour cible les plaquettes, effecteurs essentiels de la phase primaire de la coagulation (fig. 27.1).

A. Aspirine

L'aspirine est le plus ancien des AAP.

Médicaments : Kardégic® (poudre), Aspegic® (poudre), aspirine UPSA® (gélule)…

1. Mode d'action

L'aspirine agit en inhibant la cyclo-oxygénase (la Cox 1 et à un moindre niveau la Cox 2).

Elle diminue le taux de thromboxane A2 qui est proagrégant.

Son effet sur la plaquette est irréversible.

L'aspirine possède beaucoup d'autres propriétés :

- les effets antalgiques et anti-inflammatoires (dose > 500 mg) sont utilisés ;
- l'effet anticancéreux (essentiellement sur les adénocarcinomes) est de mieux en mieux documenté.

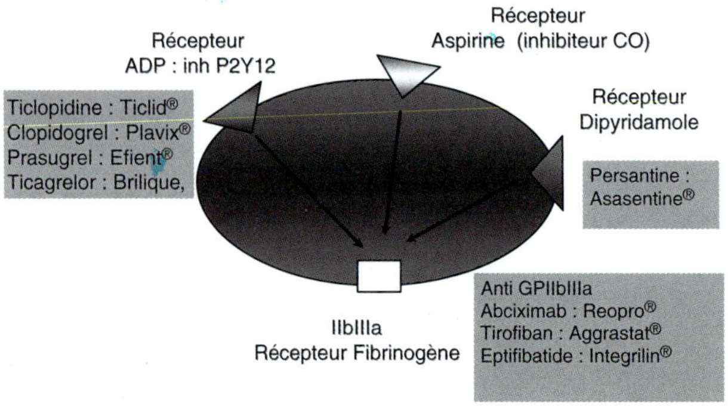

Fig. 27.1. Les AAP : sites d'action.

2. Posologie

Les doses nécessaires pour obtenir l'effet AAP sont bien moindres que celles nécessaires pour obtenir un effet anti-inflammatoire ou antipyrétique.

La bonne dose d'aspirine chez le coronarien stabilisé est de 75 mg/j mais une dose plus importante de l'ordre de 300 mg est le plus souvent utilisée en dose d'attaque (tableau 27.1).

L'aspirine est rapidement active *per os* (quelques dizaines de minutes) mais peut s'administrer par voie intraveineuse.

L'aspirine est de plus en plus souvent associée à d'autres traitements très fréquemment prescrits chez le coronarien (avec une statine [Pravadual®] ou avec le clopidogrel [Duoplavin®]).

3. Indications

Prévention secondaire de la coronaropathie quelle que soit sa présentation initiale, de l'artériopathie des membres inférieurs, des AVC. Le traitement doit durer « ad vitam ».

Prévention primaire de la coronaropathie et des AVC chez les sujets à risque. Cette indication est de plus en plus discutée.

4. Surveillance

Il n'existe pas de test biologique fiable et utilisable en routine pour surveiller l'efficacité de l'aspirine.

Des tests existent au lit du malade (*verify now*) ou au laboratoire (test d'agrégation plaquettaire), mais ils ne sont pas totalement validés.

5. Effets indésirables essentiels

Les effets indésirables essentiels sont représentés par les saignements et les intolérances gastriques ; raison pour laquelle on associe de plus en plus fréquemment une protection gastrique (inhibiteur de la pompe à protons) dans les situations à risque.

De très rares « allergies » peuvent exister. Leur suspicion est beaucoup plus fréquente que les formes avérées. Le syndrome de Widal associe asthme, polypose nasale et allergie à l'aspirine.

6. Situations à risque hémorragique et aspirine

En cas d'arrêt de l'aspirine justifié par la crainte d'une hémorragie, il existe un risque d'événement athérothrombotique. Les règles de la bonne gestion du traitement antiplaquettaires sont les suivantes :

- après un SCA, il faut retarder au minimum de 6 semaines (stent nu) et de 3–6 mois (stent actif) tout acte invasif non urgent à risque hémorragique ;
- pour de très nombreux actes à risque hémorragique (chirurgie/fibroscopie/biopsie…) l'aspirine ne doit pas être arrêtée. De nombreuses conférences de consensus de spécialités (chirurgiens dentistes/rhumatologues/gastro-entérologues) acceptent cette règle ;
- quand le risque hémorragique est très important (chirurgie ORL, urologique, neurologique), l'aspirine ne doit être arrêtée que sur une très courte durée : 5 jours, et reprise tout de suite après l'acte.

Tableau 27.1. Doses d'aspirine en fonction de l'indication.

Doses d'aspirine et situations	Dose de charge pour les SCA	Dose d'entretien coronaropathie ou l'AVC	Dose anti-inflammatoire ou antipyrétique
Aspirine	300 mg	75 mg/j	500 mg à 2 g/j

B. Thiénopyridines et ticagrelor

Médicaments : ticlopidine (Ticlid®), clopidogrel (Plavix®), prasugrel (Efient®), ticagrelor (Brilique®).

1. Mode d'action

Il s'agit d'une classe d'AAP qui agit en bloquant la voie de l'ADP par blocage d'un récepteur plaquettaire appelé P2Y12.

Les effets des médicaments de cette classe sont additifs de ceux de l'aspirine.

Ils ont permis d'incontestables progrès dans les situations à haut risque de thrombose en particulier coronaires.

La ticlopidine, médicament le plus ancien, n'est pratiquement plus utilisée du fait d'effets indésirables hématologiques graves qui nécessitaient la surveillance de la NFS (agranulocytose).

Le clopidogrel a été longtemps le chef de file de cette classe.

Il s'agit d'une prodrogue. C'est son métabolite qui est le médicament actif. Ce métabolisme passe par la voie du cytochrome P450, et en particulier par le CYP2C19. Chez 15 à 25 % des patients, le métabolisme du clopidogrel se fait mal, et le médicament n'est pas ou trop peu actif.

Par ailleurs, certains médicaments qui interfèrent avec le cytochrome P450 peuvent limiter son effet.

Le prasugrel est aussi un inhibiteur du récepteur P2Y12. C'est une prodrogue qui nécessite cependant beaucoup moins de métabolisation avant d'être actif.

Le ticagrelor fait partie d'une famille voisine (cyclopentyl-triazolo-pyrimidines) mais agit aussi comme un antagoniste sélectif du récepteur P2Y12 de l'ADP.

Il ne nécessite pas de métabolisation pour être actif. Son effet serait réversible.

Prasugrel et ticagrelor ont un effet antiplaquettaire plus puissant et plus rapide que le clopidogrel (en moyenne 70 à 80 % d'inhibition plaquettaire contre 40 à 50 % pour le clopidogrel).

2. Posologies (tableau 27.2)

Le clopidogrel est donné à une dose de charge de 300 à 600 mg, puis le plus souvent à des posologies quotidiennes de 75 mg en une prise par jour (cp à 300 et à 75 mg).

Le prasugrel est donné à une dose de charge à 60 mg/j puis à 10 mg/j en une prise par jour (cp à 10 mg ; des cp de 5 mg existent dans beaucoup de pays mais pas en France).

Le ticagrelor est prescrit à 180 mg en dose de charge puis 90 mg/j × 2/j.

3. Indications

Les indications de chacun de ces AAP sont inhérentes aux études cliniques qui ont été conduites et qui ont pu démontrer un intérêt dans telle ou telle pathologie. Toutes ces molécules ne sont pas « interchangeables ». Ces indications sont évolutives.

Tableau 27.2. Posologies des thiénopyrines et du ticagrelor.

	Dose de charge	Dose d'entretien	Nb de prise par jour
Clopidogrel	300–600 mg	75 mg	1
Prasugrel	60 mg	10 mg	1
Ticagrelor	180 mg	90 mg × 2	2

Le clopidogrel est indiqué dans les syndromes coronariens aigus (SCA) et après angioplastie coronaire en association avec l'aspirine, pour une durée de 3 à 12 mois.

Il peut remplacer l'aspirine lorsque cette dernière est mal tolérée mais des indications de remplacement abusives trop nombreuses sont à l'origine d'une surveillance particulière par les caisses d'assurance maladie (prix de l'aspirine 10 centimes/j, prix du clopidogrel 80 centimes/j).

Le prasugrel est indiqué dans les SCA qui ont été traités par angioplastie.

Le ticagrelor est indiqué dans les SCA.

Dans le SCA, clopidogrel, prasugrel ou ticagrelor sont associés à l'aspirine pendant une durée maximale de 12 mois.

4. Surveillance

Il n'existe pas de test biologique fiable utilisable en routine pour surveiller l'efficacité des thiénopyridines ou du ticagrelor (certains tests existent mais ne sont pas utilisables dans la vie de tous les jours).

5. Précautions. Effets indésirables

Contre-indication absolue : le prasugrel comporte un risque hémorragique cérébral qui le contre-indique chez les sujets ayant des antécédents d'accident cérébral (hémorragique ou ischémique).

Contre-indications relatives : les sujets de moins de 60 kg et ceux de plus de 75 ans étant les plus susceptibles de saigner, ils constituent une contre-indication relative au prasugrel.

L'effet adénosine du ticagrelor par lequel le médicament est actif peut être responsable de dyspnée gênante et de bradycardie, réversible à son arrêt.

C. Anti-GPIIb-IIIa

Médicaments : abciximab (Reopro®), eptifibatide (Integrilin®), tirofiban (Agrastat®).

La glycoprotéine IIb-IIIa est un récepteur de la plaquette qui permet son adhésion au fibrinogène (constituant une des phases essentielles d'élaboration du thrombus).

Les anti-GPIIb-IIIa bloquent ce récepteur.

Ces traitements efficaces ne sont utilisés que par voie veineuse sur de très courtes périodes.

Ils sont réservés à des conditions très particulières, en particulier en salle d'angioplastie lors des dilatations coronaires à haut risque de thrombose, et sont de moins en moins utilisés depuis l'avènement des nouvelles AAP.

Le risque hémorragique est important.

L'abciximab est responsable de thrombopénies (4 %).

Leur coût est élevé.

D. Dipyridamole (Persantine®)

AAP peu puissant peu ou plus utilisé en cardiologie.

Il inhibe la captation d'adénosine avec paradoxalement des effets adénosine qui seraient dus à une sensibilité accrue à l'adénosine endogène.

Il est le plus souvent associé à l'aspirine en prévention secondaire des AVC.

II. Héparines

A. Médicaments

On distingue :

- l'héparine standard non fractionnée (HNF) : héparine par voie intraveineuse et calciparine (voie sous-cutanée) ;
- les héparines de bas poids moléculaires (HBPM) : enoxaparine (Lovenox®), tinzaparine (Innohep®), nadroparine (Fraxiparine®), daltéparine (Fragmine®), qui correspondent à une fraction plus réduite de la chaîne d'héparine ;
- des « apparentés » comme le fondaparinux (Arixtra®), le danaparoïde (Orgaran®), ou la bivalirudine (Angiox®).

B. Mode d'action et pharmacologie

L'HNF et les HBPM agissent en activant un anticoagulant physiologique présent dans le sang qui est **l'antithrombine**.

Le fondaparinux est un anti-Xa.

- Après injection intraveineuse l'effet anticoagulant de l'HNF est immédiat.

La demi-vie de l'HNF est de l'ordre d'1 heure à 1 heure 30.

Le maintien de l'activité anticoagulante désirée est donc obtenu soit en perfusant l'HNF en continu (seringue autopousseuse), soit en pratiquant plusieurs injections sous-cutanées dans le nycthémère (× 2 ou × 3 pour la calciparine).

- Les HBPM qui ont une demi-vie plus longue s'administrent par voie sous-cutanée en une ou deux fois par jour en fonction de leur demi-vie.

Un bolus pour obtention d'un effet anticoagulant immédiat peut se faire par voie intraveineuse.

Le fondaparinux qui a une demi-vie longue s'administre par voie intraveineuse ou sous-cutané une seule fois par jour.

L'HNF est éliminée en grande partie par une fixation sur les protéines, les cellules endothéliales et les macrophages, et pour une petite partie par le rein, alors que les HBPM et le fondaparinux sont essentiellement éliminés par le rein.

Les HBPM ainsi que le fondaparinux sont donc contre-indiqués lorsque la clairance de la créatinine est inférieure à 30 mL/min.

Pour l'héparine standard, il existe un antidote qui est le sulfate de protamine qui doit être administré par voie intraveineuse. Il neutralise instantanément l'action de l'héparine non fractionnée. Cet antidote est beaucoup moins efficace pour les héparines de bas poids moléculaire (tableau 27.3).

Tableau 27.3. Caractéristiques des différentes héparines et apparentés.

	Action par antithrombine	Élimination par le rein	Demi-vie	Antidote
HNF	Oui	+	1 h 30	Oui (sulfate de protamine)
HBPM	Oui	+++	8 à 24 h	Sulfate de protamine mais peu efficace
Fondaparinux	Non	+++	17-21 h	Non

C. Posologie

Les posologies curatives de l'héparine standard pour obtenir un effet anticoagulant rapide sont de l'ordre de 80 UI/kg (environ 5000 UI en bolus pour un poids de 70 kg), puis de 18 UI/kg/h (30000 UI/24 h à la seringue autopousseuse).

Les posologies curatives des HBPM sont fonction du poids du sujet (100 U anti-Xa/kg × 2/j), par exemple 0,8 mL × 2 pour l'enoxaparine pour un poids de 80 kg. Ceci implique d'obtenir le poids du malade avec la plus grande précision.

D. Surveillance

L'effet thérapeutique de l'HNF se mesure par le temps de céphaline activée (TCA) qui doit être prolongé entre deux à trois fois par rapport à celui du témoin et/ou par l'activité anti-Xa (entre 0,5 et 0,8/mL).

Le premier TCA doit être fait vers la 5e heure après la situation du traitement.

Les doses d'héparine sont adaptées par rapport à ce TCA qui sera surveillé au moins une fois par jour (tableau 27.4).

Sauf exception, l'activité thérapeutique des HBPM n'a pas besoin d'être mesurée si elle est prescrite de façon correcte en fonction du poids et en l'absence d'insuffisance rénale. Dans les cas où cela peut être nécessaire (âge avancé, insuffisance rénale modérée, petit poids ou obésité), il faut la mesurer 3 à 4 heures après l'injection (si 2 injections/j), 4 à 6 heures après l'injection (si 1 injection/jour), après la deuxième ou troisième injection.

Tableau 27.4. Ajustement des doses d'héparine i.v.

TCA (seconde)	Chgt (dose/24 h)	Action supplémentaire
< 45	+ 6000 U	Bolus 5000 U
46–54	+ 3000 U	/
55–85	0	/
86–110	– 3000 U	Stop SAP 1 h
> 110	– 6000 U	Stop SAP 1 h

E. Indications

Les héparines sont des anticoagulants d'action rapide, utilisées dans toutes situations où une anticoagulation urgente est nécessaire :

- traitements des thromboses veineuses profondes et de l'embolie pulmonaire ;
- troubles du rythme nécessitant un traitement anticoagulant, le plus souvent en attente de l'efficacité des anticoagulants oraux ;
- syndrome coronarien aigu.

Les HBPM sont largement utilisées en prévention de la thrombose veineuse en contexte chirurgical ou médical à risque thromboembolique.

F. Effets indésirables de l'héparinothérapie

Le principal effet indésirable lié à l'effet recherché reste **les complications hémorragiques**.

Les **thrombopénies induites par l'héparine** (TIH) (voir p. 415) sont une complication classique mais rare de l'héparinothérapie, il s'agit d'un phénomène immuno-allergique.

Une ostéoporose, une alopécie, une élévation des transaminases, un priapisme, une insuffisance surrénalienne aiguë sont des complications rares des héparines.

G. Héparinoïdes et apparentés

Danaparoïde : Orgaran®

L'Orgaran® est essentiellement utilisé chez les patients présentant ou ayant présenté une TIH et qui ont une nécessité de traitement anticoagulant.

Le principe est de substituer l'héparine, qui aura induit la TIH, par un autre anticoagulant s.c. ou i.v. non allergisant afin de couvrir la période à risque de complications thrombotiques et/ou en attendant l'efficacité des AVK qui auraient été introduits (voir p. 415).

Les posologies de l'Orgaran® sont complexes et ne nécessitent pas d'être connues dans le cadre de l'ECN.

Bivalirudine : Angiox®

La bivalirudine est un anticoagulant i.v. essentiellement utilisé lors des angioplasties coronaires. Bien que son efficacité soit démontrée, ce médicament est peu utilisé en France.

III. Antivitamines K

A. Médicaments

Les antivitamines K (AVK) sont des anticoagulants administrables par voie orale et utilisables pour des traitements de longue durée.

Le plus utilisé dans le monde est la warfarine (Coumadine®) qui devrait rester l'AVK de référence.

La fluindione (Previscan®) est très utilisée en France.

L'acénocoumarol (Sintrom®) a l'inconvénient de devoir s'administrer en théorie en deux fois par jour.

B. Mode d'action

Les antivitamines K bloquent au niveau hépatique la synthèse des facteurs II-VII-IX et X de la coagulation. Ils inhibent aussi la synthèse de la protéine C et de la protéine S qui sont deux anticoagulants physiologiques circulants.

Les AVK ont un délai d'action long inhérent à la demi-vie longue de certains cofacteurs vitamine K dépendants comme le facteur IX (90 heures). Leur pleine efficacité nécessite donc trois à cinq jours de prise.

La Coumadine® et la fluindione sont des AVK de demi-vie longue, l'acénocoumarol est un AVK de demi-vie courte (tableau 27.5).

Tableau 27.5. Principaux médicaments AVK.

AVK Pharmacologie	Demi-vie	Durée effet	Comprimé
Coumadine®	35–45 h	96–120 h	2 et 5 mg
Fluindione	30 h	48 h	20 mg
Sintrom® Mini-sintrom®	8–9 h	36–48 h	4 mg 1 mg

C. Relais héparine-AVK

Les AVK ne pouvant être efficaces rapidement, ils doivent être dans la majorité des cas précédés par un traitement par héparine (HNF, HBPM ou fondaparinux).

Dans ce schéma, sauf exception, l'introduction de l'AVK doit se faire précocement dès J1, sachant que l'AVK ne sera pas efficace avant 4 à 6 jours (fig. 27.2).

Cette introduction précoce de l'AVK permet de :

- raccourcir la durée du traitement par héparine et donc l'hospitalisation ;
- diminuer l'incidence des TIH.

Les deux conditions d'arrêt de l'héparine sont :

- au moins 4 à 5 jours de chevauchement ;
- 2 INR efficaces à 24 heures d'intervalle.

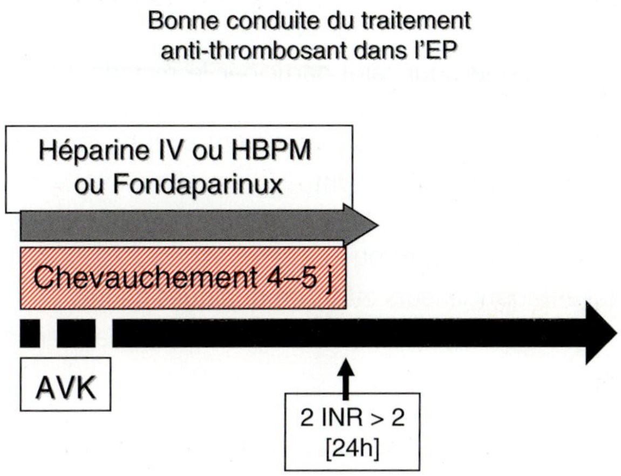

Fig. 27.2. Bonne conduite du traitement antithrombosant dans l'EP.

D. Surveillance au long cours

La surveillance de l'effet thérapeutique des antivitamines K se fait par la mesure de l'INR (*international normalized ratio*). La valeur normale sans traitement de l'INR est de 1, la valeur cible de l'INR pour un patient qui sera correctement anticoagulé par AVK se situera pour la plupart des indications entre 2 et 3. Il existe de rares indications où l'INR doit être plus élevé mais ceci est du domaine des spécialistes (prothèses valvulaires mécaniques par exemple).

La surveillance de l'INR doit être très rigoureuse lors de l'instauration du traitement afin d'éviter un sous-dosage mais surtout un surdosage. Elle sera espacée au fur et à mesure de l'équilibration du traitement mais doit se faire au minimum une fois par mois lors des traitements au long cours (fig. 27.3 et fig. 27.4).

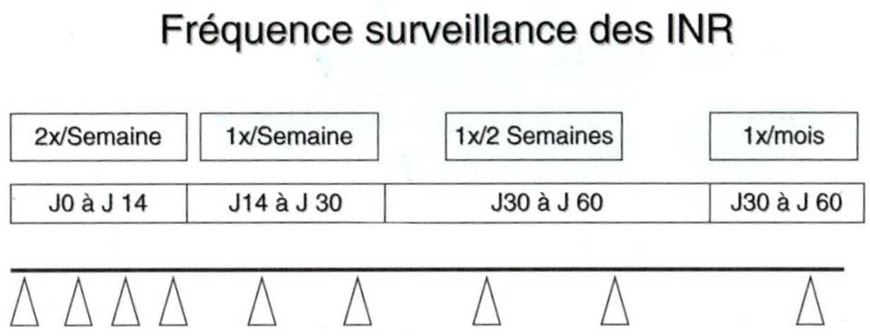

Fig. 27.3. Fréquence de surveillance des INR.

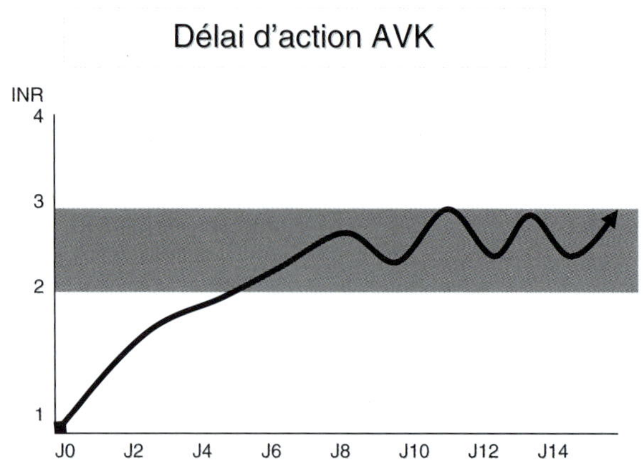

Fig. 27.4. Délai d'action des AVK.

Une éducation thérapeutique pour faire participer le malade à son traitement est indispensable (éviter les coprescriptions, connaître les seuils d'alerte des résultats d'INR, faire appel si saignement, prévenir tout médecin de ce traitement au long cours…).

Les AVK possèdent deux antidotes qui sont :

- le PPSB (initiale des 4 facteurs de la coagulation vitamine K dépendant déprimés par les AVK) qui agit très rapidement ; et/ou
- la vitamine K qui antagonise leurs effets en quelques heures.

Les AVK sont tératogènes et donc contre-indiqués lors de la première partie du premier trimestre de la grossesse.

E. Posologie

Il n'existe pas de dose prédéfinie certaine pour obtenir l'efficacité thérapeutique recherchée.

La dose de départ est une dose « d'approche » (les doses moyennes approximatives efficaces pour chaque AVK sont connues) : 5 à 7 mg de Coumadine® et 10 à 20 mg de fluindione.

La dose de croisière doit être adaptée en fonction des INR obtenus.

Les AVK sont très liés aux protéines plasmatiques, tout traitement qui vient s'y fixer à leur place pourra interférer.

Le métabolisme des AVK peut être accéléré ou ralenti par des coprescriptions.

Certains traitements dont on connaît la grande interférence avec les AVK sont strictement contre-indiqués, le miconazole (Daktarin®), la phénylbutazone (Butazolidine®).

F. Indications

- Fibrillation atriale.
- Traitement et prévention des TVP et de l'EP.
- Patients porteurs de valve cardiaque mécanique.
- Certaines complications de l'infarctus du myocarde (anévrisme du ventricule gauche, thrombus) ou de l'insuffisance cardiaque.

G. Situations à risque hémorragique et AVK

Les patients traités par AVK peuvent avoir besoin de bénéficier d'un geste à risque hémorragique.

Tableau 27.6. Recommandations HAS : conduite à tenir pour des actes programmés à risque hémorragique chez des patients sous AVK.

Actes programmés nécessitant l'interruption des AVK (objectif : INR au moment de l'intervention < 1,5 ou < 1,2 si neurochirurgie)	
FA sans antécédent embolique MTEV à risque modéré	Valves mécaniques (tout type) FA avec antécédent embolique MTEV à haut risque [a]
Arrêt des AVK sans relais préopératoire par héparine Reprise des AVK dans les 24–48 h ou, si elle n'est pas possible, héparine à dose curative si le risque hémorragique est contrôlé [b]	Arrêt des AVK et relais préopératoire par héparine à dose curative Reprise des AVK dans les 24–48 h ou, si elle n'est pas possible, héparine à dose curative si le risque hémorragique est contrôlé [b]

MTEV : maladie thromboembolique veineuse ; TVP : thrombose veineuse profonde ; EP : embolie pulmonaire ; FA : fibrillation atriale.
[a] TVP proximale et/ou EP < 3 mois, MTEV récidivante idiopathique (n ≥ 2, au moins un accident sans facteur déclenchant). La mise en place d'un filtre cave en préopératoire est discutée au cas par cas.
[b] L'héparinothérapie à dose curative ne doit pas être reprise avant la 6e heure postopératoire. Si le traitement par héparine à dose curative n'est pas repris à la 6e heure, dans les situations où elle est indiquée, la prévention postopératoire précoce de la MTEV doit être réalisée selon les modalités habituelles.

Dans ces conditions, les règles sont :

- la plupart des gestes (à risque hémorragique modéré) peuvent se faire sans interruption de l'AVK (petite chirurgie/soins dentaires/certaines ponctions biopsies…) en vérifiant préalablement que l'INR soit dans la limite basse de la fourchette ;
- lorsque le risque hémorragique est plus important, on peut :
  – arrêter l'AVK pendant 3 à 4 jours afin de tendre à normaliser l'INR le jour de la procédure et reprendre le traitement le soir même. Ceci est indiqué pour une TVP ou une EP au-delà du troisième mois du traitement ou pour une FA à faible risque embolique,
  – faire un relais par héparine en arrêtant l'AVK 4 à 5 jours avant et en le reprenant après l'acte (sous couverture par héparine le temps que l'INR soit efficace). Ceci est indiqué pour une TVP ou une EP récente (<3 mois), pour une FA à risque embolique élevé ou chez les porteurs de valves mécaniques ;
- les relais par héparines, s'ils peuvent paraître rassurants, sont en fait source de complications tant hémorragiques que thrombotiques et ne doivent pas être systématiques (tableau 27.6).

IV. Nouveaux anticoagulants oraux (NACO)

A. Mode d'action

Les nouveaux anticoagulants oraux sont des antithrombotiques qui inhibent le facteur II ou le facteur X (anti-IIa ou anti-Xa).

Leur développement a été favorisé par la difficulté à la gestion des AVK.

B. Médicaments

Actuellement trois de ces nouveaux anticoagulants oraux ont une autorisation de mise sur le marché : le dabigatran (Pradaxa®), le rivaroxaban (Xarelto®), l'apixaban (Eliquis®). D'autres sont en cours de développement.

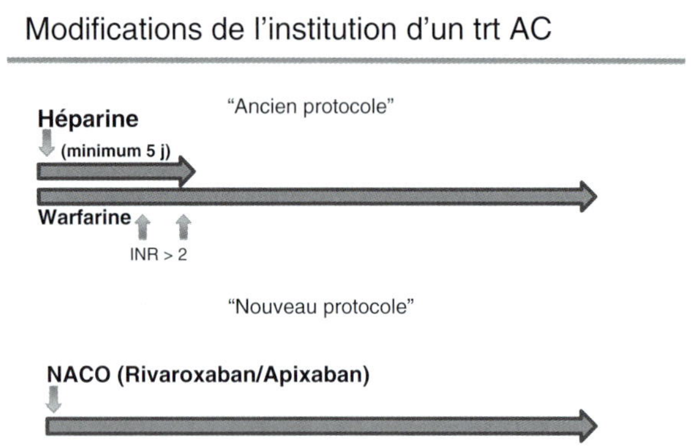

Fig. 27.5. Modifications de l'institution d'un traitement AC.

Ces nouveaux anticoagulants oraux sont de prescription facile, ils diffèrent cependant dans leurs propriétés pharmacologiques.

Le dabigatran est éliminé essentiellement par le rein, ce qui le contre-indique chez tous les patients avec une fonction rénale altérée.

Le rivaroxaban a une élimination rénale de l'ordre de 33 %.

L'apixaban a une élimination rénale de 22 %.

L'évaluation de la fonction rénale reste un impératif à l'institution du traitement puis régulièrement dans le suivi.

Compte tenu de leur demi-vie différente, le nombre de prise par jour diffère (deux fois par jour pour le dabigatran et l'apixaban, une fois par jour pour le rivaroxaban).

Des interférences médicamenteuses existent avec tous les NACO et doivent être connues, d'autant plus qu'il n'y a pas, contrairement aux AVK, de moyen biologique simple de quantifier une augmentation ou une diminution de leur effet.

L'efficacité de ces NACO est rapide (environ 2 heures après la première ingestion).

Un patient vu en consultation pour une indication établie (TVP ou EP ou FA) peut recevoir le NACO et sera tout de suite efficacement anticoagulé (fig. 27.5).

Ce bouleversement de l'institution d'un traitement anticoagulant ne doit pas pour autant faire galvauder leurs indications.

C. Surveillance (tableau 27.7)

Il n'existe pas actuellement de test biologique qui puisse de façon fiable vérifier l'efficacité thérapeutique de ces anticoagulants oraux.

En revanche, la plupart des tests de coagulation (TCA/TP/INR…) sont perturbés par la prise de NACO. Ceci est important à savoir pour éviter de fausses interprétations.

Il n'existe pas actuellement d'antidote spécifique.

Tableau 27.7. Avantages et inconvénients des NACO.

Avantages des NACO versus AVK	Inconvénients des NACO versus AVK
Action rapide *per os*	Accumulation possible si insuffisance rénale
Pas de surveillance biologique de l'effet	Pas d'antidote (à ce jour)
Moins d'hémorragie intracrânienne	Vérification difficile de la compliance
Simplicité de mise en route du traitement	

D. Indications et posologies (tableaux 27.8 et 27.9)

Les indications actuelles sont différentes en fonction de chaque molécule et évolutives.

Les posologies sont très variables en fonction de chaque indication.

Tableau 27.8. Propriétés, posologies et indication des NACO.

	Dabigatran Pradaxa®	Rivaroxaban Xarelto®	Apixaban Eliquis®
Mode d'action	Anti-IIa	Anti-Xa	Anti-Xa
Élimination rénale	80 %	33 %	22 %
Posologie en prévention TVP-EP en orthopédie	110 mg × 2/j ou 75 mg × 2/j	10 mg × 1/j	2,5 mg × 2/j
Posologie pour la FA non valvulaire	110 ou 150 mg × 2/j	15 ou 20 mg/j × 1/j	5 mg × 2/j
Posologie pour la TVP-EP	En cours d'AMM	15 mg × 2 pendant 21 jours puis 20 mg × 1/j	En cours d'AMM
Posologie en post-SCA	Pas d'AMM	2,5 mg × 2/j	Pas d'AMM

Tableau 27.9. Récapitulatif sur les surveillances biologiques de l'efficacité des différents traitements antithrombotiques en curatif.

AAP	Pas de surveillance en routine
HNF	TCA et héparinémie à H5 puis 1/j
HBPM	Pas de surveillance (posologie par rapport au poids)
Fondaparinux	Pas de surveillance
AVK	INR
NACO	Pas de surveillance

V. Thrombolytiques

A. Médicaments et mode d'action

Les thrombolytiques sont des médicaments qui ont pour objectif de lyser les caillots déjà constitués. Ce sont des activateurs de la fibrinolyse physiologique et en particulier du plasminogène.

La streptokinase et l'urokinase sont les premiers thrombolytiques qui ont été commercialisés. L'urokinase comporte un risque allergique.

L'altéplase (Actilyse®), le reteplase (Rapilysin®), le ténectéplase (Métalyse®) sont des thrombolytiques de nouvelle génération. La demi-vie de la ténectéplase est relativement longue permettant une administration simplifiée en un seul bolus intraveineux.

B. Indications

Ces médicaments sont administrés par voie intraveineuse dans des conditions très précises :

- l'infarctus du myocarde datant de moins de 6 à 12 heures lorsqu'il n'y a pas de possibilité d'angioplastie (essentiellement en France par les SAMU en préhospitalier) ;
- l'accident vasculaire cérébral vu dans les 4 h 30 après exclusion d'une cause hémorragique ;
- l'embolie pulmonaire grave (voir chapitre embolie pulmonaire).

C. Surveillance

Leur efficacité s'accompagne d'un risque hémorragique important qui doit faire « peser » leur indication. Le risque d'hémorragie intracérébrale est de l'ordre de 0,7 à 1 %.

Lors d'un traitement par thrombolytique les tests classiques de la coagulation (TCA/TP) seront perturbés pendant toute la durée de l'effet du médicament.

La surveillance des saignements cliniques et infracliniques est de rigueur (point de ponction artériel/voie veineuse/sonde urinaire…).

Un groupage sanguin systématique afin d'éviter une perte de temps en cas de saignement grave est justifié.

D. Contre-indications

Les contre-indications sont particulièrement importantes à respecter. Elles consistent logiquement en toutes circonstances qui pourraient accentuer le risque de saignement : certaines de ces situations peuvent être « contournées » lorsque le risque vital est en jeu (EP massive) :

- allergie connue au produit ;
- patients ayant un risque hémorragique accru : trouble de la coagulation congénital ou acquis, thrombopathie sévère, thrombopénie sévère… ;
- poussée ulcéreuse (< 6 mois) ;
- intervention de chirurgie générale (< 10 jours) ;
- intervention de chirurgie vasculaire (< 1 mois) ;
- traumatisme grave ou ponction récente de gros vaisseaux non compressibles ;
- réanimation cardiopulmonaire prolongée ;
- anévrisme ou malformation artérielle ou veineuse, malformation vasculaire cérébrale ;
- HTA non contrôlée (> 200 mmHg) ;
- AVC étendu (< 6 mois) ;
- traitement associé par AVK ;
- insuffisance hépatique sévère ;
- péricardite aiguë ;
- endocardite aiguë ou subaiguë ;
- grossesse.

VI. Accidents des anticoagulants

A. Accidents liés à l'administration d'héparines

1. Accident hémorragique lié à l'héparine

Fréquence

La fréquence des accidents hémorragiques au cours d'un traitement par héparine varie de 1 à 4 % lors d'un traitement curatif, et de 1 à 2 % lors d'un traitement préventif.

Les facteurs associés à la survenue d'un accident hémorragique sont l'âge, le sexe féminin, un faible poids corporel, l'intensité et la durée de l'anticoagulation.

Les comorbidités suivantes sont également susceptibles de favoriser la survenue d'un accident hémorragique :

- pathologie digestive ou cérébrale à risque hémorragique ;
- insuffisance hépatocellulaire ;

- traumatisme ou chirurgie récente ;
- thrombopénie ;
- troubles congénitaux de la coagulation à risque hémorragique ;
- *insuffisance rénale* surtout pour les HBPM.

L'administration associée d'un autre antithrombotique (AVK, antiagrégants plaquettaires) augmente le risque.

Tableau clinique

- Surdosage biologique asymptomatique : TCA > 3 fois le témoin ou héparinémie élevée pour les HNF, activité anti-Xa élevée pour les HBPM.
- Anémie typiquement microcytaire ferriprive sans hémorragie apparente.
- Hématome ou hémorragie extériorisée grave ou non grave.

Traitement préventif des accidents hémorragiques liés aux héparines

Le respect des règles de prescriptions des héparines est l'élément fondamental de la prévention des accidents hémorragiques liés aux héparines :

- adaptation correcte des doses en fonction du poids ;
- surveillance quotidienne du TCA en cas de traitement par HNF ;
- contre-indication des HBPM en cas d'insuffisance rénale sévère ;
- prescription prudente des HBPM chez les sujets âgés du fait de leur fonction rénale souvent altérée ;
- respect des contre-indications pouvant entraîner un risque hémorragique.

Conduite à tenir en cas d'accidents hémorragiques liés aux héparines

- Évaluation de la gravité : examen clinique, recherche de signes de choc hémorragique, dosage hémoglobine et hématocrite.
- En cas d'accident mineur : adaptation des posologies et surveillance clinique et biologique.
- En cas d'accident majeur :
  - mettre en balance le risque hémorragique et le risque entraîné par l'arrêt du traitement anticoagulant (chez les porteurs de valve mécanique, par exemple) ;
  - remplissage intraveineux par des macromolécules puis compensation des pertes sanguines par transfusion de concentrés de culots globulaires si nécessaire ;
  - évaluer l'intérêt de l'administration de l'antidote de l'héparine : *le sulfate de protamine*.

2. Thrombopénies induites par les héparines (TIH)

Définition et généralités

On distingue deux types de thrombopénies survenant chez des patients traités par HNF ou HBPM :

- la thrombopénie de type I (thrombopénie précoce), bénigne, d'origine non immune et d'apparition précoce sans complication thrombotique et régressant malgré la poursuite du traitement par l'héparine ;
- la thrombopénie de type II, potentiellement grave, d'origine immune et en règle générale d'apparition plus tardive vers J7–J10, qui est la thrombopénie immuno-allergique à l'héparine (ou TIH).

La TIH est induite par des anticorps qui reconnaissent dans la plupart des cas le facteur 4 plaquettaire (PF4) modifié par l'héparine. En découle une activation plaquettaire intense, ainsi qu'une activation de la coagulation pouvant aboutir paradoxalement à des thromboses veineuses et/ou artérielles.

Le risque de la TIH est donc thrombotique et non hémorragique (sauf CIVD associée).

La thrombopénie résulte de l'activation des plaquettes et de la phagocytose des plaquettes sensibilisées par les anticorps.

Épidémiologie

- La véritable incidence de la TIH est méconnue. De l'ordre de 1 à 3 % pour les plus pessimistes. Sa gravité mérite néanmoins qu'elle soit bien connue.
- La fréquence des TIH chez les patients traités par HNF est plus élevée en milieu chirurgical qu'en milieu médical.
- La fréquence est plus élevée en chirurgie cardiaque et orthopédique.
- Les TIH chez les patients traités par HBPM sont plus rares mais possibles (fréquence très inférieure à 1 %).
- Le délai de survenue de la TIH est typiquement de 5 à 8 jours, après le début de l'héparinothérapie. *Ce délai peut être plus court (dès le premier jour du traitement) chez des patients ayant été exposés à l'héparine* dans les trois mois précédents. Il peut aussi être plus long, notamment avec les HBPM (pouvant atteindre plus de trois semaines).

Tableau clinique

Selon la Haute Autorité de santé (HAS), le diagnostic de TIH doit être évoqué devant :

- *numération plaquettaire < 100 000/mm³* (ou 100 giga/L) et/ou une chute relative des plaquettes sur deux numérations successives (de 30 à 50 % selon les recommandations) sous traitement par héparine ;
- *apparition de thromboses veineuses ou artérielles sous traitement par héparine* ;
- *résistance à l'héparinothérapie* et/ou extension du processus thrombotique initial ;
- survenue d'une thrombose ou d'une thrombocytopénie peu après l'arrêt de l'héparine.

La thrombopénie est comprise entre 30 et 70 giga/L chez 80 % des patients.

Une coagulopathie de consommation (CIVD) est rapportée dans 10 à 20 % des cas.

Les thromboses veineuses profondes sont les plus fréquentes.

Les thromboses artérielles peuvent toucher l'aorte abdominale et ses branches. Lorsqu'une embolectomie est pratiquée, *l'aspect de thrombus blanc* (riche en plaquettes) est très caractéristique d'une TIH.

Les complications neurologiques surviennent chez 9,5 % des patients (accidents vasculaires cérébraux ischémiques, thromboses veineuses cérébrales…).

La peur de la TIH est à l'origine de la surveillance de la numération plaquettaire demandée en France depuis longtemps (numération plaquettaire avant traitement, puis 2 fois par semaine à partir du 5e jour). Cette surveillance n'ayant pas fait la preuve de son efficacité est actuellement remise en question au moins avec les HBPM (incidence de TIH beaucoup plus faible).

Conduite à tenir devant une suspicion de TIH

- Confirmer la thrombopénie par prélèvement sur tube citraté et/ou prélèvement capillaire et contrôle sur lame (éliminer une thrombo-agglutination).
- Éliminer une autre cause de thrombopénie (infectieuse, médicamenteuse, CEC).
- Test immuno-enzymatique (ELISA) à la recherche d'anticorps anti-PF4 (leur valeur prédictive négative est meilleure que leur valeur prédictive positive) ou tests fonctionnels d'activation plaquettaire avec des plaquettes de volontaires sains.

La décision d'arrêter l'héparine et de la remplacer par un autre antithrombotique d'action immédiate doit être prise dès qu'il y a suspicion de la TIH et ne peut attendre les résultats de la biologie.

Conduite à tenir :

- hospitalisation : rechercher une complication thrombotique infraclinique;
- arrêt de toute source d'héparine (attention aux flushs héparinés des cathéters artériels).

Si le patient ne présente pas d'indication de traitement anticoagulant à doses dites curatives :

- traitement par danaparoïde sodique systématique au moins à dose prophylactique et au minimum jusqu'à correction de la numération plaquettaire;
- envisager le relais par AVK (début à petite dose) en cas de prévention prolongée;
- les *hirudines,* lépirudine (Refludan®) et désirudine (Revasc®) sont un autre traitement de substitution mais moins souvent utilisées;
- numération plaquettaire au moins une fois par jour jusqu'à normalisation de la numération plaquettaire. *La cinétique de la numération des plaquettes (dont la normalisation doit intervenir en quelques jours) après arrêt de l'héparine est le meilleur argument pour confirmer la TIH*;
- déclaration obligatoire au centre régional de pharmacovigilance;
- délivrance d'une « carte de TIH » au patient qui notifie cet antécédent.

Si le patient présente une thrombose artérielle ou veineuse :

- traitement par danaparoïde sodique ou lépirudine à doses curatives;
- idem pour le reste.

Prévention

La *prévention primaire* des TIH repose sur trois principes :

- durée d'utilisation des héparines la plus courte possible avec relais précoce par AVK ou utilisation des NACO lorsque AMM;
- utilisation préférentielle des HBPM ou du fondaparinux dans les indications démontrées.

B. Accidents liés aux antivitamines K

1. Accidents hémorragiques liés aux antivitamines K

Fréquence

- 600 000 patients environ sont traités par AVK en France, soit 1 % de la population.
- Les AVK sont la *première cause iatrogène d'hospitalisation* avec 13 % des hospitalisations pour effets indésirables médicamenteux.

Il faut distinguer les surdosages constatés par la surveillance biologique (sans saignement) et les surdosages qui se démasquent par un saignement.

Conduite à tenir en cas de surdosage asymptomatique

- Le plus souvent, prise en charge ambulatoire.
- La prise en charge est fonction de l'INR mesuré et de l'INR cible (tableau 27.10).
- La cause du surdosage doit être recherchée et prise en compte dans l'adaptation éventuelle de la posologie.
- Un contrôle de l'INR doit être réalisé le lendemain.
- En cas de persistance d'un INR au-dessus de la fourchette thérapeutique, les recommandations précédentes restent valables et doivent être reconduites.
- La surveillance ultérieure de l'INR doit se calquer sur celle habituellement réalisée lors de la mise en route du traitement.

Tableau 27.10. Conduite à tenir en cas de surdosage en AVK chez un patient asymptomatique (recommandations HAS).

INR mesuré	INR cible	
	INR cible 2,5 (fenêtre entre 2 et 3)	**INR cible 3 (fenêtre 2,5–3,5 ou 3–4,5)**
INR < 4	Pas de saut de prise Pas d'apport de vitamine K Adaptation de la posologie	
4 < INR < 6	Saut d'une prise Pas d'apport de vitamine K Adaptation de la posologie lors de la reprise du traitement	Pas de saut de prise Pas d'apport de vitamine K Adaptation de la posologie
6 < INR < 10	Arrêt du traitement par AVK 1 à 2 mg de vitamine K *per os* Adaptation de la posologie lors de la reprise du traitement	Saut d'une prise Un avis spécialisé (ex : cardiologue si le patient est porteur d'une prothèse valvulaire mécanique) est recommandé pour discuter un traitement éventuel par 1 à 2 mg de vitamine K *per os* Adaptation de la posologie lors de la reprise du traitement
INR > 10	Arrêt du traitement par AVK 5 mg de vitamine K *per os* (1/2 ampoule buvable forme adulte) Adaptation de la posologie lors de la reprise du traitement	Un avis spécialisé sans délai ou une hospitalisation sont recommandés

Conduite à tenir en cas d'hémorragies spontanées ou traumatiques

- Définition d'une hémorragie grave
  - Hémorragie extériorisée non contrôlable par les moyens usuels.
  - Instabilité hémodynamique (collapsus).
  - Nécessité d'un geste hémostatique (ou chirurgical).
  - Nécessité de transfusion de culots globulaires.
  - Hémorragie de localisation menaçant le pronostic vital ou fonctionnel.

S'il n'existe aucun de ces critères, l'hémorragie est considérée comme non grave.

- Conduite à tenir en cas d'hémorragie non grave
  - Une prise en charge ambulatoire est le plus souvent réalisable en cas d'hémorragie rapidement contrôlable.
  - Mesure de l'INR réalisée en urgence.
  - En cas de surdosage, les mêmes mesures de correction de l'INR que celles décrites précédemment sont recommandées (*cf.* tableau 27.10).
  - La recherche de la cause du saignement doit être réalisée.
- Conduite à tenir en cas d'hémorragie grave
  - Prise en charge hospitalière. Arrêt des AVK.
  - Mesure de l'INR en urgence. Mais mise en route du traitement sans attendre le résultat.
  - Utilisation des antidotes :
    - la *vitamine K* qui nécessite quelques heures de délai d'action ;
    - les *concentrés de complexes prothrombiniques* (CCP, aussi appelés PPSB, Kaskadil® et Octaplex®), délai d'action très bref mais action courte donc nécessité de vitamine K concomitante.

- Assurer le traitement habituel d'une hémorragie massive (correction de l'hypovolémie, transfusion de culots globulaires…). La nécessité d'un geste hémostatique chirurgical ou endoscopique doit être rapidement évaluée.
- Surveillance biologique :
  - réalisation d'un INR 30 minutes après administration du CCP ;
  - si l'INR reste > 1,5, une administration complémentaire de CCP, adaptée à la valeur de l'INR est recommandée ;
  - mesure de l'INR 6 à 8 heures plus tard, puis 1/j pendant la période critique.
- Repeser l'indication ultérieure des AVK. Si nécessité de traitement anticoagulant impérative : relais par héparine en attendant.

Conduite à tenir chez le polytraumatisé

- Mesure de l'INR en urgence.
- La même conduite est recommandée que celle à tenir devant les hémorragies graves ou non graves selon la gravité et la nature du traumatisme.
- En cas de traumatisme crânien : hospitalisation au moins 24 heures et *réalisation d'un scanner cérébral en urgence*.

Intérêt de la prévention de ces accidents ++

- Éducation des patients ++.
- L'utilisation de l'automesure de l'INR (dispositif semblable à ceux utilisés pour la mesure de la glycémie capillaire dans le diabète mais non remboursé en France, sauf chez l'enfant) peut diminuer le risque hémorragique.

C. Accident lié aux NACO

Ce chapitre est en pleine évolution.

Les prescriptions des NACO sont en augmentation.

Devant un accident hémorragique sous NACO, la conduite à tenir actuelle est :

- hospitalisation ;
- mesures habituelles devant une hémorragie : conditionnement/traitement médical voir chirurgical si nécessaire du saignement…

En attendant des antidotes spécifiques : le FEIBA (mélange de PPSB et de facteur VIII) est actuellement le traitement antagoniste conseillé (les posologies ne sont pas à connaître).

Pour en savoir plus

Groupe d'étude hémostase et thrombose des Société française d'hématologie, Société française de cardiologie et Société de réanimation de langue française. *Thrombopénie induite par l'héparine.* Conférence d'experts 2002 : http://www.sfar.org/article/295/thrombopenie-induite-par-l-heparine-ce-2002.

HAS. Prise en charge des surdosages en antivitamines K, des situations à risque hémorragique et des accidents hémorragiques chez les patients traités par antivitamines K en ville et en milieu hospitalier. Recommandations HAS, avril 2008 www.has-sante.fr.

http://www.has-sante.fr/portail/jcms/c_687295/surdosage-en-avk-situations-a-risque-et-accidents-hemorragiques-synthese-des-recommandations

VIII

Entraînement

CHAPITRE

28

Cas cliniques

Énoncés et questions

Cas clinique 1

Un homme âgé de 69 ans décrit une asthénie intense et des oppressions thoraciques qui surviennent à l'effort depuis 6 mois. Ses facteurs de risque cardiovasculaires sont une hérédité coronaire (père avec infarctus à 53 ans et frère avec angor à 58 ans), un tabagisme sevré depuis 1 an, une dyslipidémie traitée depuis peu par pravastatine. Son médecin lui a parlé de bronchite chronique.

L'examen cardiovasculaire est sans particularité si ce n'est une PA = 160/90 mmHg aux deux bras (chiffres usuels).

L'ECG de repos est normal.

Une épreuve d'effort sur bicyclette est pratiquée. Elle est interrompue à 90 watts, à la fréquence de 115 bpm car le patient ressent une douleur thoracique, alors que le tracé met en évidence un sous-décalage de ST de 2 mm horizontal en dérivation V5.

Question 1

Quel diagnostic pouvez-vous porter à partir des données recueillies ? Quels arguments peuvent vous conduire à poser l'indication d'une coronarographie ?

Question 2

La coronarographie met en évidence une sténose de l'artère circonflexe et une sténose de la coronaire droite. La fraction d'éjection du ventricule gauche (FE) est de 65 %. Une double ICP (angioplasties et pose de 2 endoprothèses coronaires « actives ») est réalisée. La revascularisation est complète.

Quel est le traitement médicamenteux qu'il faut proposer à ce patient ?

Question 3

Le patient reste asymptomatique durant 3 ans. Peu après le décès d'un proche parent, il ressent à nouveau les mêmes douleurs qui surviennent toujours exclusivement à l'effort et sont calmées par la trinitrine. Il consulte au bout de 2 mois. Le traitement médicamenteux n'a pas été modifié et comprend notamment 100 mg/j d'aténolol. L'examen est sans particularité, la PA est de 140/85 mmHg. Le bilan biologique est le suivant : hématies 4,5 T/L, leucocytes 5 G/L, hémoglobine 12 g/dL, plaquettes 211 G/L, créatininémie 150 µm/L, Na 136 mmol/L, K 4,2 mmol/L, protidémie 60 g/L, cholestérol total 1,75 g/L, triglycérides 1,0 g/L, HDL cholestérol 0,45 g/L, transaminases (TGO, TGP) 20 UI/L, gamma-GT 15 UI/L.

Une nouvelle coronarographie est d'emblée réalisée. Elle met en évidence une sténose du tronc coronaire gauche, une sténose de l'artère marginale, une sténose de l'artère coronaire droite. La FE est normale.

Quels sont les éléments qui conduisent à poser l'indication d'un pontage coronaire ?

Question 4

Quel bilan préopératoire proposez-vous ?

Question 5

Cet homme est opéré d'une implantation de l'artère mammaire interne au niveau de l'interventriculaire antérieure. Les autres artères ne sont pas accessibles. Les suites opératoires sont simples ainsi que la convalescence qui fait suite. Une épreuve d'effort, 1 mois plus tard, est menée jusqu'à 120 watts interrompue pour fatigue musculaire à une fréquence cardiaque maximale de 120 bpm. Elle révèle un sous-décalage du segment ST de 1 mm horizontal en V5, au maximum de l'effort.

Comment expliquez-vous le résultat de la dernière épreuve d'effort, quel traitement proposez-vous au long cours ? Justifiez.

Cas clinique 2

Un patient âgé de 67 ans est réveillé à 3 heures du matin par une douleur thoracique brutale qui irradie dans le bras et la mandibule et qui cède en 20 minutes. Il se rendort mais il est réveillé vers 7 heures par la même douleur, moins intense et qui cède en 5 minutes. Il décide de se rendre aux urgences de l'hôpital le plus proche accompagné de son voisin.

À son admission, il est asymptomatique, l'examen cardiovasculaire est normal, la PA est de 140/85 mmHg aux deux bras, il n'y a pas de signe de phlébite aux membres inférieurs, les pouls périphériques sont tous retrouvés symétriques.

L'interrogatoire ne révèle ni antécédent particulier, ni dyspnée au moment de la douleur. Le patient n'a plus réalisé de bilan biologique depuis 5 ans.

L'ECG ne montre pas d'anomalie de la repolarisation.

Vous faites pratiquer une échocardiographie en urgence qui ne note rien de particulier.

Question 1

Gardez-vous le patient hospitalisé ? Pourquoi ? Y a-t-il des paramètres à surveiller ?

Question 2

Quel traitement minimum proposez-vous en première intention ? Pourquoi ?

Question 3

Peu après son admission, le patient présente une douleur précordiale identique à celle qui l'a conduit à consulter. Un ECG est enregistré durant la crise (fig. 1). La PA est de 160/85 mmHg. L'examen rapide est identique.

Interprétez l'ECG, quel traitement proposez-vous ?

Question 4

La douleur cède au bout de quelques minutes et le tracé ECG redevient identique à celui enregistré à l'admission. Les résultats du bilan biologique vous sont communiqués. La seule anomalie significative est une élévation de la troponinémie ultrasensible à 1,2 ng/mL pour une normale <0,04 ng/mL.

Qu'en concluez-vous ? Quelle stratégie proposez-vous ?

Question 5

Pensez-vous que la fonction ventriculaire gauche de ce patient va s'altérer de façon significative (fraction d'éjection <50 %) ?

Question 6

La douleur récidive 2 heures plus tard sur un mode plus intense associée à une dyspnée. L'ECG percritique met en évidence les mêmes modifications. La douleur cède en 20 minutes mais l'ECG ne se normalise pas totalement. L'auscultation identifie des râles crépitants des bases.

Quel traitement proposez-vous ?

Question 7

Quel traitement antithrombotique prescrirez-vous en sortie d'hôpital ?

Cas clinique 3

Un homme âgé de 58 ans ressent brutalement une douleur thoracique constrictive vers 23 heures alors qu'il vient de se coucher. La douleur est de plus en plus intense et le conduit à contacter par téléphone, au bout de 45 minutes, le 15. Il décrit cette douleur comme précordiale, en barre, irradiant dans les épaules et les mâchoires. Le médecin régulateur du 15 lui conseille de laisser sa porte ouverte, de s'allonger et envoie une équipe du service mobile d'urgence et réanimation.

Le médecin urgentiste arrive au domicile du patient 15 minutes plus tard. Ce dernier est assis sur son lit, très dyspnéique et pâle. La douleur est manifestement très intense. Durant l'installation des électrodes, l'interro-

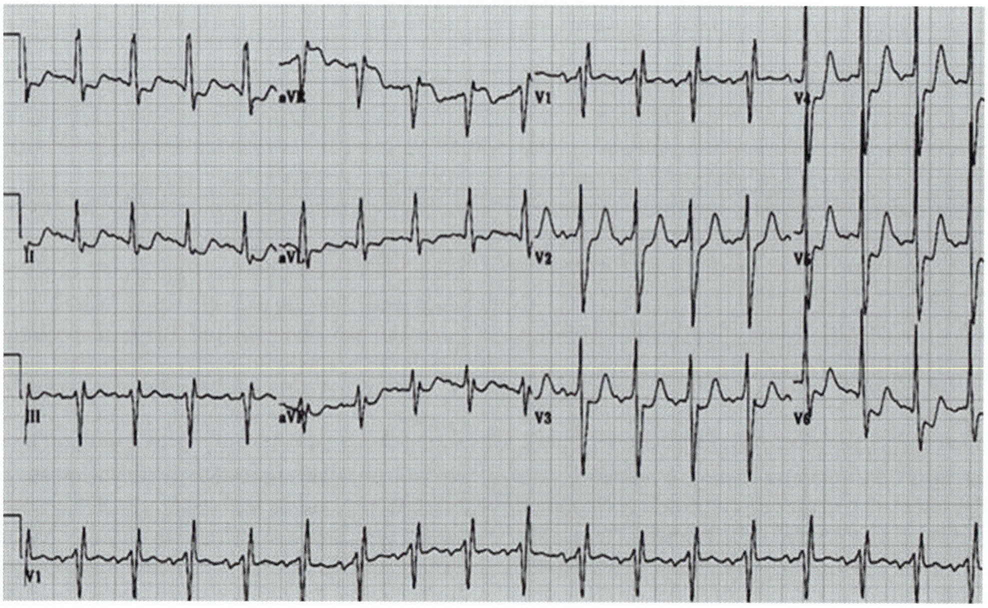

Fig. 1.

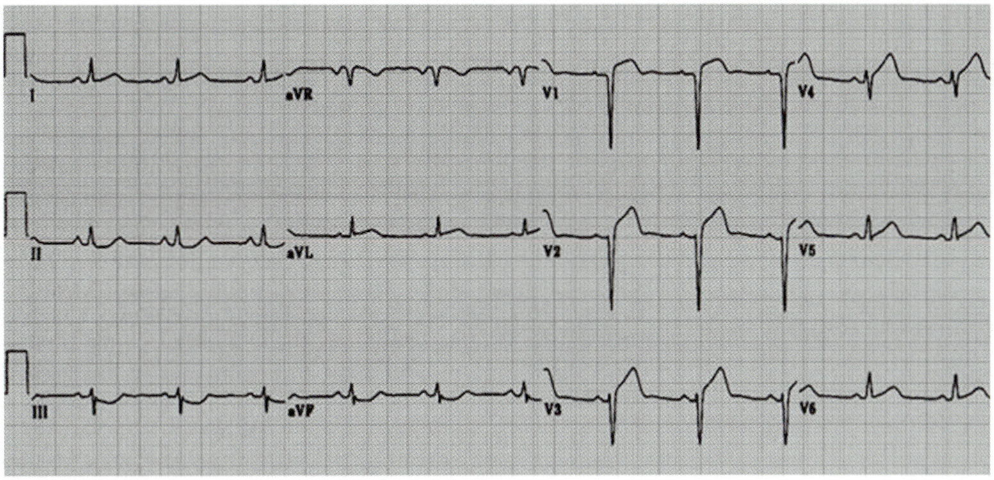

Fig. 2.

gatoire note que le patient n'a pas d'antécédents particuliers, l'examen met en évidence des râles crépitants remontant à mi-champs pulmonaires, une tachycardie entrecoupée de quelques irrégularités, la PA est égale aux deux bras, mesurée à 160/85 mmHg.

L'ECG est le suivant (fig. 2) :

Question 1

Quel est votre diagnostic ?

Question 2

Quelle est votre explication physiopathologique des symptômes ?

Question 3

Quel traitement symptomatique proposeriez-vous ?

Question 4

Quel traitement antithrombotique et étiologique pensez-vous que le médecin du SMUR doit proposer, en sachant que le patient est à plus de 2 heures du centre hospitalier le plus proche. Quels éléments faut-il prendre en compte pour fonder cette décision ?

Question 5

Trois heures après le début des symptômes, le patient est hospitalisé en unité de soins intensifs coronaires. Il est asymptomatique et respire sans difficultés. La PA est de 120/80 mmHg aux deux bras et la fréquence cardiaque de 70 bpm. L'ECG est normal.

Quelles sont les modalités de la surveillance en USIC et quels traitements doit-on envisager ?

Question 6

L'évolution hospitalière est simple et le patient peut quitter l'hôpital à J7. L'examen de fin d'hospitalisation est normal. La PA est de 130/85 mmHg.

Quelles sont les propositions thérapeutiques que vous faites ?

Cas clinique 4

Un homme de 53 ans effectue un effort pour soulever une lourde malle. Instantanément une douleur transfixiante épigastrique à irradiation dorsale apparaît et le patient présente une lipothymie. À la demande de son employeur, le patient est évacué par les pompiers aux urgences en moins d'une heure ; il allègue des paresthésies du membre inférieur gauche, la douleur thoracique a diminué mais un fond douloureux persiste. On note des antécédents familiaux coronariens du côté paternel, une appendicectomie à l'âge de 21 ans ; il est traité pour hypertension artérielle depuis 5 ans par un ARA II (Cozaar®). Il se plaint de « bourdonnement d'oreilles » depuis 3 mois.

Habitudes de vie : c'est un patient actif, dont la profession est agent de manutention (la douleur est survenue pendant son travail), tabagique (25 paquets-années) et éthylique (1 litre de vin par jour + 5 ou 6 bières).

Examen clinique : taille 176 cm, poids 85 kg, le patient est apyrétique. L'examen cardiopulmonaire est strictement normal. L'abdomen est souple mais sensible, le transit des gaz est maintenu. Les bruits hydroaériques sont audibles. Le membre inférieur gauche est plus froid que le droit mais l'examen sensitivomoteur du membre est normal. Le pouls fémoral gauche est plus faible que le droit. La pression artérielle est à 175/100 mmHg.

Examens paracliniques : saturation transcutanée en oxygène à 96 %, troponine 0, CPK 45 UI/L (30–220), TGO 42 UI/L (10-50), TGP 39 UI/L (10–50), lipasémie 8 UI/L (7–60), amylasémie 63 UI/L (< 90). Ionogramme : urée 0,2 g/L, créatinine 8 mg/L, Na 138 meq/L, K 3,8 meq/L, Cl 102 meq/L, glycémie 1,1 g/L. NFS : leucocytes 7,1 giga/L, hématies 3,9 tera/L, hémoglobine 13,2 g/dL, plaquettes 190 giga/L. TCA 33 s pour 30, INR 1,1 (TP = 92 %), cholestérol 3,2 g/L, triglycérides 4 g/L.

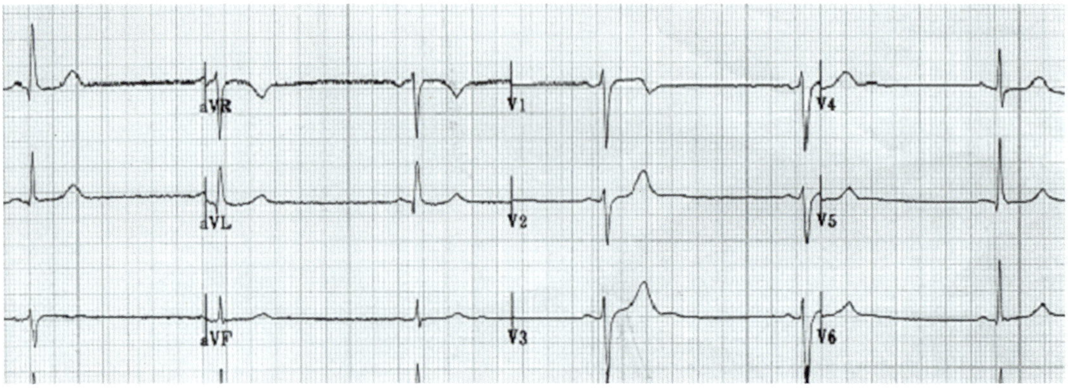

Fig. 3.

Un cliché d'abdomen sans préparation (ASP) est effectué de résultat normal, ainsi qu'un ECG et une radio de thorax de face (fig. 3).

Question 1

Commentez l'hypothèse suivante : la douleur est typique d'une déchirure musculaire et le patient peut retourner à son domicile.

Question 2

Au vu de la clinique, de l'ECG et de la biologie, retenez-vous le diagnostic de syndrome coronaire? Prescrivez-vous une thrombolyse? Argumentez.

Question 3

Quel est votre diagnostic pour les anomalies constatées au niveau du membre inférieur gauche? Quel en est le mécanisme?

Question 4

Quel(s) examen(s) d'imagerie prescrivez-vous et pourquoi?

Cas clinique 5

Un homme, âgé de 45 ans, est hospitalisé le 10 septembre 2009 pour bilan d'une fièvre évoluant depuis le mois de juin. Ce patient, aiguiseur/affûteur, vit à la campagne, possède un chat et un chien. Il n'a pas effectué de voyage récent, ni en France ni à l'étranger.

Il a comme principaux antécédents médicaux une cardiomyopathie hypertrophique obstructive à caractère familial, découverte en 1992. Il est porteur d'un stimulateur cardiaque endocavitaire depuis 2004.

L'interrogatoire permet de retrouver la notion de détartrage dentaire début juin 2009.

L'histoire débute courant juin 2009 par l'instauration progressive d'une asthénie, d'une anorexie et d'un amaigrissement. Secondairement, il apparaît une fièvre à 39 °C à prédominance vespérale accompagnée de frissons, de sueurs et de myalgies.

L'examen clinique à l'admission note un amaigrissement de 17 kg. La température oscille entre 38,5 et 39 °C. Il existe un souffle systolique d'insuffisance mitrale évalué à 3/6, déjà connu et non modifié. Il n'y a pas de signe d'insuffisance cardiaque droite ou gauche. L'examen pulmonaire est sans particularité. L'examen cutané retrouve des cicatrices propres de plaies cutanées sur les mains et les avant-bras (blessures professionnelles). L'examen dentaire ne retrouve pas de foyer infectieux apparent : de nombreuses dents sont porteuses de pansements dentaires. Il n'y a pas de caries visibles.

Le bilan biologique effectué à l'admission montre :

- protéine C-réactive (CRP) 110 mg/L;
- fibrinogène 6,5 g/L;
- hémoglobine 9,8 g/dL;
- fonction rénale normale.

Question 1

Quelles hypothèses diagnostiques formulez-vous?

Question 2

Quels éléments supplémentaires allez-vous rechercher à l'examen clinique?

Question 3

Trois jours après l'admission, les hémocultures prélevées durant les premières 48 heures sont stériles et l'échocardiographie transœsophagienne ne montre pas d'image évocatrice de végétation ni sur les valves cardiaques ni sur les sondes du pacemaker. La fraction d'éjection du ventricule gauche est estimée à 55 %. Malgré cela, le diagnostic d'endocardite infectieuse à hémocultures négatives ou à germes difficilement cultivables est considéré comme le plus vraisemblable, et il est décidé d'entreprendre une antibiothérapie adaptée à cette situation.

Quelles mesures prenez-vous pour optimiser les chances de faire le diagnostic microbiologique chez ce patient?

Quelle antibiothérapie proposez-vous ? Justifiez votre choix en précisant le nom du (des) antibiotique(s) choisi(s) (sans la posologie ni les modalités d'administration).

Question 4

Quarante-huit heures plus tard, le laboratoire de microbiologie vous apprend que les trois premières hémocultures, prélevées 5 jours plus tôt, sont positives avec un coccobacille à Gram négatif.

Quels micro-organismes peuvent correspondre à cette description dans le contexte clinique de ce patient ? Classez-les par ordre de probabilité décroissant.

Question 5

L'évolution sous bithérapie est marquée par la persistance de pics fébriles à 38 °C et du syndrome inflammatoire (CRP à 100 mg/L). L'identification du micro-organisme isolé des hémocultures est *Actinobacillus actinomycetemcomitans*. Les difficultés de pousse de cette bactérie ne permettront pas de réaliser un antibiogramme. Une deuxième échocardiographie transœsophagienne réalisée au vingtième jour d'hospitalisation découvre une végétation de 13 mm de diamètre sur la face atriale de la grande valve mitrale. Les sondes de pacemaker sont toujours libres de végétations. Les hémocultures sous antibiothérapie sont stériles.

Confirmez-vous le diagnostic d'endocardite infectieuse ? Justifiez.

Question 6

L'examen stomatologique et l'orthopantomogramme ou panoramique dentaire permettent de retrouver quatre dents suspectes de foyer infectieux (trois dents dévitalisées avec traitement canalaire, une dent avec un granulome apical).

Précisez la conduite à tenir vis-à-vis de ces quatre dents.

Question 7

L'évolution clinique sera favorable sous traitement médical seul, permettant l'arrêt de l'antibiothérapie après 45 jours de traitement.

Sur quels éléments fondez-vous l'évaluation de l'efficacité de l'antibiothérapie d'une endocardite infectieuse ? Quel est le critère formel de guérison d'une endocardite infectieuse ?

Question 8

Quelles mesures de prévention allez-vous recommander à ce patient à sa sortie de l'hôpital ?

Cas clinique 6

Un jeune homme de 26 ans, sans antécédent pathologique notable, consulte pour une dyspnée d'effort rapidement croissante apparue depuis quelques semaines, particulièrement au cours des efforts violents. Il est très grand (1,92 m). Il vous apprend qu'il joue au basket dans une équipe professionnelle. Il a plusieurs frères et sœurs, tous très grands. Le père, également très grand, a été victime d'une mort subite à l'âge de 45 ans, précédée de douleurs thoraciques violentes.

L'examen clinique objective un sujet en bon état général. À l'inspection, les carotides sont hyperpulsatiles. L'auscultation cardiaque révèle un souffle holodiastolique 4/6, prédominant le long du bord gauche du sternum, accompagné d'un souffle systolique peu intense 2/6. La tension artérielle est à 150/40 mmHg. Il n'y a pas de signe d'insuffisance ventriculaire gauche ou droite.

L'ECG montre une hypertrophie ventriculaire gauche avec surcharge diastolique du ventricule gauche.

Question 1

Quelle est la valvulopathie dont est atteint ce patient ? Pourquoi ?

Question 2

Interprétez la radiographie de thorax (fig. 4).

Question 3

Quelle est la sévérité de cette valvulopathie sur les données de l'examen clinique et de l'ECG ? Donnez vos arguments.

Question 4

Quels sont les principaux renseignements attendus à l'échographie-doppler cardiaque ? Justifiez votre réponse.

Question 5

L'écho-doppler révèle une dilatation de l'aorte ascendante, mesurée à 60 mm, 2 cm au-dessus du plan des valves sigmoïdes aortiques. Quelle étiologie particulière doit-on suspecter ?

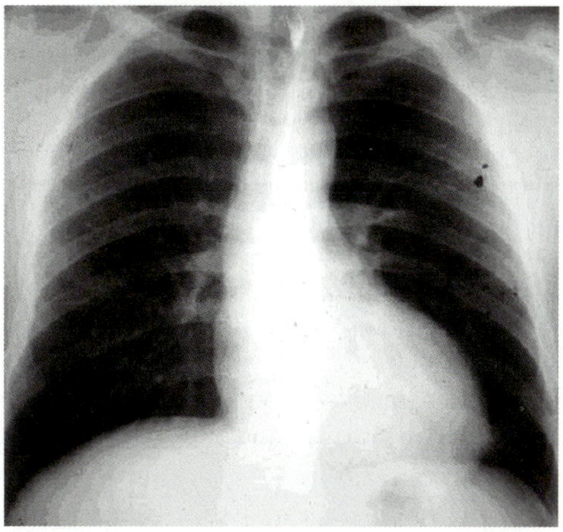

Fig. 4.

Question 6
Quels examens d'imagerie ferez-vous pour confirmer cette étiologie ? Quels seront ceux que vous ne ferez pas ?

Question 7
Quelle stratégie thérapeutique proposez-vous à ce patient ?

Question 8
Quelle est la cause la plus probable du décès subit du père ?

Question 9
Compte tenu de ce qui précède, quelle attitude doit-on recommander à l'égard du reste de la famille ?

Cas clinique 7

Vous voyez pour la première fois en consultation Lucie, âgée de 5 ans, chez laquelle un souffle précordial a été signalé récemment par le médecin de garde, appelé à son chevet en raison d'une angine fébrile, avec hyperthermie à 39,5 °C. Ce souffle n'avait pas été constaté auparavant, et il n'en est pas fait mention dans le carnet de santé.

Dans ses antécédents, on note :

- une naissance à 38 semaines d'aménorrhée, à un poids de 2910 g pour 49 cm, sans problème particulier ;
- un eczéma allergique, sur terrain atopique familial ;
- une adénoïdectomie à l'âge de 3 ans ;
- pas de contexte de maladie familiale.

Lucie est une enfant en bon état général, très dynamique, qui fréquente l'école maternelle depuis 2 ans et participe normalement aux activités physiques et sportives de sa classe.

Aucun symptôme fonctionnel n'a été remarqué par les parents et, en particulier, pas de limitation à l'effort.

À l'examen, le développement staturopondéral est normal et l'enfant est bien rose. L'auscultation, en dehors de tout contexte infectieux, révèle un souffle protosystolique 1,5/6, un peu vibratoire, audible à l'endapex et irradiant peu. Il est mieux entendu en position couchée, mais ne disparaît pas totalement en position debout. Les bruits du cœur sont normaux par ailleurs.

Le reste de l'examen clinique n'offre aucune particularité. Les pouls fémoraux sont bien perçus. La TA est à 90/50 au bras droit. Il n'existe aucun signe d'insuffisance cardiaque.

L'électrocardiogramme est normal pour l'âge.

Le cliché de thorax est également normal.

Question 1
Quel(s) diagnostic(s) évoquez-vous ? Donnez vos arguments.

Question 2
Cette situation est-elle fréquente ? Commentez.

Question 3
Quel(s) examen(s) complémentaire(s) demanderez-vous ? Justifiez votre réponse.

Question 4
Quelle stratégie proposerez-vous ultérieurement si votre hypothèse principale se confirme ?

Question 5
La famille vous interroge sur l'avenir de l'enfant : pourra-t-elle faire du sport de loisirs et/ou de compétition ? Pourra-t-elle avoir des enfants ? Certains métiers lui seront-ils interdits ?

Cas clinique 8

Une patiente de 72 ans a été opérée pour remplacement valvulaire mitral deux mois auparavant avec mise en place d'une prothèse à double ailette de Saint-Jude pour maladie mitrale rhumatismale. Elle est hospitalisée en urgence pour un accident neurologique : elle rapporte en effet une aphasie motrice transitoire survenue quelques heures plus tôt, totalement régressive en une vingtaine de minutes. Lorsque vous la voyez, l'examen neurologique est normal, l'auscultation cardiaque de la prothèse mitrale est également normale, sans souffle surajouté et des bruits normalement perçus. Elle ne présente aucun signe d'insuffisance cardiaque, la fraction d'éjection ventriculaire gauche préopératoire était à 40 %. La température est à 37 °C.

Le cliché de thorax montre un cœur augmenté de volume, une dilatation atriale gauche et une vascularisation pulmonaire normale. L'ECG est ci-dessous (attention 1/2 amplitude) (fig. 5).

Question 1
Quelles hypothèses diagnostiques formulez-vous chez cette patiente au sujet de l'aphasie transitoire ?

Question 2
Interprétez l'ECG (fig. 5).

Question 3
L'INR est à 2,3 et comparable à celui des dernières semaines. Est-ce correct ? Justifiez votre réponse.

Question 4
Demanderez-vous un échocardiogramme en urgence ? De quel type ? Pourquoi ? Argumentez.

Question 5
Quel(s) autre(s) examen(s) complémentaire(s) allez-vous demander en urgence ?

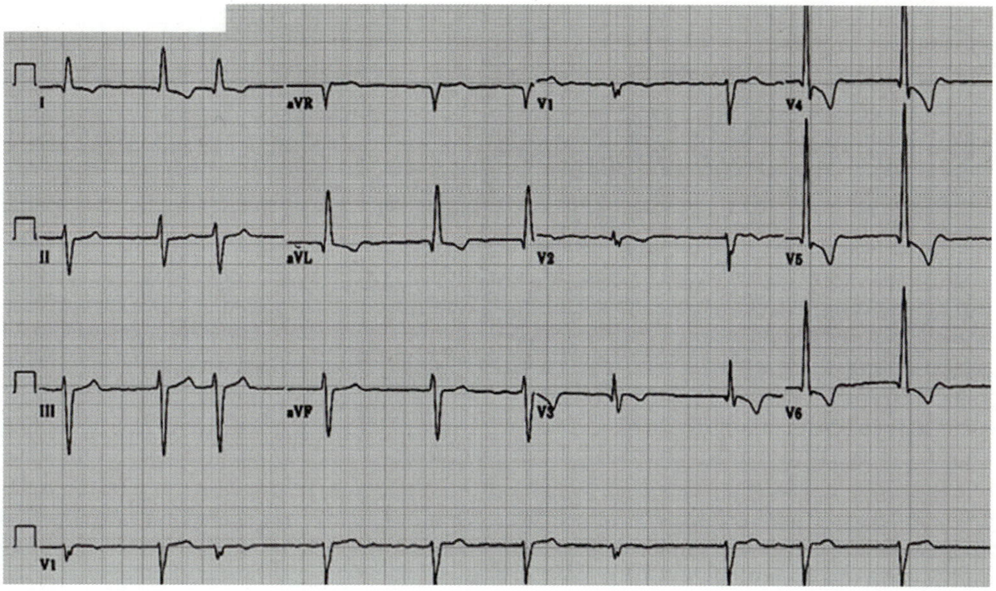

Fig. 5.

Question 6

Quelle(s) thérapeutique(s) proposerez-vous en urgence ?

Question 7

Quel suivi proposerez-vous ultérieurement ?

Cas clinique 9

Vous voyez en consultation dans le cadre d'un bilan systématique un homme de 68 ans, ancien tabagique (38 paquets-années), hypercholestérolémique, en très bon état général. À l'interrogatoire, il vous parle d'un souffle connu depuis plusieurs années…

À l'examen, la TA est à 130/70 mmHg, le patient est apyrétique. Il n'y a pas de signes périphériques de décompensation cardiaque. À la palpation, le choc de pointe est étalé et dévié vers la gauche. À l'auscultation, le cœur est régulier et vous notez un souffle holosystolique de régurgitation au foyer mitral. La radiographie montre une augmentation de l'index cardiothoracique. L'échocardiographie-doppler transthoracique confirme l'existence d'une insuffisance mitrale. Les cordages de la petite valve sont trop longs, la valve est épaissie et redondante avec un aspect de ballonisation. Le ventricule gauche est dilaté à 46 mm en télésystole, 60 mm en télédiastole et avec une fraction d'éjection à 56 %, le volume régurgité est de 48 %, la pression artérielle pulmonaire systolique est à 40 mmHg, l'oreillette gauche est dilatée, les cavités droites sont normales de même que la valve aortique.

Question 1

Quelles sont les données manquantes à l'interrogatoire ?

Question 2

Quel est le type d'insuffisance mitrale selon la classification de Carpentier ? Quel est le nom de ce mécanisme physiopathologique ? Quel est le niveau de sévérité de la fuite ?

Question 3

Interprétez l'ECG (fig. 6).

Question 4

Quelle thérapeutique proposez-vous à ce patient : médicale ou chirurgicale ? Argumentez et développez votre réponse.

Question 5

Si vous envisagez la chirurgie, quel type d'intervention lui proposez-vous et pourquoi ?

Question 6

Envisagez-vous d'autres examens en dehors de ceux déjà réalisés ? Justifiez.

Cas clinique 10

Une patiente, âgée de 64 ans, consulte en semi-urgence en raison d'une dyspnée d'apparition récente, 3 semaines auparavant, et qui va progressivement croissant.

Cette dyspnée est apparue alors qu'elle nageait à la piscine. Elle a ressenti brutalement une douleur thoracique, puis s'est sentie dyspnéïque. Depuis lors, sa dyspnée s'accentue peu à peu et la gêne maintenant dans les efforts de la vie courante.

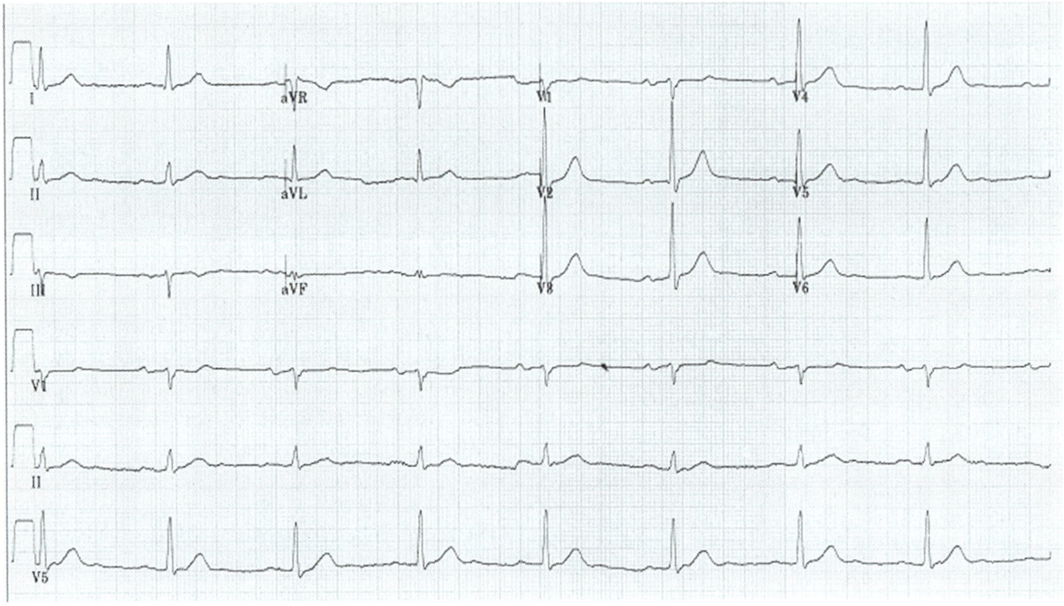

Fig. 6.

Dans ses antécédents, on relève une hypertension artérielle traitée par un inhibiteur calcique, une phlébite du post-partum à l'âge de 32 ans, la notion d'un souffle cardiaque signalé il y a quelques années, non suivi.

À l'examen, la patiente est en bon état général, apyrétique, non dyspnéïque au repos. Elle pèse 65 kg pour 1,62 m. L'auscultation révèle un souffle holosystolique 4/6 apexo-axillaire, en jet de vapeur, irradiant le long du bord sternal gauche. Elle n'a ni signes d'insuffisance ventriculaire gauche, ni signes d'insuffisance ventriculaire droite. Toutes les artères périphériques sont perçues. La TA est à 130/85 mmHg.

L'ECG, en rythme sinusal à 85 battements/min, est dans les limites de la normale.

Le cliché de thorax révèle un cœur de taille normale, avec rapport cardiothoracique à 0,52. Les artères pulmonaires sont modérément dilatées dans les hiles. Il existe une accentuation de la trame vasculaire pulmonaire.

Question 1

Quel(s) diagnostic(s) évoquez-vous chez cette patiente ? Justifiez votre réponse.

Question 2

Quel(s) examen(s) complémentaires allez-vous demander pour le(s) confirmer ?

Question 3

Quels en seraient *a priori* les résultats ?

Question 4

Comment expliquez-vous l'irradiation ascendante du souffle ?

Question 5

Quel traitement allez-vous prescrire dans l'immédiat ?

Question 6

Quelle(s) mesure(s) thérapeutique(s) allez-vous proposer ultérieurement ?

Question 7

Quel bilan allez-vous faire auparavant ?

Question 8

À l'issue de la prise en charge, quels documents utiles pour son suivi doivent être remis à la patiente ?

Cas clinique 11

Vous voyez en consultation un patient de 71 ans en bon état général qui se plaint de dyspnée d'aggravation progressive depuis 6 mois avec plusieurs épisodes de dyspnée paroxystique nocturne depuis une semaine. À l'interrogatoire, vous retrouvez une notion de souffle connu depuis plusieurs années. Au moment de la consultation, le patient se plaint à nouveau de dyspnée de repos. À l'examen, la TA est à 120/70 mmHg. À la palpation, le choc de pointe est étalé et dévié vers la gauche. À l'auscultation, le cœur est régulier et vous notez un souffle systolique éjectionnel au foyer aortique avec abolition du 2e bruit irradiant dans le cou. L'auscultation pulmonaire retrouve des râles sous-crépitants diffus au niveau des deux champs pulmonaires.

Question 1

Quel diagnostic évoquez-vous ?

Question 2

Quelle prise en charge proposez-vous pour cet épisode dyspnéique aigu ?

Question 3

Quels examens demandez-vous ? Dites ce que vous attendez de chaque examen.

Question 4

L'échocardiographie-doppler retrouve les données suivantes :

- valve aortique calcifiée, ouverture diminuée ;
- gradient de pression VG-AO moyen de 30 mmHg ;
- surface valvulaire de 0,72 cm^2 ;
- fraction d'éjection égale à 28 % ;
- volume systolique éjecté de 35 mL correspondant à un débit de 3,2 L/min.

L'échocardiographie de stress sous dobutamine montre :

- une amélioration de la fraction d'éjection qui passe à 40 % ;
- une amélioration du débit cardiaque qui passe à 4,7 L/min avec un volume systolique éjecté de 50 mL ;
- une augmentation du gradient de pression VG-AO qui passe à 45 mmHg ;
- une surface valvulaire qui reste pratiquement inchangée à 0,73 cm^2.

Interprétez les deux échographies, quelle est votre conclusion ? Demandez-vous d'autres examens ?

Question 5

Que proposez-vous au patient comme solution thérapeutique ? Justifiez votre attitude thérapeutique.

Question 6

Quelle éducation thérapeutique prévoyez-vous pour le patient et sa famille ?

Cas clinique 12

Un homme, âgé de 75 ans, est hospitalisé en urgence au décours d'une chute, survenue dans la rue alors qu'il se hâtait pour prendre le bus. Ses antécédents comportent un souffle cardiaque connu, non suivi, une hypercholestérolémie à 2,60 g/L non traitée, une cholécystectomie pour lithiase. À l'admission, le patient est parfaitement conscient et bien orienté. Il est en bon état général et demeure actif pour son âge. Il pèse 80 kg pour 1,70 m. Il a un hématome fessier consécutif à la chute. Il raconte avoir perdu brutalement connaissance à la marche rapide puis de s'être réveillé au sol ; son épouse, témoin de la scène, indique que la perte de contact a duré une minute environ et que son mari était parfaitement orienté à la reprise de conscience.

L'auscultation révèle un souffle systolique râpeux, 3/6 à la base, irradiant vers les vaisseaux du cou, suivi d'un souffle protodiastolique 1/6 ; le 2e bruit est aboli. L'examen clinique est sans particularité par ailleurs, et il n'existe aucun signe d'insuffisance cardiaque. Les pouls artériels périphériques sont tous perçus sans souffle. La pression artérielle est à 120/90 mmHg la température à 37 °C. Le cliché de thorax montre un cœur de taille normale et une aorte ascendante dilatée et calcifiée. Le bilan biologique est sans particularité. L'ECG est le suivant : fig. 7.

Le patient est hospitalisé en soins intensifs et surveillé sous scope. Quelques heures après son admission, le tracé suivant est enregistré : fig. 8.

Question 1

Caractérisez le « malaise ».

Question 2

Interprétez le premier ECG (fig. 7).

Question 3

Quelle anomalie apparaît sur le second ECG comparé au premier (fig. 8) ?

Question 4

Donnez les deux étiologies possibles pour le « malaise » de ce patient.

Question 5

Quel est le mécanisme physiopathologique qui pourrait lier ces deux étiologies ?

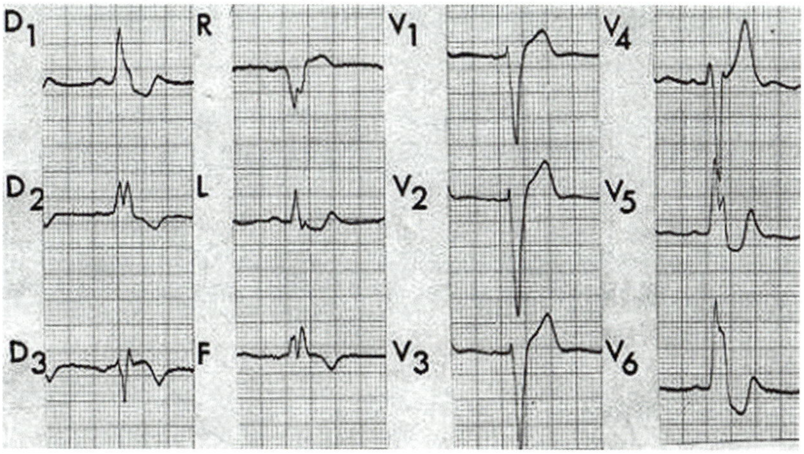

Fig. 7.

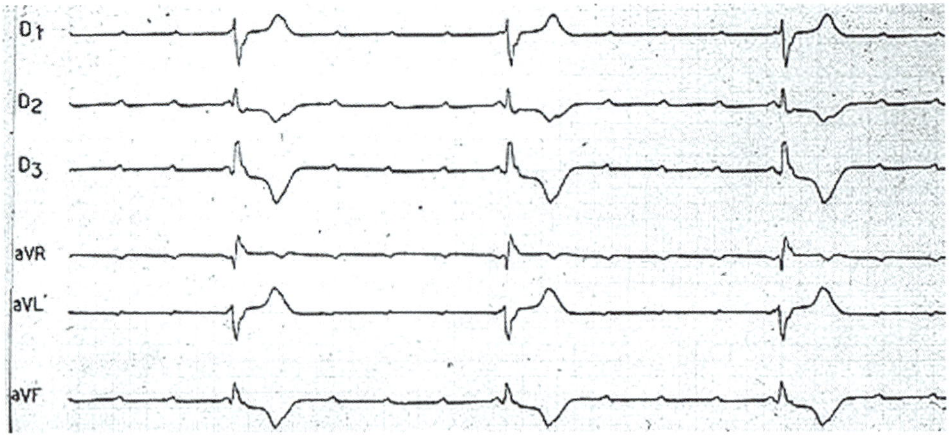

Fig. 8.

Question 6

Quel est le seul examen complémentaire qui confirmera votre diagnostic auscultatoire ?

Quels en seront *a priori* les résultats ?

Question 7

Quel examen paraclinique supplémentaire envisagez-vous pour expliquer l'anomalie mise en évidence sur le second ECG ?

Question 8

Quels traitements envisagez-vous ?

Question 9

Quel bilan préthérapeutique complémentaire ferez-vous ?

Question 10

Quel suivi préconiserez-vous ultérieurement ?

Cas clinique 13

Monsieur B., âgé de 79 ans, est admis pour un malaise aux urgences. Ce patient a présenté un infarctus du myocarde 22 ans auparavant sur un terrain diabétique. Il a été revascularisé par pontage aortocoronaire et conserve rarement et seulement pour des efforts importants une douleur cervicale à caractère constrictif irradiant vers le sternum et vers la mandibule. Il présente un essoufflement lorsqu'il doit monter des escaliers à partir d'une trentaine de marches ou pour bêcher son potager. Sa thérapeutique usuelle comporte : Kredex® (carvédilol), Triatec® (ramipril), Diafusor® (dinitrate d'isosorbide), Crestor® (rosuvastatine), Glucophage retard® (metformine).

L'interrogatoire de l'épouse fait état d'une perte de connaissance abrupte avec chute, après avoir scié du bois dans sa cour où il faisait froid et être rentré dans la maison particulièrement chauffée. La perte de contact a duré environ 2 à 3 minutes suivie de myoclonies brèves des deux membres supérieurs et un retour rapide à la conscience sans état confusionnel. L'examen clinique initial retrouve une pression artérielle à 105/65 mmHg aux deux bras, une fréquence cardiaque à 70 bpm. Les bruits du cœur sont assourdis avec un souffle holosystolique irradiant dans l'aisselle, l'auscultation pulmonaire est normale, l'auscultation cervicale retrouve un souffle sur le trajet de la carotide gauche. Le reste de l'examen vasculaire, neurologique et abdominal est normal. La biologie de routine faite par l'infirmière des urgences avant votre arrivée est normale (NFS, plaquettes, ionogramme, urée, créatinine, glycémie, troponine). Son dossier personnel fait état d'une échocardiographie récente, qui mentionne un ventricule gauche dilaté avec altération de la fraction d'éjection à 27 %.

Question 1

Qualifiez le malaise du patient.

Question 2

Qualifiez le reste de la symptomatologie.

Question 3

Quelle donnée simple pouvant orienter le diagnostic de ce malaise manque à l'examen clinique ?

Question 4

Interprétez l'électrocardiogramme (fig. 9).

Question 5

Y a-t-il une anomalie stéthacoustique (d'auscultation) qui vous oriente vers une étiologie particulière au malaise ?

Question 6

Les données cliniques et les résultats de l'ECG vous orientent-ils vers une étiologie particulière au malaise ?

Question 7

Chez ce patient diabétique, l'infirmière proposait, avant de récupérer le résultat de la glycémie, d'injecter du sérum glucosé à 30 % pour corriger une éventuelle hypoglycémie. Qu'en pensez-vous ?

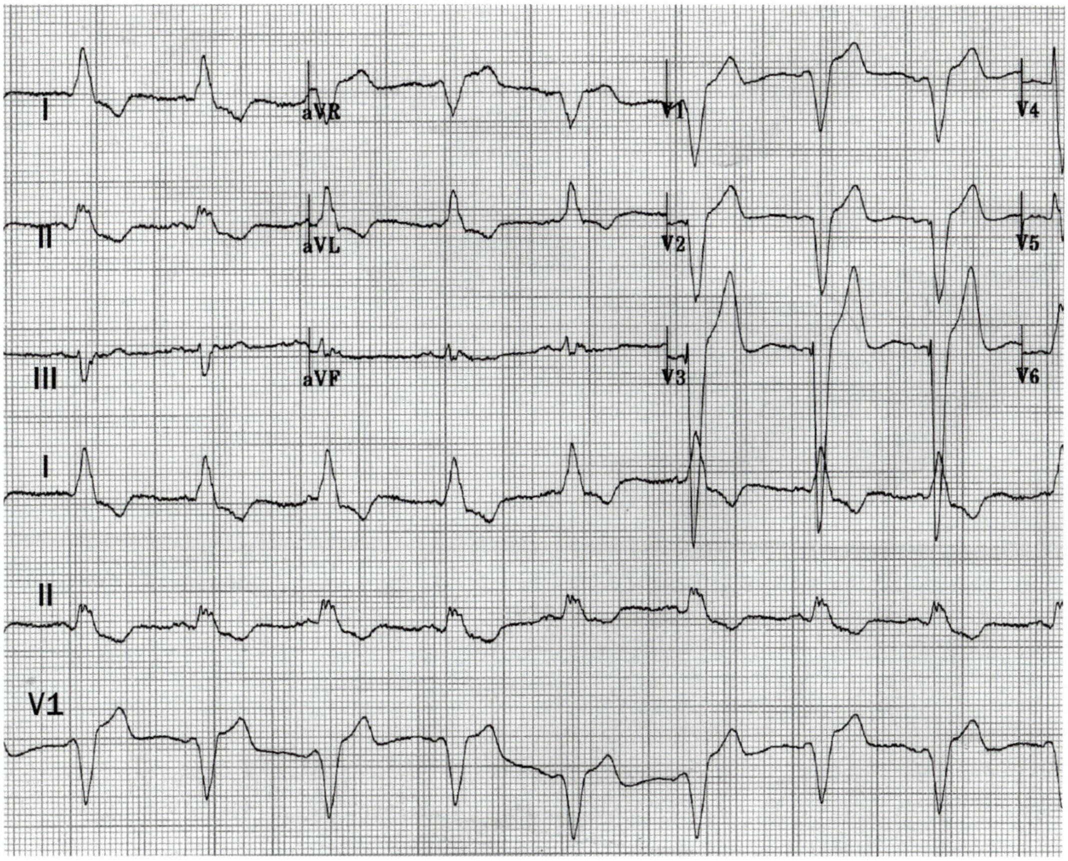

Fig. 9.

Question 8

Quels sont les examens complémentaires qui vont permettre d'identifier la cause du malaise et dans quel ordre les réaliserez-vous ?

Question 9

Quelle thérapeutique dont l'efficacité est démontrée est manquante à son traitement d'admission ?

Cas clinique 14

Un patient de 69 ans est admis pour palpitations et douleurs thoraciques à l'effort. Ses antécédents comportent un diabète de type 2, l'exérèse d'une néoplasie cutanée de type basocellulaire il y a 2 ans, une maladie asthmatique depuis 25 ans (allergie poussière et acariens) et une hypertension artérielle. À noter un antécédent d'angioplastie coronaire avec pose d'endoprothèse sur l'artère interventriculaire antérieure il y a 5 ans. Son traitement comporte Bitildiem® (diltiazem) 240 mg/j, Modurétic® (hydrochlorothiazide + amiloride) 5 mg/j, Cordipatch® (trinitrine patch) 10 mg/j, Zocor® (simvastatine) 20 mg/j, Beclojet® (béclométhasone) 2 inhalations/j, Daonil® (glibenclamide) 15 mg/j et Glucophage® (metformine) 500 mg/j.

Depuis 3 jours exactement, il se plaint de l'apparition de douleurs thoraciques d'effort à caractère constrictif cédant le plus souvent à l'arrêt de l'effort, de siège rétrosternal irradiant dans la mâchoire qui surviennent avec des palpitations concomitantes et une aggravation d'une dyspnée d'effort qui est ancienne. À l'arrivée aux urgences, la douleur a disparu mais les palpitations persistent. Au repos, cliniquement le patient n'est pas dyspnéique, il n'y a pas de signe d'insuffisance cardiaque, les pouls sont tous perçus sauf les pédieux droit et gauche, l'auscultation cardiopulmonaire est normale sans bronchospasme, les mollets sont souples, la pression artérielle est à 140/95 mmHg aux deux bras, la saturation percutanée est à 95 %, la température est à 37 °C. L'examen neurologique et abdominal est normal. Le poids corporel est à 92 kg pour 1,70 m. Un bilan biologique à jeun et un ECG sont effectués à l'entrée du patient : la glycémie est à 1,69 g/L, urée et créatinine sont normales, l'ionogramme sanguin est normal de même que la numération formule sanguine, la protéinurie à la bandelette est positive. La troponine est retrouvée à 0. Le cholestérol total est à 2,95 g/L et la fraction HDL à 0,45 g/L, les triglycérides sont à 2,5 g/L. La radiographie thoracique de face est normale.

Question 1

Indiquez la nature de l'arythmie présente à l'ECG (fig. 10), intégrez-la au contexte clinique et catégorisez-la précisément.

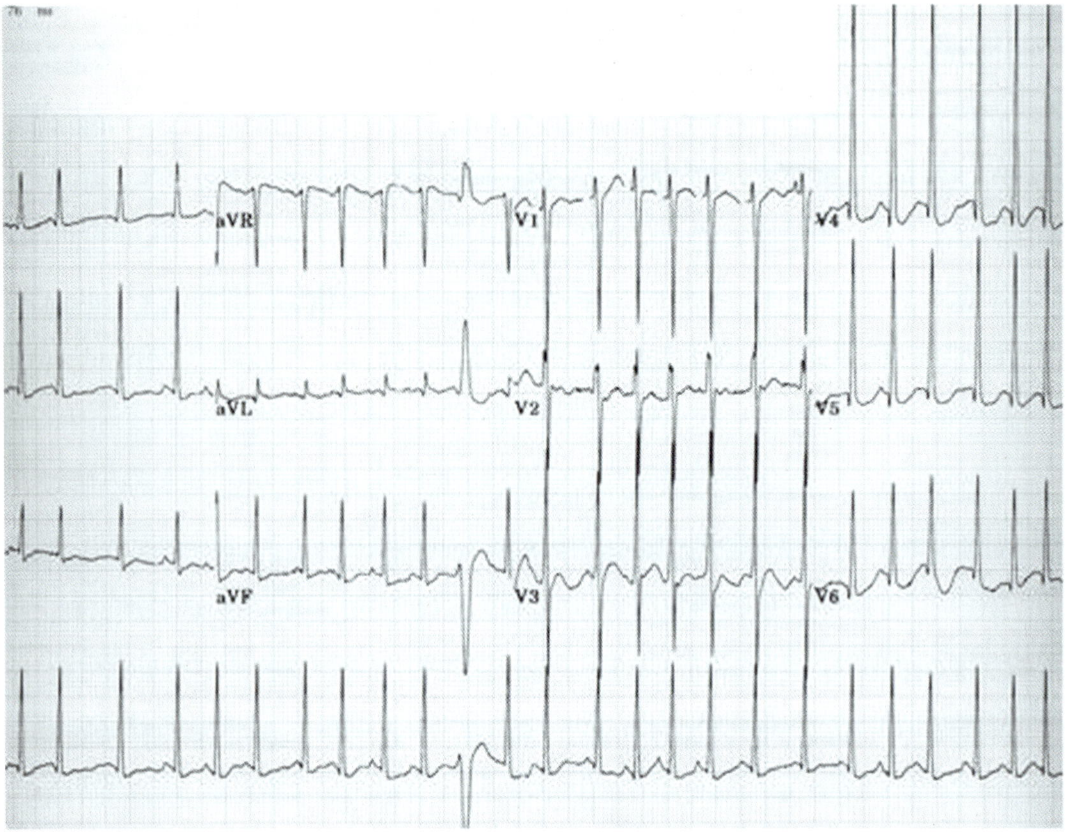

Fig. 10.

Question 2
Citez et justifiez les 4 étiologies principales possibles à cette douleur à évoquer en urgence, laquelle retenez-vous et pourquoi ?

Question 3
Quel est le test thérapeutique préconisé habituellement devant ce type de douleur ? Détaillez sa réalisation et son interprétation.

Question 4
Détaillez les différentes modalités thérapeutiques possibles pour obtenir un retour en rythme sinusal chez ce patient.

Question 5
Parmi les thérapeutiques prescrites avant l'admission, il manque deux classes de molécules dont l'efficacité a été démontrée pour prévenir les événements chez ce type de patient. Mentionnez-les sans détailler.

Question 6
Quel est l'intérêt d'un bon contrôle de l'équilibre glycémique au long cours chez ce patient ? Quel est le moyen de surveillance biologique le plus approprié ? Avec quelle valeur cible ?

Question 7
Quels sont les chiffres de pression artérielle à viser chez ce patient. Les chiffres tensionnels à l'admission sont-ils satisfaisants ?

Question 8
Donnez la formule de calcul de l'indice de masse corporelle (IMC), quel est l'objectif d'IMC à obtenir chez ce patient ?

Question 9
À partir du bilan lipidique calculez le LDL-cholestérol plasmatique. Quelle valeur cible du LDL-cholestérol fixez-vous à vos actions thérapeutiques ? Donnez sans détailler les deux toxicités observables avec l'hypolipémiant que reçoit ce patient.

Question 10
Faudra-t-il envisager une prescription d'antithrombotiques au long cours chez ce patient ? Si oui, pourquoi ? Comment ? Et avec quel moyen de contrôle ? Quelles informations délivrez-vous au patient à ce sujet ?

Cas clinique 15

Monsieur Julien C., 74 ans, est admis pour « difficultés respiratoires ». Les antécédents comportent un glaucome traité par Xalatan® (collyre prostaglandine), une coxarthrose bilatérale, une hypertension artérielle essentielle, un tabagisme stoppé en 1996 et une hypercholestérolémie. La thérapeutique comporte diltiazem (Tildiem®) 240 mg, aspirine (Kardégic®) 75 mg, pravastatine (Elisor®) 40 mg, furosémide (Lasilix®) 40 mg, potassium (Diffu-K®) 1 g/j.

On note un essoufflement plus marqué depuis 6 semaines environ, pour monter une dizaine de marches, marcher rapidement en terrain plat et, plus récemment, pour enfiler une veste, prendre une douche ou simplement déambuler à domicile. Le patient dort avec trois oreillers. L'interrogatoire ne retrouve pas de douleur thoracique récente. À noter une prise de poids récente de 5 kg.

L'examen clinique retrouve une pression artérielle à 120/70 mmHg avec un pouls à 92 bpm, la saturation percutanée est à 91 %, le choc de pointe est étalé, l'auscultation cardiaque met en évidence des bruits du cœur rapides avec un troisième bruit cardiaque sourd à l'apex avec un souffle systolique irradiant dans l'aisselle gauche. On note une turgescence jugulaire et des œdèmes malléolaires. L'auscultation pulmonaire montre des râles crépitants bilatéraux confinés aux bases. Le reste de l'examen est normal.

La biologie montre : glycémie 1,15 g/L, urée 0,34 g/L, créatinine 14 mg/L, kaliémie 4,7 meq/L, troponine 0, Hb 13 g/dL, plaquettes 212 giga/L.

Un ECG est réalisé (fig. 11).

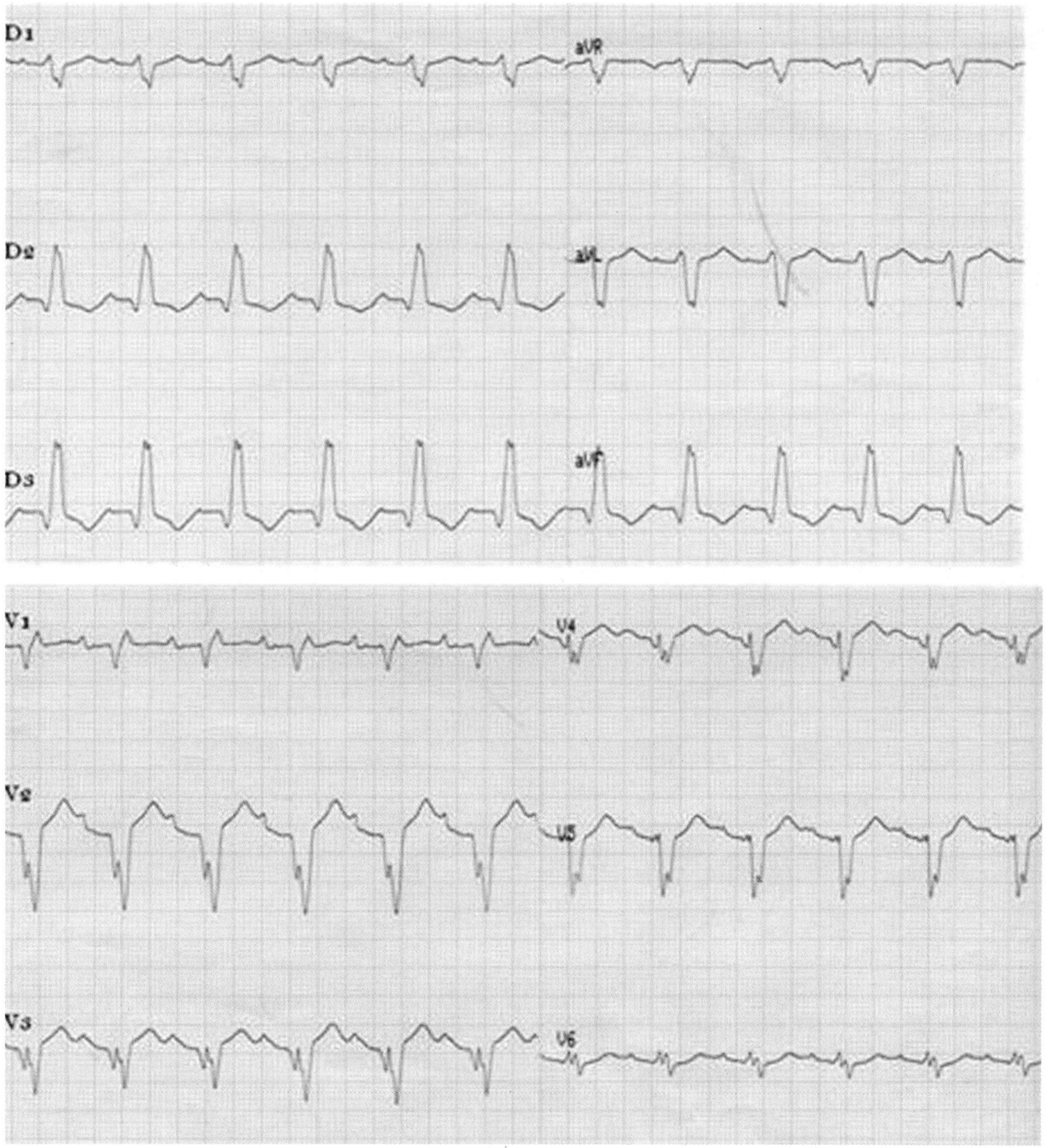

Fig. 11.

Au décours de votre prise en charge, le patient regagne son domicile 10 jours plus tard avec une dyspnée nettement améliorée, il vous consulte 8 jours après pour aggravation clinique, recrudescence de la dyspnée et prise de poids. De lui-même, le patient a constaté une oligurie franche, l'interrogatoire révèle une automédication par un anti-inflammatoire non stéroïdien pour les douleurs de coxarthrose depuis 4 jours.

Question 1
Qualifiez précisément les symptômes initiaux de ce patient, quels sont les arguments issus de l'interrogatoire permettant de les rattacher à une étiologie cardiaque ?

Question 2
Interprétez l'auscultation cardiaque.

Question 3
Pensez-vous que le traitement de l'hypertension artérielle de ce patient soit approprié ? Justifiez votre réponse.

Question 4
Sur l'ECG, quelles sont les anomalies de la conduction que vous mettez en évidence ?

Question 5
Quelle autre anomalie est visible sur ce tracé ?

Question 6
Quels sont les mécanismes physiopathologiques possibles des anomalies de la conduction ?

Question 7
Donnez votre stratégie thérapeutique pour les 24 premières heures.

Question 8
Quelle est votre hypothèse diagnostique pour l'aggravation 18 jours plus tard ? Quels examens biologiques prescrivez-vous en urgence ?

Cas clinique 16

Interprétez les dix ECG suivants, ECG 1 à 10, respectivement Fig. 12 à 21.

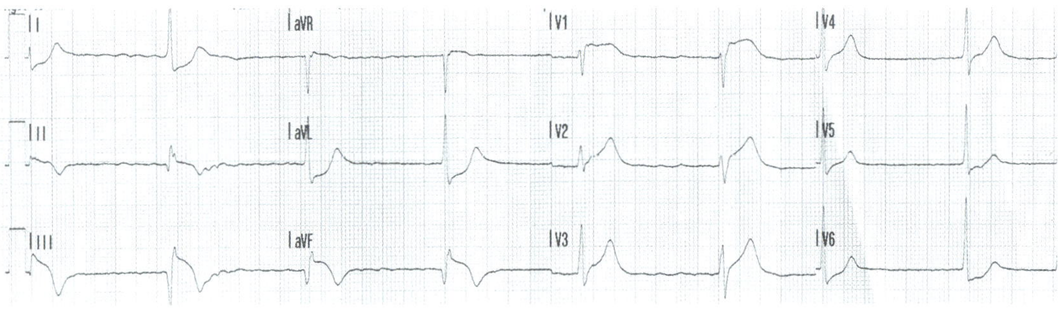

Fig. 12.

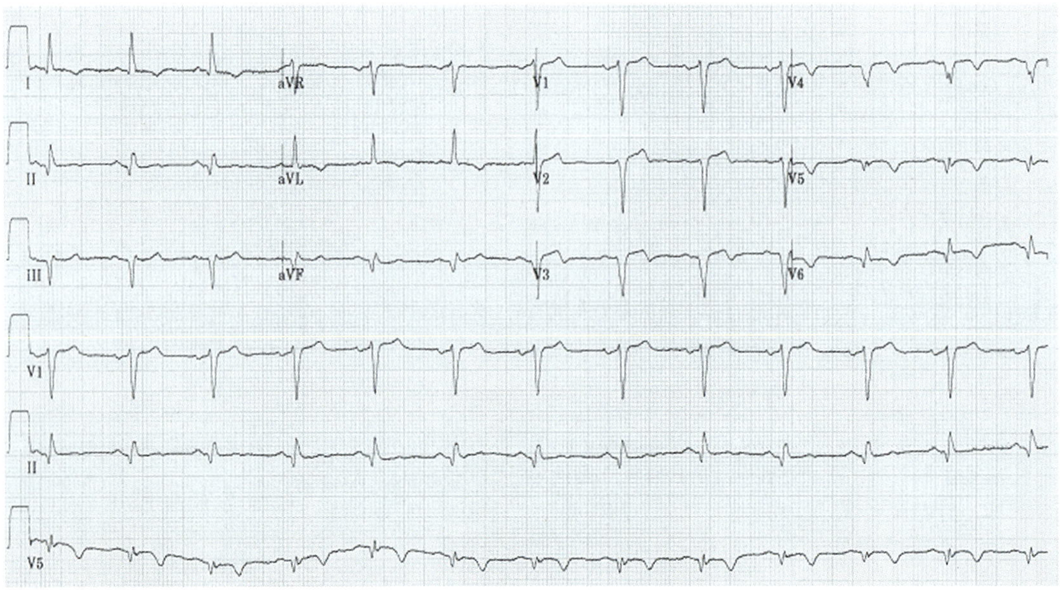

Fig. 13.

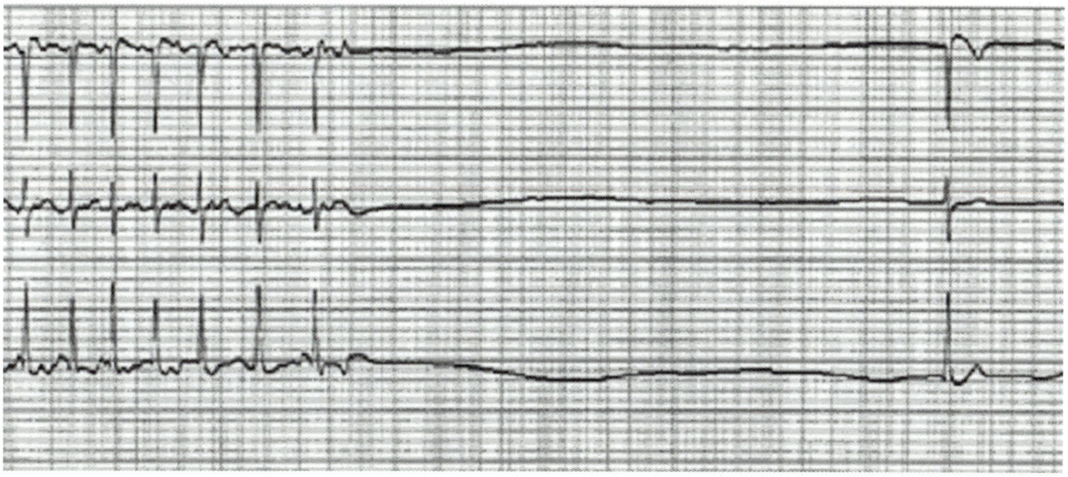

Fig. 14.

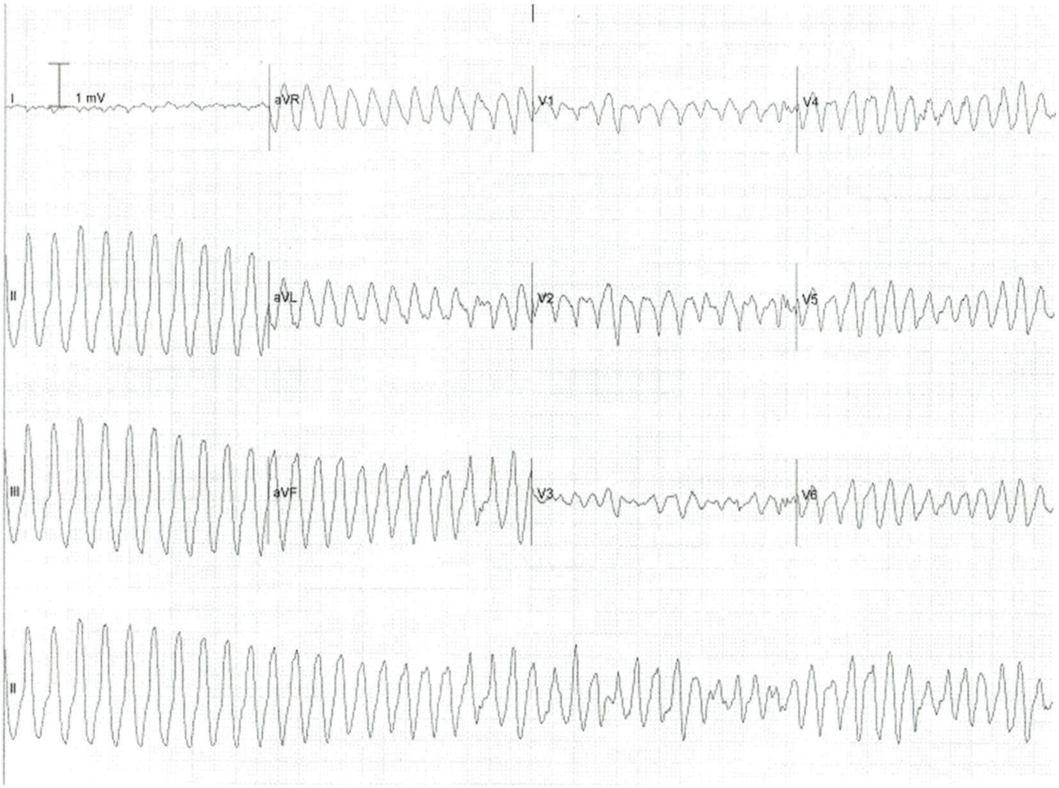

Fig. 15.

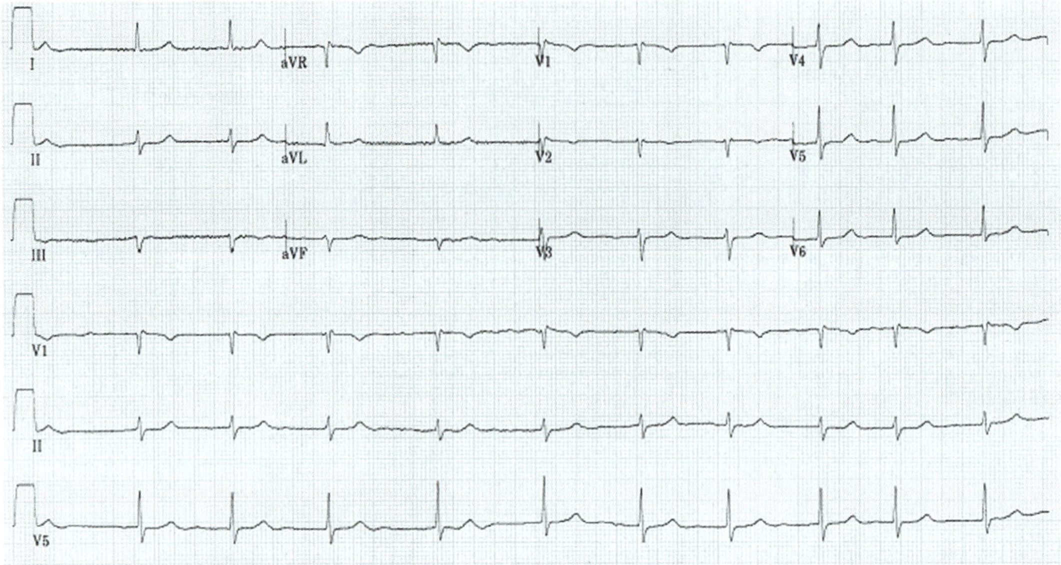
I
aVR
V1
V4
II
aVL
V2
V5
III
aVF
V3
V6
V1
II
V5

Fig. 16.

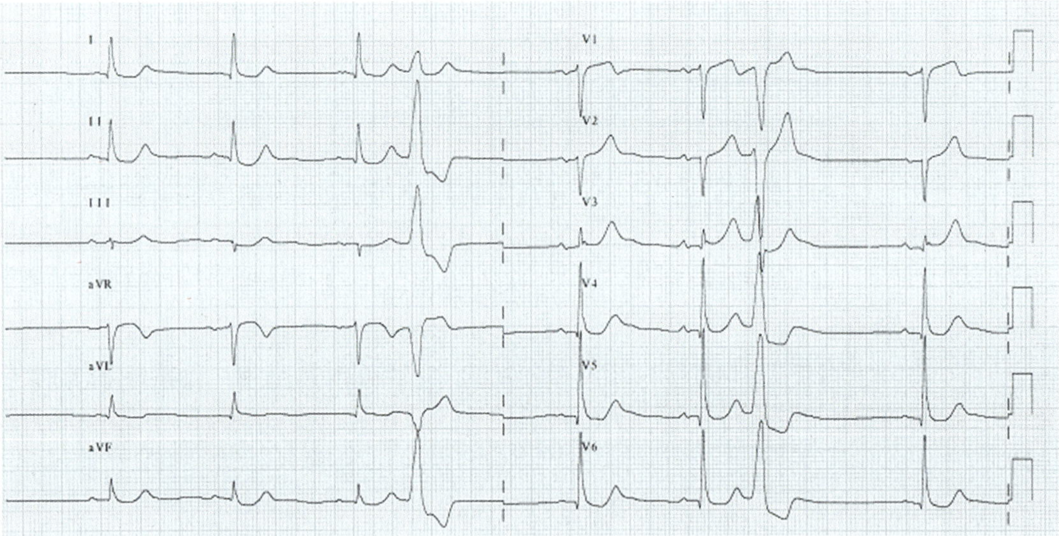
I
V1
II
V2
III
V3
aVR
V4
aVL
V5
aVF
V6

Fig. 17.

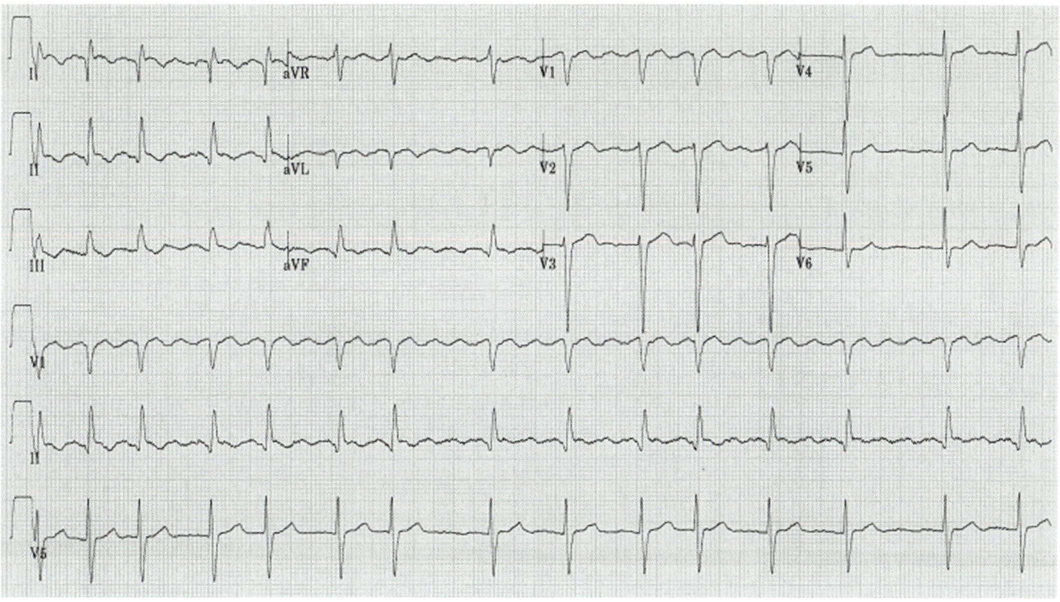
I
aVR
V1
V4
II
aVL
V2
V5
III
aVF
V3
V6
V1
II
V5

Fig. 18.

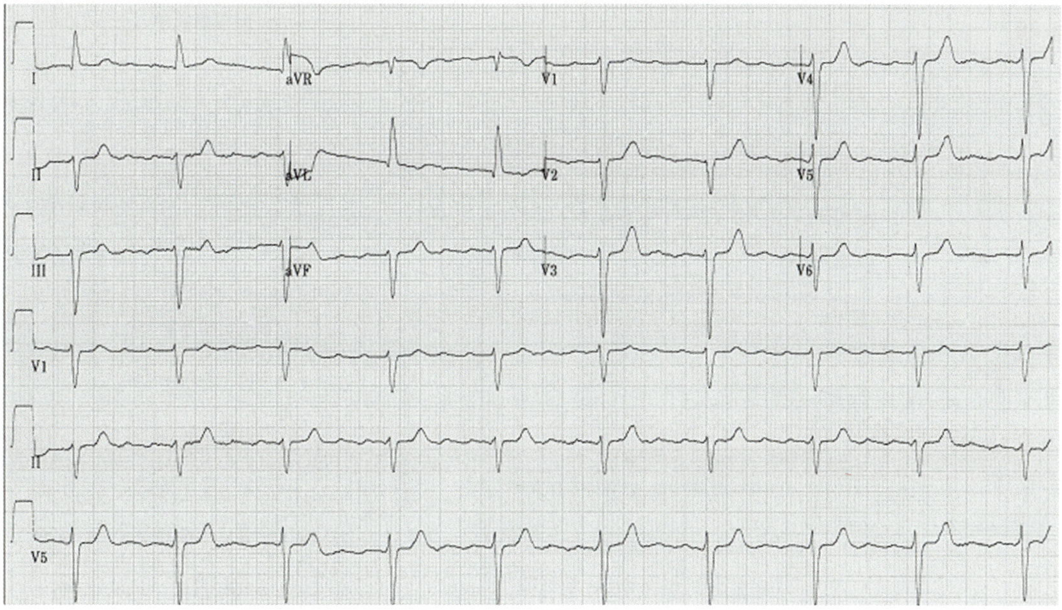
I
aVR
V1
V4
II
aVL
V2
V5
III
aVF
V3
V6
V1
II
V5

Fig. 19.

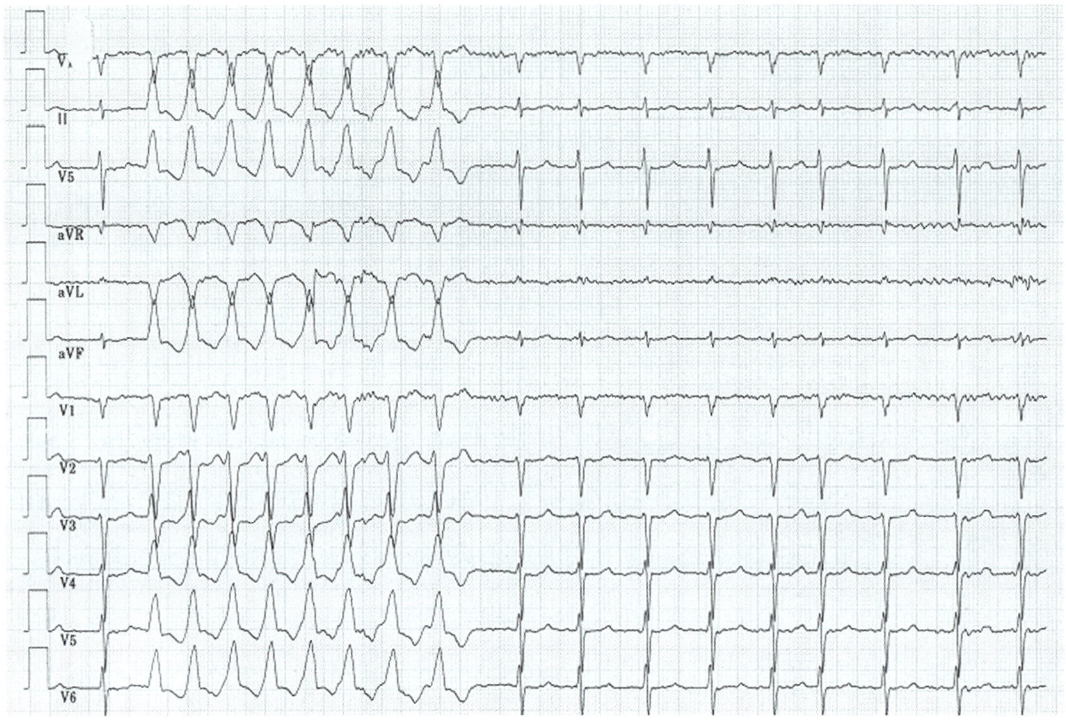

Fig. 20.

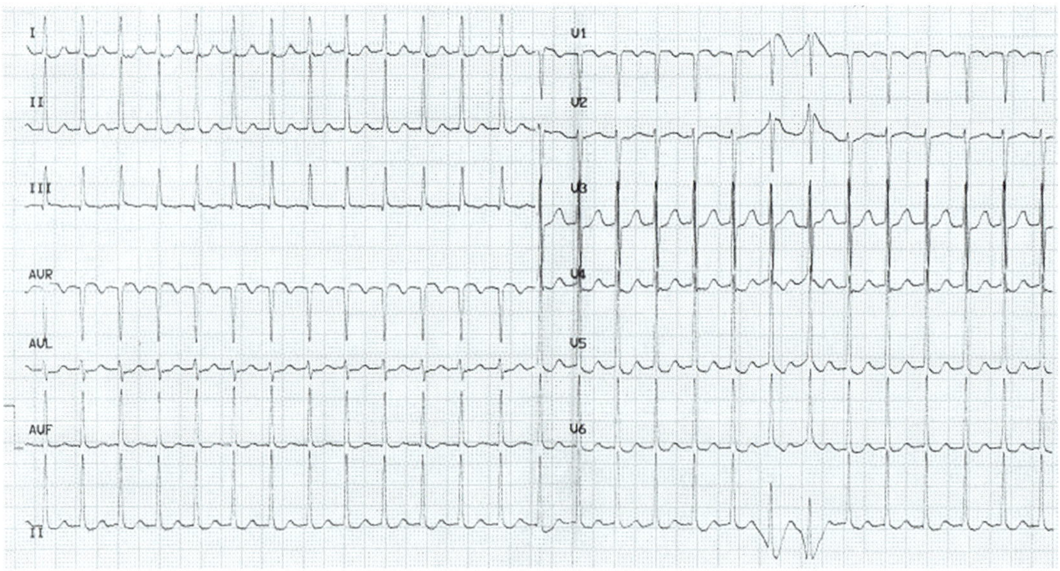

Fig. 21.

Cas clinique 17

Un jeune homme de 22 ans consulte pour accélération du rythme cardiaque. C'est un sportif de haut niveau. Il pratique la course à pied depuis l'âge de 10 ans, il a participé au championnat de France de 5000 m en cadet, puis junior, puis espoir. Il pratique plus de 15 heures de sport par semaine incluant escrime et football. Les premiers accès de palpitations à début et fin brusque sont survenus vers l'âge de 16 ans, toujours à l'effort, le plus souvent en compétition. Il n'a pas noté de baisse de ses performances. Il n'a aucun antécédent personnel, pèse 72 kg pour 1,80 m, ne fume pas, ne consomme jamais d'alcool. Il ne prend aucun médicament mais des sachets de suppléments diététiques que lui fournit son entraîneur. L'examen clinique est normal, la pression artérielle est à 120/70 mmHg. Vous disposez de l'électrocardiogramme ci-joint (fig. 22). Vous demandez NFS, ionogramme, urée et créatinine qui sont normaux.

Question 1
Quelles sont les données manquantes à l'interrogatoire ?

Question 2
Quelles sont les anomalies visibles à l'ECG ?

Question 3
Un test d'effort est pratiqué, avec atteinte de 92 % de la fréquence maximale théorique. Le patient profite d'un repos de 48 heures dans son agenda sportif, pour porter un enregistreur Holter. Ces deux examens sont de résultats normaux. Finalement un tracé est obtenu, donnez au moins deux méthodes ayant permis de l'obtenir et interprétez-le (fig. 23).

Question 4
Devant ce tracé, un collègue suggère l'introduction d'un traitement anticoagulant oral pour prévenir le risque thromboembolique, qu'en pensez-vous ? Justifiez.

Question 5
Que pensez-vous des habitudes alimentaires de ce sportif, quelles sont les données manquantes et pourquoi ?

Question 6
Quel examen d'imagerie manque à l'évaluation de ce patient (une seule réponse) et qu'en attendez-vous ?

Cas clinique 18

Mme Y., âgée de 80 ans, est adressée au service d'accueil des urgences pour un malaise de survenue brutale. Son mari, présent lors du malaise, vous explique que sa femme est tombée brutalement puis a repris conscience 1 minute plus tard. Il n'a constaté ni mouvements anormaux lors de la perte de connaissance, ni perte d'urine. Il n'y a pas eu d'épisode confusionnel faisant suite à l'évanouissement. Les principaux antécédents de Mme Y. sont un diabète de type 2, une HTA et un surpoids. Son traitement habituel comprend un antagoniste des récepteurs de l'angiotensine II associé à un diurétique thiazidique à savoir du candésartan 16 mg + hydrochlorothiazide 12,5 mg/j (Cokenzen®) ainsi que metformine 850 mg (Glucophage®) 3 fois/j. Depuis environ une dizaine de jours, de la spironolactone (Aldactone®) 50 mg/j a été ajoutée par le médecin traitant car les chiffres de pression artérielle étaient « trop élevés ». L'examen clinique est sans particularité hormis un hématome en lunette. L'électrocardiogramme du mois dernier présent au dossier est le tracé A (fig. 24, tracé A), vous venez d'enregistrer le tracé B (fig. 24, tracé B), car à nouveau la patiente « ne se sent pas bien ». Sur des analyses

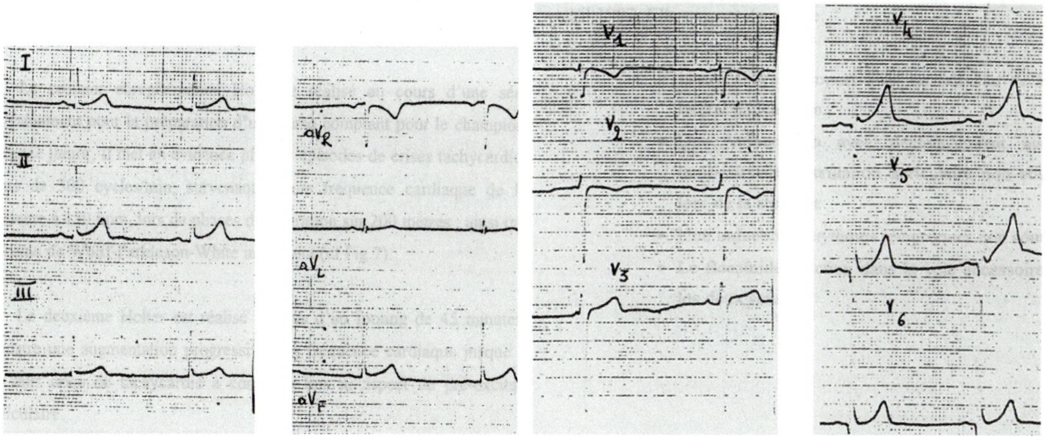

Fig. 22.

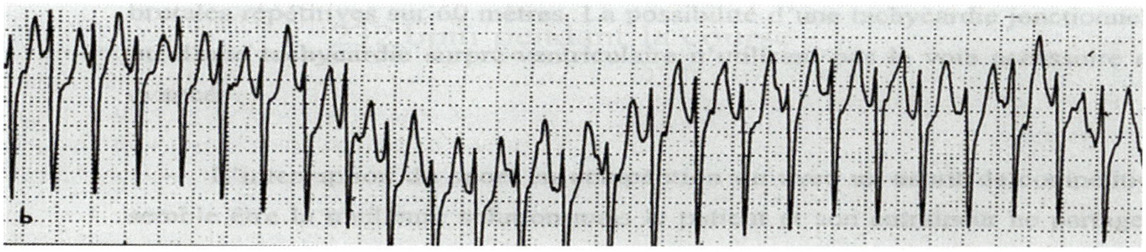

Fig. 23.

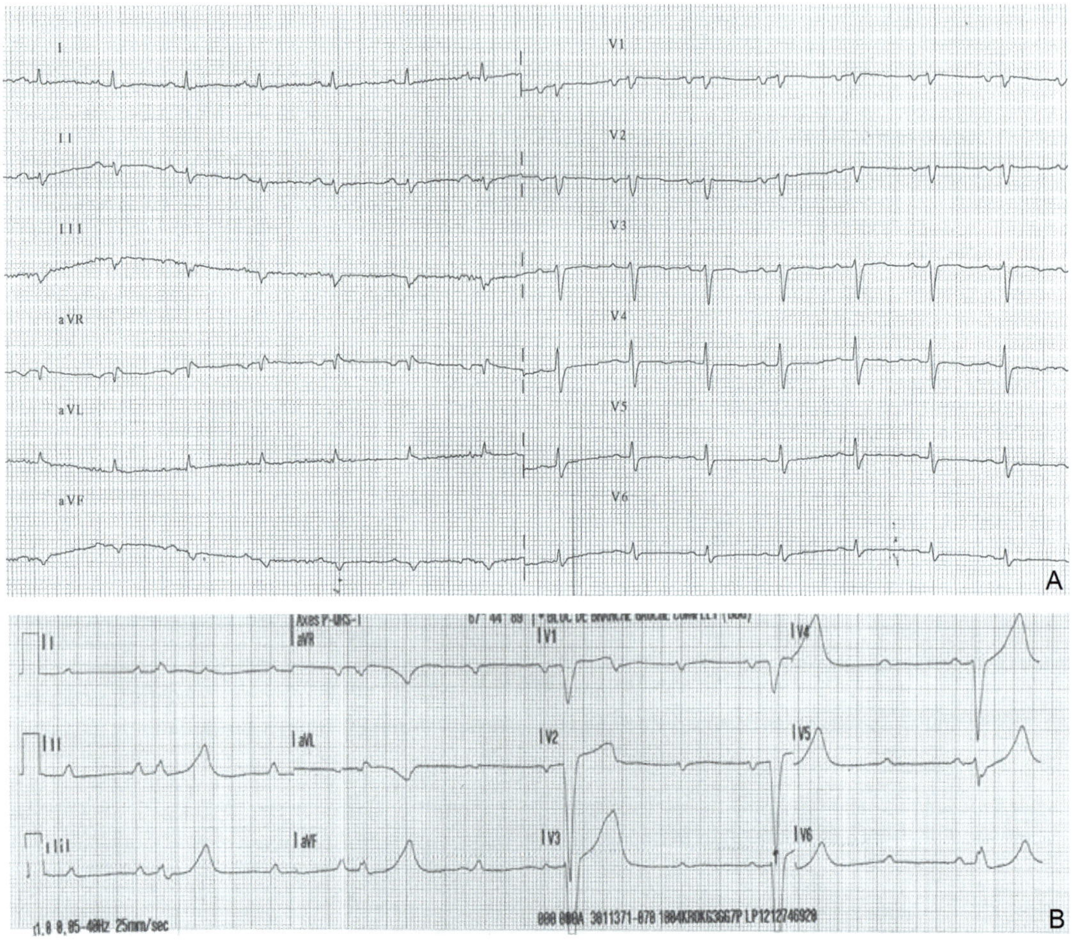

Fig. 24.

biologiques datant aussi du mois dernier, vous notez que la clairance de la créatinine est estimée à 42 mL/min.

Question 1

Comment qualifiez-vous le malaise ? Justifiez.

Question 2

Quelles anomalies supplémentaires apparaissent sur le tracé B par rapport au tracé A ?

Question 3

Quels sont précisément le mécanisme et la cause du malaise ?

Question 4

Quel examen biologique va vous permettre de le confirmer (une seule réponse) ? À quel résultat vous attendez-vous ?

Question 5

Quels sont les principes du traitement en urgence et les paramètres à surveiller ?

Question 6

Pensez-vous que l'état de cette patiente nécessite l'implantation d'un stimulateur cardiaque ?

Question 7

Que pensez-vous du traitement antidiabétique que recevait cette patiente ?

Cas clinique 19

Un homme de 70 ans vous est adressé au service d'accueil des urgences par son médecin traitant pour une dyspnée d'aggravation progressive – survenant actuellement à la montée de quelques marches, à la marche rapide sur terrain plat, mais ni pour s'habiller ou se déshabiller, ni à la marche lente –, ainsi que pour l'apparition d'œdèmes des membres inférieurs et une prise de poids récente de 4 kg. Le patient n'a pas d'antécédent particulier hormis une appendicectomie, un glaucome traité par un collyre prostaglandine (Xalatan®) et un tabagisme estimé à 30 paquets-années non sevré. Puisant dans l'armoire à pharmacie familiale, il a pris un AINS (Voltarène®)

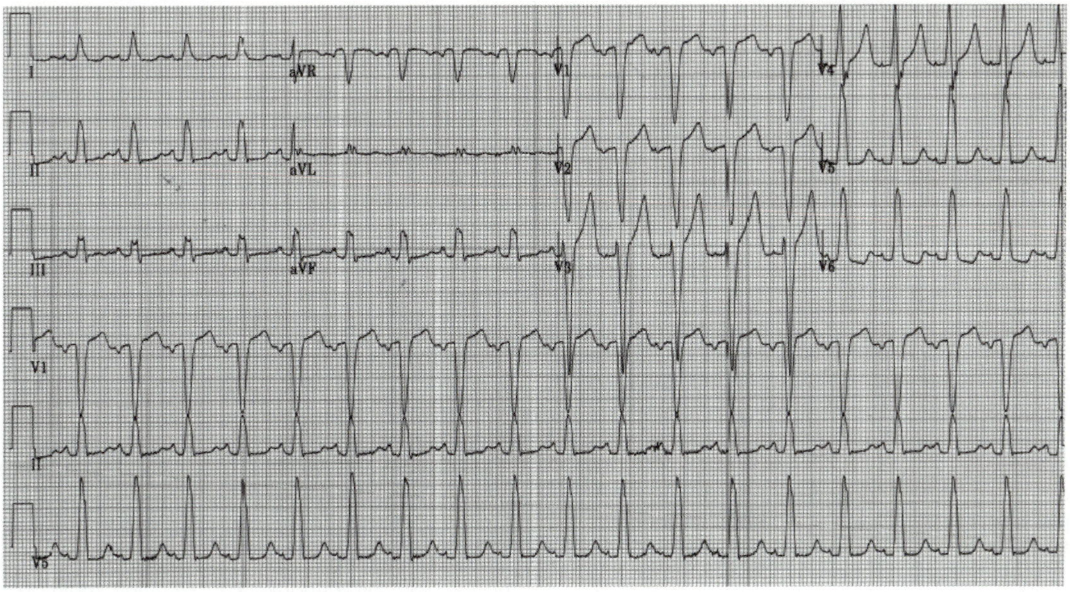

Fig. 25.

pour des lombalgies chroniques. Il vous déclare une consommation de 2 verres de vin par repas depuis l'âge de 18 ans. À l'examen clinique, la tension artérielle est normale à 110/67 mmHg, la fréquence respiratoire à 17/min. Le choc de pointe est étalé et les bruits du cœur assourdis cependant l'auscultation cardiaque retrouve des bruits du cœur réguliers à 100 bpm avec un souffle holosystolique de pointe côté 2/6 qui n'était pas antérieurement connu. L'auscultation pulmonaire retrouve des râles crépitants bilatéraux remontant jusqu'au tiers des champs pulmonaires. Il existe une turgescence jugulaire avec reflux hépatojugulaire. La biologie retrouve une élévation du NT-proBNP à 5 676 pg/mL, un VGM à 100, des GT à 1,5 fois la normale, une créatininémie normale pour l'âge à 77 mol/L, la troponinémie est nulle.

Question 1

Classez les symptômes, quel est votre diagnostic ? Justifiez votre réponse sur des arguments cliniques et biologiques.

Question 2

Quelle autre anomalie auscultatoire cardiaque (absente ici) est souvent entendue dans un tel contexte ?

Question 3

Interprétez l'ECG (fig. 25).

Question 4

Quel examen complémentaire vous semble indispensable dans ce contexte afin de confirmer le diagnostic et de commencer le bilan étiologique ? Qu'en attendez-vous dans ce cas précis ?

Question 5

Quelles étiologies sont les plus probables chez ce patient ? Justifiez vos réponses.

Question 6

Quel traitement allez-vous mettre en place en urgence ? Comment allez-vous le surveiller ?

Question 7

Après une semaine de traitement, vous constatez une nette amélioration clinique. La dyspnée est actuellement au stade II de la NYHA, les signes cliniques ont totalement régressé. Quel traitement de fond allez-vous mettre en place chez ce patient ?

Question 8

Quelle prise médicamenteuse lui interdisez-vous et pourquoi ?

Cas clinique 20

Monsieur F., 80 ans, est adressé au service d'accueil des urgences par son médecin traitant pour dyspnée aiguë. Ses antécédents principaux sont une cure chirurgicale de hernie inguinale 5 ans auparavant compliquée d'une phlébite postopératoire, ainsi qu'un cancer colique en cours de traitement par chimiothérapie, le patient est d'ailleurs asthénique depuis la dernière cure et est resté alité depuis une semaine. Lorsque vous observez monsieur F., vous constatez une polypnée, un tirage ainsi qu'un balancement thoraco-abdominal. L'infirmière des urgences vous apprend que :

- la saturation en air ambiant (SpO_2) est de 85 % ;
- la température est de 38,5° ;
- la pression artérielle est de 120/62 mmHg ;
- le pouls est régulier à une fréquence de 121 battements/min ;
- à peine installé aux urgences, il a expectoré un peu de sang noirâtre.

Vous l'auscultez rapidement : le murmure vésiculaire est diminué mais symétrique, vous entendez un frottement pleural à gauche avec une matité de la base gauche à la percussion. Vous interrompez votre examen et débutez votre réflexion.

Question 1

Quels sont les deux diagnostics que vous évoquez en priorité chez ce patient ? Justifiez.

Question 2

Quels signes supplémentaires allez-vous rechercher à l'interrogatoire et à l'examen clinique pouvant vous orienter vers l'un ou l'autre de ces deux diagnostics ?

Question 3

Pensez-vous que la confirmation du diagnostic doive venir d'un examen biologique ? Si oui le(s)quel(s) ?

Question 4

Quels signes allez-vous rechercher à l'électrocardiogramme ?

Question 5

Quels examens d'imagerie pourrez-vous réaliser afin de confirmer ou d'infirmer chacun des diagnostics évoqués ?

Cas clinique 21

Mme V., 68 ans, est hospitalisée en urgence pour « étouffement », ses antécédents comportent une HTA, une dyslipidémie, une arthrose des genoux bilatérale invalidante, une obésité à 170 cm et 100 kg, une cataracte gauche opérée et une hystérectomie totale il y a deux ans pour fibrome. Il n'y a pas d'antécédents familiaux particuliers. Depuis quelques jours, elle se plaint d'une fatigue extrême avec difficultés à respirer même pour descendre ses escaliers. Cette nuit elle a même eu du mal à respirer dans son lit.

Le traitement comprend : Imovane® 1 cp/j, Lipanthyl® 1 cp/j, Propofan® 3 cp/j, Burinex® 1 cp/j, Kaleorid® 600 mg/j.

À l'examen clinique, la patiente est très dyspnéique assise dans son lit, la pression artérielle est à 80/40 mmHg, le pouls à 108 bpm, la saturation à 88 % sous 9 litres d'oxygène par sonde nasale, les bruits du cœur sont réguliers, rapides avec des marbrures sur les genoux, l'auscultation pulmonaire est claire sans râles crépitants ni sibilants, le mollet gauche est sensible sans autres signes locaux, on retrouve une turgescence jugulaire, une radiographie thoracique est effectuée (fig. 26).

Le radiologue qui a effectué le cliché vous téléphone et vous propose de faire un scanner dont le résultat est ci-joint (fig. 27).

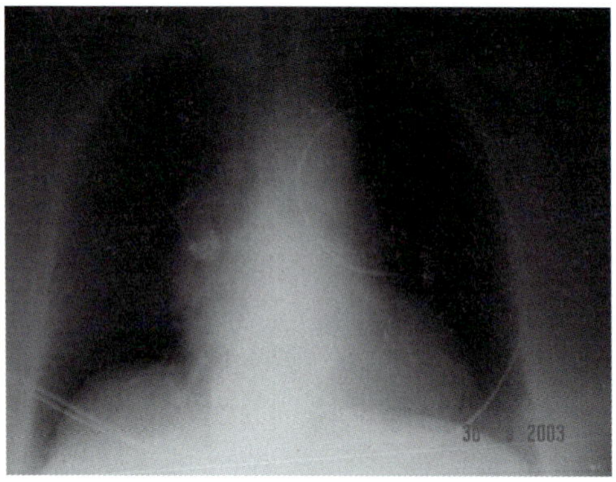

Fig. 26.

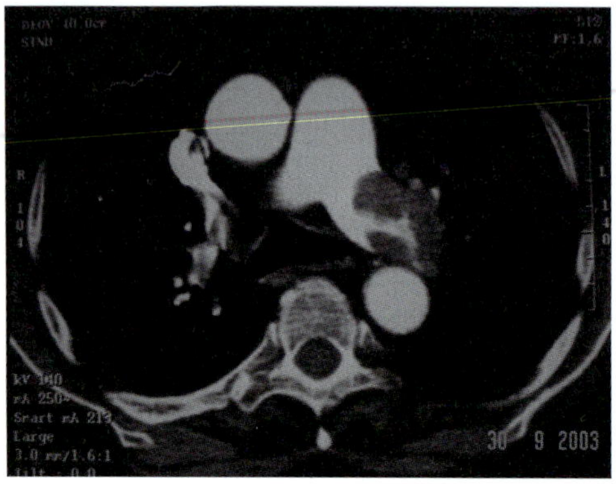

Fig. 27.

Question 1
Calculez le score de Wells.

Question 2
De quel(s) examen(s) supplémentaire(s) avez-vous besoin pour confirmer le diagnostic ?

Question 3
Compte tenu de votre diagnostic, stratifiez maintenant le risque.

Question 4
De quel(s) examen(s) complémentaire(s) avez-vous besoin avant de traiter ?

Question 5
Détaillez vos prescriptions des premières heures.

Question 6
Mme V. quitte l'hôpital avec un traitement de fond supplémentaire, de quelle nature ? Détaillez.

Question 7
Quel bilan complémentaire envisagez-vous ultérieurement ?

Cas clinique 22

Un homme de 63 ans, hypertendu ancien, vous consulte pour la deuxième fois en 3 semaines d'intervalle pour des bourdonnements d'oreille associés à des chiffres de pression artérielle élevés à l'automesure (PA systolique 170 mmHg, PA diastolique 100 mmHg). Ce patient n'a pas d'antécédent pathologique notable. On note cependant une vie professionnelle « agitée » et des repas « bien arrosés » comme le dit lui-même le patient, ainsi qu'un goût prononcé pour les plats salés. Son traitement actuel associe Coversyl® (périndopril), Fludex® (indapamide) et Isoptine® (vérapamil). Ces médicaments sont prescrits à dose optimale depuis plusieurs mois. Par ailleurs, en raison d'une tendinite rotulienne, un traitement par ibuprofène (anti-inflammatoire non stéroïdien) a été débuté depuis un mois. À l'interrogatoire, son épouse qui l'accompagne nous confie que depuis très longtemps il ronfle. Il pèse 86 kg pour 1,70 m. La pression artérielle en début d'examen est de 170/100 mmHg ; après 15 minutes de repos, elle est mesurée à 170/95 mmHg. Le reste de l'examen est normal.

Question 1
Quelle est la définition d'une HTA résistante ?

Question 2
Quels facteurs exogènes sont à rechercher chez ce patient, pouvant expliquer ce déséquilibre tensionnel ?

Question 3
Quel bilan biologique simple réalisez-vous pour mettre en évidence un éventuel apport sodé excessif ?

Question 4
Décrivez les conditions de mesure clinique de la pression artérielle à respecter pour éviter une erreur de mesure et notamment une majoration des chiffres tensionnels.

Question 5
Afin d'avoir un reflet exact du niveau tensionnel réel chez ce patient, vous réalisez une MAPA (mesure ambulatoire de la pression artérielle). Voici les résultats obtenus : pression artérielle moyenne sur 24 h PAS 129 mmHg, PAD 89 mmHg ; pression artérielle moyenne pendant la période diurne PAS 134 mmHg, PAD 84 mmHg. Quelles sont vos conclusions ?

Question 6
En reprenant l'interrogatoire, le patient décrit des douleurs rétrosternales, sans irradiation, d'allure constrictive, survenant uniquement à l'effort, pour des efforts importants (deux douleurs par mois), et cédant rapidement à l'arrêt de l'effort. Vous réalisez un ECG à distance de ces épisodes douloureux. Que peut-il vous apporter ?

Question 7
Devant cette symptomatologie douloureuse, une scintigraphie myocardique couplée à une épreuve d'effort est réalisée. L'épreuve d'effort est positive sans aucun critère de gravité. La scintigraphie myocardique visualise une ischémie myocardique très limitée (5 % du myocarde) sans autre anomalie, en particulier pas de séquelle d'infarctus du myocarde. Quel traitement prescrivez-vous au long cours chez ce patient ?

Cas clinique 23

Un homme de 75 ans est adressé par son médecin traitant aux urgences de l'hôpital le 5 octobre 2008 pour une douleur thoracique d'apparition brutale et persistante depuis 10 heures. Ce patient est traité pour une HTA modérée par 20 mg de lisinopril/j (inhibiteur de l'enzyme de conversion) depuis 2 mois et par simvastatine (statine) 40 mg/j pour une hypercholestérolémie. Il a présenté un épisode grippal 15 jours avant son admission associé à une fièvre à 38,7°. À l'admission, la douleur est rétrosternale, à type de brûlure, irradie dans le dos et persiste après la prescription de deux pulvérisations de trinitrine administrées par voie sublinguale. L'inspiration profonde augmente légèrement la douleur ainsi que la toux.

L'examen clinique est le suivant : poids = 80 kg, taille = 170 cm, température = 37,8 °C, FC = 80 battements/min. La pression artérielle est de 170/110 mmHg au bras gauche, 160/105 mmHg au bras droit. Les bruits du cœur sont réguliers, sans souffle cardiaque audible. L'auscultation pulmonaire est normale.

Par ailleurs, depuis quelques semaines, ce patient se plaint de douleurs musculaires au niveau des cuisses associées à des crampes survenant au repos ainsi que d'une toux sèche irritative.

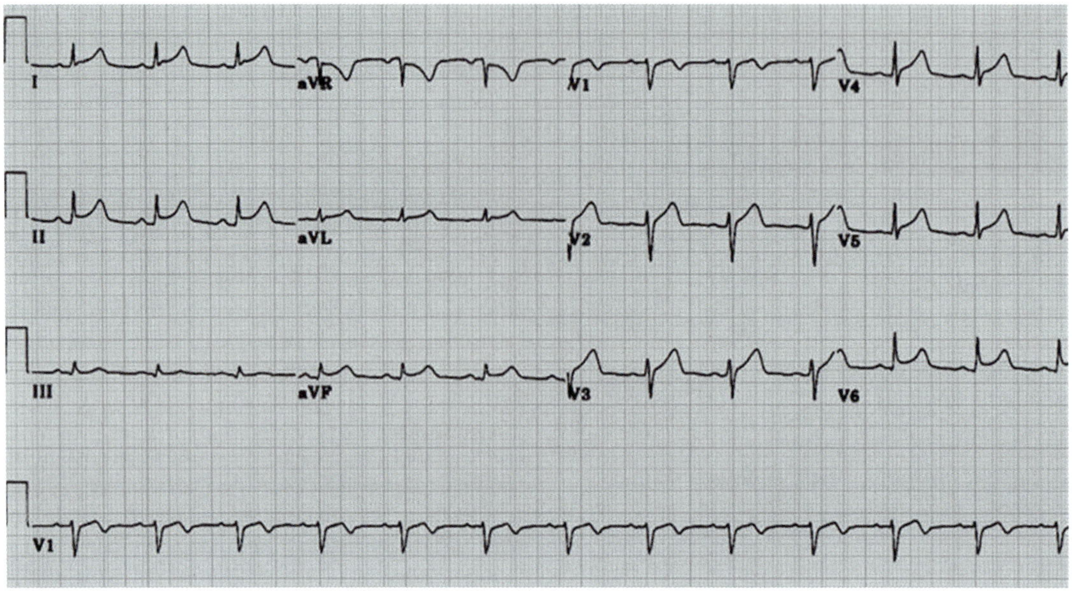

Fig. 28.

Question 1
Quels sont les trois diagnostics à évoquer en priorité ? Citez les arguments cliniques présents dans l'observation en faveur de ces diagnostics.

Question 2
Interprétez l'ECG (fig. 28). Quel diagnostic retenez-vous parmi les trois diagnostics précédents ?

Question 3
Quels examens biologiques réalisez-vous à titre de bilan une fois votre diagnostic établi ?

Question 4
Quel examen complémentaire en dehors des examens biologiques demandez-vous pour rechercher, une fois votre diagnostic établi, la principale complication de cette pathologie ? Quelle est cette complication ?

Question 5
Comment interprétez-vous les douleurs musculaires que présente ce patient ? Quel examen biologique demandez-vous ? Quelle attitude thérapeutique devez-vous adopter ?

Question 6
Y a-t-il une cause médicamenteuse possible à la toux que présente ce patient et que faire ?

Question 7
À cette époque de l'année, quelle mesure prophylactique devez-vous envisager ?

Cas clinique 24

Une femme de 54 ans consulte en raison de douleurs de jambe droite, évoluant depuis plusieurs mois.

Question 1
Détaillez votre interrogatoire dans l'hypothèse d'une insuffisance veineuse chronique.

Question 2
Quels signes cliniques de l'IVC devez-vous rechercher ?

Question 3
Quel examen complémentaire demandez-vous ?

Question 4
Cet examen vous confirme une IVC de jambe : maladie post-thrombotique sous la forme de séquelles thrombotiques ilio-fémorales droites. Quel traitement appliquez-vous ?

Question 5
Vous perdez de vue cette patiente, elle consulte 20 ans après en raison de l'apparition d'une plaie de jambe droite, ne cicatrisant pas depuis 3 mois. Que suspectez-vous ?

Réponses

Cas clinique 1

Chapitre 4 (item 334)

Illustration des items 219 (facteurs de risque), 221 (hypertension artérielle), 334 (angine de poitrine), 326 (antithrombotiques), 228 (douleur thoracique)

Question 1

Il s'agit d'un angor d'effort stable, car il s'agit car douleurs thoraciques d'effort à type d'oppression évoluant chez un homme présentant des facteurs de risque depuis plus d'un mois.

L'épreuve d'effort est positive à 90 watts et à 70 % de la FMT (FMT = 220–69 = 151 bpm). Le seuil ischémique est donc bas, il est licite de rechercher des lésions pluritronculaires et/ou proximales pouvant bénéficier d'une revascularisation.

Question 2

Antiagrégants plaquettaires par aspirine 75 mg/j associée au clopidogrel 75 mg/j au moins pendant 6 à 12 mois car des endoprothèses (stents) actives ont été mises en place. L'aspirine est ensuite prescrite indéfiniment. En cas de stent nu, la durée du traitement par double antiagrégation est de 1 mois avec ensuite aspirine seule.

Inhibiteur de l'enzyme de conversion, ex. : ramipril ou perindopril.

Bêtabloqueur, par exemple aténolol 100 mg, mais ce n'est pas impératif car le patient est revascularisé et n'a jamais présenté d'infarctus du myocarde.

Trinitrine en spray en cas de crise.

Statine à ajuster pour obtenir un LDL cholestérol < 0,7 g/L.

Contrôle des chiffres tensionnels (PAS < 140 mmHg, PAD < 90 mmHg), mais chez cet homme à risque, IEC et bêtabloqueurs sont à adapter dans un premier temps.

Question 3

L'indication du pontage repose ici sur l'engagement du pronostic vital car il s'agit de lésions tritronculaires incluant le tronc coronaire gauche.

Question 4

Écho-doppler des troncs supra-aortiques.

Radio de thorax (explorations fonctionnelles respiratoires non systématiques en l'absence de pathologie pulmonaire).

Bilan pré-CEC (CEC = circulation extracorporelle) : groupe sanguin, RAI, sérologies, etc., mais la biologie de routine est déjà disponible.

Question 5

L'épreuve d'effort positive témoigne d'une ischémie résiduelle probablement secondaire au fait que la revascularisation par pontage a été incomplète.

Il faut reprendre un traitement anti-ischémique : on peut prescrire une association de bêtabloqueurs déjà présents à un inhibiteur calcique non bradycardisant, par exemple Amlor®.

Il faudra discuter un traitement interventionnel par ICP (angioplastie) complémentaire sur les artères que le chirurgien n'a pas pu ponter.

Renforcement du traitement préventif de l'évolutivité coronaire : principalement régime hypolipémiant à revoir et majoration du traitement par statine pour un objectif LDL < 0,7 g/L (le LDL est à 1,1 g/L selon la formule de Freidewald).

Cas clinique 2

Chapitre 4 (item 334)

Illustration des items 219 (facteurs de risque), 334 (syndrome coronaire), 326 (antithrombotiques), 228 (douleur thoracique), 229 (électrocardiogramme)

Question 1

Le patient doit être hospitalisé car il s'agit d'un SCA jusqu'à preuve du contraire (douleur angineuse spontanée sévère et récidivante). Il y a un risque d'infarctus et de mort subite par FV s'il est renvoyé à son domicile. L'ECG normal n'exclut pas ce diagnostic.

La surveillance doit être clinique (récidive de douleur + constantes), électrocardiographique et biologique (troponinémie).

L'ECG doit être renouvelé si récidive douloureuse et de manière systématique au bout de 6 heures.

Le dosage de la troponinémie doit être fait à l'admission et répété 6 heures plus tard.

Question 2

On débute le traitement du SCA non ST, en effet l'évaluation clinique échographique n'est en faveur ni d'une dissection aortique ni d'une péricardite aiguë, il faut débuter aspirine 250 mg i.v. et clopidogrel 300 mg *per os*.

On débute aussi l'anticoagulation par HBPM, par exemple énoxaparine 100 U/kg matin et soir (ou fondaparinux 2,5 mg) après vérification de la normalité de la créatininémie. L'HNF par voie i.v. est aussi acceptable sous surveillance du TCA, bolus i.v. de 60 ou 70 UI/kg.

Question 3

Sous-décalage de ST atteignant 5 mm de V3 à V6 avec onde T négative en D1, D2 et aVL et BBD associé : l'ECG confirme le diagnostic de SCA non ST.

Débuter le traitement anti-angineux par trinitrine sublinguale et bêtabloqueur : aténolol 100 mg *per os*.

Question 4

C'est un infarctus non ST (ou sans onde Q) car troponinémie positive.

Transfert médicalisé en USIC si le patient ne s'y trouve pas déjà.

Coronarographie dans les 72 heures car patient à haut risque.

En effet, angor spontané prolongé, anomalies fluctuantes du segment ST, troponinémie positive, récidive sous aspirine.

Question 5

L'IDM est rudimentaire ou non transmural, la fonction ventriculaire gauche reste normale ou subnormale.

Question 6

Coronarographie immédiate car le patient devient à très haut risque en raison de l'insuffisance cardiaque et de la récidive sous traitement optimal et du caractère subintrant de l'ischémie. Il faut discuter les possibilités de revascularisation par ICP, si cela est techniquement possible.

Puisque la décision de coronarographie est prise, il faut engager en accord avec le coronarographiste de garde un traitement anti-GPIIb/IIIa en bolus suivi d'une perfusion (abciximab, par exemple).

Question 7

Aspirine : 75 mg/j pour une durée indéfinie sauf en cas d'intolérance digestive.

Clopidogrel : 75 mg/j durant 1 an.

Points importants de ce dossier :

- suspicion diagnostique : crise angineuse de repos, traitement antithrombotique au minimum antiplaquettaire;
- puis certitude diagnostique : ECG percritique modifié, traitement anti-ischémique en adjonction;
- éléments de gravité : angor récidivant et élévation de troponinémie d'où nécessité de coronarographie rapide, puis angor récidivant sous traitement optimal et signes d'insuffisance cardiaque. La nécessité de coronarographie devient immédiate avec discussion des anti-GPIIb/IIIa.

Cas clinique 3

Chapitre 4 (item 334)

Illustration des items 334 (syndrome coronaire), 326 (antithrombotiques), 228 (douleur thoracique), 229 (électrocardiogramme)

Question 1

SCA avec sus-décalage du segment ST (SCA avec ST) persistant depuis plus de 45 minutes. La douleur est évocatrice et le sus-décalage de ST est de plus de 2 mm dans deux précordiales, en effet le sus-ST atteint 5 mm en V2 et V3 et s'étend de V1 à V6, et on note un miroir en inférieur (D2, D3, VF).

Ce SCA est compliqué d'une poussée d'insuffisance ventriculaire gauche (Killip II).

Question 2

Il s'agit d'une occlusion coronaire aiguë car la douleur est prolongée avec sus-décalage de ST. On peut présumer que l'artère en cause est l'interventriculaire antérieure proximale ou le tronc commun coronaire gauche en raison du territoire antérieur étendu de V1 à V6 comme l'atteste aussi l'insuffisance cardiaque (sub-OAP).

Question 3

Morphine s.c.

Oxygène par sonde nasale à 2–3 L/min.

Dérivé nitré *per os* : test diagnostic et traitement de l'insuffisance ventriculaire gauche.

Diurétique de l'anse par voie intraveineuse de type Lasilix®, pour enclencher une diurèse rapide, et compensation des pertes urinaires par apport de Kcl.

Question 4

L'objectif est d'obtenir une reperfusion myocardique le plus rapidement possible.

Nous sommes 1 heure après le début de la douleur et la réalisation d'une coronarographie ne pourrait avoir lieu que dans plus de deux heures.

Il est donc préférable en l'absence de contre-indication (ce qui semble être le cas : absence d'antécédent) de débuter une fibrinolyse i.v. préhospitalière car pas d'accès rapide possible en salle de cathétérisme (>90 min). On prescrit de préférence énoxaparine 0,5 mg/kg en bolus i.v. associé à Metalyse® en bolus i.v. de 0,53 mg/kg.

On associe : aspirine 250 mg i.v. et clopidogrel 300 mg (ou 600 mg) en dose de charge orale.

Question 5

La reperfusion a été obtenue (plus de douleur ni de sus-décalage de ST).

Surveillance :

- monitorage ECG : risque de trouble du rythme ventriculaire pendant au moins 48 heures;
- ECG biquotidien ou si récidive douloureuse car risque de récidive ischémique;
- échocardiographie : évaluation de la fonction VG et recherche d'un thrombus apical.

Examens biologiques : NFS-plaquettes pour recherche clinique et biologique d'une complication hémorragique; créatininémie ionogramme pour dépistage d'une insuffisance rénale; bilan lipidique, glycémie, dosages enzymatiques (CK-MB) et de la troponine répétés : une réascension des CK-MB après une récidive douloureuse est en faveur d'une récidive d'infarctus.

Traitement :

- bêtabloquant (protection myocardique, prévention d'un trouble du rythme);
- poursuivre un traitement par aspirine et clopidogrel et une héparinothérapie préventive du risque thromboembolique durant la période d'alitement;
- IEC (protection myocardique et coronaire).

Une coronarographie est faite dans les 24 h.

Question 6

Transfert en centre de convalescence et réadaptation car probables séquelles significatives.

Traitement « BASIC » : bêtabloquant, antiagrégant plaquettaire (aspirine + clopidogrel 1 an), statine (quel que soit le bilan lipidique), IEC (ramipril 10 mg), conseils hygiénodiététiques à poursuivre.

Cas clinique 4

Chapitre 5 (item 228)

Illustration des items 221 (hypertension artérielle de l'adulte), 228 (douleur thoracique aiguë et chronique),

223 (ischémie aiguë des membres), 337 (malaise et perte de connaissance chez l'adulte), 229 (électrocardiogramme : indications et interprétation)

Question 1

La survenue d'une douleur thoracique doit aussitôt faire évoquer quatre causes graves que sont : les syndromes coronaires, l'embolie pulmonaire, la péricardite aiguë et la dissection aortique.

La survenue à l'effort oriente vers la maladie coronarienne mais ne doit pas faire oublier la dernière étiologie. La normalité de l'examen clinique cardiopulmonaire, de l'ECG, des enzymes cardiaques, et l'absence de désaturation en oxygène n'écartent pas mais au contraire renforcent la suspicion de dissection chez ce patient hypertendu.

En résumé, il s'agit peut-être d'une déchirure musculaire mais le patient doit rester hospitalisé aux urgences ou en USIC.

Question 2

Non, l'ECG est normal alors que la douleur est toujours présente, le premier dosage de troponine est négatif et il faut le répéter à la 6e heure cependant. L'hypothèse SCA s'efface devant l'hypothèse dissection. La dissection aortique peut aussi impliquer une coronaire et donner une ischémie myocardique, la dissection est une contre-indication à la thrombolyse.

Question 3

Il s'agit d'un tableau d'ischémie subaiguë du membre (refroidissement, paresthésies, diminution du pouls fémoral).

Il s'agit de la survenue concomitante d'un tableau ischémique sur une branche de l'aorte par extension du faux chenal sur une artère iliaque primitive (complication distale de la dissection).

Question 4

L'élargissement médiastinal est absent de la radiographie de thorax ce qui ne doit cependant pas égarer le diagnostic. Il faut évidemment explorer l'aorte de ce patient. Les examens de choix dans le contexte de l'urgence sont l'échographie transœsophagienne (ETO) et le scanner (fig. 29).

Cas clinique 5

Chapitre 7 (item 149)

Illustration des items 149 (endocardite), 173 (anti-infectieux), 144 (fièvre), 231 (insuffisance mitrale)

Question 1

Endocardite infectieuse (EI) en premier parce que fièvre chez un valvulaire (trois facteurs cardiaques prédisposants : IM, pacemaker et CMH).

Autres causes fréquentes de fièvre prolongée :

- tuberculose ;
- processus tumoral, en raison de l'importance de l'amaigrissement.

Question 2

Recherche de signes cutanéovasculaires périphériques d'EI (purpura pétéchial, faux panaris, taches de Janeway).

Recherche de splénomégalie, hépatomégalie, adénopathie.

Taches de Roth au fond d'œil.

Examen neurologique de référence complet.

Palpation et auscultation des artères périphériques (anévrismes mycotiques).

Question 3

Appel du laboratoire de microbiologie pour informer du diagnostic suspecté, conservation des flacons d'hémocultures et prolongation de l'incubation.

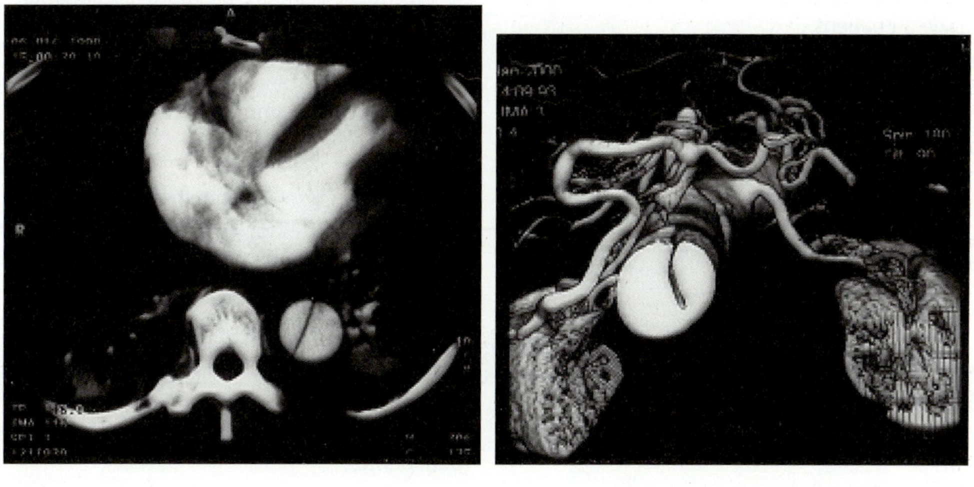

Fig. 29.

Coupe tomodensitométrique transthoracique à hauteur des cavités cardiaques montrant un voile de dissection sous-intimal dans la lumière intra-aortique (a) et reconstruction 3D de l'aorte abdominale et de ses branches avec visualisation du décollement intraluminal (b).

Réalisation de sérologies de *Coxiella burnetii*, *Bartonella*, *Brucella*.

Amoxicilline + gentamicine, antibiothérapie recommandée en première intention dans les endocardites sur valve native à hémocultures apparemment négatives.

Germes visés : streptocoques « déficients » (exigeant des conditions nutritionnelles particulières), bactéries du groupe HACEK.

Question 4

Une bactérie du groupe HACEK (porte d'entrée dentaire possible).

Brucella (si contage possible), mais histoire clinique non évocatrice.

Question 5

Oui, car deux critères majeurs selon la classification de Duke :

- deux hémocultures positives à germe compatible ;
- lésions typiques d'endocardite à l'échocardiographie.

Question 6

Extraction indispensable. À effectuer plutôt pendant la durée de l'antibiothérapie de l'endocardite, sinon ultérieurement sous antibioprophylaxie.

Question 7

Disparition de la fièvre, négativation des hémocultures et normalisation du bilan inflammatoire.

Absence de rechute à l'arrêt de l'antibiothérapie.

Question 8

Bonne hygiène buccodentaire.

Consultation chez le dentiste régulièrement (1 à 2 fois par an).

Antibioprophylaxie recommandée (antécédent d'endocardite = situation à haut risque) en cas de geste invasif à risque de bactériémie. Remettre une carte de prophylaxie au patient.

Consultation médicale en cas de fièvre (pas d'antibiothérapie sans avis médical, hémocultures à pratiquer avant antibiothérapie si la cause de la fièvre n'est pas évidente).

Cas clinique 6

Chapitre 8 (item 231)

Illustration des items 149 (endocardite infectieuse), 150 (surveillance des porteurs de valves et de prothèses vasculaires), 228 (douleurs thoraciques aiguës et chroniques), 231 (insuffisance aortique)

Question 1

Insuffisance aortique (IA).

Diagnostic par l'auscultation + hyperpulsatilité artérielle périphérique + abaissement de la TA diastolique avec élargissement de la différentielle.

De plus, le contexte clinique est évocateur de syndrome de Marfan, ce qui apporte des arguments supplémentaires en faveur du diagnostic d'IA.

Question 2

Cardiomégalie avec débord de l'arc moyen droit compatible avec IA (aorte déroulée).

Question 3

L'IA est sévère, car :

- caractère symptomatique de l'IA ;
- intensité du souffle ;
- présence d'un souffle systolique d'accompagnement ;
- signes périphériques de fuite importante (hyperpulsatilité artérielle, abaissement de la TA diastolique, élargissement de la TA différentielle) ;
- HVG à l'ECG.

Question 4

L'échocardiogramme-doppler permet de :

- confirmer l'IA et d'exclure les autres causes de souffle diastolique (au doppler couleur, reflux diastolique de l'aorte vers le VG) ;
- quantifier l'importance de la fuite valvulaire aortique : largeur du jet régurgitant à son origine au doppler couleur (*vena contracta*), meilleur critère que l'extension spatiale du jet régurgité dans le VG, qui souffre de nombreuses causes d'erreurs ; méthode de la PISA notamment, etc. ;
- en préciser le retentissement, notamment les diamètres ventriculaires gauches à rapporter à la surface corporelle du patient et la fonction systolique du VG (% de raccourcissement, fraction d'éjection) ;
- en déterminer l'étiologie (aspect des valves, remaniées ou non, calcifiées ou non, bi- ou tricuspides ; diamètre de l'anneau aortique, présence de végétations valvulaires...) ;
- préciser le diamètre de l'aorte ascendante ;
- éliminer une éventuelle dissection aortique subaiguë ou chronique ;
- préciser l'existence éventuelle d'autres atteintes valvulaires, notamment mitrales.

Question 5

Il s'agit ici d'une IA annulo-ectasiante (c'est-à-dire liée à la dilatation de l'anneau aortique et de la partie initiale de l'aorte ascendante, d'où la non-coaptation des valves, qui sont le plus souvent normales).

Dans ce contexte (très jeune âge + morphologie du patient + contexte familial de très grande taille + antécédents de mort subite du père), le tableau est très suggestif de syndrome de Marfan (dystrophie du tissu élastique, d'origine génétique, autosomique dominante).

Question 6

Examens d'imagerie destinés à mieux visualiser l'aorte thoracique, soit :

- échocardiographie transœsophagienne (ETO);
- IRM aortique;
- scanner thoracique spiralé.

L'angiographie n'a pas d'indication ici compte tenu du jeune âge du patient : une coronarographie préopératoire est inutile, sauf en cas de facteurs de risque majeurs.

Question 7

Indication chirurgicale : remplacement de l'aorte ascendante par tube prothétique contenant une prothèse valvulaire aortique mécanique + réimplantation des coronaires sur le tube (ex-opération de Bentall).

Dans ce cas, l'indication opératoire est double, portée à la fois sur :

- l'importance de l'IA et son retentissement, puisque l'IA est déjà symptomatique;
- l'importance de la dilatation de l'aorte ascendante (risque de rupture ou de dissection aortique) : un diamètre de l'aorte ascendante ≥ 50 mm, voire 45 mm en cas d'antécédent familial de dissection aortique probable ici (mort subite du père à 45 ans), est en soi une indication opératoire dans le Marfan, du fait du risque évolutif particulier dans cette étiologie.

Ce patient devra ultérieurement bénéficier du suivi des porteurs de prothèse valvulaire cardiaque + un suivi particulier du fait du syndrome de Marfan, à savoir :

- une consultation mensuelle auprès de son médecin traitant, notamment pour la surveillance de son traitement anticoagulant, un objectif d'INR de 2,5 (2–3) est suffisant si le patient a une prothèse à double ailette en position aortique, s'il est en rythme sinusal et a une fonction VG normale, mais c'est le cardiologue qui doit fixer l'objectif d'INR au cas par cas pour chaque patient;
- à chaque consultation, le médecin généraliste doit également s'assurer de l'absence de récidive des symptômes fonctionnels et de foyer infectieux;
- examen auprès du cardiologue au 3e mois postopératoire, puis 1 à 2 fois par an;
- c'est l'échocardiogramme du 3e mois qui sert d'examen de référence pour le suivi ultérieur du patient, qui est son propre témoin;
- ultérieurement, une échographie cardiaque tous les 2 ans est suffisante en l'absence de suspicion de dysfonction de prothèse (penser à vérifier également l'absence d'apparition d'une insuffisance mitrale dans ce cas);
- une surveillance spécifique de l'aorte thoracique doit être assurée par un examen d'imagerie annuel, IRM ou scanner thoracique spiralé;
- un traitement bêtabloqueur est prescrit au long cours afin de tenter de limiter la dilatation d'autres segments aortiques (Marfan).

Question 8

La cause la plus probable du décès du père est une dissection aortique.

Question 9

Nécessité d'un dépistage familial : bilan complet à la recherche d'un syndrome de Marfan chez les ascendants et descendants du patient et chez les frères et sœurs. Au mieux, ce bilan multidisciplinaire doit être coordonné par un généticien, qui établit en outre un arbre généalogique et peut proposer la recherche de marqueurs génétiques du Marfan (après consentement éclairé écrit).

À défaut, en cas de refus de ce bilan, il faut faire au minimum une échographie cardiaque de dépistage à ces personnes.

Pour information, il faut faire au patient lui-même et aux personnes de sa famille une recherche du syndrome de Marfan, qui comporte :

- un examen clinique avec mesure de la taille et du poids + recherche d'hyperlaxité ligamentaire et d'autres anomalies du système squelettique;
- un bilan cardiovasculaire avec échographie cardiaque pour recherche de dilatation de l'aorte thoracique et/ou d'insuffisance mitrale dystrophique (type 2 de Carpentier);
- un examen ophtalmologique pour recherche de subluxation du cristallin;
- un scanner lombo-sacré pour recherche d'ectasie de la dure-mère lombo-sacrée et des radiographies de hanche pour recherche de protrusion acétabulaire.

Cas clinique 7

Chapitre 9 (item 236)

Question 1

Le diagnostic le plus probable est celui de souffle fonctionnel, ou « normal », ou « innocent » de l'enfant, du fait :

- de la découverte tardive du souffle, à 5 ans;
- des circonstances de découverte, à l'occasion d'une hyperthermie;
- des caractéristiques du souffle (protosystolique, bref, peu intense, irradiant peu, diminuant d'intensité en position debout);
- de l'absence de modifications des bruits normaux du cœur;
- de l'absence de symptômes fonctionnels;
- de l'absence d'anomalie associée de l'examen clinique (pouls fémoraux perçus, TA normale…);
- du caractère normal de la radiographie et de l'ECG.

Néanmoins, certaines cardiopathies peuvent donner des tableaux cliniques voisins :

- communication interauriculaire ou CIA. Dans ce cas, il existe généralement un dédoublement fixe du 2e bruit latérosternal gauche, un bloc de branche droit incomplet à l'ECG et des anomalies discrètes du cliché de thorax (arc moyen gauche convexe, hypervascularisation pulmonaire), anomalies toutes absentes ici;
- cardiomyopathie hypertrophique obstructive (CMH) : contexte familial absent ici, le caractère plutôt mésosystolique du souffle et non protosystolique, une dyspnée d'effort, une hypertrophie septale à l'ECG donc diagnostic peu probable;
- autres diagnostics peu probables (sténose pulmonaire peu serrée…).

Question 2

Cette situation est très fréquente, rencontrée chez un tiers à la moitié des enfants d'âge scolaire, alors que les cardiopathies congénitales, qui représentent la quasi-exclusivité des cardiopathies organiques de l'enfant dans les pays occidentaux, ne sont présentes que chez 1 % environ des enfants à la naissance, et nettement moins dans la 2e enfance.

Question 3

Un interrogatoire et un examen clinique bien conduits, avec une auscultation soigneuse permettent dans la majorité des cas d'affirmer le caractère organique ou fonctionnel du souffle.

Au moindre doute, il ne faut pas hésiter à demander un échocardiogramme-doppler, qui permet d'affirmer le diagnostic avec certitude (il sera bien sûr strictement normal en cas de souffle innocent).

Il vaut mieux faire un examen « inutile » en cas de doute plutôt que de laisser planer un doute et de reconvoquer l'enfant pour un contrôle, ce qui peut être très préjudiciable psychologiquement pour l'enfant et sa famille (risque d'ancrer la notion de « souffle au cœur »).

Question 4

La seule attitude à proposer est de ne rien faire !

Il est inutile, et souvent préjudiciable, de reconvoquer l'enfant, qui ne nécessite aucun suivi cardiologique.

Il est important de noter ses conclusions dans le carnet de santé, afin que la question du « souffle » ne soit pas posée à nouveau chaque fois que l'enfant est vue par un médecin différent.

Aucun risque particulier d'endocardite infectieuse et donc pas de nécessité d'antibioprophylaxie !

Question 5

Vie strictement normale.

L'enfant peut pratiquer les sports sans aucune restriction, y compris en compétition. Pas de restriction pour les grossesses.

Pas de limitation professionnelle.

Cas clinique 8

Chapitre 9 (item 236)

Illustration des items 149 (endocardite infectieuse), 150 (surveillance des porteurs de valve cardiaque et de prothèse vasculaire), 326 (prescription et surveillance d'un traitement antithrombotique), 326 (accidents des anticoagulants), 229 (électrocardiogramme)

Question 1

L'hypothèse d'un accident vasculaire cérébral ischémique est la plus probable et de type accident ischémique transitoire (AIT), la patiente ayant totalement récupéré après une vingtaine de minutes.

Chez un porteur de prothèse valvulaire, la première étiologie à envisager est celle d'une thrombose de prothèse, ceci d'autant que la patiente était mal anticoagulée depuis plusieurs semaines (*cf. infra*).

L'éventualité d'un AVC hémorragique favorisé par le traitement anticoagulant ne peut tout de même pas être exclue.

Question 2

Hypertrophie ventriculaire gauche sévère car indice de Sokolow à 80 et anomalies secondaires de repolarisation (surcharge de type systolique).

Fibrillation atriale car rythme irrégulièrement irrégulier avec disparition des ondes P remplacées par une trémulation de la ligne de base.

Question 3

L'INR n'est pas correct ; il est insuffisant.

L'INR cible chez un porteur de prothèse valvulaire mécanique mitrale à double ailette de Saint-Jude est autour de 3.

Cet INR cible est lié à la position mitrale de la prothèse, de plus la patiente est en fibrillation atriale, présente une dysfonction VG et a été opérée récemment (le risque de thrombose de prothèse est maximal dans les mois qui suivent l'intervention, avant que la prothèse ne soit endothélialisée).

Question 4

Oui.

ETT et ETO, l'ETO étant d'autant plus informative que la prothèse est en position mitrale (ETO moins contributive pour les prothèses aortiques).

L'ETO est à demander systématiquement en cas de suspicion de thrombose ou d'autres dysfonctions de prothèse.

L'échocardiogramme peut montrer un thrombus de taille variable, plus ou moins mobile, le plus souvent sur la face atriale de la prothèse, ou un thrombus intra-atrial gauche, notamment dans l'auricule en raison de la FA.

Ce thrombus peut être obstructif (s'il gêne le jeu des ailettes) ou non obstructif (si le jeu normal des deux ailettes est respecté).

Si le thrombus est obstructif, les gradients transprothétiques (maximal et moyen, mesurés au doppler continu à l'apex) sont augmentés et la surface utile de la prothèse est diminuée ; ces paramètres sont normaux en cas de thrombose non obstructive.

En cas de thrombose obstructive, il peut exister une fuite intraprothétique (par exemple, si une ailette est bloquée en position d'ouverture).

Éventuellement, mais c'est peu probable dans ce cas, signes en faveur d'une endocardite infectieuse : végétation, abcès périprothétique, désinsertion partielle de la prothèse…

Question 5

Un scanner cérébral ou au mieux une IRM, afin de préciser la nature, ischémique (scanner précoce habituellement normal dans ce cas) ou hémorragique de l'accident vasculaire cérébral.

Des hémocultures et un bilan inflammatoire, bien que la patiente soit apyrétique, pour rechercher d'éventuels signes en faveur d'une endocardite infectieuse : NF, CRP, fibrine.

Un écho-doppler des vaisseaux du cou, car l'AVC peut être lié à un athérome des artères cérébrales chez une patiente de 72 ans et non à une thrombose de prothèse.

Question 6

En urgence, mise sous héparine, avec maintien de l'AVK à plus forte posologie.

Seule l'héparine non fractionnée (HNF), intraveineuse continue (500 UI/kg/j) ou sous-cutanée en deux injections quotidiennes (0,1 mL/10 kg, 2 fois/j), a l'AMM chez les porteurs de prothèse valvulaire cardiaque, sous contrôle du TCA et de l'héparinémie.

Les héparines de bas poids moléculaire (HBPM) sont souvent utilisées de nos jours, car il existe des études confirmant leur efficacité dans cette indication, mais il s'agit alors d'une utilisation hors AMM, sous la responsabilité du prescripteur.

Ne pas oublier de vérifier la numération plaquettaire 2 fois/semaine tant que la patiente est sous héparine.

Poursuite de l'héparine jusqu'à l'obtention de 2 INR successifs en zone cible.

Dans le cas de cette patiente sous AVK à 2,3, il n'y a lieu de discuter ni d'une thrombolyse (avec le risque de transformer une zone ischémique cérébrale en AVC hémorragique) ni d'une réintervention, car le contexte est en faveur d'une thrombose non obstructive ; ces thérapeutiques seraient à discuter en cas de thrombose obstructive de prothèse.

Question 7

Suivi régulier, mensuel par le médecin traitant et 1 à 2 fois par an par le cardiologue.

Le suivi est clinique, échocardiographique et biologique :

- suivi clinique : vérifier l'absence de récidive des symptômes, l'absence d'insuffisance cardiaque, l'auscultation de la prothèse (bruits métalliques des prothèses mécaniques ; absence de souffle de régurgitation), l'absence de foyer infectieux, car le porteur de prothèse est à risque majeur d'endocardite infectieuse ;
- suivi échocardiographique : c'est l'échocardiographie du 3e mois postopératoire qui sert d'examen de référence, le patient devant toujours être son propre témoin. Ensuite, une échographie transthoracique est préconisée tous les 1 à 2 ans en l'absence de suspicion de dysfonction. Un échocardiogramme (ETT et ETO) doit être réalisé en urgence en cas de nouvelle suspicion de dysfonction de la prothèse ;
- suivi biologique : le traitement AVK est à poursuivre à vie, sans aucune interruption, avec un objectif d'INR autour de 3. Les contrôles biologiques sont effectués aussi souvent que nécessaires pour équilibrer l'INR. Lorsque l'équilibre est obtenu, un contrôle mensuel est préconisé.

Cas clinique 9

Chapitre 11 (item 231)

Illustration des items 150 (prothèses), 219 (facteurs de risque), 231 (insuffisance mitrale), 229 (électrocardiogramme)

Question 1

La recherche de symptômes (+++) liés à l'insuffisance mitrale, à savoir une dyspnée d'effort dont il faut préciser la sévérité selon la classification NYHA.

Rechercher aussi des antécédents extracardiaques pouvant contre-indiquer une prothèse valvulaire (foyers infectieux dentaires, ORL, digestifs…) ou une anticoagulation orale (antécédents hémorragiques graves, par exemple).

Interroger sur des antécédents familiaux de maladie de Marfan ou autre pathologie du tissu conjonctif.

Question 2

Type II de Carpentier.

Prolapsus valvulaire mitral, ou maladie de Barlow.

Fuite importante ou grade III, car fraction régurgitante > 40 %.

Question 3

Rythme sinusal.

Hypertrophie atriale gauche car durée de P > 120 ms avec aspect en double bosse en DII.

Bloc atrioventriculaire du premier degré car PR > 240 ms.

Question 4

Il y a deux situations, soit :

- le patient est symptomatique, dans ce cas l'indication opératoire est indiscutable car la fuite est de grade III ;
- le patient est asymptomatique, dans ce cas l'intervention est retenue également car il s'agit d'une IM importante de grade III avec retentissement ventriculaire et il y a déjà un début de diminution de la fraction d'éjection (FE <60 %). Le pronostic à long terme sous simple traitement médical est moins bon.

Question 5

Le type de chirurgie à envisager est une plastie reconstructrice de la valve. Le mécanisme de l'IM dans le cas présent (prolapsus) est en général une excellente indication de plastie plutôt que de remplacement valvulaire. Le pronostic ultérieur est meilleur après plastie qu'après remplacement valvulaire. De plus, la plastie permet d'éviter le traitement anticoagulant au long cours nécessaire en cas de remplacement valvulaire.

Question 6

Oui : ETO, coronarographie, échocardiographie des troncs supra-aortiques, explorations fonctionnelles respiratoires. Avis du stomatologiste et panoramique dentaire.

Bilan biologique de routine (NFS, RAI, groupe, ionogramme : urée, créatinine) sérologies VIH et hépatite C après accord du patient.

L'échocardiographie transœsophagienne permet de mieux préciser l'anatomie de la valve mitrale et le mécanisme de la fuite. Certaines ruptures partielles de cordages peuvent passer inaperçues à l'échocardiographie transthoracique. Cette technique aide le chirurgien dans sa stratégie opératoire.

La coronarographie est indiquée avant la chirurgie dans la mesure où il s'agit d'un homme de plus de 50 ans avec des facteurs de risque (ex-tabagique, hypercholestérolémie) pour s'assurer de l'absence de lésions coronaires qui pourraient relever soit de pontages dans le même temps opératoire, soit d'une angioplastie. Le coroscanner peut dans ce cas représenter une alternative à la coronarographie avec l'avantage d'un examen non invasif.

Les EFR peuvent être proposés en raison du tabagisme ancien avant la sternotomie

Cas clinique 10

Chapitre 11 (item 231)

Illustration des items 150 (prothèses), 231 (insuffisance mitrale)

Question 1

Insuffisance mitrale (IM) aiguë, suggérée par :

- les caractéristiques du souffle (holosystolique, apexo-axillaire, en jet de vapeur…) évoquant une IM ;
- la survenue brutale, accompagnée de douleurs thoraciques et de symptômes d'évolution rapide, évoquant une forme aiguë ;
- la persistance du rythme sinusal et l'absence de cardiomégalie radiologique plaidant également en faveur d'une forme aiguë.

En revanche, l'existence d'un souffle antérieurement connu évoque un « prolapsus » mitral préexistant, compliqué de rupture de cordages récente.

Question 2

Échocardiogramme transthoracique (ETT) et éventuellement transœsophagien (ETO).

Surveillance de la courbe thermique, réalisation d'hémocultures, si la patiente est fébrile, et bilan inflammatoire biologique.

Deux dosages successifs de troponine, malgré la normalité de l'ECG, afin d'éliminer une IM ischémique, d'autant que la patiente a eu des douleurs thoraciques.

Question 3

Échocardiographie-doppler transthoracique et transœsophagienne :

- confirmation du diagnostic d'IM par la visualisation d'un flux de régurgitation systolique dans l'oreillette gauche au doppler ;
- quantification de la fuite par la largeur du jet régurgitant à l'origine au niveau de sa partie la plus étroite (*vena contracta*) et surtout méthode de la zone de convergence ou « PISA » (*proximal isovelocity surface area*) ;
- appréciation du retentissement de la fuite sur la dilatation du ventricule gauche et de l'oreillette gauche, les paramètres de fonction systolique VG (pourcentage de raccourcissement, fraction d'éjection), les pressions pulmonaires peuvent être mesurées au doppler à partir d'une éventuelle fuite tricuspide ;
- appréciation du mécanisme de l'IM +++ en ETT et en ETO. L'échographie transœsophagienne est surtout utile pour préciser le mécanisme et l'étiologie de l'insuffisance mitrale. Elle est systématique lorsque l'on envisage un geste chirurgical conservateur de type plastie, dont l'ETO permet le plus souvent de prévoir la faisabilité :
  - visualisation de valves dystrophiques, parfois très épaissies, « myxoïdes », en cas de maladie de Barlow,
  - ruptures de cordages plus probable : l'une des valves, le plus souvent la petite valve, est éversée dans l'oreillette gauche en systole, sans aucune coaptation de son extrémité avec la grande valve ; les cordages rompus sont souvent bien visibles à l'extrémité de la valve en ETO (IM type II de Carpentier),
  - recherche de végétations valvulaires en cas d'endocardite infectieuse ou zone akinétique en cas d'infarctus, peu probables ici,
  - recherche de lésions associées : valvulopathie aortique, insuffisance tricuspide, etc.

Si hyperthermie, positivité des hémocultures en l'absence d'antibiothérapie préalable et présence d'un syndrome inflammatoire biologique (élévation de la CRP, hyperleucocytose, etc.) en cas d'endocardite infectieuse à l'origine de l'IM : peu probable dans ce cas.

Élévation de la troponine en cas de syndrome coronarien aigu responsable de l'IM, peu probable également ici.

Question 4

Elle est parfois observée en cas de rupture de cordages de la valve mitrale postérieure (ou petite valve), car la fuite est excentrée, directionnelle, orientée vers le septum interatrial et le fond de l'oreillette gauche, si bien que le souffle a une irradiation ascendante, le long du bord sternal gauche.

Question 5

Traitement médical, associant :

- vasodilatateur, type inhibiteur de l'enzyme de conversion (IEC);
- diurétique, de type furosémide;
- arrêt du calcium bloqueur.

Question 6

Discuter d'une chirurgie rapide, car il s'agit d'une IM aiguë, probablement volumineuse et mal tolérée.

Arguments : c'est le cas habituel des IM brutales par rupture de cordages, ici le souffle est intense et les symptômes sont importants.

Une plastie mitrale chirurgicale est dans toute la mesure du possible préférée à un remplacement valvulaire mitral, car les résultats à long terme sont meilleurs et l'incidence des complications postopératoires bien moindre.

La faisabilité d'une plastie est précisée par l'échographie, ETT et surtout ETO, qui permet de bien visualiser l'appareil mitral dans son ensemble et de préciser la nature et l'étendue des dégâts anatomiques.

Question 7

Le bilan préopératoire comporte :

- l'appréciation de l'état général de la patiente. L'âge physiologique importe plus que l'âge réel;
- la recherche d'anomalies cardiaques associées : valvulopathie aortique, sténose coronaire qui peut nécessiter un ou plusieurs pontages associés au geste sur la mitrale;
- l'état myocardique qui doit être précisé par l'échographie. En général, le ventricule gauche est peu dilaté et normo- voire hypercinétique dans les IM aiguës;
- l'état des coronaires par une coronarographie pour éliminer des sténoses pouvant bénéficier d'un pontage associé.
- l'appréciation de la fonction rénale (taux de créatinine et clairance);
- l'appréciation de la fonction respiratoire (exploration fonctionnelle respiratoire, gaz du sang);
- l'état des artères périphériques; recherche notamment d'une sténose artérielle périphérique par la clinique et éventuellement par l'écho-doppler (écho-doppler des vaisseaux du cou et des artères des membres inférieurs);
- la recherche systématique des foyers infectieux, notamment ORL et dentaires (radiographie ou scanner des sinus, panoramique dentaire, consultations ORL et stomatologique);
- le risque opératoire global qui peut être apprécié au mieux par l'Euroscore, algorithme de stratification du risque prenant en compte de multiples facteurs préopératoires et des facteurs de risque chirurgicaux. Dans le cas de cette patiente, le risque opératoire est *a priori* faible.

Question 8

La patiente doit être munie :

- d'un carnet de porteur de prothèse ou de surveillance postopératoire, qui lui est remis par le service de chirurgie cardiaque à la sortie, et sur lequel figurent le type et la taille de la prothèse ou le type d'intervention réalisée;
- d'un carnet de surveillance du traitement anticoagulant, sur lequel figurent la posologie de l'AVK, sa nature, l'objectif d'INR et les résultats des INR. Après plastie mitrale ou mise en place d'une bioprothèse, et en l'absence d'autre indication d'anticoagulant, le traitement par antivitamine K est limité à 3 mois;
- d'une carte d'antibioprophylaxie destinée au chirurgien-dentiste en cas de mise en place d'une prothèse (ou de réalisation d'une plastie qui associe le plus souvent un anneau prothétique).

Cas clinique 11

Chapitre 12 (item 231)

Illustration des items 150 (prothèses valvulaires), 231 (rétrécissement aortique)

Question 1

Insuffisance ventriculaire gauche sur probable rétrécissement aortique (dyspnée progressive avec épisodes de sub-OAP récents, souffle systolique au foyer aortique, râles pulmonaires).

Question 2

Hospitalisation, mise au repos en position demi-assise, monitorage.

Oxygénothérapie par sonde nasale si SpO_2 < 90 %.

Diurétiques de l'anse (furosémide) en i.v. pour obtenir rapidement 100 à 200 mL de diurèse.

Compensation des pertes potassiques.

Dérivés nitrés par voie i.v. (dinitrate d'isosorbide) si PAS > 100 mgHg.

Question 3

ECG, radiographie thoracique, échocardiographie-doppler.

ECG : recherche de signes d'hypertrophie ventriculaire gauche.

Radiographie thoracique : recherche d'un élargissement de la silhouette cardiaque et de signes de poumon cardiaque.

Échocardiographie-doppler : confirmation du rétrécissement aortique par la visualisation de valves aortiques calcifiées avec ouverture limitée et par la mesure du gradient de pression ventricule gauche – aorte et la mesure de la surface valvulaire. Analyse de la valve mitrale (recherche systématique d'une valvulopathie mitrale associée) et évaluation de la performance ventriculaire gauche (fraction d'éjection, débit).

Question 4

RA serré avec FEVG basse sur l'échographie de base pouvant expliquer le gradient peu important (diminution du volume éjecté).

L'échocardiographie de stress sous dobutamine montre une réserve contractile du ventricule gauche (indicateur pronostique) et confirme la sévérité du RA (surface valvulaire < 1 cm^2, augmentation de gradient du fait de l'augmentation du volume éjecté).

Il faudra compléter par une coronarographie préopératoire (patient âgé de 71 ans) dans l'optique d'un remplacement valvulaire chirurgical.

Le reste du bilan préopératoire doit comporter :

- échographie-doppler des troncs supra-aortiques ;
- avis du stomatologiste et panoramique dentaire ;
- bilan biologique de routine (NFS, RAI, groupe, ionogramme : urée, créatinine) sérologies VIH et hépatite C après accord du patient.

Question 5

L'indication opératoire est justifiée compte tenu du mauvais pronostic du patient en l'absence d'intervention (RA serré symptomatique avec signes d'insuffisance cardiaque : survie moyenne inférieure à 2 ans). Indication légitime de mise en place d'une prothèse biologique (ou bioprothèse) du fait de l'âge et de la durabilité de ce type de prothèse qui évite la prescription d'un traitement anticoagulant.

Question 6

Éducation concernant le risque d'endocardite infectieuse. Consultation en cas de fièvre ou frissons, altération de l'état général ou signes cardiovasculaires. Attention aux infections dentaires ou ORL.

Antibioprophylaxie en cas de soins dentaires ou de geste invasif.

Carte de porteur de prothèse valvulaire.

Suivi à 2–3 mois postopératoires pour échocardiographie de référence, suivi semestriel ou annuel chez le cardiologue avec échocardiographies régulières.

Cas clinique 12

Chapitre 12 (item 231)

Illustration des items 150 (prothèses valvulaires), 337 (malaise), 231 (rétrécissement aortique), 234 (troubles de la conduction), 229 (électrocardiogramme)

Question 1

Syncope car perte de connaissance brève, sans prodromes, à l'effort, avec perte du tonus postural et de récupération spontanée devant témoin.

Question 2

Rythme sinusal, PR normal, bloc de branche gauche complet (BBG).

Question 3

Bloc auriculoventriculaire (BAV) complet paroxystique.

Fréquence atriale normale, mais onde P non conduites aux ventricules, notez que les QRS se décalent progressivement par rapport aux ondes P.

Rythme d'échappement ventriculaire très lent à complexes QRS larges, différents des QRS conduits du premier ECG.

Donc, BAV complet (ou bloc de haut degré compte tenu de sa brièveté) infra-hissien.

Question 4

Deux étiologies :

- syncope d'effort et auscultation évocatrice de rétrécissement aortique (RA) chez un homme de 75 ans : diagnostic probable de RA serré, syncopal ;
- BBG à l'état basal et BAV complet paroxystique documenté : possible syncope liée au BAV.

Question 5

Coulées calcaires vers le septum membraneux et le faisceau de His par extension des calcifications valvulaires aortiques présentes sur l'anneau chez ce patient atteint de RA du sujet âgé (ou maladie de Mönckeberg).

Notez qu'il n'y a pas d'argument en faveur d'une endocardite bactérienne.

Question 6

Un échocardiogramme-doppler qui permet de :

- confirmer le diagnostic de RA (valves aortiques remaniées, calcifiées, s'ouvrant peu ; orifice bi- ou tricuspide ; HVG fréquente) ;
- quantifier la sévérité du RA : mesure des gradients transvalvulaires aortiques au doppler continu et détermination de la surface valvulaire aortique en écho-doppler.

Un RA est considéré comme serré lorsque la vitesse maximale du flux transaortique est > 4 m/s, le gradient moyen dépasse 40 à 50 mmHg, ou que la surface valvulaire aortique est inférieure à 1 cm^2, ou mieux à 0,60 cm^2/m^2 de surface corporelle ;

- en préciser le retentissement : cinétique VG notamment ; pressions droites ;
- préciser l'existence de lésions associées, notamment d'une insuffisance mitrale, d'une dilatation de l'aorte ascendante ;
- en déterminer éventuellement l'étiologie (orifice bi- ou tricuspide, importance des calcifications).

Question 7

Aucun autre examen n'est nécessaire pour confirmer le trouble de conduction, qui est suffisamment documenté (il ne faut pas faire d'exploration électrophysiologique).

Question 8

Remplacement valvulaire aortique (RVA) si le caractère serré du RA se trouve confirmé (RA serré symptomatique), après s'être assuré de l'opérabilité du patient.

Compte tenu de l'âge du patient, une prothèse biologique lui est proposée, de préférence à une valve mécanique (pas de nécessité de traitement anticoagulant si le rythme est sinusal, mais durabilité moindre, donc à n'implanter qu'au-delà de 70 ans environ).

Implantation d'un pacemaker définitif double chambre dans tous les cas, avec ou sans RVA (et que le patient soit ou non opérable de son RA).

Question 9

Bilan préopératoire avant RVA, avec :

- coronarographie (fréquence des lésions coronaires associées, qui peuvent nécessiter des pontages) : la réalisation de pontages en plus du RVA aggrave nettement la mortalité postopératoire;
- appréciation des grandes fonctions vitales : bilan rénal et respiratoire (une insuffisance rénale aggrave la mortalité postopératoire);
- écho-doppler artériel des vaisseaux du cou et des membres inférieurs;
- appréciation de l'âge physiologique du patient, plus important que son âge réel, de son état mental, de « l'élan vital », de sa motivation pour l'intervention… ;
- recherche et traitement des foyers infectieux, notamment ORL et dentaires;
- appréciation au mieux du risque opératoire global par l'Euroscore.

Question 10

1. Suivi de la prothèse valvulaire :

Séjour de réadaptation à l'effort de 2 à 3 semaines au décours de l'hospitalisation.

Suivi régulier, mensuel par le médecin traitant, et 1 à 2 fois par an par le cardiologue.

Le suivi est clinique, échocardiographique et biologique :

- suivi clinique : vérifier l'absence de récidive des symptômes, l'absence d'insuffisance cardiaque, l'auscultation de la prothèse (normale en cas de bioprothèse; bruits métalliques de prothèse si valve mécanique; absence de souffle de régurgitation), l'absence de foyer infectieux (car le porteur de prothèse est à risque majeur d'endocardite infectieuse, quel que soit le type de prothèse);
- suivi échocardiographique : c'est l'examen du 3e mois postopératoire qui sert d'examen de référence, le patient devant toujours être son propre témoin. Ensuite, une échographie transthoracique est préconisée tous les 2 ans; les examens sont ensuite rapprochés, tous les 6 mois environ, lorsque la bioprothèse atteint 7 ans en raison du risque de dégénérescence;
- suivi biologique : en cas de bioprothèse et en l'absence d'autre indication d'anticoagulant, le traitement par antivitamine K est limité à 3 mois. Au début du traitement, les contrôles biologiques sont effectués aussi souvent que cela est nécessaire pour équilibrer l'INR. Lorsque l'équilibre est obtenu, un contrôle mensuel est préconisé.

2. Suivi du stimulateur cardiaque :

- le premier contrôle du pacemaker doit être effectué le lendemain de l'implantation ou tout au moins avant la sortie de l'hôpital;
- le contrôle ultérieur est fait environ 1 mois après l'implantation par le cardiologue, puis tous les 6 mois (ou au moins une fois par an);
- les stimulateurs actuels (boîtiers) ont une durée de vie de 7 à 10 ans, au-delà de quoi le boîtier doit être remplacé.

Cas clinique 13

Chapitre 13 (item 337)

Illustration des items 334 (angine de poitrine et infarctus myocardique), 337 (malaise perte de connaissance), 245 (diabète sucré), 232 (insuffisance cardiaque de l'adulte), 231 (insuffisance mitrale), 234 (troubles de la conduction intracardiaque), 229 (électrocardiogramme)

Question 1

C'est une syncope sans aucun doute, car c'est une perte de connaissance brève, avec myoclonies brèves et survenues après la perte de contact, récupération rapide et spontanée d'un état de conscience normal, qui survient au décours d'un effort important, confirmée par un témoin. Il y a peut être une part de réaction thermo-différentielle (froid-chaud) mais il serait dangereux d'évoquer sur ce simple détail une syncope vasovagale chez ce cardiaque !

Question 2

C'est sans difficulté : dyspnée d'effort au stade II de la NYHA et angor d'effort au stade I de la classification canadienne CCS.

Question 3

Il s'agit bien sûr de la recherche d'une hypotension artérielle orthostatique, car cet examen est anodin et doit être fait systématiquement, la thérapeutique associe trois hypotenseurs (nitrés, bêtabloqueurs, IEC), d'autant plus qu'il s'agit peut-être de dysautonomie chez ce sujet âgé diabétique. Cependant ne pas s'attarder sur cette hypothèse, il faut savoir faire la différence entre une recherche de routine et le choix du diagnostic final ! Pour l'instant, l'hypothèse à privilégier est une cause cardiaque.

Ne pas omettre de donner la définition (baisse de 20 mmHg pour la systolique ou 10 mmHg pour la diastolique en 1 à 3 minutes).

Question 4

Tracé sans difficulté.

Rythme sinusal, bloc de branche gauche complet en raison de la durée de QRS > 120 ms, l'aspect QS ou rS en V1 et RR' en V6. On note des anomalies secondaires de la repolarisation liées au bloc de branche gauche sous la forme d'ondes T négatives en D1, D2, aVL, V5 et V6.

Question 5

Le petit piège est ici d'évoquer à tort un rétrécissement aortique, alors qu'il s'agit d'un souffle holosystolique d'insuffisance mitrale ; mais surtout le piège principal est d'incriminer l'athérome carotide à l'origine de la syncope : faut-il le marteler, la syncope neurovasculaire n'existe pas ! Ce genre de réponse peut valoir zéro à l'item, la bonne réponse est « non ».

Question 6

C'est ici une réflexion de synthèse qui est demandée : il faut bien expliquer qu'il s'agit d'une syncope grave chez un cardiaque grave dont la négligence pourrait être cause de mort subite par arythmie ventriculaire. La dyspnée, le bloc de branche gauche et l'altération de la fraction d'éjection font de ce patient un sujet à risque élevé de mort subite rythmique. Deux hypothèses sont à privilégier : la première, la plus fréquente, est une tachycardie ventriculaire (TV) sur séquelle d'infarctus ; la seconde est un bloc atrio-ventriculaire paroxystique infra-hissien (sur bloc de branche gauche).

Question 7

Encore une fois, piège grossier entre des troubles de conscience de cause métabolique et une syncope ! Un coma hypoglycémique n'a pas cette présentation clinique et ne régresse pas spontanément, l'injection de glucose est totalement inutile.

Question 8

On attend ici la suite de la question 6. Il faut envisager l'étude électrophysiologique endocavitaire pour mesurer les temps de conduction infra-hissiens et faire une stimulation ventriculaire programmée pour tenter de déclencher une TV. Cette étude doit être précédée d'une télémétrie ECG de 24 heures qui peut occasionnellement donner le diagnostic si la syncope se répète ou montrer des salves de TV. Cette télémétrie permet de surveiller le patient qui doit rester hospitalisé.

On peut réévaluer l'angor ultérieurement par un test d'effort et répéter l'échocardiographie (mais cette dernière est déjà disponible) pour préciser le mécanisme et la sévérité de la fuite mitrale, on peut aussi évaluer la sténose carotide par échographie et doppler. Attention de bien séparer la recherche de la cause de la syncope des examens visant à réévaluer les pathologies sous-jacentes ou les comorbidités (comme le diabète). À cet égard, vous pouvez citer les examens de surveillance du diabétique comme le fond d'œil, la mesure des IPS, la recherche de microalbuminurie, etc.

Question 9

Question simple chez ce patient polyartériel, il s'agit évidemment de l'aspirine à dose antiagrégante (75-325 mg). La réponse Plavix® (clopidogrel) est aussi acceptable.

Cas clinique 14

Chapitre 14 (item 230)

Illustration des items 230 (fibrillation atriale), 245 (diabète), 221 (hypertension artérielle), 334 (angine de poitrine), 326 (antithrombotiques), 228 (douleur thoracique), 219 (facteurs de risque)

Question 1

Il ne peut s'agir que d'une fibrillation atriale, car les QRS sont rapides et irréguliers, il n'y a pas d'onde P visible ni de mailles de fibrillation mais des trémulations. Globalement, il s'agit d'un premier épisode difficilement datable (3 jours ?), peut-être d'une forme persistante, en tout cas sur cardiopathie hypertensive et ischémique chez un patient diabétique de plus de 65 ans. L'ECG est sans grandes difficultés on pourrait aussi demander dans la grille le diagnostic d'hypertrophie ventriculaire gauche électrique, ici plutôt à type de surcharge systolique (attention à cette terminologie un peu désuète mais toujours utilisée). On note un indice de Sokolow (SV1 + RV5) à environ 50-55 mm (> 35 mm), une onde de dépolarisation septale invisible sauf encore en aVL, des anomalies secondaires de repolarisation en V4-V5-V6.

Question 2

La douleur évoque un angor car elle est constrictive, à l'effort, irradiant la mâchoire, chez un homme d'âge mûr diabétique, avec HTA et antécédent coronarien et cet angor est *de novo*.

On peut donc le considérer comme un syndrome coronarien aigu même si l'ECG, le dosage de troponine et la disparition de la douleur sont plutôt rassurants. Il s'agit plus probablement d'un angor fonctionnel lié à la tachycardie (elle-même due à la fibrillation). L'embolie pulmonaire est peu probable car il n'y a pas de dyspnée, pas de phlébite évidente, la saturation est normale.

Une péricardite est peu probable car il n'y a ni fièvre ni frottement péricardique et le contexte n'est pas évocateur.

Pas de dissection aortique non plus malgré l'HTA, car il n'y a ni élargissement médiastinal à la radiographie, ni anisotension, ni poussée hypertensive.

Question 3

Très classiquement, il s'agit du test à la trinitrine, faite en sublingual. Ce test est positif s'il induit la disparition de la douleur en 1 à 5 minutes.

Question 4

Le retour en rythme sinusal peut survenir spontanément. Sinon chez cet homme symptomatique, devant un premier épisode, on peut envisager une cardioversion électrique ou par amiodarone (ou les deux, c'est-à-dire choc électrique après imprégnation). L'arythmie date de plus de 48 heures probablement, cette cardioversion peut se faire après échographie transœsophagienne afin d'écarter une thrombose intra-atriale, sous héparine non fractionnée en i.v. ou bien après 3 à 4 semaines d'AVK efficaces (avec INR entre 2 et 3).

Dans cet exemple, la réalisation de la cardioversion sans prise en compte du risque thromboembolique serait une faute grave.

Question 5

Inhibiteurs de l'enzyme de conversion.

Antiagrégants plaquettaires aspirine ou clopidogrel (Plavix®).

Il s'agit ici d'un patient coronarien avéré, ces deux classes réduisent la morbi-mortalité. Les bêtabloquants ne peuvent être une bonne réponse, car ils sont contre-indiqués dans l'asthme.

Question 6

L'équilibre du diabète vise à réduire les complications microvasculaires et les complications macro- ou cardiovasculaires au sens très large, cette question n'appelle pas de commentaire particulier. Il faut surveiller l'hémoglobine glyquée ou glycosylée HbA1c et viser une valeur < 7 %.

Question 7

La pression artérielle doit être inférieure à 140 mmHg pour la systolique et inférieure à 85 mmHg pour la diastolique chez un diabétique, de toute façon les chiffres à l'entrée ne sont donc pas satisfaisants.

Question 8

Question simple, c'est le poids divisé par la taille élevée au carré. Maigrir fait partie des objectifs de lutte contre le diabète et contre l'hypertension. Néanmoins il n'y a pas d'objectifs fixés d'IMC.

Question 9

Avec la formule de Friedwald, LDL = CT - HDL - (triglycérides/5), le LDL cholestérol est alors calculé à 2 g/L.

L'objectif classique de 1 g/L chez le coronarien est plus exigeant chez un diabétique, car il faut ramener le LDL < 0,7 g/L (*cf.* recommandations européennes ESC-EASD de 2007). On peut citer aussi l'objectif de remonter le HDL > 0,4 g/L (correct chez ce patient) et de diminuer le taux de triglycérides sous les 1,5 g/L.

La toxicité principale des statines est hépatique et musculaire.

Question 10

Il faut prescrire des anticoagulants au long cours chez ce patient car le risque embolique lié à la fibrillation atriale est probablement autour de 5-6 % par an. Les facteurs de risque thromboemboliques liés à l'arythmie sont ici le diabète, l'hypertension artérielle comme critères principaux, l'âge intermédiaire (>65 ans) et la maladie coronarienne comme facteurs secondaires.

Il faut envisager une prescription d'AVK ou de nouveaux anticoagulants. On pourrait discuter longuement de la coprescription d'aspirine à petite dose qui fait partie maintenant des recommandations internationales, en tout cas la connaissance du maniement de la très contestable triple association clopidogrel-aspirine-AVK n'est pas un objectif de DCEM; ici l'endoprothèse coronaire est ancienne, il n'est pas mentionné qu'elle soit pharmacologiquement active.

Les molécules AVK sont le Préviscan® (fluindione) la Coumadine® (warfarine) ou le Sintrom® (acénocoumarol). Leur utilisation se fait sous contrôle de l'INR, au moins une fois par mois après équilibre (en pratique plus souvent) avec une cible à 2,5 (entre 2 et 3) en l'absence ici de valve mécanique à disque ou mitrale à ailettes. Le malade doit être prévenu du risque hémorragique, des modalités de suivi du traitement, des signes d'alerte d'hémorragie urinaire, génitale ou digestive... Il doit être mis en garde contre l'alcool et les automédications notamment aux AINS. En cas de contact avec un professionnel de santé (chirurgien-dentiste, etc.), il doit signaler son traitement. Un carnet doit être remis au patient dont le maniement doit être expliqué.

L'oubli des AVK est une faute grave dans le traitement de ce patient.

Cas clinique 15

Chapitre 15 (item 234)

Illustration des items 234 (troubles de la conduction), 219 (facteurs de risque), 221 (hypertension artérielle), 199 (dyspnée)

Question 1

Il s'agit d'une dyspnée d'effort allant vers une aggravation très sévère puis vers une orthopnée qui fait retenir le stade IV de la NYHA (un stade III serait une réponse inexacte, attention un patient en stade III peut s'habiller faire sa toilette et n'a pas de gêne au repos, ce qui n'est pas le cas ici). L'étiologie retenue est une insuffisance cardiaque en raison des antécédents d'hypertension artérielle, de l'orthopnée récente, du choc de pointe étalé, du traitement reçu et en raison de la prise de poids rapide récente liée à la rétention hydrosodée.

Question 2

L'auscultation est en faveur d'un bruit de galop et d'une insuffisance mitrale (souffle systolique).

Question 3

Traitement inapproprié, il faut stopper ce calcium bloqueur (diltiazem) qui peut aggraver l'insuffisance cardiaque en cas de FEVG abaissée et prescrire un inhibiteur de l'enzyme de conversion, car le patient est probablement coronarien (*cf. infra*) et surtout en insuffisance cardiaque. Ultérieurement, il faut discuter les bêtabloquants. Attention à ne pas confondre traitement de l'HTA et normalisation des chiffres tensionnels. Attention : le glaucome n'est pas une contre-indication des bêtabloquants (c'est le contraire !).

Bien percevoir les effets secondaires du diltiazem chez l'insuffisant cardiaque ayant une altération de la fonction systolique et savoir qu'il est de ce fait contre-indiqué.

Question 4

Cet ECG est très difficile, l'objectif pédagogique prioritaire est d'identifier rapidement le QRS large (bloc de branche) et d'identifier l'onde Q séquelle d'infarctus. La notion sous-jacente est la connaissance de la gravité de cette situation (insuffisance cardiaque + infarctus + bloc de branche).

PR limite à 200 ms pour le diagnostic de BAV du 1er degré. Hyperdéviation axiale droite (au-delà de + 100°) avec aspect S1Q3 compatible avec un hémibloc postérieur gauche (ou une hypertrophie ventriculaire droite). De toute façon, le QRS élargi au-delà de 120 ms fait poser le diagnostic de bloc de branche, de type non spécifique.

Question 5

L'onde Q est une séquelle probable d'un infarctus antérieur étendu (de V1 à V5).

Question 6

Bloc de branche, séquelle de l'infarctus antérieur par atteinte du tissu de conduction infra-hissien (hémibranche postérieure gauche, réseau de Purkinje distal).

Allongement du PR par atteinte nodale ou effet du diltiazem ou ralentissement de la conduction infra-hissienne.

À défaut, il peut s'agir de lésions induites par l'hypertension artérielle ou dégénératives liées à l'âge.

Question 7

Hospitalisation, repos au lit, oxygénothérapie nasale ou au masque pour maintenir la $SpO_2 > 90$ %, diurétiques de l'anse par voie intraveineuse (furosémide). Arrêt du diltiazem, introduction d'un inhibiteur de l'enzyme de conversion sous surveillance du poids, de la diurèse, de la pression artérielle et de l'ionogramme de l'urée et de la créatinine sanguines. Héparine de bas poids moléculaire par voie sous-cutanée à dose préventive. Supplémentation des pertes potassiques urinaires.

Attention à ne pas oublier l'arrêt du diltiazem (dépresseur myocardique) qui est une substance cardiotoxique dans ce contexte. Les bêtabloquants ne concernent pas les 24 premières heures pour un patient en stade IV…

Question 8

Cette question finale esquisse la transversalité à partir d'une contre-indication classique des AINS. Les effets des AINS sur l'hypertension artérielle sont plutôt hors sujet chez un insuffisant cardiaque grave. C'est une réponse plus approfondie qui est attendue : il faut évoquer une possibilité d'insuffisance rénale aiguë et prescrire un ionogramme pour la kaliémie et doser urée et créatinine sanguines.

Cas clinique 16

Chapitre 16 (item 229)

- ECG 1 : cet ECG est difficile, il faut voir rapidement la bradycardie à 45 bpm due à l'association FA (trémulations remplaçant les ondes P) et bloc atrioventriculaire complet, probablement nodal car l'échappement est à QRS fins. Il s'agit aussi d'un SCA avec ST en inférieur et à un moindre degré en V1 et V2 avec miroir en D1 et aVL, V6 (latéral).
- ECG 2 : pas de piège ici. Il s'agit d'une onde Q de nécrose en inférieur (D2, D3 et aVF) et dans toutes les précordiales sauf V1 associée à une onde T négative en latéral. L'ensemble évoque une séquelle d'infarctus circonférentiel.
- ECG 3 : pause de régularisation d'une fibrillation atriale (à gauche) par dysfonction sinusale associée réalisant un syndrome tachycardie-bradycardie, reprise de l'activité cardiaque sous la forme d'un échappement jonctionnel (à droite) car sans onde P visible.
- ECG 4 : fibrillation ventriculaire, aucune hésitation n'est permise.
- ECG 5 : tracé un peu difficile, FA mais les mailles sont très fines et difficiles à voir, la cadence ventriculaire n'est ni très rapide ni très irrégulière. Axe de QRS limite pour hémi-bloc antérieur gauche avec aspect S3 > S2.
- ECG 6 : Sokolow à 35 mm, durée de QRS insuffisante pour évoquer un bloc gauche complet, donc hypertrophie ventriculaire gauche et deux extrasystoles ventriculaires isolées.
- ECG 7 : tracé difficile de flutter atrial atypique avec activité atriale monomorphe à 240 bpm, conduction nodale variable donnant une irrégularité qui ne doit pas être prise pour de la FA, la transmission nodale alterne entre du 2:1, du 3:1 ou du 4:1.
- ECG 8 : flutter à conduction 4:1, cadence atriale à 240 bpm et ventriculaire à 60 bpm, hémi-bloc antérieur gauche car axe $< -30°$ et S3 > S2, abrasion de l'onde R dans les précordiales évocatrice d'une séquelle d'infarctus. On peut discuter du caractère typique ou atypique du flutter.
- ECG 9 : TV non soutenue ou salve d'extrasystoles ventriculaires (8 QRS) sur fond de fibrillation atriale, car activité atriale trémulante et QRS irréguliers après la TV.
- ECG 10 : tachycardie jonctionnelle, à confirmer par manœuvre vagale, car activité régulière, QRS fins, pas d'onde P visible.

Cas clinique 17

Chapitre 17 (item 235)

Illustration des items 253 (sport et santé), 229 (électrocardiogramme), 235 (palpitations)

Question 1

Il faut interroger ce patient sur ses antécédents familiaux à la recherche d'antécédent de mort subite et tracer l'arbre généalogique. Notez que tracer l'arbre est plus efficace, les patients ne parlant pas toujours facilement du deuil d'un proche à un âge jeune.

Il faut l'interroger sur la fréquence des accès de palpitations pour estimer la chance de saisir un ECG contemporain des symptômes par un enregistrement Holter de 24–96 heures.

Il faut vérifier l'absence de signe de gravité au moment des palpitations de type lipothymie ou syncope.

Question 2

Il s'agit d'un ECG typique de sportif endurant avec :

- une bradycardie sinusale liée à une augmentation du tonus vagal, classique chez l'athlète ;
- une hypertrophie ventriculaire gauche avec Sokolow à 40 ;
- des anomalies diffuses de repolarisation avec onde T ample et pointue, et discret sus-décalage concave vers le haut.

Question 3

Les méthodes ayant permis d'obtenir ce tracé sont :

- Holter classique mais en situation de compétition ;
- monitorage prolongé ;
- étude électrophysiologique endocavitaire ;
- moniteur implantable.

Le message est ici de tenter d'obtenir un ECG dans les circonstances déclenchant usuellement les symptômes, dans son cas l'effort intense ou la compétition. Un test d'effort classique est souvent une « formalité » pour un sportif de haut niveau. L'autre maladresse de prise en charge est d'avoir fait le Holter de 48 heures pendant une phase de repos.

Tachycardie régulière à QRS fins, 230 bpm pas d'activité atriale visible donc tachycardie jonctionnelle. La tachycardie sinusale est une réponse non acceptable vue la fréquence qui dépasse largement la fréquence maximale théorique (FMT = 220 - âge).

Question 4

Non, pas d'anticoagulant, les tachycardies jonctionnelles ne sont pas emboligènes. Quand bien même une fibrillation atriale serait associée, il faudrait une preuve ECG avant d'entreprendre ce type de traitement. Le patient n'a pas de facteur de risque embolique, sous réserve d'un cœur normal, ce qui n'est pas prouvé à ce stade du dossier.

Question 5

Possibilité de dopage. Il manque l'analyse toxicologique des « sachets ».

Il faut s'assurer de l'absence de substance à effet cardiovasculaire de type amphétamines, cocaïne ou hormones thyroïdiennes, par exemple.

On pourrait aussi proposer une analyse toxicologique urinaire ou une analyse des phanères (cocaïne).

Question 6

Échocardiographie (transthoracique évidemment).

En raison de l'hypertrophie électrique, il faut s'assurer de l'absence de cardiopathie sous-jacente, myocardiopathie dilatée et surtout hypertrophique.

À noter qu'il peut s'agir d'une HVG liée à ce que l'on appelle le cœur d'athlète, mais dont la discussion dépasse les limites du DFASM.

Cas clinique 18

Chapitre 26 (item 264)

Illustration des items 221 (hypertension artérielle), 264 (diurétiques), 322 (iatrogénie), 337 (malaise perte de connaissance), 265 (troubles électrolytiques), 245 (diabète sucré), 234 (troubles de la conduction), 229 (électrocardiogramme)

Question 1

Syncope car perte de connaissance brutale et brève avec perte du tonus postural sans confusion post-critique, devant témoin et sans mouvements anormaux.

Question 2

Bloc atrioventriculaire du second degré de type 3:1 (c'est donc un bloc de haut degré car on observe deux ondes P bloquées consécutives), élargissement de QRS en rapport avec un bloc de branche gauche complet et ondes T amples et positives de V2 à V6 et en DII, DIII et aVF, le tout évoque une hyperkaliémie.

Question 3

Hyperkaliémie ayant entraîné un bloc atrioventriculaire du second degré (de haut degré) à l'origine d'une syncope à l'emporte-pièce du fait d'une bradycardie très sévère ou de pauses ventriculaires.

Cette hyperkaliémie est d'origine iatrogène du fait de la prise de deux traitements antihypertenseurs hyperkaliémiants à savoir un antagoniste des récepteurs de l'angiotensine II et un anti-aldostérone, ce dernier traitement étant contre-indiqué chez l'insuffisant rénal.

Question 4

Le diagnostic est confirmé par l'ionogramme sanguin qui montre une kaliémie très élevée probablement supérieure à 7 mmol/L du fait de l'importance des signes électrocardiographiques.

Question 5

Le traitement comprend :

- hospitalisation en service de réanimation ;
- arrêt de tout traitement hyperkaliémiant : arrêt de candésartan et spironolactone ;

- arrêt de la metformine en prévention d'une acidose lactique.

Traitement de l'hyperkaliémie par :

- gluconate de calcium (antagoniste des effets cardiaques de l'hyperkaliémie);
- alcalinisation par bicarbonate de sodium;
- sérum glucosé 10 % + insuline (transfert intracellulaire du potassium);
- perfusion de bêtamimétiques : salbutamol (transfert intracellulaire du potassium);
- épuration extrarénale;
- les résines échangeuses d'ions peuvent également lutter contre l'hyperkaliémie mais sont peu utilisées en cas d'hyperkaliémie sévère avec signes électrocardiographiques.

Traitement du BAV par isoprénaline (Isuprel®) ou sonde d'entraînement électrosystolique temporaire.

Surveillance ECG (cardioscope) du rythme cardiaque, surveillance répétée de la kaliémie et de la fonction rénale.

Question 6

Non, cette patiente ne nécessite pas un stimulateur cardiaque puisque les troubles de la conduction sont dus à une hyperkaliémie iatrogène et régresseront après traitement de l'hyperkaliémie.

Question 7

Il s'agit d'une contre-indication absolue à la metformine car la clairance abaissée expose au risque d'acidose lactique (pour information les insulino-sécréteurs de type sulfamide sont également déconseillés chez l'insuffisant rénal en raison du risque d'hypoglycémie).

Cas clinique 19

Chapitre 18 (item 232)

Illustration des items 322 (iatrogénie), 232 (insuffisance cardiaque), 231 (insuffisance mitrale), 234 (troubles de la conduction), 229 (électrocardiogramme)

Question 1

Tableau d'insuffisance cardiaque globale.

Signe fonctionnel : la dyspnée est au stade III de la NYHA.

Terrain : âge, éthylisme chronique.

Signes cliniques :

- congestifs : œdèmes des membres inférieurs, turgescence jugulaire, reflux hépatojugulaire, crépitants bilatéraux, prise de poids;
- souffle d'insuffisance mitrale (probablement fonctionnelle) à l'auscultation.

Signes biologiques : élévation très forte du NT-proBNP, fonction rénale normale.

Question 2

Un bruit de galop ou de sommation soit de type B3, soit de type B4, ou de sommation.

Question 3

Électrocardiogramme : tachycardie sinusale, bloc de branche gauche complet (durée de QRS > 120 ms en rythme sinusal, aspect QS en V1, QS en aVR et R exclusif en V6) avec anomalies de repolarisation secondaires au bloc.

Une séquelle d'infarctus antérieur masquée par le bloc de branche gauche reste possible.

Question 4

L'échocardiographie avec doppler est l'examen indispensable.

On recherche une dysfonction systolique du ventricule gauche (diminution de la fraction d'éjection du ventricule gauche) et/ou une élévation des pressions de remplissage du ventricule gauche.

On recherche des éléments étiologiques :

- quantification de l'insuffisance mitrale, recherche de son mécanisme (origine fonctionnelle accompagnant la dilatation du ventricule gauche ou origine organique);
- trouble de la cinétique segmentaire du ventricule gauche (hypokinésie ou akinésie systématisée à un territoire artériel) en faveur d'une cardiopathie ischémique méconnue;
- de manière systématique, étude de la valve aortique.

On recherche des éléments pronostiques :

- estimation du débit cardiaque;
- mesure des pressions pulmonaires.

Question 5

Les étiologies les plus probables chez ce patient sont :

- une cardiomyopathie dilatée d'origine toxique (alcool) du fait d'une consommation excessive d'alcool déclarée (et même probablement sous-estimée par le patient) et de stigmates biologiques d'éthylisme chronique (augmentation du VGM et élévation des gamma GT);
- une cardiopathie ischémique : du fait du terrain, à savoir homme, âge, tabagisme;
- une insuffisance mitrale organique du fait du souffle holosystolique de pointe. Toutefois, le souffle d'IM peut être dû à une IM fonctionnelle accompagnant une dilatation du ventricule gauche.

Question 6

Le traitement d'urgence consiste à :

- hospitaliser le patient en milieu cardiologique, si possible aux soins intensifs;
- mettre en place des règles hygiénodiététiques et régime hyposodé, arrêt du Voltarène®;
- débuter une oxygénothérapie qui est poursuivie jusqu'à amélioration de l'état clinique;
- traiter la rétention hydrosodée par diurétiques de l'anse par voie intraveineuse de type furosémide;
- prévenir le risque thromboembolique du fait de l'alitement par exemple par héparine de bas poids moléculaire par voie sous-cutanée (énoxaparine sodique);

- prévenir le risque de survenue d'un *delirium tremens* par benzodiazépines, et hydratation très prudente du fait de l'insuffisance cardiaque.

La surveillance se fait par :

- surveillance des signes cliniques avec notamment l'amélioration des signes congestifs;
- surveillance du poids et de la diurèse (objectif de 2,5 à 3 L/j);
- surveillance du ionogramme sanguin et particulièrement de la kaliémie du fait du traitement diurétique et de la créatininémie.

Question 7

Le traitement de fond consiste à :

- traiter la cause de l'insuffisance cardiaque : arrêt de l'alcool, traitement d'une éventuelle cardiopathie ischémique (suppose la réalisation d'une coronarographie), plastie mitrale ou remplacement valvulaire mitral en cas d'insuffisance mitrale organique importante;
- observer des règles hygiénodiététiques : arrêt de l'alcool et du tabac et régime hyposodé;
- introduire un traitement médicamenteux par :
  - diurétiques de l'anse (furosémide) pour lutter contre la rétention hydrosodée,
  - bêtabloquants (par exemple : bisoprolol) : amélioration du pronostic, ils ne sont pas contre-indiqués en cas de glaucome (au contraire !),
  - anti-aldostérone (spironolactone) : amélioration du pronostic,
  - inhibiteurs de l'enzyme de conversion (par exemple, ramipril) : amélioration du pronostic;
- proposer au patient (et à sa famille) une éducation thérapeutique par une équipe multidisciplinaire.

Question 8

Arrêt du Voltarène®, éviction des automédications surtout aux AINS.

Risques d'insuffisance rénale aiguë avec hyperkaliémie ou oligo-anurie (interaction avec les IEC principalement).

Risque d'aggravation de la rétention hydrosodée et donc de l'insuffisance cardiaque.

Cas clinique 20

Chapitre 20 (item 199)

Illustration des items 151 (infections broncho-pulmonaires de l'adulte), 224 (maladie veineuse thromboembolique), 292 (prise en charge et accompagnement d'un malade cancéreux à tous les stades de la maladie), 199 (dyspnée aiguë et chronique)

Question 1

Les deux diagnostics à évoquer chez ce patient sont :

1. une embolie pulmonaire devant :

- terrain : cancer en cours de traitement entraînant un état d'hypercoagulabilité, alitement de plus de 3 jours, antécédent de phlébite;
- signes cliniques : détresse respiratoire aiguë (dyspnée, polypnée, tirage balancement thoraco-abdominal), désaturation, fièvre, tachycardie, hémoptysie épanchement pleural associé;

2. rappel sur le score de Wells sur 12,5 points :

- signes de thrombose veineuse profonde = 3 points;
- tachycardie > 100 = 1,5 point;
- immobilisation > 3 jours ou chirurgie < 1 mois = 1,5 point;
- antécédent de maladie thromboembolique veineuse = 1,5 point;
- hémoptysie = 1 point;
- cancer < 6 mois = 1 point;
- diagnostic alternatif moins probable = 3 points.

Ici le score est de 6,5 points soit une probabilité élevée (> 6) d'embolie pulmonaire qui rend moins probable la seconde hypothèse qui est une pneumopathie infectieuse devant une dyspnée fébrile et plus précisément :

- terrain : possible immunodépression induite par la chimiothérapie;
- signes cliniques : détresse respiratoire aiguë (dyspnée, polypnée, tirage, balancement thoraco-abdominal), désaturation, fièvre, épanchement pleural associé.

Question 2

À l'interrogatoire, les signes pouvant orienter vers une embolie pulmonaire sont :

- le caractère très brutal de la dyspnée;
- la notion de douleur thoracique de type pariétal augmentant à l'inspiration ou à la pression des côtes (infarctus pulmonaire) ou pseudo-coronarienne (cœur pulmonaire aigu).

À l'interrogatoire, les signes pouvant orienter vers une pneumopathie infectieuse sont :

- le caractère plus progressif de la survenue de la dyspnée (avec aggravation en quelques jours);
- la présence de toux avec expectorations;
- la survenue de pics fébriles parfois importants;
- la notion de douleur thoracique.

Les signes cliniques pouvant évoquer une embolie pulmonaire sont :

- des signes de thrombose veineuse profonde des membres inférieurs : œdème de la jambe dur, ne prenant pas le godet; douleur spontanée ou provoquée (signe de Homans); signes inflammatoires locaux; dilatation des veines superficielles;
- des signes d'insuffisance ventriculaire droite : turgescence jugulaire, reflux hépatojugulaire traduisant un tableau de cœur pulmonaire aigu.

Question 3

Les examens biologiques à visée étiologique que l'on pourrait discuter sont :

- CRP (recherche d'un syndrome inflammatoire);
- numération formule plaquettaire pouvant montrer une hyperleucocytose en cas d'infection ou une agranulocytose due à la chimiothérapie;

- gazométrie artérielle qui montrerait probablement un effet shunt ;
- D-dimères en méthode ELISA de haute sensibilité.

Attention, ici aucun de ces examens n'est décisif, en effet l'hypothèse n° 1 reste l'embolie pulmonaire ; concernant les D-dimères, ils ne doivent pas être dosés (probabilité haute d'embolie pulmonaire, âge et cancer).

Question 4

Les signes à rechercher à l'électrocardiogramme sont des signes de cœur pulmonaire aigu évoquant une embolie pulmonaire :

- tachycardie sinusale ;
- bloc de branche droit incomplet ou complet ;
- déviation axiale droite ;
- aspects trompeurs parfois de type SCA sus-ST ou non sus-ST en antérieur (V1-V2) ;
- aspect S1Q3.

L'ECG peut aussi être normal (la tachycardie sinusale mise à part dans le cas présent).

Question 5

Les examens d'imagerie à réaliser sont :

- une radiographie du thorax à la recherche d'une opacité parenchymateuse systématisée faisant le diagnostic de pneumopathie. Elle est le plus souvent normale en cas d'embolie pulmonaire. Elle peut montrer une surélévation de coupole, ou une hyperclarté parenchymateuse (signe de Westermark) ou une opacité d'infarctus pulmonaire avec réaction pleurale associée ;
- la radiographie s'efface derrière l'angioscanner pulmonaire qui est l'examen de référence, sauf en cas d'insuffisance rénale contre-indiquant le produit de contraste ;
- une échocardiographie transthoracique peut aussi être réalisée qui peut confirmer un éventuel cœur pulmonaire aigu (dilatation des cavités droites) et préciser ainsi la sévérité de l'embolie, rarement elle peut montrer un thrombus en transit dans les cavités droites ;
- la scintigraphie pulmonaire de ventilation-perfusion en cas de contre-indication au scanner.

Cas clinique 21

Chapitre 21 (item 224)

Illustration des items 224 (phlébite et embolie pulmonaire), 326 (antithrombotiques), 199 (dyspnée), 328 (état de choc)

Question 1

Le score est ici au moins de 7,5, en raison de :

- signes de TVP au mollet (3 points) ;
- absence de diagnostic alternatif (3 points) ;
- tachycardie (1,5 point).

La mobilité réduite (arthrose de genoux chez une obèse) peut induire une immobilisation qu'il faut rechercher (1,5 point). On retient une probabilité forte car > 6.

Question 2

Aucun, l'angioscanner a confirmé le diagnostic avec des caillots visibles dans les deux artères pulmonaires.

Question 3

Haut risque en raison de l'hypotension < 90 mmHg et des signes de choc (marbrures).

Question 4

Un bilan d'hémostase pour adapter l'héparinothérapie et surtout de groupe, rhésus et RAI, en cas d'hémorragie sous traitement pour pouvoir transfuser. Il est également souhaitable de prescrire un dosage d'urée et créatinine chez cette patiente qui a reçu du contraste iodé pour adapter l'héparinothérapie en cas d'insuffisance rénale.

Question 5

L'EP à haut risque nécessite une thrombolyse par rTPA associée à une perfusion d'héparine non fractionnée en i.v. Il n'y a ici aucune contre-indication à la thrombolyse.

On prescrit :

- HNF 6000 UI en bolus, puis 1800 UI/heure à adapter au TCA ;
- rTPA 10 mg en bolus, puis 90 mg en 2 heures.

En cas d'échec, il faut discuter l'embolectomie sous CEC.

Question 6

Le traitement AVK prévient la récidive thromboembolique. L'INR doit être maintenu entre 2 et 3. Si aucun facteur déclenchant n'est retrouvé et notamment pas d'immobilisation (ce qui semble être le cas ici), on retient le diagnostic de TVP ambulatoire et le traitement doit être prolongé plus de 3 mois (6 mois).

On prescrit le port de chaussettes ou bas de compression veineuse élastique délivrant 30 à 40 mmHg à la cheville (classe 3 française) pour une durée minimale de 2 ans.

Question 7

Recherche de néoplasie compte tenu de l'âge.

Un examen gynécologique avec mammographie et échographie pelvienne. Une recherche de sang dans les selles. Le bilan de thrombophilie n'est pas souhaitable après 60 ans, il n'y a pas d'argument familial suggérant de thrombophilie même s'il s'agit d'une première manifestation de MTEV avec TVP ambulatoire.

Cas clinique 22

Chapitre 22 (item 221)

Illustration des items 221 (hypertension artérielle), 334 (maladie coronarienne)

Question 1
HTA > 140 mmHg et/ou 90 mmHg, à deux consultations successives, malgré la prise de trois médicaments prescrits à dose optimale, de classe différente (règle d'association des bithérapies), dont un diurétique le plus souvent thiazidique.

Question 2
Consommation d'alcool.

Excès d'apports sodés.

Surpoids.

Apnée du sommeil.

Prise d'un AINS.

Penser aussi à la possible mauvaise observance.

Question 3
Ionogramme urinaire avec natriurèse.

Question 4
Après au moins 5 minutes de repos.

À distance d'un effort, d'une prise de café, d'une cigarette.

Vessie vide.

En position couchée ou assise.

Bras dénudé dans le plan du cœur.

Brassard adapté à la taille du bras.

Exprimer les résultats par la moyenne d'au moins deux mesures.

Question 5
MAPA : les limites supérieures de la normale sont sur 24 heures 130/80 mmHg, et en phase diurne 135/85 mmHg ; donc probable effet « blouse blanche ».

Question 6
Recherche d'une hypertrophie atriale et ventriculaire gauche.

Arguments éventuels pour une cardiopathie ischémique : séquelles d'infarctus du myocarde (onde Q), troubles de la repolarisation (sous-décalage du segment ST, ischémie sous-épicardique).

Recherche d'un éventuel trouble du rythme (FA notamment).

Question 7
Aspirine 75–160 mg/j.

Poursuite de l'IEC.

Introduction de bêtabloquant.

Discuter la poursuite ou l'arrêt de l'inhibiteur calcique en fonction des chiffres tensionnels et de la symptomatologie angineuse.

Statine pour objectif LDL cholestérol < 1 g/L (< 0,7 g/L).

Prise en charge des facteurs de risque.

Mesures hygiénodiététiques (réduction pondérale).

Éducation thérapeutique (automesure), activité physique régulière, changement des habitudes alimentaires…

Spray de trinitrine.

N.B : la coronarographie ne doit pas être proposée systématiquement si la symptomatologie est peu invalidante et devant des examens paracliniques montrant une ischémie très limitée sans facteur de gravité.

Cas clinique 23

Chapitre 24 (item 233)

Illustration des items 67 (facteurs de risque), 221 (hypertension artérielle), 228 (douleur thoracique), 233 (péricardite)

Question 1
1. Dissection aortique :
- terrain : HTA ;
- caractères de la douleur : apparition brutale, résistante à la trinitrine, irradiation dans le dos ;
- examen clinique : absence d'asymétrie tensionnelle, absence d'insuffisance aortique ne permettent pas d'éliminer.

2. Syndrome coronarien aigu avec sus-décalage persistant du segment ST :
- facteurs de risque : HTA, hypercholestérolémie ;
- caractères de la douleur : rétrosternale, brûlure, résistante à la trinitrine.

3. Péricardite aiguë :
- antécédent d'épisode grippal avec fièvre ;
- caractères de la douleur : augmentation à l'inspiration profonde et à la toux, résistante à la trinitrine ;
- fièvre associée.

Question 2
Sus-décalage diffus du segment ST concave vers le haut. Absence d'onde Q d'infarctus. Tracé évocateur d'une péricardite aiguë.

Question 3
Bilan inflammatoire : VS, CRP, NFS plaquettes, fibrinogène.

Troponines ou CPK-MB pour rechercher une atteinte myocardique.

Question 4
Échocardiographie.

Recherche d'un épanchement péricardique.

Question 5
Douleurs musculaires secondaires aux statines.

CPK pour rechercher une atteinte musculaire périphérique.

Arrêt de la simvastatine si les signes musculaires sont importants avec une gêne fonctionnelle quotidienne ou si les CPK sont augmentées au-delà de 5 fois les valeurs normales (dosage à contrôler à distance de l'épisode de péricardite aiguë qui peut entraîner une augmentation des CPK par atteinte myocardique).

Question 6
Le lisinopril est un inhibiteur de l'enzyme de conversion. Le principal effet secondaire de cette classe thérapeutique est la survenue de toux. Si la toux est gênante, le lisinopril doit être arrêté et éventuellement remplacé par un antagoniste des récepteurs de l'angiotensine II.

Question 7
Vaccin antigrippal, mais à distance de l'épisode de péricardite.

Cas clinique 24

Chapitre 23 (item 225)

Question 1
Interrogatoire :

- recherche de facteurs de risques d'IVC = antécédents personnels ou familiaux de varices, antécédent personnel de TVP, grossesses, obésité ;
- recherche de symptômes évocateurs d'IVC = sensation de jambes lourdes, de fatigue musculaire, de tension douloureuse, d'impatience. Ces symptômes sont aggravés par la station debout ou assise prolongée, la fatigue vespérale, et la chaleur. Ces symptômes sont calmés par le contact avec le froid, lors de la marche, ou lors de la surélévation des jambes.

Question 2
Les signes cliniques d'IVC sont : la dermite ocre, les télangiectasies et veines réticulaires de l'arche plantaire et des régions malléolaire (*corona phlebectatia*), l'œdème de cheville, la lipodermatosclérose, l'atrophie blanche, les varices, l'ulcère veineux.

Question 3
Écho-doppler veineux des membres inférieurs.

Question 4
Traitement médical :

- compression élastique de jambe par bas ;
- règles hygiénodiététiques : réduction du surpoids, activité physique/marche régulière, surélévation des jambes lors du décubitus.

Question 5
Un ulcère veineux de jambe.

CHAPITRE 29

QCM

Questions

QCM 1

Quelles sont les propositions exactes concernant la fibrillation atriale :

A elle est un trouble du rythme jonctionnel

B elle peut être paroxystique, persistante ou permanente

C elle s'accompagne toujours de palpitations

D elle est une complication classique des valvulopathies mitrales

E une trémulation de la ligne de base de l'ECG est l'aspect classique

QCM 2

Quels examens prescrivez-vous devant un premier passage documenté en fibrillation atriale ?

A une numération formule sanguine, plaquette

B un Holter

C une kaliémie

D un dosage de TSHus

E une échocardiographie

QCM 3

Quelle(s) est (sont) la (les) proposition(s) exacte(s) concernant la fibrillation atriale :

A le risque principal est embolique

B le patient doit être systématiquement anticoagulé

C elle doit être ralentie si la fréquence ventriculaire est supérieure à 110 bpm

D elle doit être systématiquement réduite

E est parfois secondaire à une consommation excessive d'alcool

QCM 4

Quelles sont les propositions exactes concernant le score de CHADS2-VASc :

A c'est un score permettant de définir le risque hémorragique du patient

B il permet d'évaluer l'indication d'une anticoagulation curative dans la FA

C il y a indication d'anticoagulant si le score de CHADS2-VASc est supérieur à 2

D il prend en compte l'âge, le sexe et le taux de LDL

E un antécédent d'AVC compte pour 1 point

QCM 5

Quelles sont les propositions exactes concernant la syncope ?

A une perte d'urine permet d'éliminer une cause cardiologique

B l'interrogatoire du patient est un élément clé du diagnostic

C elle est secondaire à un bas débit cérébral

D un ECG postcritique normal élimine une cause cardiologique

E elle peut être secondaire à une tachycardie ou à une bradycardie

QCM 6

Citez les réponses exactes concernant un ECG de cœur sain :

A une onde Q dans le territoire antéroseptal peut être retrouvée

B en rythme sinusal l'onde P est positive en D2

C l'axe normal du cœur est compris entre 0 et –90°

D une onde T négative peut être présente en V1

E DI et AvL sont les dérivations rapportées au territoire inférieur du ventricule gauche

QCM 7

Devant l'ECG suivant (fig. 30), quelles sont les réponses exactes :

A il existe un bloc de branche droite complet

B il existe un bloc de branche gauche complet

C une fibrillation ventriculaire

D une tachycardie jonctionnelle

E un hémibloc de branche antérieur gauche

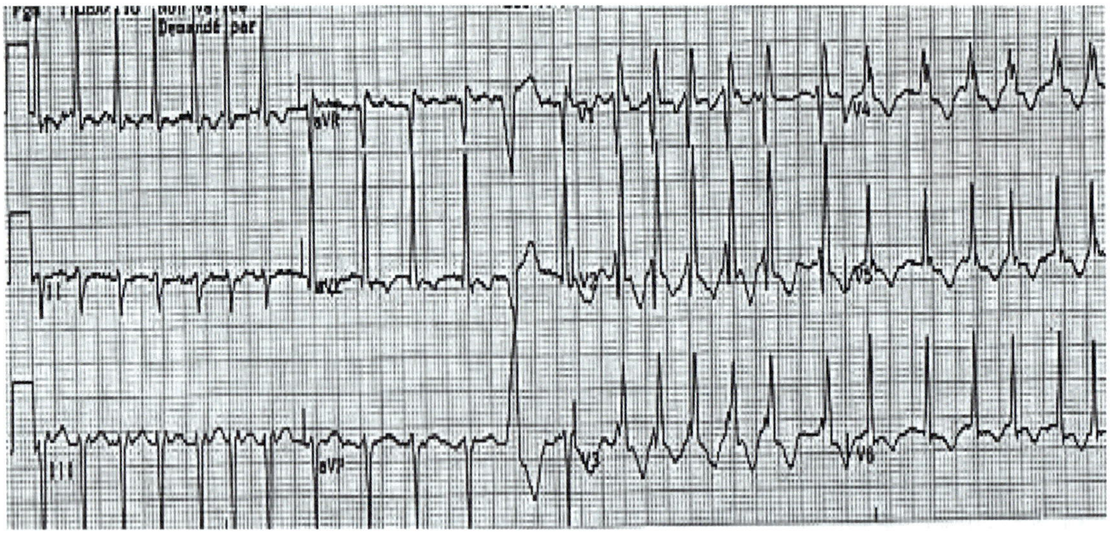

Fig. 30.

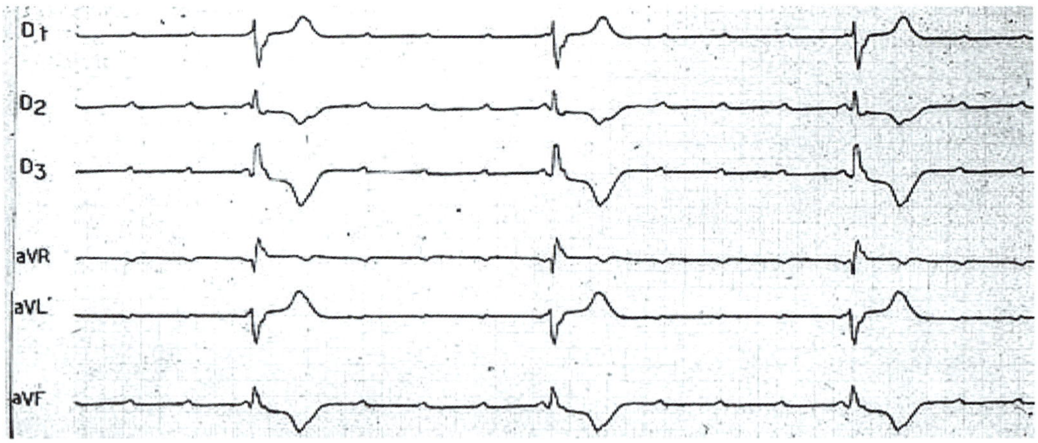

Fig. 31.

QCM 8

Quelles sont la ou les propositions exactes concernant les caractéristiques ECG de la péricardite :

A le sus-décalage est diffus, concave vers le haut avec absence de miroir

B on peut observer une alternance électrique en cas d'épanchement péricardique abondant

C le microvoltage est constant

D le sous-décalage du segment PQ est très évocateur

E le S1Q3 est évocateur mais inconstant

QCM 9

Une femme de 76 ans est amenée aux urgences parce qu'elle se sent dyspnéïque depuis le matin. Son ECG est le suivant (fig. 31). Quelles sont les réponses exactes.

A le diagnostic est un BAV 2 Mobitz 2

B l'étiologie la plus fréquence est une atteinte dégénérative du tissu de conduction cardiaque

C une hypokaliémie doit être systématiquement recherchée

D il existe un bloc de branche droite

E en absence de cause réversible, il y a une indication à l'implantation d'un stimulateur cardiaque

QCM 10

Parmi les affirmations suivantes, quelles sont celles qui sont exactes :

A en présence d'un bloc de branche gauche complet la durée de QRS est supérieure à 130 ms

B la mesure de l'intervalle PR se fait du début de l'onde P au début de l'onde R

C un intervalle PR supérieur à 160 ms définit un bloc auriculo-ventriculaire du 1er degré

D l'intervalle QT normal doit être inférieur à 0,44 secondes

E en présence d'un bloc de branche droite il existe un aspect rSR' en V1

QCM 11

En l'absence d'orientation clinique ou de signes de gravité, le bilan biologique initial d'une péricardite doit comporter :

A NFS, VS, CRP

B troponines ou CPK-MB

C ionogramme sanguin, urée, créatinine

D hémocultures

E toutes les sérologies virales

QCM 12

L'étiologie la plus fréquente d'une péricardite aiguë est :

A péricardite tuberculeuse

B péricardite néoplasique

C péricardite auto-immune

D infarctus du myocarde

E péricardite aiguë virale

QCM 13

Le traitement de la péricardite aiguë bénigne repose sur :

A le repos

B les antibiotiques

C la prescription d'ibuprofène ou d'aspirine

D les corticoïdes

E la colchicine seule ou en association avec les AINS

QCM 14

Quand doit-on réaliser le dépistage d'une HTA secondaire en prescrivant des examens complémentaires spécifiques (dosages hormonaux, scanner ou IRM des surrénales…) ?

A de façon systématique chez tout patient hypertendu

B sur point d'appel obtenu lors de l'interrogatoire, de l'examen clinique ou des examens biologiques du bilan initial

C en cas d'HTA sévère de grade 3

D en cas d'HTA résistante

E chez le sujet jeune

QCM 15

Parmi les examens suivants, lequel (lesquels) fait (font) partie du bilan initial à réaliser devant une HTA ?

A ECG de repos

B écho-doppler des carotides avec mesure de l'épaisseur intima-média

C créatinine

D recherche d'une protéinurie à la bandelette urinaire

E dosage du cholestérol total, HDL-C, triglycérides et calcul du LDL-C

QCM 16

Parmi les classes d'antihypertenseurs suivantes, qui ont toutes démontré leur efficacité sur la mortalité cardiovasculaire, quelles sont les classes à privilégier chez un patient hypertendu à haut risque cardiovasculaire ?

A bêtabloquants

B inhibiteurs calciques

C diurétiques

D inhibiteurs de l'enzyme de conversion

E antagonistes des récepteurs à l'angiotensine 2

QCM 17

Les objectifs de la consultation de suivi d'un patient hypertendu sont :

A vérifier l'équilibre tensionnel

B évaluer l'observance et la tolérance du traitement

C s'assurer du contrôle des facteurs de risque

D évaluer l'atteinte des organes cibles

E dépister une éventuelle hypotension orthostatique

QCM 18

Quelle est la première cause de décès chez les patients souffrant d'AOMI ?

A complications postopératoires après revascularisation

B infections générales à partir d'ulcères

C complications d'amputations

D accidents cardiovasculaires (infarctus du myocarde, AVC)

E aucune des réponses ci-dessus

QCM 19

Quelles sont les mesures les plus efficaces pour améliorer le périmètre de marche en cas de claudication intermittente ?

A régime pauvre en graisse

B régime hyposodé

C arrêt de tabac
D régime riche en acides gras polyinsaturées
E rééducation à la marche

QCM 20

Parmi les suivants, quels sont les facteurs de risque de présence d'un anévrisme de l'aorte abdominal (AAA) ?

A tabagisme
B antécédents familiaux d'infarctus
C hypertension artérielle
D sexe féminin
E diabète

QCM 21

Votre patient vous consulte après avoir eu une échographie abdominopelvienne demandée pour un bilan de cancer de prostate. L'examen a découvert fortuitement un anévrisme de l'aorte sous-rénale de 35 mm de diamètre antéropostérieur, partiellement thrombosé. Que proposez-vous ?

A arrêt de tabac chez ce patient fumeur
B bilan préopératoire
C cure d'anévrisme (chirurgie à ciel ouvert)
D endoprothèse aortique
E traitement par anticoagulant par anti-vitamine K (AVK)

QCM 22

Parmi les propositions suivantes, quels sont les mécanismes entrant dans la physiopathologie du développement de la plaque d'athérome ?

A accumulation au niveau de l'intima des particules de LDL oxydées par les radicaux libres
B dysfonction endothéliale
C expression de molécules d'adhésion pour attraction des monocytes
D expression de phénomènes allergiques aux composants de tabac
E migration des cellules musculaires lisses de la média vers l'endothélium

QCM 23

Chez un patient porteur d'une sténose carotidienne, quels sont les examens systématiques dans le cadre du bilan d'extension de maladie polyathéromateuse ?

A examen clinique cardiovasculaire complet
B ECG
C coronarographie
D mesure d'index de pression systolique
E artériographie des membres inférieurs

QCM 24

Parmi les propositions suivantes, quels sont les facteurs favorisant le risque de dissection aortique ?

A maladie de Marfan
B hypertension artérielle
C diabète
D tabac
E bicuspidie

QCM 25

Concernant la dissection aortique :

A les dissections aortiques de l'aorte ascendante doivent être opérées en urgence
B il est impératif de contrôler la pression artérielle
C la mortalité est élevée
D le diagnostic peut être confirmé par le scanner ou l'ETO
E une douleur thoracique associée à une ischémie périphérique ou un AVC doit faire évoquer le diagnostic

QCM 26

Parmi les situations suivantes, quelles sont celles imposant une correction chirurgicale d'une insuffisance mitrale (IM) ?

A IM de grade II
B IM de grade III symptomatique
C IM de grade III asymptomatique sans FA, sans HTAP et avec FEVG > 60 %
D IM de grade III asymptomatique avec FEVG < 60 %
E IM de grade IV asymptomatique

QCM 27

Parmi ces différentes stratégies chirurgicales, quelle est celle qui est recommandée en priorité, si elle est possible techniquement, dans le traitement de l'IM ?

A remplacement valvulaire par prothèse mécanique
B plastie reconstructrice
C remplacement valvulaire par prothèse biologique

QCM 28

Parmi ces examens, quels sont les plus importants pour le bilan d'une IM ?

A ECG
B radiographie thoracique
C échocardiographie-doppler transthoracique
D échocardiographie-doppler transœsophagienne
E IRM

QCM 29

Parmi ces examens, quel est celui qui apporte le plus d'informations chez un patient atteint de RA avec mauvais VG et faible gradient de pression transvalvulaire ?

A cathétérisme gauche
B échocardiographie-doppler transœsophagienne
C échocardiographie-doppler transthoracique de stress sous dobutamine
D épreuve d'effort
E scanner cardiaque

QCM 30

Quel examen est recommandé chez un patient atteint d'un RA serré en échocardiographie-doppler mais asymptomatique ?

A cathétérisme gauche
B échocardiographie-doppler transœsophagienne
C échocardiographie-doppler transthoracique de stress sous dobutamine
D épreuve d'effort
E scanner cardiaque

QCM 31

Parmi ces différents examens, quel est celui qui apporte le plus d'informations chez un enfant présentant un souffle à l'auscultation ?

A ECG
B épreuve d'effort
C radiographie thoracique
D échocardiographie-doppler transthoracique
E IRM cardiaque

QCM 32

Quels sont les examens les plus pertinents à réaliser chez un patient présentant une IA dans un contexte fébrile ?

A scanner cardiaque
B hémocultures
C angiographie aortique sus-sigmoïdienne
D échocardiographie transœsophagienne
E IRM cardiaque

QCM 33

Un souffle d'IA chez un patient admis pour une violente douleur thoraco-dorsale fait évoquer en priorité :

A un infarctus myocardique massif
B une dissection aortique aiguë
C un épanchement péricardique compliqué de tamponnade
D une embolie pulmonaire grave
E une endocardite aiguë

QCM 34

Concernant les inhibiteurs de l'enzyme de conversion (IEC) :

A ils sont contre-indiqués au-delà de 80 ans
B ils diminuent la protéinurie chez le diabétique
C ils peuvent se compliquer d'angiœdème
D ils nécessitent une supplémentation potassique
E ils sont contre-indiqués en cas de fraction d'éjection ventriculaire gauche inférieure à 25 %

QCM 35

Concernant l'amiodarone :

A elle est contre-indiquée lorsque la fraction d'éjection ventriculaire gauche est abaissée
B elle peut être responsable de photosensibilisation
C elle peut être responsable de pneumopathies interstitielles
D elle peut entraîner une hyperthyroïdie
E elle doit être interrompue impérativement en cas d'hypothyroïdie

QCM 36

Parmi les signes électrocardiographiques suivants, lequel (lesquels) est (sont) en faveur du diagnostic d'embolie pulmonaire ?

A bloc de branche droit complet
B bloc incomplet de la branche droite
C aspect S1Q3
D ondes négatives en V1, V2, V3
E microvoltage diffus

QCM 37

L'évaluation non invasive de la pression artérielle pulmonaire systolique par échocardiographie et doppler peut être obtenue à partir du :

A flux d'insuffisance tricuspide
B flux d'insuffisance mitrale
C flux de remplissage mitral
D degré de dilatation du ventricule droit
E flux d'insuffisance aortique

QCM 38

En cas de dysfonction sinusale (bloc sino-auriculaire) sans atteinte de la conduction auriculoventriculaire, un (plusieurs) type(s) de pacemaker (PM) est (sont) indiqué(s). Lequel(s) ?

A PM monochambre ventriculaire (VVI)
B PM monochambre ventriculaire asservi (VVI-R)
C PM double chambre (DDD)
D PM monochambre auriculaire asservi (AAI-R)
E PM monochambre auriculaire (AAI)

QCM 39

Au cours d'une coarctation de l'aorte, on peut observer :
A une diminution des pouls fémoraux
B une hypertension artérielle
C un souffle systolique à la pointe
D une hypotension des membres inférieurs
E des érosions des arcs costaux postérieurs

QCM 40

Parmi les éléments suivants, quels sont ceux que l'on peut rencontrer dans le syndrome de Wolff-Parkinson-White ?
A des palpitations
B une syncope
C un espace PR court
D une onde delta de préexcitation
E un sous-décalage du segment PQ

QCM 41

Parmi les médicaments suivants, lequel (lesquels) a (ont) montré leur intérêt en termes de survie dans le postinfarctus ?
A inhibiteurs calciques
B aspirine
C bêtabloquants
D inhibiteurs de l'enzyme de conversion quand la FEVG est < 40 %
E flécaïnide (Flécaïne®)

QCM 42

Comment classer un premier épisode de fibrillation atriale ayant duré 3 heures et s'étant réduit spontanément ?
A non classable
B paroxystique
C permanente
D persistante
E il faut attendre un second épisode

QCM 43

Comment classer une fibrillation atriale ayant duré 1 mois et réduite par une cardioversion électrique avec succès ?
A non classable
B paroxystique
C permanente
D persistante
E il faut attendre un second épisode

QCM 44

Quels sont les éléments qui composent le score CHADS2-VASc pour la décision d'anticoaguler une fibrillation atriale au long terme ?
A l'âge
B le sexe féminin
C un antécédent d'accident vasculaire cérébral
D une insuffisance cardiaque ou une dysfonction ventriculaire gauche
E le type de fibrillation atriale

QCM 45

Vous avez décidé de réduire une fibrillation atriale de plus de 48 heures, quelles sont les options possibles ?
A réduction immédiate dès que l'anticoagulation est efficace
B réduction après 3 semaines d'anticoagulation efficace
C après avoir éliminé un thrombus par une échocardiographie transœsophagienne chez un patient anticoagulé efficacement
D réduction possible uniquement par choc électrique externe
E réduction possible par choc électrique ou pharmacologique

QCM 46

Vous avez réduit une fibrillation atriale chez un patient de plus de 70 ans hypertendu et diabétique, les anticoagulants doivent être poursuivis en dehors d'une contre-indication :
A 1 mois
B 6 mois
C en fonction du Holter rythmique
D à vie
E il n'existe pas d'indication si le rythme est sinusal

QCM 47

Chez un patient présentant une fraction d'éjection ventriculaire gauche altérée à 39 % d'origine non ischémique mais sans symptôme d'insuffisance cardiaque et avec des QRS fins à l'ECG, le traitement repose (en dehors du traitement étiologique) sur :
A les inhibiteurs calciques
B les inhibiteurs de l'enzyme de conversion

C les règles hygiénodiététiques

D les antagonistes des récepteurs des minéralocorticoïdes

E la resynchronisation

QCM 48

Vous suivez un patient en insuffisance cardiaque et vous venez d'introduire des inhibiteurs de l'enzyme de conversion. Quels sont les éléments que vous allez surveiller ?

A kaliémie

B créatininémie

C fréquence cardiaque

D pression artérielle

E ECG

QCM 49

Vous avez pris en charge avec le SAMU un syndrome coronarien avec sus-décalage du segment ST, vous avez décidé de le thrombolyser. Sur quel argument jugez-vous de l'efficacité de votre thérapeutique ?

A la régression isolée de la douleur

B l'apparition de troubles du rythme

C la régression de l'onde Q à 60 minutes

D la régression du sus-décalage du segment ST à 30 minutes

E la régression simultanée de la douleur et du sus-décalage du segment ST à 60-90 minutes

QCM 50

Sont à haut risque d'endocardite infectieuse :

A les patients ayant une prothèse valvulaire cardiaque

B les patients ayant une cardiopathie congénitale cyanogène non opérée

C les patients ayant un rétrécissement aortique

D les patients ayant un prolapsus de la valve mitrale

E les patients ayant un antécédent d'endocardite infectieuse

QCM 51

Dans quel pourcentage l'endocardite infectieuse survient chez un sujet au cœur apparemment sain ?

A 10 %

B 30 %

C 50 %

D 70 %

E 90 %

QCM 52

Les examens clés pour le diagnostic de l'endocardite infectieuse sont :

A le dosage sanguin de la protéine C-réactive

B le scanner thoraco-abdomino-pelvien et cérébral

C les hémocultures

D l'échocardiographie

E la scintigraphie osseuse

QCM 53

Les principales indications de la chirurgie valvulaire à la phase initiale de l'endocardite infectieuse sont :

A une mauvaise tolérance hémodynamique de la valvulopathie

B une fuite valvulaire

C l'absence de contrôle du syndrome infectieux

D une végétation de taille supérieure à 15 mm après un épisode embolique

E une infection par un streptocoque

QCM 54

Chez un patient à haut risque d'endocardite infectieuse, l'antibioprophylaxie en cas de geste dentaire à risque consiste en l'administration *per os* :

A d'amoxicilline, 1 g dans l'heure qui précède le geste et 1 g dans l'heure qui suit le geste

B d'amoxicilline, 2 g dans l'heure qui précède le geste et 2 g dans l'heure qui suit le geste

C d'amoxicilline, 1 g dans l'heure qui précède le geste mais pas après

D d'amoxicilline, 2 g dans l'heure qui précède le geste mais pas après

E d'amoxicilline, 3 g dans l'heure qui précède le geste mais pas après

QCM 55

L'INR cible :

A en cas de bioprothèse valvulaire aortique, un an après l'intervention chirurgicale, chez un patient en rythme sinusal, est 2,5 (entre 2,0 et 3,0)

B en cas de prothèse valvulaire mécanique mitrale à double ailette à haute performance (de type Medtronic-Hall®, Saint-Jude® ou Carbomedics®) est 3 (entre 2,5 et 3,5)

C en cas de prothèse valvulaire mécanique aortique à double ailette à haute performance (de type Medtronic-Hall®, Saint-Jude® ou Carbomedics®), en l'absence de fibrillation atriale, et avec une fraction d'éjection du ventricule gauche supérieure à 35 %, est 2,0 (entre 1,5 et 2,5)

D en cas de prothèse valvulaire mécanique aortique à double ailette à haute performance (de type

Medtronic-Hall®, Saint-Jude® ou Carbomedics®), en l'absence de fibrillation atriale, et avec une fraction d'éjection du ventricule gauche supérieure à 35 %, est 2,5 (entre 2,0 et 3,0)

E en cas de prothèse valvulaire mécanique aortique à double ailette à haute performance (de type Medtronic-Hall®, Saint-Jude® ou Carbomedics®), en l'absence de fibrillation atriale, et avec une fraction d'éjection du ventricule gauche supérieure à 35 %, est 3,0 (entre 2,5 et 3,5)

QCM 56

L'INR cible :

A en cas de bioprothèse valvulaire aortique, un an après l'intervention chirurgicale, chez un patient en fibrillation atriale, est 2,5 (entre 2,0 et 3,0)

B en cas de prothèse valvulaire mécanique mitrale à double ailette à haute performance (de type Medtronic-Hall®, Saint-Jude® ou Carbomedics®) est 2,5 (entre 2,0 et 3,0)

C en cas de prothèse valvulaire mécanique mitrale à double ailette à haute performance (de type Medtronic-Hall®, Saint-Jude® ou Carbomedics®) est 3,5 (entre 3,0 et 4,0)

D en cas de prothèse valvulaire mécanique mitrale à disque est 3 (entre 2,5 et 3,5)

E en cas de prothèse valvulaire mécanique mitrale à disque est 3,5 (entre 3,0 et 4,0)

QCM 57

Chez un patient qui prend un traitement par AVK, pour un INR cible à 2,5 (entre 2 et 3), quelles affirmations suivantes concernant la prise en charge d'un surdosage sont exactes ?

A si l'INR est à 3,8 : pas d'arrêt du traitement, pas de vitamine K, adaptation de la posologie

B si l'INR est à 5,2 : pas d'arrêt du traitement, pas de vitamine K, adaptation de la posologie

C si l'INR est à 5,2 : saut d'une prise, pas de vitamine K, adaptation de la dose d'AVK lors de la reprise du traitement

D si l'INR est à 6,7 : arrêt du traitement AVK, 1 à 2 mg de vitamine K *per os*, adaptation de la dose d'AVK lors de la reprise du traitement

E si l'INR est à 6,7 : arrêt du traitement AVK, 5 mg de vitamine K *per os*, adaptation de la dose d'AVK lors de la reprise du traitement

QCM 58

Concernant les antiagrégants plaquettaires :

A l'aspirine est indiquée en cas d'athérosclérose significative ou symptomatique, quelle que soit la localisation de l'atteinte artérielle

B l'aspirine est indiquée en cas de syndrome coronaire aigu ou d'accident vasculaire cérébral transitoire ou constitué

C le clopidogrel peut être indiqué en cas d'artériopathie oblitérante des membres inférieurs significative ou symptomatique

D le clopidogrel peut-être indiqué en cas de fibrillation atriale lorsque le risque thromboembolique est faible

E l'association de l'aspirine et du clopidogrel est indiquée après angioplastie coronaire avec implantation d'une endoprothèse, à vie

QCM 59

Concernant le traitement par antivitamine K :

A les AVK inhibent la formation par le foie des facteurs de coagulation vitamine K dépendants : II, VII, IX, VIII et X

B en cas de phlébite sous plâtre, l'INR cible est 2,5 (entre 2 et 3)

C en cas de phlébite sous plâtre, le traitement doit durer 6 mois

D l'INR cible en cas de fibrillation atriale est 3,0 (entre 2,5 et 3,5)

E après mise en place d'une bioprothèse valvulaire cardiaque chez un patient en rythme sinusal, le traitement doit durer 1 an

QCM 60

Devant une dyspnée aiguë, quels sont les facteurs qui orientent vers une insuffisance cardiaque ?

A antécédent d'infarctus du myocarde

B fièvre

C turgescence jugulaire

D fibrillation auriculaire sur l'ECG

E augmentation du BNP > 500 pg/mL

QCM 61

En cas de suspicion d'insuffisance cardiaque, quel examen demandez-vous en première intention ?

A coronarographie

B IRM cardiaque

C scanner cardiaque

D scintigraphie myocardique

E échocardiographie

QCM 62

Monsieur D., 72 ans, est hospitalisé pour une dyspnée aiguë. Quels sont les éléments qui permettent d'éliminer une insuffisance cardiaque ?

A fraction d'éjection du VG > 60 %
B BNP = 50 pg/mL
C épanchement pleural
D anémie avec hémoglobine = 8 g/L
E créatinine = 250 μmol/L

QCM 63

Monsieur D., 72 ans, fumeur et diabétique a été hospitalisé pour une première décompensation cardiaque. Il n'avait pas d'antécédent cardiaque. Le compte-rendu d'échocardiographie est le suivant : ventricule gauche dilaté, fraction d'éjection VG 32 %, fuite mitrale minime, pression artérielle pulmonaire systolique 45 mmHg. Quels examens à visée étiologique demandez-vous en priorité ?

A fraction d'éjection isotopique
B épreuve d'effort avec mesure de la VO_2
C IRM cardiaque
D coronarographie
E biopsie myocardique

QCM 64

Chez une insuffisance cardiaque chronique en stade III de la NYHA, dont la fraction d'éjection du VG est inférieure à 40 %, l'ordonnance doit comporter systématiquement :

A un IEC
B un bêtabloquant
C un diurétique
D de la spironolactone
E de la digoxine

QCM 65

Quel(s) facteur(s) peut (peuvent) déclencher une poussée d'insuffisance cardiaque ?

A grippe
B anémie
C prise d'anti-inflammatoire non stéroïdien
D prise de clopidogrel
E rupture du régime hyposodé

QCM 66

Le traitement de l'OAP comporte :

A position demi-assise
B oxygénothérapie
C furosémide i.v.
D dobutamine i.v.
E dérivés nitrés si PAS > 100 mmHg

QCM 67

Concernant le traitement bêtabloquant dans l'IC :

A il doit être débuté à très faibles doses
B il doit être augmenté par palier très progressivement tous les 15 jours
C il ne peut être introduit que chez un patient stable
D il est contre-indiqué en cas de bloc de branche gauche
E il est contre-indiqué en cas d'asthme

QCM 68

Quels sont les effets secondaires possibles des IEC ?

A hyperkaliémie
B insuffisance rénale
C toux
D hypotension artérielle
E diabète

QCM 69

Avant de débuter un traitement, le diagnostic d'infarctus du myocarde doit être confirmé par les éléments suivants :

A douleur thoracique de repos > 30 minutes
B douleur résistante à la trinitrine
C sus-décalage du segment ST sur au moins 2 dérivations consécutives
D akinésie segmentaire à l'échocardiographie
E augmentation de la troponine

QCM 70

Le traitement médicamenteux du syndrome coronarien aigu avec sus-décalage du segment ST comprend :

A aspirine i.v. 500 mg
B clopidogrel 600 mg
C héparine de bas poids moléculaire
D bêtabloquant
E IEC

QCM 71

Les complications de l'infarctus du myocarde peuvent comporter :

A troubles du rythme ventriculaire
B BAV
C choc cardiogénique
D rupture de la paroi libre
E communication interauriculaire

QCM 72

Concernant la revascularisation coronaire de l'IDM :

A elle se fait par angioplastie primaire lorsque le délai prévisible de réalisation à partir du début de la douleur est de moins de 2 heures

B elle se fait par fibrinolyse i.v. lorsque l'IDM est étendu, que le début de la douleur est de moins de 2 heures et que le délai prévisible de réalisation de l'angioplastie serait de plus de 90 minutes

C en cas de succès de la fibrinolyse, une coronarographie est conseillée dans les 7 jours

D en cas d'échec de fibrinolyse, le recours à une angioplastie doit s'envisager si le délai de réalisation est de moins de 12 heures après le début de la douleur

E la fibrinolyse est contre-indiquée en cas d'AVC récent

QCM 73

Devant une douleur thoracique récidivante, quels sont les éléments en faveur d'une douleur angineuse ?

A douleur rétrosternale en barre

B douleur survenant à l'effort

C douleur cédant à l'arrêt de l'effort

D douleur survenant au froid

E douleur cédant sous trinitrine

QCM 74

Parmi les situations suivantes et en l'absence d'un sus-décalage du segment ST sur l'ECG, quelles sont celles qui amènent à évoquer le diagnostic de SCA ST- ?

A première douleur angineuse prolongée survenant au repos

B angor d'effort *de novo* (apparition récente de douleurs thoraciques d'effort)

C angor d'effort *crescendo* (douleur survenant pour des efforts de plus en plus faibles ou crises plus fréquentes)

D angor d'effort connu depuis un an, avec des crises hebdomadaires cédant immédiatement à la trinitrine

E angor récidivant moins d'un mois après un infarctus du myocarde

QCM 75

Devant un SCA ST-, quel examen permet de différencier un infarctus sans onde Q d'un angor instable ?

A coronarographie

B échocardiographie

C épreuve d'effort

D sensibilité de la douleur à la trinitrine

E dosage de troponine

QCM 76

Devant une suspicion d'angor d'effort stable, quels examens demander en première intention afin de prouver l'existence d'une ischémie myocardique et de quantifier sa sévérité ?

A ECG d'effort

B échocardiographie d'effort

C scintigraphie myocardique d'effort

D scanner coronaire

E coronarographie

QCM 77

Parmi les médicaments suivants, quels sont ceux qui ont des propriétés antiangineuses ?

A bêtabloquants

B dérivés nitrés

C digoxine

D calcium bloqueur

E flécaïnide

QCM 78

Devant une dyspnée aiguë, quels sont les éléments en faveur d'une embolie pulmonaire ?

A chirurgie récente

B D-dimères = 300 μg/L

C onde T négatives de V1 à V4

D hémoptysie

E radio de thorax normale

QCM 79

Parmi les facteurs suivants, quels sont ceux qui sont en faveur d'une embolie pulmonaire grave ?

A pression artérielle systolique < 90 mmHg ou état de choc

B insuffisance tricuspide détectée à l'échocardiographie

C turgescence jugulaire

D augmentation du BNP

E augmentation de la troponine

QCM 80

Quels examens permettent de confirmer ou sont parfois suffisants pour poser le diagnostic d'embolie pulmonaire ?

A angioscanner pulmonaire

B scintigraphie pulmonaire de ventilation perfusion

C D-dimères

D échocardiographie

E écho-doppler veineux

QCM 81

En cas d'embolie pulmonaire confirmée, quelle stratégie thérapeutique adoptez-vous ?

A enoxaparine 100 UI/kg toutes les 12 heures en sous-cutané

B arrêt de l'enoxaparine après un premier INR entre 2 et 3

C poursuite de l'enoxaparine au moins 5 jours

D arrêt de l'enoxaparine après 2 INR à 48 heures d'intervalle entre 2 et 3

E introduction des AVK dès le deuxième jour

QCM 82

La douleur péricardique aiguë typique :

A est habituellement rétrosternale

B peut être augmentée par la position penchée en avant

C est fréquemment augmentée par l'inspiration profonde

D s'accompagne fréquemment d'irradiation dorsale

E est confortée dans son identification par la découverte d'un frottement péricardique à l'auscultation

QCM 83

La claudication intermittente d'origine artérielle :

A s'accompagne le plus souvent d'une diminution d'un ou de plusieurs pouls du membre inférieur

B est le plus souvent asymétrique

C est caractérisée par une distance de marche

D est variable d'un jour à l'autre

E s'accompagne souvent de troubles sphinctériens

QCM 84

L'écho-doppler cardiaque transthoracique :

A est totalement non invasif

B permet d'examiner le réseau des artères coronaires dans son ensemble

C permet d'examiner les appareils valvulaires

D permet une mesure satisfaisante de la fraction d'éjection du ventricule gauche

E est l'examen clé indispensable pour classer en urgence les syndromes coronariens aigus

QCM 85

Parmi les propositions suivantes, la ou lesquelle(s) est (sont) vraie(s) ?

A les diurétiques thiazidiques agissent au niveau du tube contourné distal

B les diurétiques de l'anse agissent principalement au niveau de la partie ascendante de l'anse de Henlé

C les diurétiques de l'anse s'opposent à l'élimination rénale de potassium

D les diurétiques de l'anse sont contre-indiqués en cas d'insuffisance cardiaque

E la spironolactone peut entraîner une hyperkaliémie

Réponses

QCM 1

Réponses : B, D, E

QCM 2

Réponses : A, C, D, E

QCM 3

Réponses : A, C, E

QCM 4

Réponses : B, C

QCM 5

Réponses : B, C, E

QCM 6

Réponses : B, D

QCM 7

Réponses : A, E

QCM 8

Réponses : A, B, D

QCM 9

Réponses : B, E (il s'agit d'un BAV III)

QCM 10
Réponses : D, E

QCM 11
Réponse : A, B, C

QCM 12
Réponse : E

QCM 13
Réponse : A, C, E

QCM 14
Réponses : B, C, D, E

QCM 15
Réponses : A, C, D, E

QCM 16
Réponses : B, D, E

QCM 17
Réponses : A, B, C, D, E

QCM 18
Réponse : D

QCM 19
Réponses : C, E

QCM 20
Réponses : A, C

QCM 21
Réponse : A

QCM 22
Réponses : A, B, C, E

QCM 23
Réponses : A, B, D

QCM 24
Réponses : A, B, E

QCM 25
Réponses : A, B, C, D, E

QCM 26
Réponses : B, D

QCM 27
Réponse : B

QCM 28
Réponses : C, D

QCM 29
Réponse : C

QCM 30
Réponse : D

QCM 31
Réponse : D

QCM 32
Réponses : B, D

QCM 33
Réponse : B

QCM 34
Réponses : B, C

QCM 35
Réponses : B, C, D

QCM 36
Réponses : A, B, C, D

QCM 37
Réponse : A

QCM 38
Réponses : D, E

QCM 39
Réponses : A, B, D, E

QCM 40
Réponses : A, B, C, D

QCM 41
Réponses : B, C, D

QCM 42
Réponse : B

QCM 43
Réponse : D

QCM 44
Réponses : A, B, C, D

QCM 45
Réponses : B, C, E

QCM 46
Réponse : D

QCM 47
Réponses : B, C

QCM 48
Réponses : A, B, D

QCM 49
Réponse : E

QCM 50
Réponses : A, B, E

QCM 51
Réponse : C

QCM 52
Réponses : C, D

QCM 53
Réponses : A, C, D

QCM 54
Réponse : D

QCM 55
Réponses : B, D

QCM 56
Réponses : A, E

QCM 57
Réponses : A, C, D

QCM 58
Réponse : A, B, C

QCM 59
Réponse : B (les AVK n'inhibent pas le facteur VIII)

QCM 60
Réponses : A, C, D, E

QCM 61
Réponse : E

QCM 62

Réponse : B

QCM 63

Réponses : C D (compte tenu des facteurs de risque, il est important d'éliminer une atteinte coronaire ; la coronarographie est généralement demandée en première intention, mais l'IRM peut également orienter vers une cardiopathie ischémique).

QCM 64

Réponses : A, B, C, D

QCM 65

Réponses : A, B, C, E

QCM 66

Réponses : A, B, C, E

QCM 67

Réponses : A, B, C, F

QCM 68

Réponses : A, B, C, D

QCM 69

Réponses : A, B, C

QCM 70

Réponses : A, B, C, D, E

QCM 71

Réponses : A, B, C, D

QCM 72

Réponses : A, B, D, E

QCM 73

Réponses : A, B, C, D, E

QCM 74

Réponses : A, B, C, E

QCM 75

Réponse : E

QCM 76

Réponses : A, B, C

QCM 77

Réponses : A, B, D

QCM 78

Réponses : A, C, D, E

QCM 79

Réponses : A, C, D, E

QCM 80

Réponses : A, B, D, E

QCM 81

Réponses : A, C, D

QCM 82

Réponses : A, C, E

QCM 83

Réponses : A, B, C, D

QCM 84

Réponses : A, C, D

QCM 85

Réponses : A, B, E

Index

N

O

P

R

S

T

U

V

W

X

Elsevier Masson S.A.S - 62, rue Camille-Desmoulins
92442 Issy-les-Moulineaux Cedex
Dépôt Légal : janvier 2015

Composition : SPI

Retirage mars 2017

Imprimé en Italie par Printer Trento

Cahier couleur

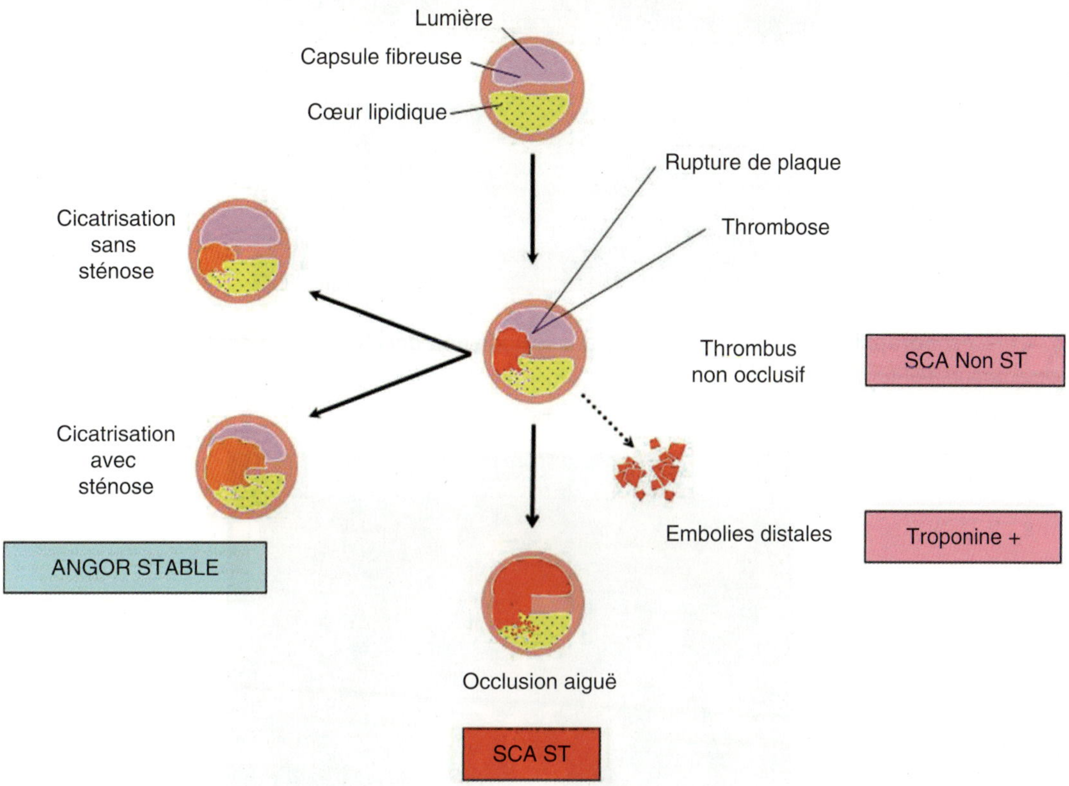

Fig. 4.1. **Physiopathologie de la maladie coronaire athérosclérotique, de l'angor et des syndromes coronaires aigus.**

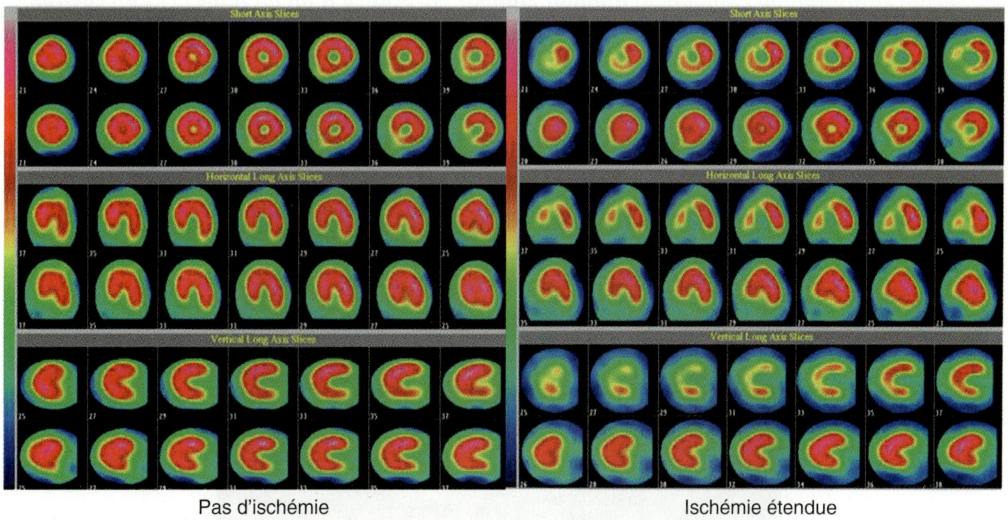

Fig. 4.3. **Mise en évidence d'une ischémie myocardique par la scintigraphie myocardique au thallium, sensibilisée par injection de persantine.**

Le code de couleur rouge indique à gauche une fixation normale du radiotraceur ; le code de couleur jaune montre à droite une fixation inhomogène sur le ventricule gauche témoin d'une ischémie.

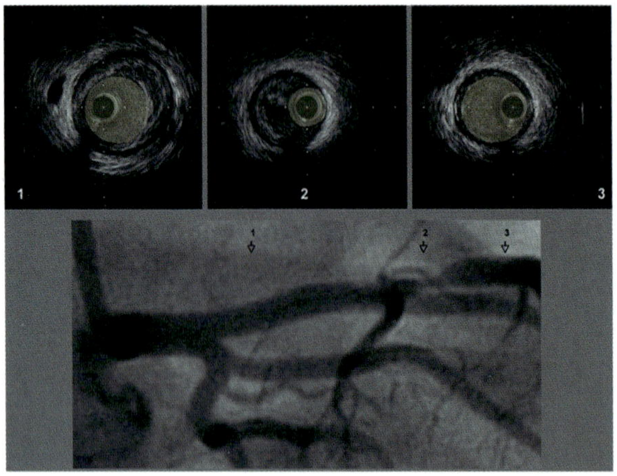

Fig. 4.5. **L'échographie endocoronaire révèle des lésions non décelées par la coronarographie.**
1. Plaque vulnérable (cœur lipidique); 2. sténose athérothrombotique (instable); 3. artère normale (lumière/intima-média).

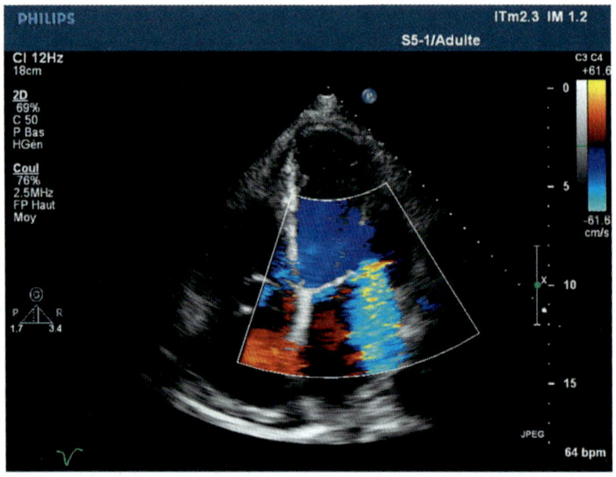

Fig. 8.2. **Échocardiographie couplée au doppler couleur : présence d'un jet dans l'OG en systole traduisant la régurgitation mitrale en incidence apicale 4 cavités.**

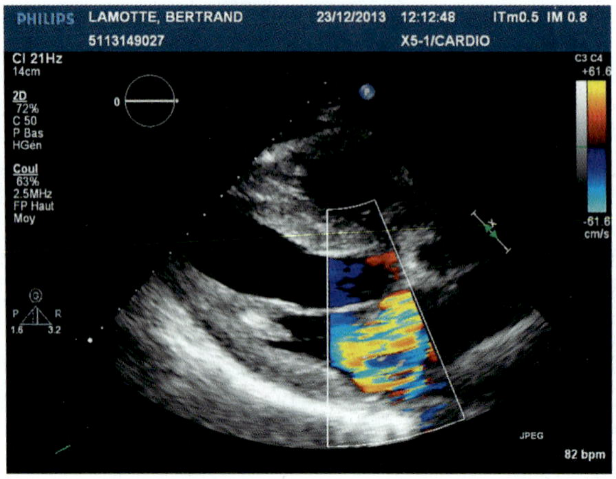

Fig. 8.4. **Échocardiographie couplée au doppler couleur mettant en évidence le jet d'IM excentré vers la partie postérieure de l'aorte en rapport avec le prolapsus du feuillet postérieur en incidence parasternale grand axe.**

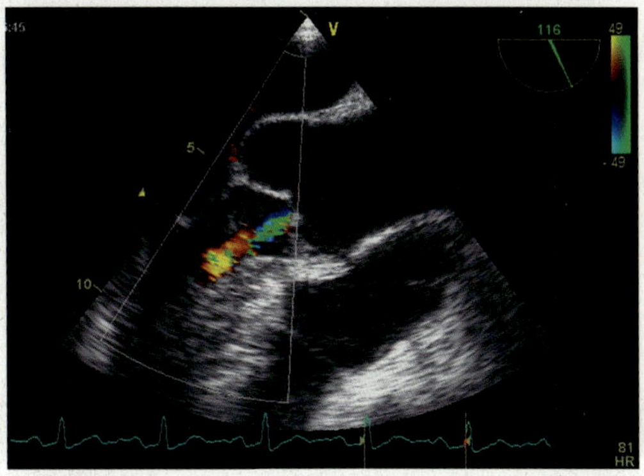

Fig. 9.2. IA minime visualisée en ETO multiplan, en incidence à 116°.
Au doppler couleur, reflux de l'aorte vers la chambre de chasse du VG en diastole.

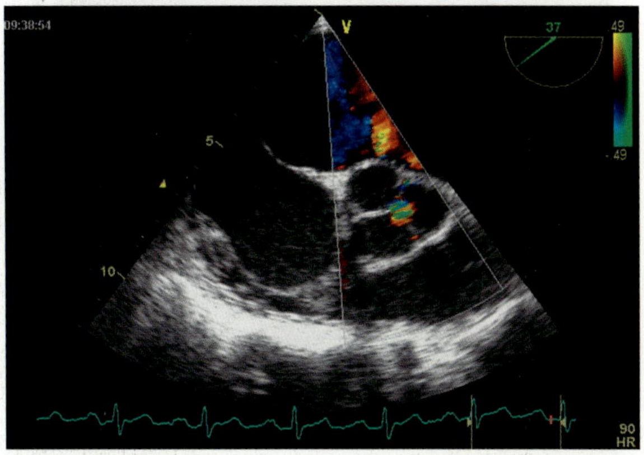

Fig. 9.3. IA minime visualisée en ETO multiplan, en incidence à 37°.
La valve aortique est vue en « petit axe » : l'orifice est tricuspide ; l'IA est centrale, de très petite surface.

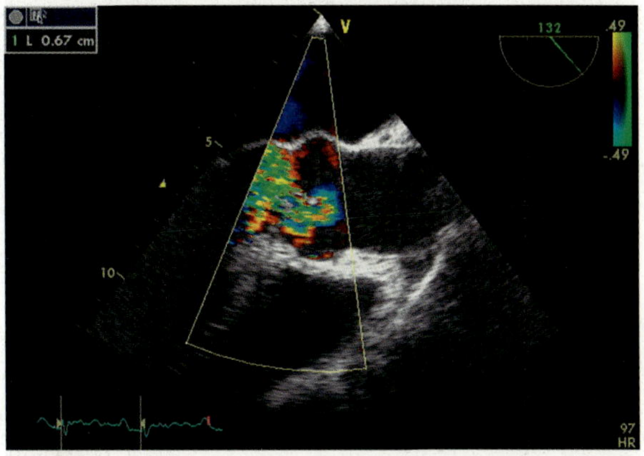

Fig. 9.5. Flux d'IA visualisé au doppler couleur en ETO.
Le diamètre le plus étroit du jet régurgitant (zone de la « vena contracta ») mesure 6,7 mm, témoignant d'une fuite importante.

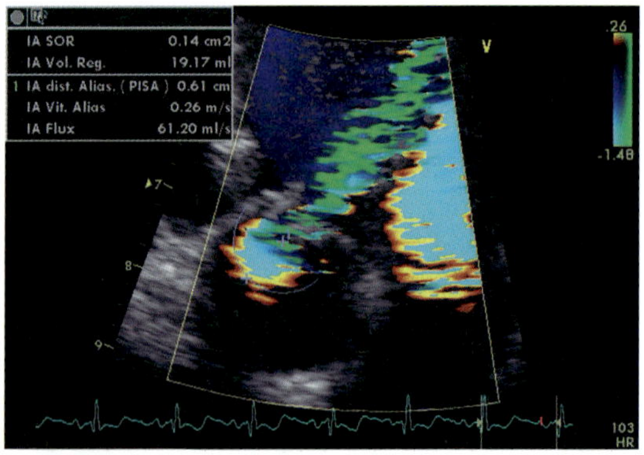

Fig. 9.6. Zone de convergence du flux régurgitant.

En amont de l'orifice aortique, le flux décrit un hémisphère au doppler couleur : c'est la « zone de convergence » ou « PISA », dont l'importance permet de quantifier l'IA.

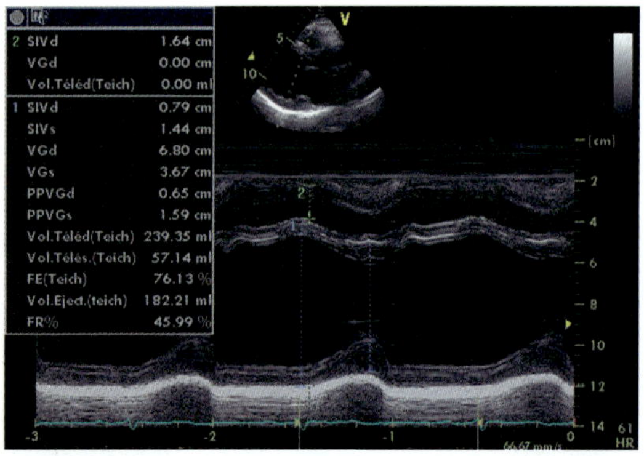

Fig. 9.7. VG dilaté en échographie temps-mouvement (TM).

Le diamètre télédiastolique du VG atteint 68 mm, le diamètre télésystolique demeure normal à 36,7 mm. La fonction systolique est normale, avec un pourcentage de raccourcissement de 46 % et une fraction d'éjection (FE) de 76 %.

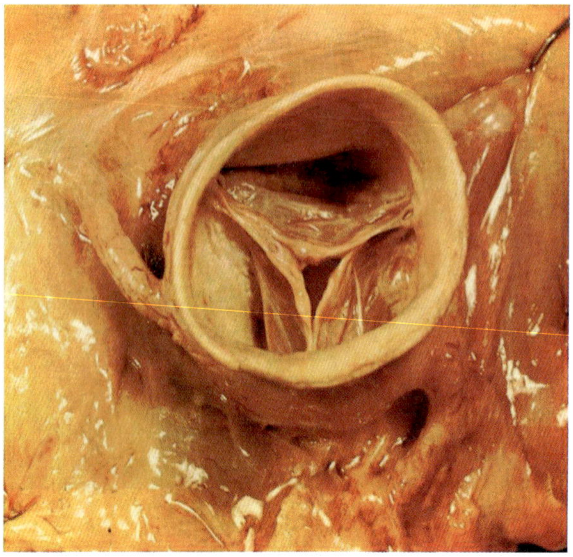

Fig. 9.8. Orifice aortique tricuspide, normal (pièce anatomique).

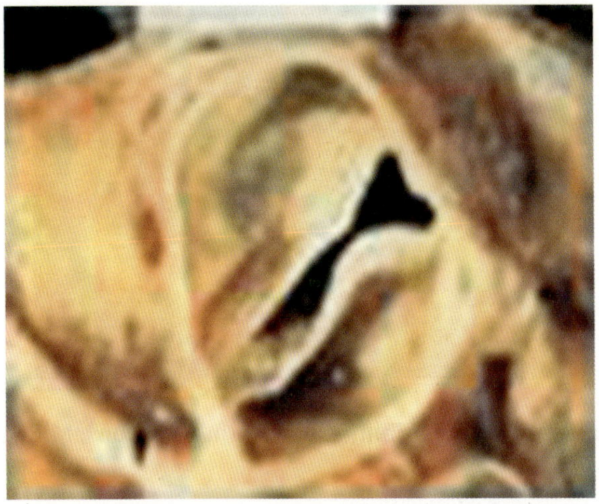

Fig. 9.10. **Orifice aortique bicuspide (pièce anatomique).**

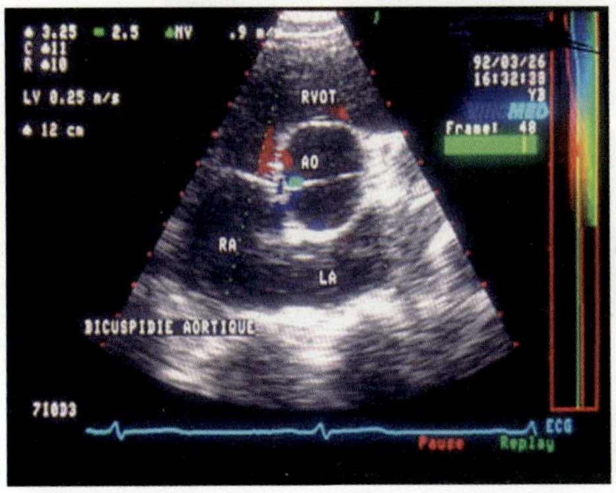

Fig. 9.11. **Orifice aortique bicuspide en ETT, (bicuspidie horizontale), avec petite IA commissurale au doppler couleur.**

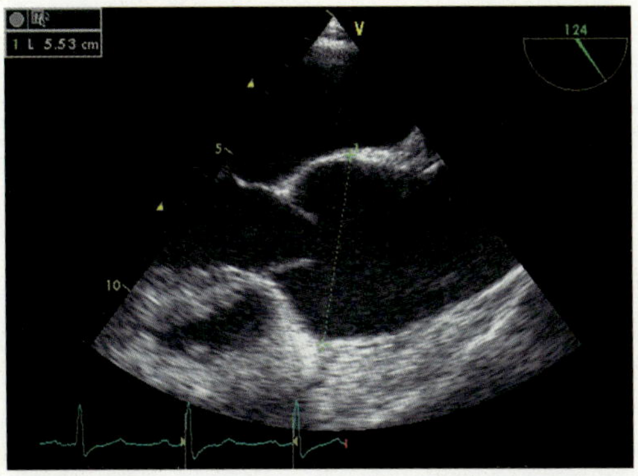

Fig. 9.14. **ETO. Dilatation importante des sinus de Valsalva, dont le diamètre atteint 55,3 mm.**
Au-delà, l'aorte ascendante retrouve un diamètre normal.

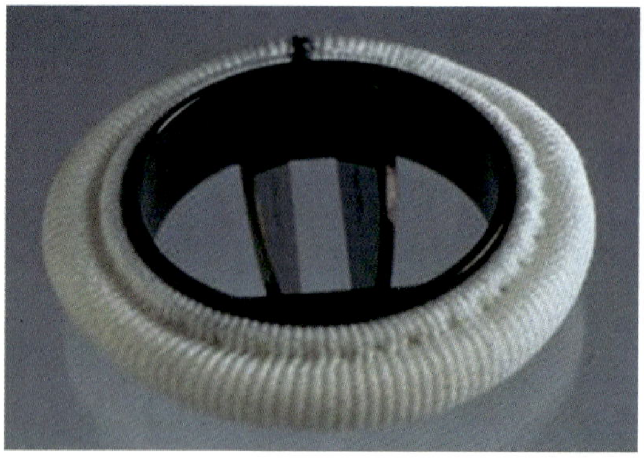

Fig. 10.1. Prothèse à double ailette, type Saint-Jude®, Sorin-Bicarbon®, Mira®…

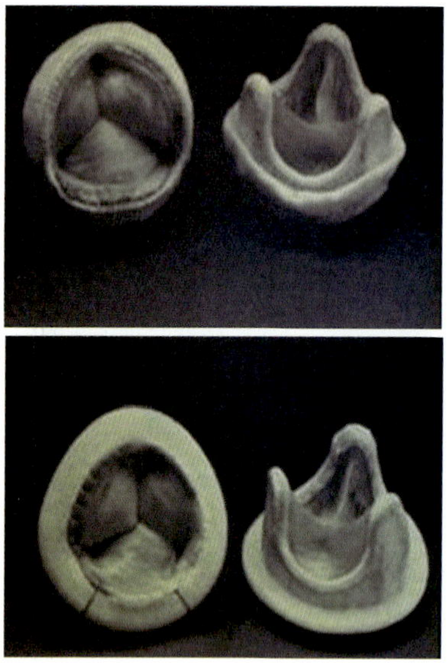

Fig. 10.2. Bioprothèses d'origine animale (xénogreffes) avec armature.

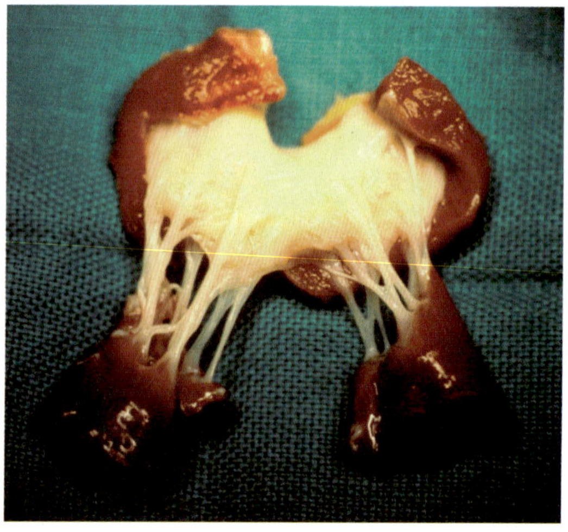

Fig. 10.3. Homogreffe mitrale (origine humaine).

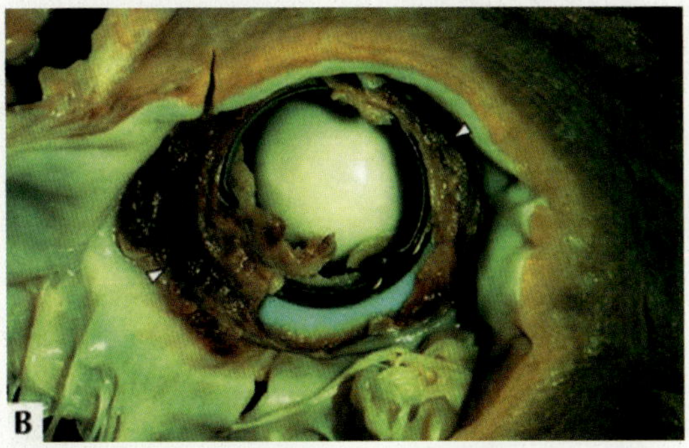

Fig. 10.6. **Thrombose massive de prothèse de Starr ; thrombus ancien.**

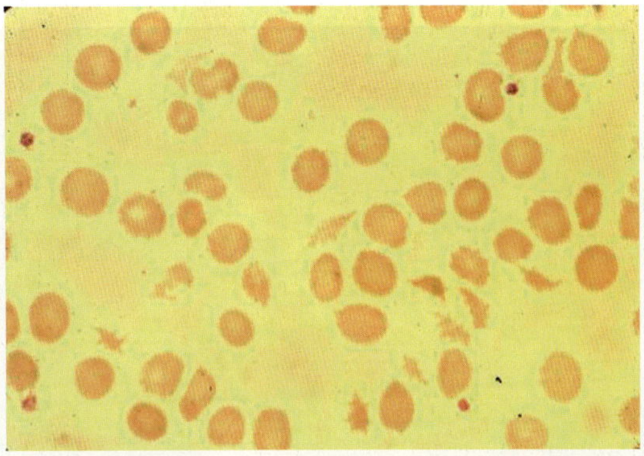

Fig. 10.7. **Hématies fragmentées ou « schizocytes », dont la présence signe le caractère mécanique d'une hémolyse.**

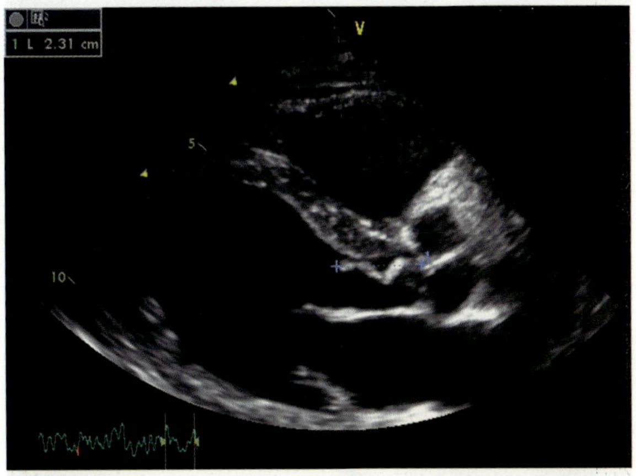

Fig. 11.1. **Endocardite infectieuse (EI) aortique. Échographie transthoracique (ETT).**

Coupe grand axe parasternale gauche. Très longue végétation (2,3 cm de longueur), fine et mobile, attenante à la face ventriculaire de la valve aortique.

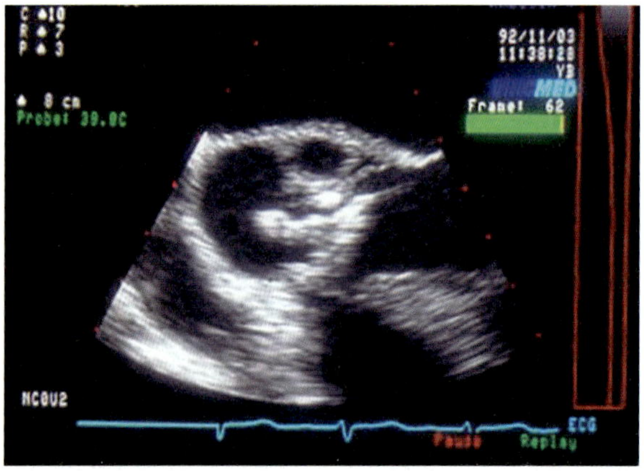

Fig. 11.2. **EI aortique. ETO.**
Volumineuses végétations sur l'ensemble des sigmoïdes aortiques.

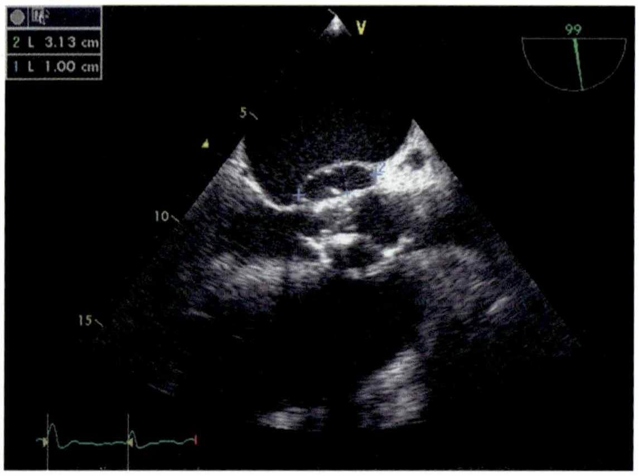

Fig. 11.3. **Abcès de l'anneau aortique postérieur (en haut de l'image en ETO).**
Volumineux abcès détergé, de 31,3 mm × 10 mm sur bioprothèse aortique.

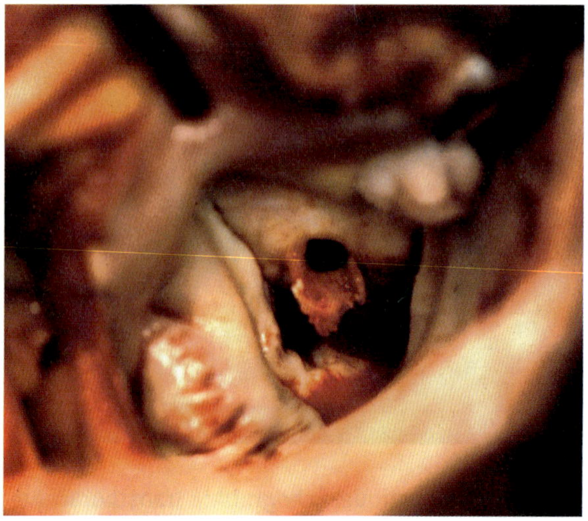

Fig. 11.4. **Perforation « à l'emporte-pièce » de la valve mitrale antérieure. Vue opératoire.**

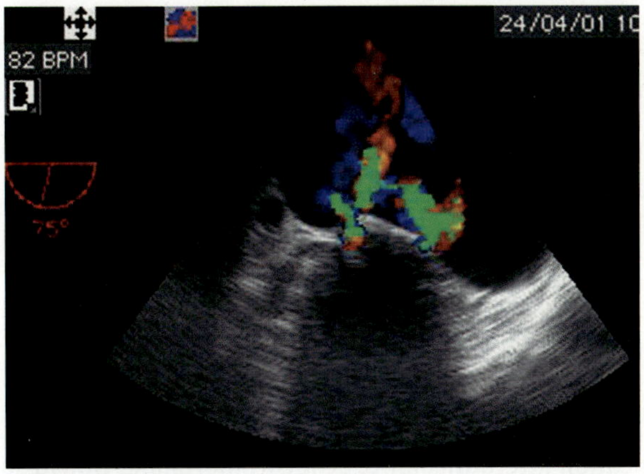

Fig. 11.5. Endocardite sur prothèse mitrale mécanique en ETO.
Au doppler couleur, il existe des fuites paraprothétiques de part et d'autre de l'anneau d'insertion de la prothèse témoignant d'une désinsertion prothétique.

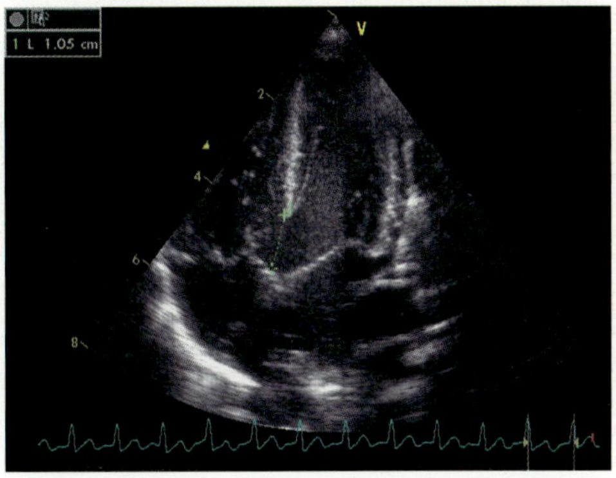

Fig. 12.5. Large communication interventriculaire (CIV). ETT. Incidence apicale des 4 cavités.
CIV haute, du septum membraneux, de 10,5 mm de diamètre.

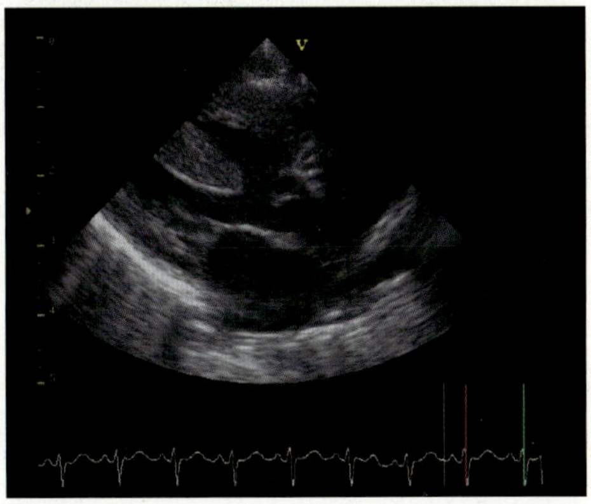

Fig. 12.6. Tétralogie de Fallot. ETT en grand axe parasternal gauche.
Noter la large communication interventriculaire de la partie haute du septum interventriculaire et l'aorte « à cheval » sur le septum, au-dessus de la CIV.

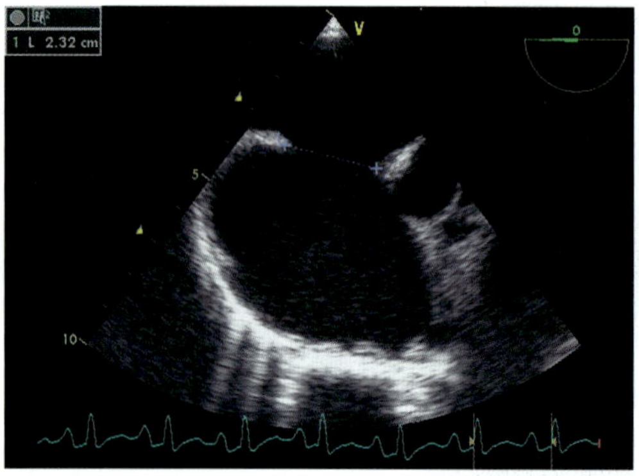

Fig. 12.8. Large communication interauriculaire. Échocardiogramme transœsophagien (ETO).

Les CIA de l'adulte, mêmes larges comme celle-ci qui mesure 23 mm de diamètre, sont souvent mal visibles en ETT et nécessitent souvent pour leur visualisation le recours à l'ETO. De surcroît, l'ETO est indispensable pour préciser la topographie et le diamètre exacts de la CIA, afin de déterminer si une fermeture par ombrelle percutanée est possible, ou s'il faudra recourir à la chirurgie.